"十二五"职业教育国家规划教材
经全国职业教育教材审定委员会审定
"十三五"卫生高等职业教育校院合作"双元"规划教材

供临床医学类及相关专业用

人体解剖学

第5版

主　编　郭新庆　周　速

副主编　郑立宏　王　卿　李艳伟　路素丽

编　委（按姓名汉语拼音排序）

陈　静（湖南环境生物职业技术学院）
崔颜宏（洛阳职业技术学院）
郭文广（哈尔滨医科大学大庆校区）
郭新庆（菏泽医学专科学校）
贺继平（山西医科大学汾阳学院）
李艳伟（邵阳学院）
路素丽（湖南环境生物职业技术学院）
田荆华（菏泽医学专科学校）
王　卿（南阳医学高等专科学校）
夏福友（遵义医药高等专科学校）
袁　鹏（天津医学高等专科学校）
张年凤（岳阳职业技术学院）
张争辉（菏泽医学专科学校）
郑立宏（贵阳护理职业学院）
郑　欣（黔东南民族职业技术学院）
周　速（遵义医药高等专科学校）

主编助理　薛　兰（菏泽医学专科学校）

北京大学医学出版社

RENTI JIEPOUXUE

图书在版编目（CIP）数据

人体解剖学 / 郭新庆，周速主编.– 5版. – 北京：北京大学医学出版社，2019.10（2025.9重印）
ISBN 978-7-5659-2083-7

Ⅰ.①人… Ⅱ.①郭… ②周… Ⅲ.①人体解剖学–高等职业教育–教材 Ⅳ.①R322

中国版本图书馆CIP数据核字(2019)第240469号

人体解剖学（第5版）

主　　编：郭新庆　周　速
出版发行：北京大学医学出版社
地　　址：（100191）北京市海淀区学院路38号　北京大学医学部院内
电　　话：发行部 010-82802230；图书邮购 010-82802495
网　　址：http://www.pumpress.com.cn
E-mail：booksale@bjmu.edu.cn
印　　刷：北京金康利印刷有限公司
经　　销：新华书店
责任编辑：王孟通　　责任校对：靳新强　　责任印制：李　啸
开　　本：850 mm×1168 mm　1/16　　印张：26.5　　字数：760千字
版　　次：2019年10月第5版　2025年9月第6次印刷
书　　号：ISBN 978-7-5659-2083-7
定　　价：89.00元

修订说明

《国务院办公厅关于深化医教协同进一步推进医学教育改革与发展的意见》要求加快构建标准化、规范化医学人才培养体系，全面提升人才培养质量。《国家职业教育改革实施方案》指出要促进产教融合育人，建设一大批校企“双元”合作开发的国家规划教材。新时期的卫生职业教育面临前所未有的发展机遇和挑战。

本套教材历经4轮建设，不断更新完善、与时俱进，为全国高职临床医学类人才培养做出了贡献。第3轮教材入选教育部普通高等教育“十一五”国家级规划教材15种，第4轮教材入选“十二五”职业教育国家规划教材17种。

高质量的教材是实施教育改革、提升人才培养质量的重要支撑。为深入贯彻《国家职业教育改革实施方案》，服务于新时期高职临床医学类人才培养改革发展需求，北京大学医学出版社经过前期广泛调研、系统规划，启动了第5轮“双元”数字融合高职临床医学教材建设。指导思想是：坚持“三基、五性”，符合最新的国家高职临床医学类专业教学标准，结合高职教学诊改和专业评估精神，突出职业教育特色和专业特色，重视人文关怀，与执业助理医师资格考试大纲要求、岗位需求对接。强化技能训练，既满足多数院校教学实际，又适度引领教学。实践产教融合、校院合作，打造深度数字融合的精品教材。

教材的主要特点如下：

1. 全国专家荟萃

遴选各地高职院校具有丰富教学经验的骨干教师参与建设，力求使教材的内容和深浅度具有全国普适性。

2. 产教融合共建

吸纳附属医院或教学医院的临床双师型教师参与教材编写、审稿，学校教师与行业专家“双元”共建，使教材内容符合行业发展、符合多数医院实际和人才培养需求。

3. 知名专家审定

聘请知名临床专家审定教材内容，保证教材的科学性、先进性。

4. 教材体系优化

针对各地院校课程设置的差异，部分教材实行“双轨制”。如既有《人体解剖学与组织胚胎学》，又有《人体解剖学》《组织学与胚胎学》，便于各地院校灵活选用。按照专业教学标准调整规范教材名称，如《医护心理学》更名为《医学心理学》，《诊断学基础》更名为《诊断学》。

5. 职教特色鲜明

结合最新的执业助理医师资格考试大纲，教材内容体现“必需、够用，针对性、适用性”。以职业技能和岗位胜任力培养为根本，以学生为中心，贴近高职学生认知，夯实基础知识，培养实践技能。

6. 纸质数字融合

利用二维码技术打造融媒体教材，提供拓展阅读资料、音视频学习资料等，给予学生自主学习和探索的空间及资源。

本套教材的组织、编写得到了多方面大力支持。很多院校教学管理部门提出了很好的建议，职教专家对编写过程精心指导、把关，行业医院的临床专家热心审稿，为锤炼精品教材、服务教学改革、提高人才培养质量而无私奉献。在此一并致以衷心的感谢！

本套教材出版后，出版社及时收集使用教材院校师生的质量反馈，响应《关于推动现代职业教育高质量发展的意见》，按职业教育“岗课赛证”融通教材建设理念及时更新教材内容；对照《高等学校课程思政建设指导纲要》《职业教育教材管理办法》等精神要求，自查自纠、深入贯彻课程思政教学要求，更新数字教学资源；力争打造培根铸魂、启智增慧，适应新时代要求的精品卫生职业教育教材。

希望广大师生多提宝贵意见，反馈使用信息，以臻完善教材内容，为新时期我国高职临床医学教育发展和人才培养做出贡献！

“十三五”卫生高等职业教育
校院合作“双元”规划教材审定委员会

前　言

“十二五”职业教育国家规划教材《人体解剖学》（第 4 版）自出版至今已发行数万册，国内各院校使用反馈情况良好。

为深入贯彻落实《国家职业教育改革实施方案》和《“健康中国 2030”规划纲要》，服务于新时期高职临床医学人才培养改革发展大局，对《人体解剖学》（第 4 版）进行了修订。在保持和强化第 4 版教材特色的基础上，《人体解剖学》（第 5 版）在形式和内容上进行了如下调整和更新：

1. 以“立德树人”为根本，注重对学生知识、技能、素质三位一体的综合培养，参考布鲁姆教学目标分类系统修订了各章节的“学习目标”模块，在“识记、理解、运用”阶梯式学习基础上引入“思政”学习目标。

2. 教材内容力争“必需、够用、实用”。以职业技能和岗位胜任力培养为导向，教材中设置临床案例导入并穿插知识链接，利于开展 PBL 和 CBL 教学，为临床医学的学习与实践工作奠定基础。

3. 打造具有时代特色的高职临床医学专业“融媒体教材”。教材中加入思维导图、PPT、微课等数字化资源，利于学习者自主学习；加入“思政之光”数字化资源，以实现立德树人，价值引领；加入临床技能操作和临床体格检查数字化资源，使教材贴近临床应用。

4. 教材大量采用具有一定创新性的彩图，做到图文并茂。

5. 根据近年来各院校的实际情况，适当调整了本教材的编写队伍，使参编院校和编写成员更具代表性，有利于本教材的推广和使用。

本教材可供高职临床医学及相关专业学生和在职人员学习使用。本教材的编写得到了多方面的大力支持，在此，对全体编者以及热心参与审稿的医院临床专家致以衷心的感谢！由于编委水平所限，对于本书中存在的疏漏之处，我们诚恳地希望读者与同仁给予批评、指正，以便本教材得以不断完善。

郭新庆

目 录

内脏学

总论

神经系统

内分泌系统

第二篇 局部解剖学

绪 论

绪论微课

思政之光

一、人体解剖学的定义及其在医学中的地位

人体解剖学（human anatomy）是研究人体正常形态结构的科学；其目的在于阐明正常人体各器官的形态、结构及其相互关系，属于生命科学中形态学的范畴。人体解剖学是医学科学中的一门重要学科。恩格斯（1820—1895）曾说："没有解剖学，就没有医学"。

现代医学是在解剖学的基础上发展起来的，医学中三分之一以上的名词来源于解剖学。作为医学生，只有理解和掌握人体各器官的正常形态结构及相互联系，才能进一步认识和掌握生命活动的过程、疾病发生发展的规律，才能对疾病做出正确的预防、诊断和治疗，从而提升医疗服务水平，增进人民群众健康福祉。由此可见，人体解剖学是一门重要的医学基础课程，是学习其他医学基础课程（如生理学、病理学等）和临床医学课程（如诊断学、内科学、外科学等）的重要基石。

二、人体解剖学的分科

人体解剖学的分科方法很多。按人体各功能系统阐述各器官的形态、结构和位置的科学称为系统解剖学（systematic anatomy）；按人体各局部（头、颈、胸、腹、盆、上肢和下肢）由浅及深地对各器官的配布、位置毗邻、结构层次等进行描述的科学称为局部解剖学（topographic anatomy）。以上学科主要通过用刀剖割和肉眼方法进行观察，又称为巨视解剖学（macroanatomy）。而以显微镜（光学显微镜和电子显微镜等）为观察方法的组织学、细胞学、胚胎学，则称为微视解剖学（microanatomy）。

此外，研究人体各局部或器官的断面形态结构的解剖学称为断层解剖学（sectional anatomy）；研究人体表面形态特征的解剖学称为表面解剖学（surface anatomy）；应用X线摄影技术研究人体形态结构的解剖学称为X线解剖学（X-ray anatomy）；密切联系外科手术的解剖学称为外科解剖学（surgical anatomy）；以研究人体运动器官的形态结构、提高体育运动效果为目的的解剖学称为运动解剖学（locomotive anatomy）。

三、人体解剖学的发展简史

人体解剖学是一门古老的自然科学，其发展与人类的医疗实践密切相关。早在公元前500年，我国战国时期的第一部医学经典著作《黄帝内经》中，就有了关于人体解剖知识的记述。书中明确提到了"解剖"，载有内脏器官的形态、位置、大小等调查数据，心、肝、脾、肺、肾、大肠和小肠等器官名称至今为我国现代解剖学和医学所沿用，这是世界上最早的人体解剖学。两宋时代，王惟一（987—1067）著有《铜人腧穴针灸图经》，铸造的针灸铜人是历史上最早的人体模型。宋慈（1186—1249）著有《洗冤集录》，书中记载了全身各部位骨骼的名称、数目和形状等，这是世界上第一部法医学专著，750多年来，此书先后被译成朝、日、法、英、荷、德、俄等多种文字，影响深远。因此，宋慈被尊为世界法医学鼻祖。我国的解剖

学研究，虽然在古代已有很大成就，然而由于封建社会制度的长期束缚，未能形成独立的学科体系。

西方对解剖学的记载，是从古希腊名医 Hippocrates（公元前 460—前 377）开始的，在他的医学著作中对头骨进行了正确的描述。第一部比较完整的解剖学著作是古希腊名医 Galen（130—201）的《医经》，此书是 16 世纪以前西方医学的权威巨著，书中对血液流动、神经分布及诸多器官都有较具体的记载，但该书主要资料来自动物解剖观察，错误较多。西方文艺复兴时代的解剖学家 Vesalius（1514—1564）是现代解剖学的奠基人。他的巨著《人体的结构》一书共有 7 册，比较系统地记述了人体各器官的形态结构，纠正了前人的许多错误，为现代医学的发展奠定了解剖学基础。

我国现代解剖学主要是在 19 世纪末到 20 世纪初随着西方医学的传入而发展起来的。新中国成立后，在党的教育和科研方针指引下，我国的医学事业和解剖学科都得到了蓬勃发展，解剖学工作者的队伍不断壮大，在教育教学和科学研究等各方面都取得了举世瞩目的进展。进入 21 世纪，随着科学技术的突飞猛进，人体解剖学的研究手段和方法不断更新，一些新兴技术，如细胞培养技术、免疫组织化学技术、激光扫描共聚焦显微镜技术等在形态学研究中被广泛采用，使这个古老的学科焕发出了青春的光彩。

四、人体的组成和系统的划分

构成人体最基本的形态结构和功能单位是细胞（cell）。由形态和功能相同或相似的细胞及细胞外基质构成组织（tissue）。人体内有 4 种基本组织，即上皮组织、结缔组织、肌组织和神经组织。由若干种不同的组织有机地构成具有一定形态并执行特定生理功能的结构，称器官（organ），如心、肝、肾、肺等。多个器官为完成同一生理功能过程而彼此联结，形成系统（system）。人体有运动、消化、呼吸、泌尿、生殖、脉管、内分泌、感觉器以及神经系统。在神经和体液的调节下，各系统彼此联络，相互协调，共同构成一个完整统一的有机体。

五、人体解剖学的常用术语

为了正确描述人体各系统、器官的形态和位置，必须使用国际上统一的标准和术语，以便统一认识，避免错误，这对于临床医生进行体格检查和书写病历尤为重要。

（一）解剖学姿势

解剖学姿势（anatomical position）又称标准姿势（图绪 -1），描述如下：人体直立，两眼向正前方平视，两臂自然下垂，手掌向前，两足并立，足尖向前。描述任何人体结构时，均以此姿势为标准，即无论被观察对象（尸体、标本、模型或患者）处于何种位置（俯卧位、仰卧位、横位或倒置），或仅为身体的一部分，均应以解剖学姿势来进行描述。

（二）方位术语

按照上述的解剖学姿势，又规定了一些相对的方位术语。

1. 上（superior）和下（inferior） 是描述部位高低的关系，近头者为上，近足者为下。

2. 前（anterior）和后（posterior） 近腹侧面者为前，也称腹侧（ventral）；近背侧面者为后，也称背侧（dorsal）。

3. 内（interior）和外（exterior） 适用于空腔器官，近内腔者为内，远离内腔者为外。

4. 内侧（medial）和外侧（lateral） 描述各部位与人体正中矢状面相对距离的位置关系。近正中矢状面者为内侧；远离正中矢状面者为外侧。前臂的内侧和外侧又称尺侧（ulnar）和桡侧（radial）；小腿的内侧和外侧又称胫侧（tibial）和腓侧（fibular）。

5. 浅（superficial）和深（deep，profundal） 是指与皮肤表面的相对距离，距离皮肤近者为浅；远者为深。

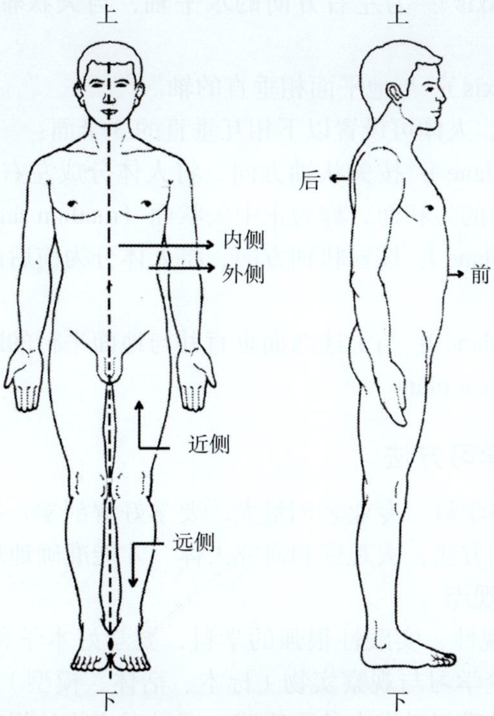

图绪 -1 解剖学姿势

6. 近侧（proximal）和远侧（distal） 在四肢，接近肢体与躯干附着部者为近侧；远离者为远侧。

（三）轴和面（图绪 -2）

1. 轴 是分析关节运动时常用的术语。

（1）矢状轴（sagittal axis）：自前向后与身体的长轴垂直的轴。

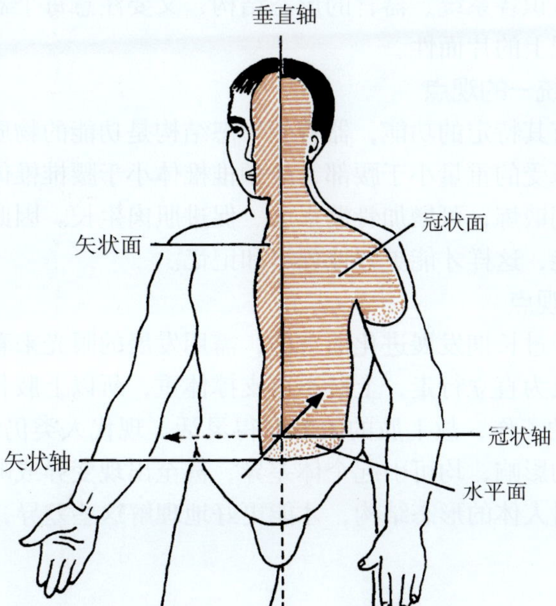

图绪 –2 人体的轴和面

（2）冠状轴（coronal axis）：为左右方向的水平轴，与矢状轴呈直角交叉，又称额状轴（frontal axis）。

（3）垂直轴（vertical axis）：与地平面相垂直的轴。

2. 面 按上述3种轴，人体可设置以下相互垂直的3个面：

（1）矢状面（sagittal plane）：按矢状轴方向，将人体分成左右两部分的纵切面为矢状面。其中将人体分成左右二等份的矢状面，称为正中矢状面（median sagittal plane）。

（2）冠状面（coronal plane）：按冠状轴方向，将人体分为前后两部分的纵断面，又称额状面（frontal plane）。

（3）水平面（horizon plane）：与上述两面垂直并与地面平行的断面，将人体横断为上下两部分，又称横切面（transverse plane）。

六、人体解剖学的学习方法

人体解剖学是一门形态学科，专业名词量大，要学好解剖学，牢固地掌握有关知识，必须运用辩证唯物主义的观点和方法，去观察和研究人体，才能准确地理解和认识人体形态结构。

（一）理论联系实际的观点

人体解剖学是一门直观性、实践性很强的学科，要学好本学科知识必须坚持理论联系实际，做到3个结合：①理论学习与观察实物（标本、活体、模型）相结合，在实验室学习时，应克服尸体带来的恐惧和甲醛刺激带来的不适感，通过对实物的观察、活体的触摸，形成对人体结构的形象记忆，这是学好解剖学最基本、最重要的方法；②图文结合，图形可以使冗长的文字叙述简单化和形象化，故应做到图形学习与文字学习并重，同时加强解剖绘图和思维导图的运用；③基础知识与临床应用相结合，基础知识为临床服务、为职业岗位服务，故在学习过程中应联系临床相关知识学习，激发学习兴趣，增强对理论知识的理解和记忆。

（二）局部与整体相统一的观点

人体是由众多的器官、系统有机组合而成的统一整体。任何器官或局部都是整体不可分割的一部分，它们的功能活动在神经体液的调节下相互协调、相互依存、相互影响。某一器官或系统出现疾病时，相应地可引起其他器官或系统的功能变化或形态改变。因此，在学习过程中既要注意从整体观察，认识各系统、器官的形态结构，又要注意每个器官的毗邻，通过局部来综合认识整体，防止认识上的片面性。

（三）形态与功能相统一的观点

人体的每个器官都有其特定的功能，器官的形态结构是功能的物质基础，功能也会影响器官的形态，如人体颈部承受的重量小于腰部，故颈椎椎体小于腰椎椎体。长期卧床，可导致骨质疏松、肌肉萎缩；长期锻炼，可增加骨骼强度、促进肌肉生长。因此，在学习的过程中既要观察形态，又要联系功能，这样才能更好地理解和记忆。

（四）进化和发展的观点

人类是由低等动物经过长期发展进化而来的，需用发展的眼光来看待人体结构。如在进化过程中，人类从爬行发展为直立行走，上肢不再支撑体重，所以上肢骨变得纤细；上肢得到解放后，可从事很多精细的工作，故上肢的关节变得灵活。现代人类仍然在不断地发展和进化，遗传、环境等诸多因素的影响，均可引起个体差异，甚至出现变异或畸形等。因此，只有运用进化和发展的观点去探讨人体的形态结构，才能更好地理解这些差异，从而更好地认识人体。

（郭新庆　周　逵）

自测题

一、A 型选择题

1. 关于解剖学方位术语的叙述，错误的是
   A. 近皮肤者为浅
   B. 在四肢，近连接躯干的一端为近侧
   C. 近空腔脏器内腔者为内侧
   D. 冠状面将人体分为前后两部分
   E. 前臂的内侧又称尺侧
2. 关于面的叙述，正确的是
   A. 将人体分成左右两部分的纵切面为冠状面
   B. 将人体分为前后两部分的纵断面为水平面
   C. 冠状面又称额状面
   D. 将人体横断为上下两部分的面为矢状面
   E. 人体分成前后二等份的面为正中矢状面

二、名词解释

1. 解剖学姿势
2. 冠状轴

三、问答题

1. 为了成为一名优秀的医生，为什么要学好人体解剖学？
2. 器官捐献对社会医疗卫生事业发展有重要意义。对此，你有何看法？如何开展宣传？你是否愿意加入人体器官捐献志愿登记者队伍？

四、绘图题

绘出“人体的轴和面”示意图，并标注以下结构：垂直轴、矢状轴、冠状轴、矢状面、冠状面、水平面。

第一篇

系统解剖学

系统解剖学按人体功能系统来研究各器官的形态、结构和位置等。人体共有九大系统：运动系统、消化系统、呼吸系统、泌尿系统、生殖系统、脉管系统、感觉器、神经系统和内分泌系统。其中消化、呼吸、泌尿和生殖 4 个系统的大部分器官位于胸、腹、盆腔内，故又将它们统称为内脏系统。

运动系统

运动系统（locomotor system）由骨、骨连结和骨骼肌组成，对人体起支持、保护和运动作用。全身骨借骨连结相连构成骨骼，形成人体的支架和体腔，并与骨骼肌共同赋予人体基本形态，承受重力、保护器官。骨骼肌附着于骨，在神经系统的支配下收缩，以关节为支点牵引骨改变位置，产生运动。在运动中，骨起杠杆作用，关节为枢纽，骨骼肌则提供动力。骨骼肌是运动的主动部分，而骨和骨连结则是被动部分。

系统解剖学
第一章数字资源

思政之光

第一章

骨　学

学习目标

学习本章内容的学生能够：

思政：

奉献爱心，勇担使命，牢固树立关爱患者的医者仁心。

识记：

1. 复述运动系统的组成、骨的分类和构造。
2. 复述躯干骨的组成和各骨的主要形态特点。
3. 复述颅的组成，颅底内、外面与血管、神经有关的重要孔裂的名称、位置。
4. 复述上肢骨的组成、分部和各骨的主要形态特点。
5. 复述下肢骨的组成、分部和各骨的主要形态特点。

理解：

1. 解释胸骨角的概念和意义。
2. 归纳上肢骨和下肢骨的异同点。

运用：

1. 在人体可以指出各骨的位置，并触摸到人体不同部位的主要骨性标志。
2. 应用所学知识，分析常见骨折发生的解剖学基础。
3. 具有对骨科相关疾病的诊疗意识，运用所学知识开展科学宣教。

第一节　总　论

案例导入

女性，65岁，不慎摔跤，右侧髋部疼痛，活动受限，遂入院就诊。经X线检查，发现其患有骨质疏松症，右侧股骨颈粉碎性骨折。

思考题：

1. 骨的构造包括哪些？
2. 根据骨的形态学分类，股骨属于哪一种类型？
3. 解释患者出现粉碎性骨折的原因。

骨（bone）是一种器官，主要由骨组织构成，外被骨膜，内容骨髓，富有神经、血管和淋巴管。骨不断进行新陈代谢和生长发育，并具有修复、再生和改建的能力，经常锻炼可促进骨的发育，长期失用会萎缩退化。骨不仅支撑人体，参与运动，也是体内最大的钙库，与钙、磷代谢关系密切，骨髓还具有造血功能。

一、骨的分类

成人骨共有206块（图1-1-1），约占体重的1/5。按其所在部位，可分为颅骨、躯干骨和附肢（四肢）骨三部分。前两者统称中轴骨。按骨的形态，可分为四类（图1-1-2）：

1. 长骨（long bone） 呈管状，多分布于四肢，如肱骨、股骨等，分一体两端。体又称骨干（diaphysis），内有空腔称髓腔（medullary cavity），容纳骨髓。两端膨大称骺（epiphysis），其表面有光滑的关节面。

2. 短骨（short bone） 一般呈立方形，分布于既承受较大压力又运动复杂的部位，如腕骨和跗骨等。

3. 扁骨（flat bone） 呈板状，常构成颅腔、胸腔及盆腔的壁，对腔内器官起保护作用，如颅盖骨、胸骨和肋骨等。

4. 不规则骨（irregular bone） 形状不规则，主要分布于躯干、颅底和面部，如椎骨。有些不规则骨内有含气的腔，称为含气骨（pneumatic bone），如上颌骨等。

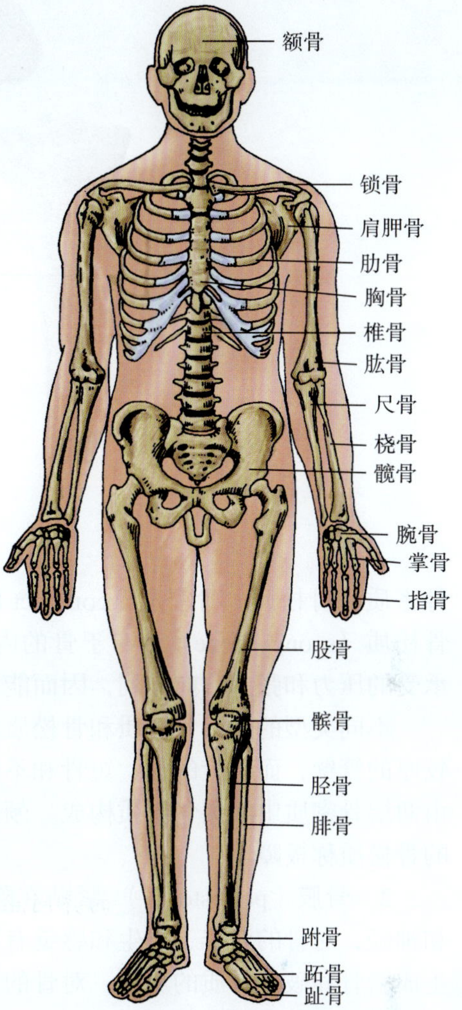

图 1-1-1 全身骨骼

高频考点

骨的分类

二、骨的构造和功能

骨由骨质、骨膜和骨髓构成，并有神经、血管、淋巴管分布（图1-1-3）。

1. 骨质 是骨的主要成分，由骨组织构成，分

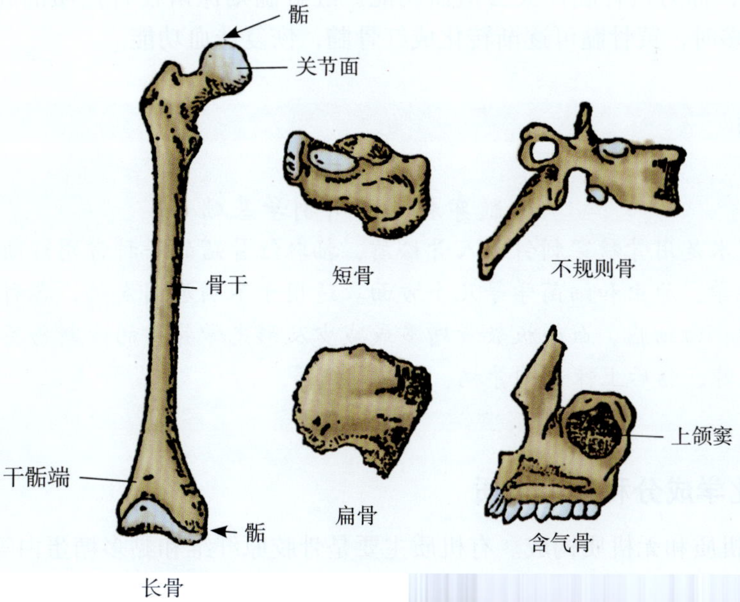

图 1-1-2 骨

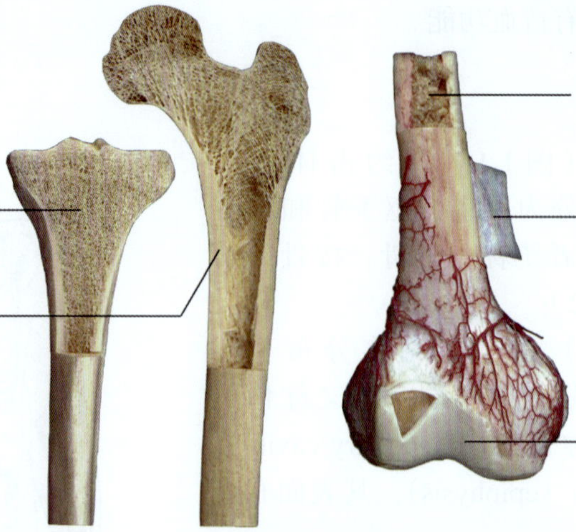

图 1-1-3 骨的构造

骨密质和骨松质。骨密质（compact bone）分布于骨的表层，致密坚硬，具有较大的耐压性。骨松质（spongy bone）分布于骨的内部，呈海绵状，由相互交织的骨小梁构成，骨小梁按所承受的压力和张力方向排列，因而能承受较大的重量。

不同类型的骨，骨密质和骨松质的配布有所不同。如长骨的骨干主要由骨密质构成，形成较厚的管壁，而长骨的骺、短骨和不规则骨的表面则为一薄层骨密质，其内部是骨松质。扁骨由两层骨密质中间夹骨松质构成。颅盖骨内、外表层为骨密质，分别称为内板和外板，其间夹的骨松质称板障。

2. 骨膜（periosteum） 紧贴在除关节面以外的骨表面，由纤维结缔组织构成，富含血管和神经，对骨的营养、再生和感觉有重要作用。骨膜内层含有成骨细胞和破骨细胞，分别具有生成新骨和破坏骨质的功能，对骨的生长、发育、改建、修复等起重要作用，在外科手术中应尽量保留骨膜。

3. 骨髓（bone marrow） 充填于骨髓腔和骨松质间隙内，分为红骨髓和黄骨髓。胎儿和幼儿时期的骨髓全部为红骨髓，有造血功能。约 5 岁以后，长骨骨干内的红骨髓逐渐被脂肪组织代替，呈黄色，称为黄骨髓，失去造血功能。红骨髓则保留在骨松质的腔隙内，可终生造血。人体失血过多时，黄骨髓可逐渐转化成红骨髓，恢复造血功能。

知识链接

骨髓穿刺术的解剖学基础

骨髓穿刺术是用骨髓穿刺针刺入骨松质，抽取红骨髓的一种常用诊断技术，其检查内容包括细胞学、原虫和细菌学等几个方面。适用于不明原因发热，各种血液病，不明原因的红细胞、白细胞、血小板数量增多或减少及形态学异常的诊断与鉴别诊断。穿刺部位有髂前上棘、髂后上棘、胸骨柄、腰椎棘突等。

三、骨的化学成分和物理性质

骨主要由有机质和无机质构成。有机质主要是骨胶原纤维和黏多糖蛋白等，赋予骨弹性和韧性；无机质主要是以碱性磷酸钙为主的钙盐类，使骨坚硬。骨的化学成分和物理性质随年龄的增长而发生变化。幼儿骨的有机质和无机质比例约为 1∶1，故骨的韧性较好，不易骨折，易弯曲变形。成年人骨的有机质和无机质比例约为 3 ∶ 7，其弹性和坚硬性都处于最佳状态。老年人骨的有机质减少，无机质增多，有机质和无机质比例约为 2 ∶ 8，此时骨的脆性较大，易发生骨折。

第二节　中轴骨

案例导入

男性，25 岁，建筑工人，因不慎从 3 楼失足坠下，头部着地，以昏迷急诊入院。检查发现：双眼眶发黑，鼻腔有无色透明液体流出。初步诊断为颅底骨折。

思考题：

1. 构成颅底的骨有哪些？推测患者骨折损伤的具体部位。
2. 解释眼眶发黑的原因。
3. 解释鼻腔有无色透明液体流出的原因。

中轴骨包括躯干骨和颅骨。

一、躯干骨

成人躯干骨包括 24 块椎骨、1 块骶骨、1 块尾骨、1 块胸骨和 12 对肋。分别参与脊柱、骨性胸廓和骨盆的构成。

（一）椎骨

幼年时有 33 块，分为颈椎 7 块，胸椎 12 块，腰椎 5 块，骶椎 5 块及尾椎 4 块。成年后 5 块骶椎融合成一块骶骨，4 块尾椎融合成一块尾骨。

1. 椎骨的一般形态　椎骨（vertebrae）一般由椎体和椎弓构成。椎体（vertebral body）位于椎骨的前部，呈短圆柱状，是椎骨负重的主要部分。椎弓（vertebral arch）位于椎体的后方。椎弓与椎体围成椎孔（vertebral foramen），各椎骨的椎孔连成容纳脊髓的椎管（vertebral canal）。

椎弓又分为椎弓根和椎弓板。椎弓与椎体相连接的部分较细，称椎弓根，其上、下缘各有一切迹，相邻椎骨的上、下切迹围成椎间孔（intervertebral foramen），有脊神经及血管通过；椎弓的后部扩展变宽，称椎弓板。椎弓板上有 7 个突起：棘突（spinous process），1 个，自椎弓正中伸向后方或后下方；横突（transverse process），1 对，伸向两侧；上关节突和下关节突，各 1 对，自椎弓根和椎弓板相接处分别向上、下方突出（图 1-1-4）。

2. 各部椎骨的主要特征

（1）颈椎（cervical vertebrae）（图 1-1-5）：椎体小，呈椭圆形。椎孔较大，呈三角形。上、下关节突的关节面几乎呈水平位。横突根部有横突孔（transverse foramen），内有椎血管通过。第 2~6 颈椎的棘突较短，末端分叉。

第 1 颈椎又名寰椎（atlas），呈环形，无椎体、棘突和关节突，由前弓、后弓和两个侧块组成，前弓后面正中有齿突凹。第 2 颈椎又名枢椎（axis），椎体向上有一指状突起称齿突，与齿突凹相关节。第 7 颈椎又称隆椎，棘突长，末端不分叉，体表易扪及，常作为计数椎骨的标志。

（2）胸椎（thoracic vertebrae）（图 1-1-4）：椎体呈心形，其两侧的上、下缘后部各有一半圆形肋凹。横突末端前面有横突肋凹。上、下关节突的关节面几乎呈冠状位。棘突细长，伸向

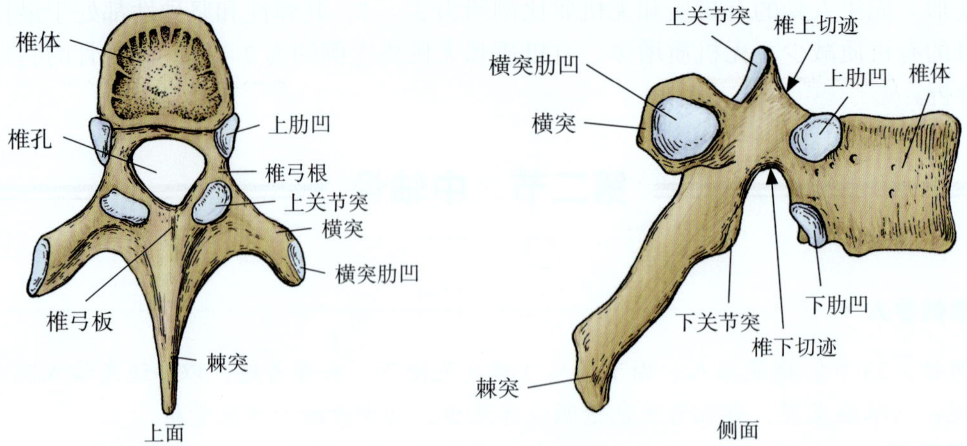

图 1-1-4 椎骨的一般形态（胸椎）

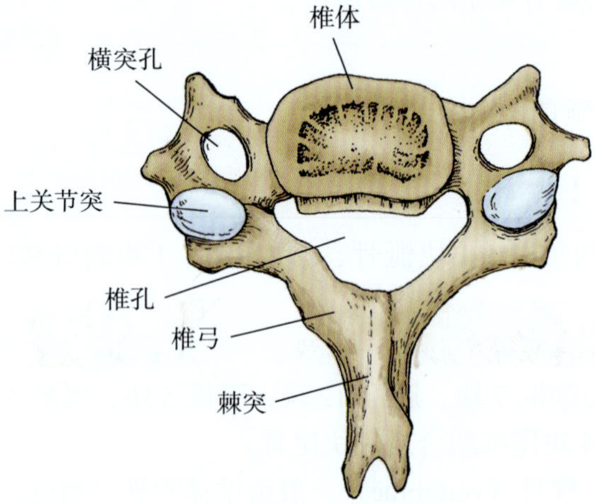

图 1-1-5 颈椎

后下方，呈叠瓦状排列。

（3）腰椎（lumbar vertebrae）（图 1-1-6）：椎体粗壮，呈肾形。椎孔大，呈三角形。上、下关节突的关节面几乎呈矢状位。棘突呈板状，水平后伸，各棘突间的间隙较宽。

（4）骶骨（sacrum）（图 1-1-7）：呈三角形，底向上，与第 5 腰椎体相连，其中部前缘向前突称为岬（promontory）。骶骨尖向下，与尾骨相连接。骶骨前面光滑微凹，为盆面，中部有 4 条横线，为骶椎体愈合的痕迹。横线两侧有 4 对骶前孔。骶骨的背面粗糙隆凸，正中线有骶椎棘突融合而成的骶正中嵴，其外侧有 4 对骶后孔。骶前、后孔均通骶管，分别有骶神经的前、后支通过。骶骨侧部的外侧有耳状面，与髋骨相关节。骶管（sacral canal）纵贯骶骨中央，上端连椎管，下端的裂孔称骶管裂孔（sacral hiatus），裂孔两侧有向下突出的骶角（sacral horn），临床上骶管麻醉时，常以此为确定骶管裂孔的标志。

（5）尾骨（coccyx）（图 1-1-7）：略呈三角形，上接骶骨，下端游离为尾骨尖。

（二）肋

肋（ribs）由肋骨和肋软骨构成，共 12 对。第 1~7 对肋的前端与胸骨相连，称真肋。第 8~12 对肋不直接与胸骨相连称假肋。其中第 8~10 对肋的前端借肋软骨与上位肋软骨连接，形成肋弓（costal arch），第 11、12 对肋的前端游离于腹肌中，又称浮肋。

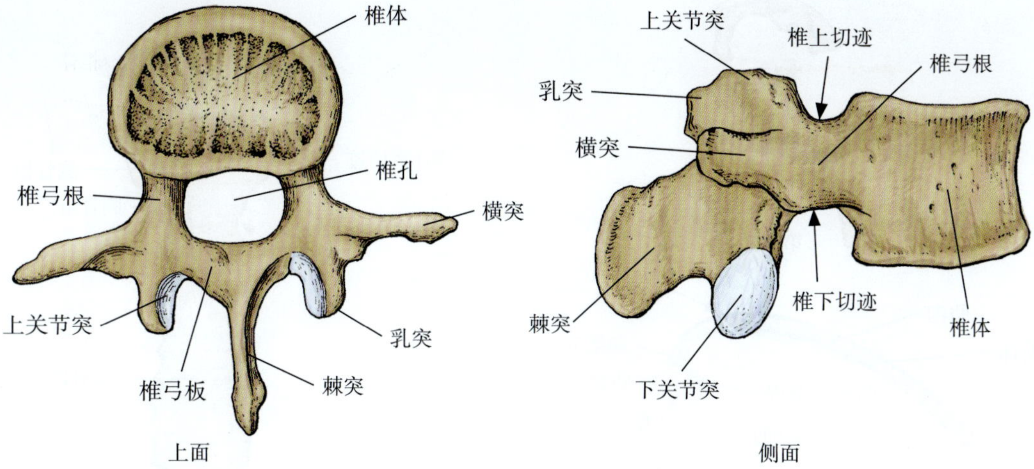

图 1-1-6 腰椎

高频考点

椎骨的外形

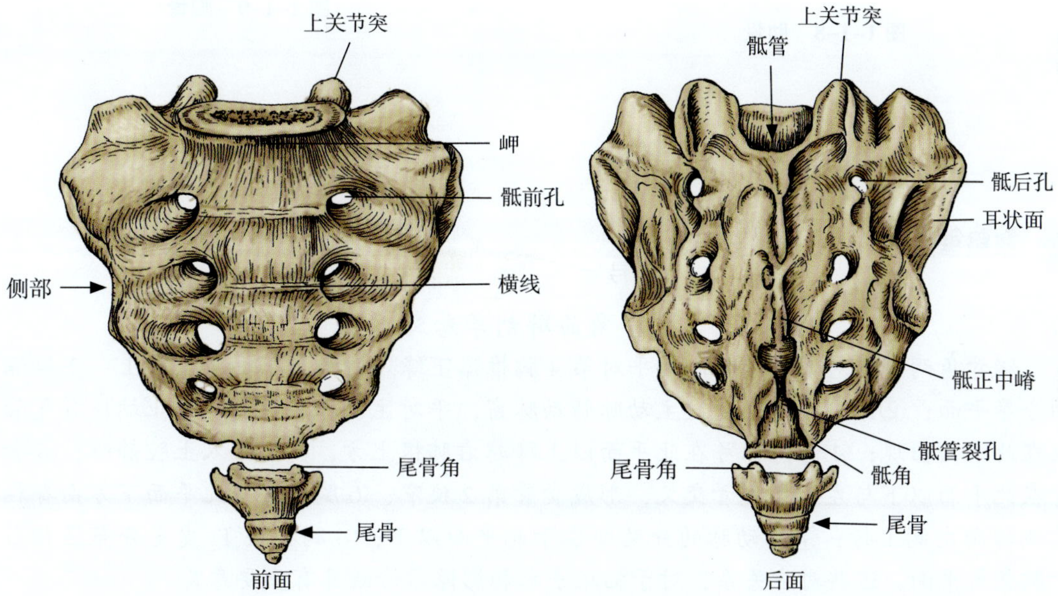

图 1-1-7 骶骨和尾骨

1. 肋骨（costal bone） 属于扁骨，可分为体及前、后端。中部为肋体，扁而长，可分为内、外两面和上、下两缘。内面近下缘处有肋沟，有肋间神经和血管走行。肋骨前端稍宽，与肋软骨相连；后端膨大，称肋头，与胸椎的肋凹相关节。肋头外侧缩细的部分称肋颈。肋颈与肋体交界处的后方有一隆起称肋结节，与胸椎的横突肋凹相关节（图 1-1-8）。

2. 肋软骨（costal cartilage） 位于各肋骨的前端，由透明软骨构成，终生不骨化。

（三）胸骨

胸骨（sternum）（图 1-1-9）属扁骨，位于胸前壁正中，分为胸骨柄、胸骨体和剑突三部分。胸骨柄（manubrium sterni）上宽下窄，上缘中部凹陷为颈静脉切迹（jugular notch），两侧是锁切迹与锁骨相关节。柄与体连接处，微向前突，称胸骨角（sternal angle），可在体表摸

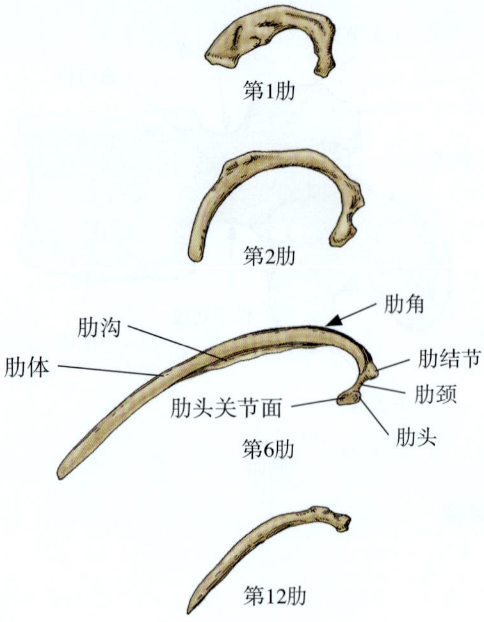

图 1-1-8　肋骨

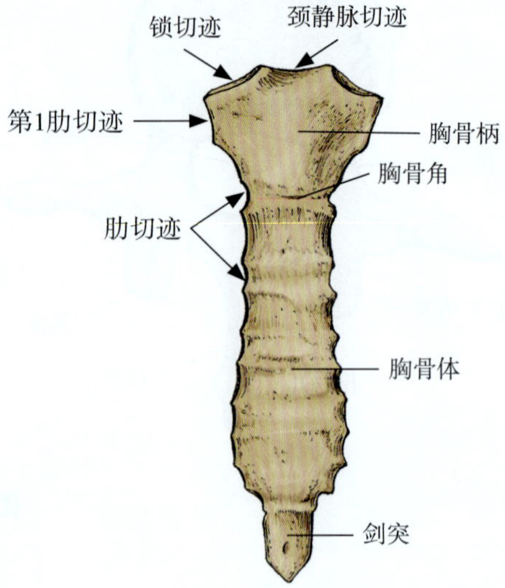

图 1-1-9　胸骨

知识链接

胸骨角的解剖学意义

胸骨角两侧平对第 2 肋，向后平对第 4 胸椎体下缘。胸骨角平面：①是上、下纵隔的分界平面；②该平面正好通过主动脉肺动脉窗，平对主动脉弓的起端和止端；③气管杈在此平面出现；④奇静脉弓在此平面以上跨越右肺根上方，向前汇入上腔静脉；⑤食管在此平面以下与左主支气管交叉，形成食管第 2 狭窄；⑥胸导管在此平面下方由脊柱右侧转向左侧上行；⑦肺动脉的分叉处位于此平面以下；⑧胸神经 T_2 皮支分布区相当于胸骨角平面。这些对应关系，对于临床手术和影像学诊断具有重要意义。

二、颅骨

颅（skull）由 23 块颅骨组成（不含 3 对听小骨）。以眶上缘和外耳门上缘的连线为界，将颅分为后上部的脑颅骨和前下部的面颅骨两部分。除下颌骨和舌骨外，其余各骨借缝或软骨牢固连结。

（一）脑颅骨

脑颅骨共 8 块，分为不成对的额骨（frontal bone）、枕骨（occipital bone）、蝶骨（sphenoid bone）和筛骨（ethmoid bone）以及成对的顶骨（parietal bone）和颞骨（temporal bone）（图 1-1-10，11，12）。它们共同参与构成颅腔。颅腔的顶是穹隆形的颅盖，由额骨、顶骨和枕骨构成。颅腔的底由中部的蝶骨、前方的额骨和筛骨、后方的枕骨和两侧的颞骨构成。

（二）面颅骨

面颅骨共 15 块，分为不成对的下颌骨（mandible）、舌骨（hyoid bone）和犁骨（vomer）以及成对的上颌骨（maxilla）、腭骨（palatine bone）、鼻骨（nasal bone）、泪骨（lacrimal

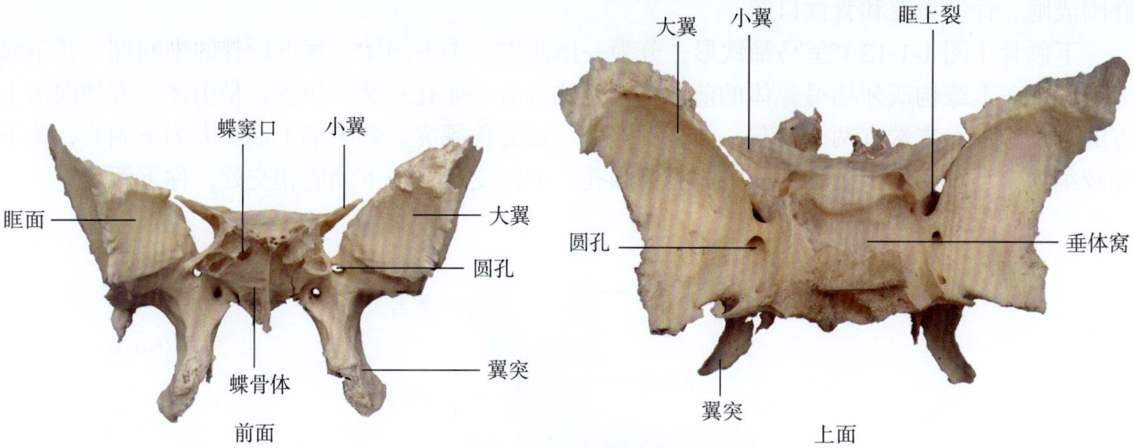

图 1-1-10 蝶骨

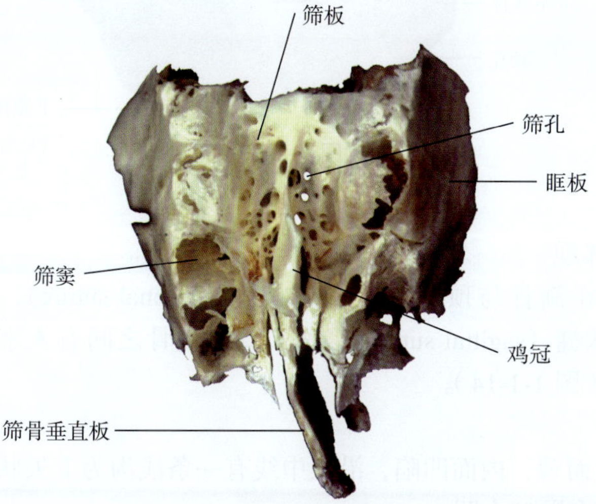

图 1-1-11 筛骨（上面）

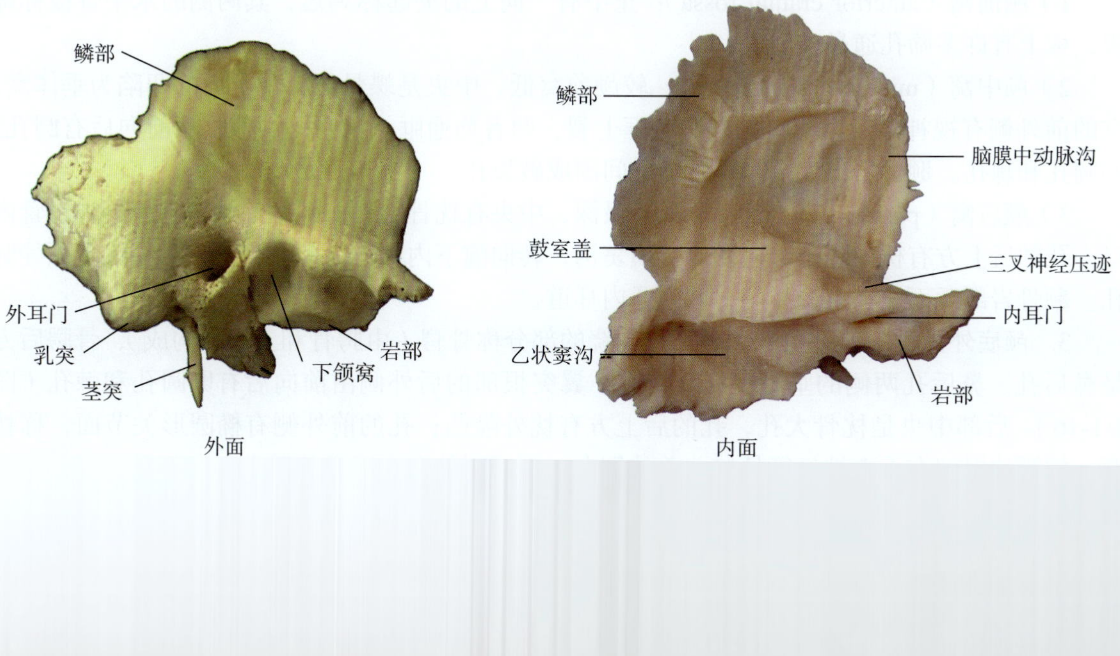

bone)、颧骨（zygomatic bone）和下鼻甲（inferior nasal concha）。它们构成面部的基本轮廓，并围成眶、骨性鼻腔和骨性口腔。

下颌骨（图 1-1-13）呈马蹄铁形，分为一体两支：①下颌体，居下颌骨的中间部，其下缘为下颌底，上缘构成牙槽弓，体的前面正中两侧各有一颏孔；②下颌支，是由体后方伸向后上方的方形骨板，末端有两个突起，前方称冠突，后方称髁突。髁突的上端膨大为下颌头，头下方较细处为下颌颈。下颌支内面中央有下颌孔。下颌支后缘与下颌底相交处，称下颌角。

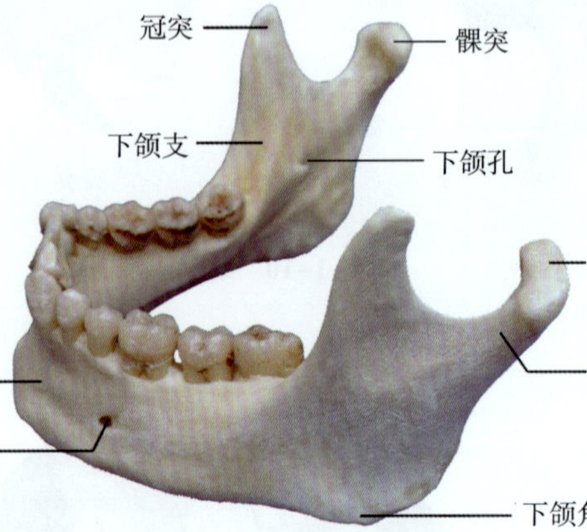

图 1-1-13　下颌骨

（三）颅的整体观

1. 顶面观　在额骨与顶骨之间有冠状缝（coronal suture），左右顶骨之间有矢状缝（sagittal suture），两顶骨和枕骨之间有人字缝（lambdoid suture）（图 1-1-14）。

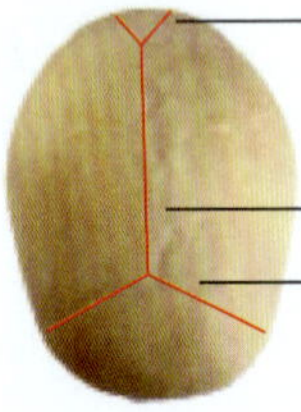

图 1-1-14　颅的顶面观

2. 内面观

（1）颅盖的内面观：内面凹陷，沿正中线有一条浅沟为上矢状窦沟，沟的两侧有许多颗粒小凹。

（2）颅底的内面观：由前向后依次为颅前窝、颅中窝和颅后窝（图 1-1-15）。

1）颅前窝（anterior cranial fossa）：正中有一向上的突起称鸡冠，其两侧的水平骨板称筛板，板上有许多筛孔通鼻腔。

2）颅中窝（middle cranial fossa）：较颅前窝低。中央是蝶骨体，体上面的凹陷为垂体窝。窝的前外侧有视神经管，管口的外侧有眶上裂，两者均通眶。蝶骨体两侧，从前向后有圆孔、卵圆孔和棘孔。颞骨岩部尖端与蝶骨体之间围成破裂孔。

3）颅后窝（posterior cranial fossa）：最深，中央有枕骨大孔，孔的前外缘有舌下神经管内口，孔的后上方有枕内隆凸，向两侧有横窦沟，转向前下内移行为乙状窦沟，末端终于颈静脉孔。颞骨岩部后面中央有内耳门，向内通内耳道。

3. 颅底外面观　前部由上颌牙槽弓围绕的部分称骨腭（由腭骨和上颌骨构成），骨腭后方是鼻后孔。鼻后孔两侧的垂直突起称翼突，翼突根部的后外侧由前向后有卵圆孔和棘孔（图 1-1-16）。后部中央是枕骨大孔，孔的后上方有枕外隆凸；孔的前外侧有椭圆形关节面，称枕髁。枕髁的根部有舌下神经管外口；前外侧有一不规则的孔，即颈静脉孔。颈静脉孔的前方有颈动脉管外口；后外侧有一细长的茎突，茎突根部后方有茎乳孔。颧弓根部后方有下颌窝，窝前方的横行隆起为关节结节。

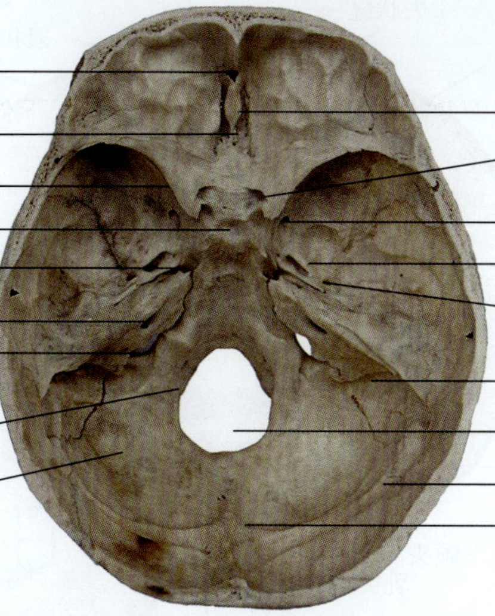

图 1-1-15 颅底内面观

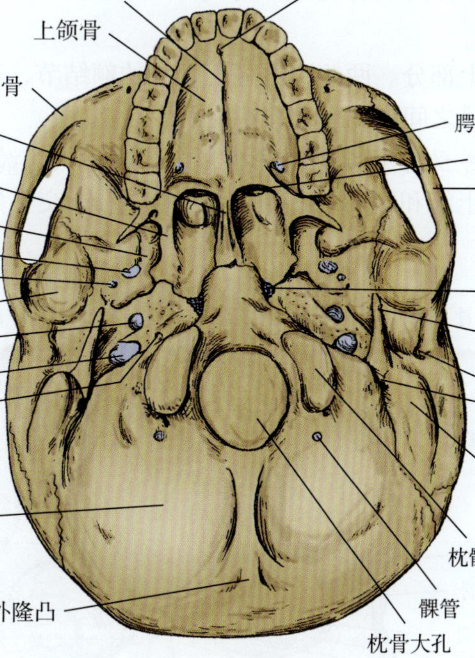

图 1-1-16 颅底外面观

4. 侧面观 颅侧面的中部可见外耳门，向内通外耳道。外耳门后方为乳突，前方是颧弓，二者均可在体表摸到（图 1-1-17）。颧弓将颅侧面分为上方的颞窝和下方的颞下窝。在颞窝，额、顶、颞、蝶四骨会合处，常构成 H 形的缝，称为翼点（pterion）。此处骨质薄弱，内面紧

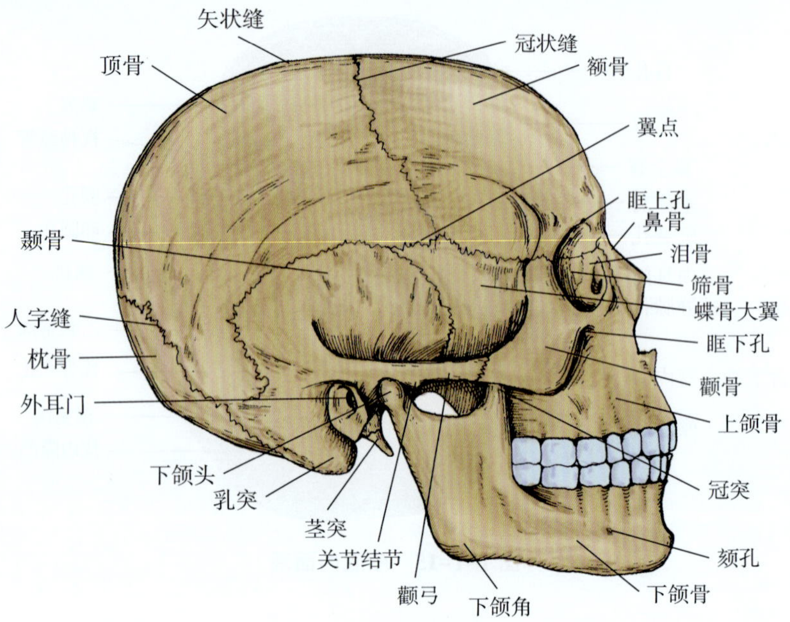

图 1–1–17 颅的侧面观

5. 前面观　由额骨和面颅骨构成。分为额区、眶、骨性鼻腔、鼻旁窦和骨性口腔（图 1-1-18）。

（1）额区：为眶以上部分。两侧可见显著隆起的额结节，其下方有与眶上缘平行的弓形隆起，称眉弓，左、右眉弓之间的平坦部分称眉间。

（2）眶（orbit）：为一对呈四面锥体形腔隙。尖朝后内，经视神经管通颅中窝。底朝前外，其上、下缘分别称为眶上缘和眶下缘。眶上缘中、内 1/3 交界处有眶上孔或眶上切迹。眶下缘

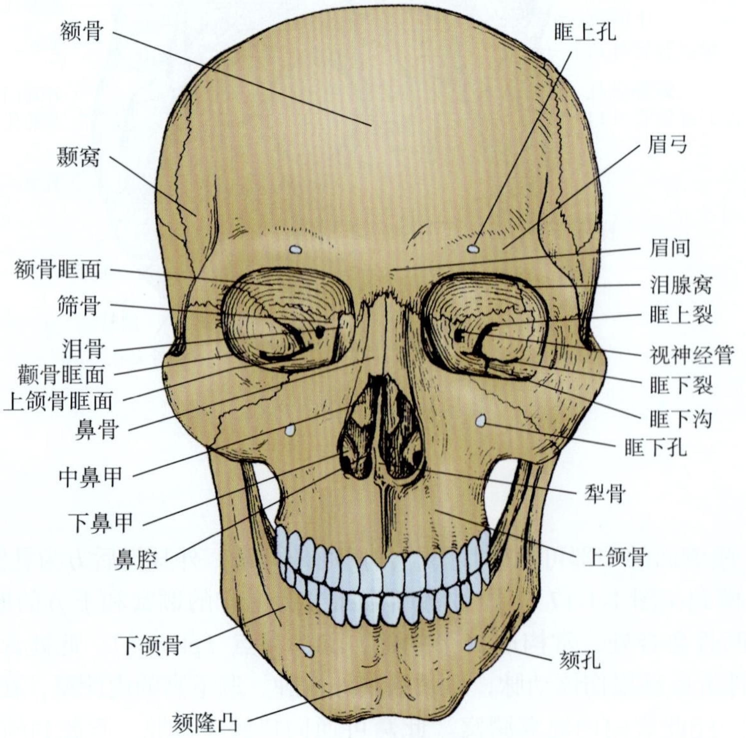

图 1–1–18 颅的前面观

高频考点
颅的整体观

中点下方有眶下孔。眶有四壁，上壁的前外侧部有泪腺窝，容纳泪腺。下壁的中部有眶下沟，向前经眶下管开口于眶下孔。内侧壁前下部有泪囊窝，容纳泪囊。泪囊窝向下经鼻泪管通下鼻道。外侧壁与上、下壁后部交界处有眶上裂和眶下裂。

（3）骨性鼻腔（bony nasal cavity）：由骨性鼻中隔分为左右两部分（图 1-1-19）。前方经梨状孔通外界，后方借鼻后孔通咽腔。顶主要由筛板构成，经筛孔通颅前窝。底为骨腭与骨性口腔相隔。外侧壁（图 1-1-20）有 3 个向下卷曲的骨片，由上而下依次称上鼻甲、中鼻甲和下鼻甲。各鼻甲下方相应的腔隙，分别称上鼻道、中鼻道和下鼻道。下鼻道的前部有鼻泪管的开口。上鼻甲后上方与蝶骨之间的间隙为蝶筛隐窝。

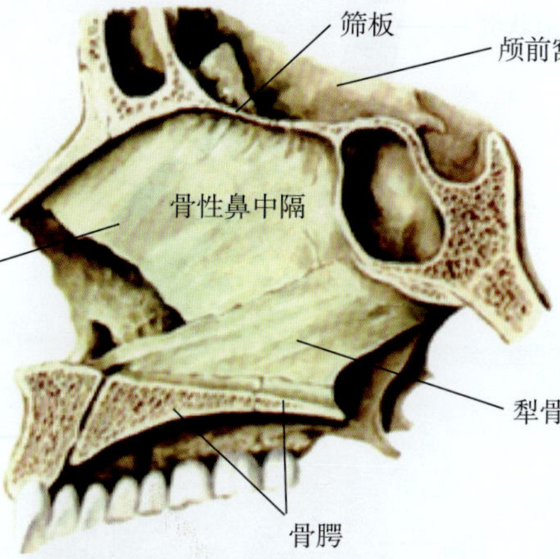

图 1-1-19 骨性鼻中隔

（4）鼻旁窦（paranasal sinuses）：包括额窦（frontal sinus）、上颌窦（maxillary sinus）、筛窦（ethmoidal sinus）和蝶窦（sphenoidal sinus）。筛窦又分为前、中、后三群。各窦均位于同名骨内。额窦、上颌窦及筛窦的前、中群开口于中鼻道，筛窦的后群开口于上鼻道，蝶窦开口于蝶筛隐窝（图 1-1-20）。

（5）骨性口腔（bony oral cavity）：由上、下颌骨及腭骨构成。

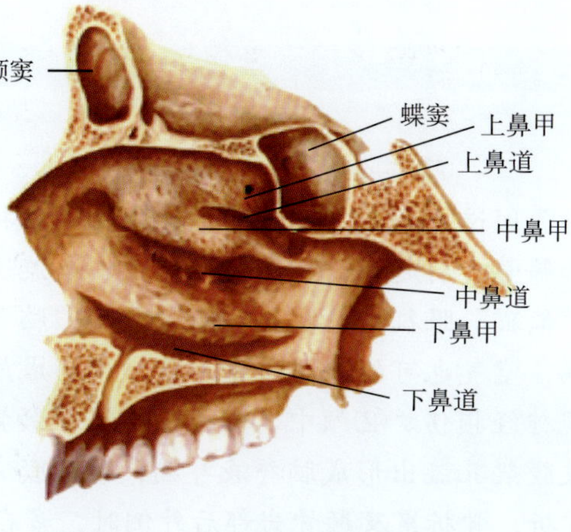

图 1-1-20 鼻腔外侧壁示意图

（四）新生儿颅的特征和出生后变化

新生儿脑颅比面颅大，其比例为 8 ∶ 1（成人为 4 ∶ 1）。新生儿颅骨尚未发育完全，颅盖骨之间留有明显的间隙，被结缔组织膜所封闭，称为颅囟（cranial fontanelle）（图 1-1-21）。前囟（额囟）最大，呈菱形，位于矢状缝和冠状缝相交处，在 1~2 岁期间闭合。后囟（枕囟）呈三角形，位于矢状缝与人字缝相交处，出生后不久即闭合。

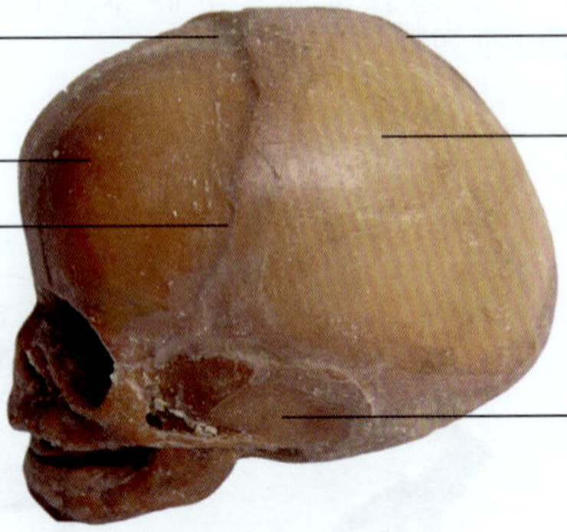

侧面

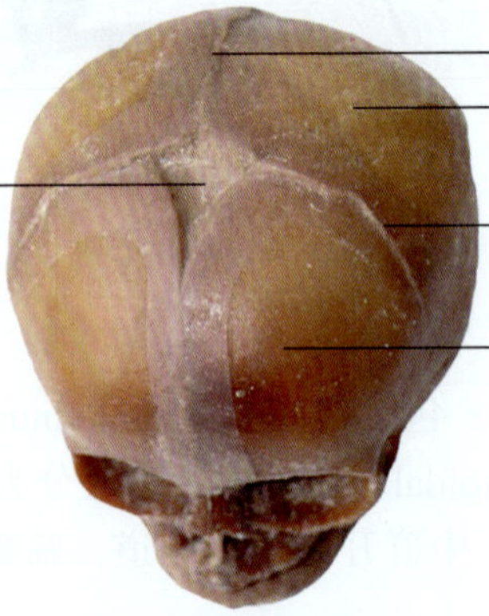

上面

图 1-1-21 新生儿颅

知识链接

颅底骨折的应用解剖

颅底骨折是由于多种原因造成颅底几处薄弱区域发生的骨折。其类型有：①颅前窝骨折，常累及额骨眶板和筛骨，引起的出血经鼻孔流出，或流进眶内，眶周皮下及球结合膜下形成瘀斑，称为“熊猫”眼征；骨折处脑膜破裂时，脑脊液可经额窦或筛窦由鼻孔流出，形成脑脊液鼻漏，空气也可经此逆行进入颅腔内形成颅内积气；筛板及视神经管骨折可引起嗅神经和视神经损伤。②颅中窝骨折，常累及颞骨岩部，脑膜和骨膜均破裂时，脑脊液经中耳由鼓膜裂孔流出形成脑脊液耳漏；如鼓膜完好，脑脊液则经咽鼓管流往鼻咽部。③颅后窝骨折，骨折累及颞骨岩部后外侧时，多在伤后 2~3 日出现乳突部皮下淤血，骨折累及枕骨基底部时可在伤后数小时，出现枕下部肿胀及皮下淤血等。

第三节　附肢骨

案例导入

男性，6 岁，体育锻炼时摔伤，右肘着地，肘部肿胀、剧痛、活动受限。入院体格检查发现肘部骨性三角存在；X 线检查确诊为右肱骨髁上骨折。

思考题：

1. 何谓肘部骨性三角？请在体表扪及。
2. 为何儿童易患此型骨折？
3. 如何治疗此型骨折？

附肢骨包括上肢骨和下肢骨。两者均由肢带骨和自由肢骨组成。自由肢骨借肢带骨连于躯干。上、下肢骨的数目和排列方式大致相同。上肢骨细小轻巧适合劳动，下肢骨粗壮坚固适合行走和支持体重。

一、上肢骨

（一）上肢带骨

1. 锁骨（clavicle）（图 1-1-22）　位于胸廓前上部，呈“~”状，全长均可在体表扪及。其内侧 2/3 凸向前，外侧 1/3 凸向后。内侧端粗大，为胸骨端，与胸骨柄相关节；外侧端扁平，为肩峰端，与肩胛骨的肩峰相关节。锁骨上面光滑，下面粗糙。锁骨骨折多见于锁骨中、外 1/3 交界处。

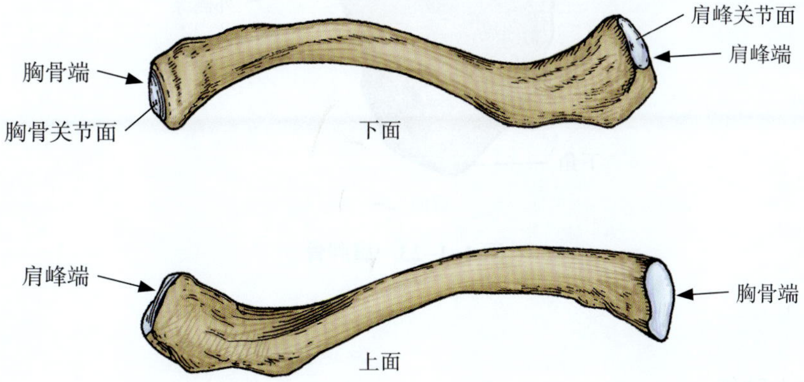

图 1-1-22　锁骨

2. 肩胛骨（scapula）（图 1-1-23）　是三角形的扁骨，贴于胸廓后外上方，介于第 2~7 肋之间。可分为 3 个缘、3 个角和 2 个面。上缘短而薄，其外侧部有一呈屈指状的突起，称喙突（coracoid process）。内侧缘长而薄。外侧缘肥厚。上角和下角位于内侧缘的上端和下端，分别平对第 2 和第 7 肋，为计数肋的标志。外侧角肥厚，有一朝向外侧微凹的关节面，称关节盂（glenoid cavity），与肱骨头相关节。前面为一大的浅窝，称肩胛下窝。后面有一横行的骨嵴，称肩胛冈（spine of scapula）。其上、下方的浅窝，分别称冈上窝和冈下窝。

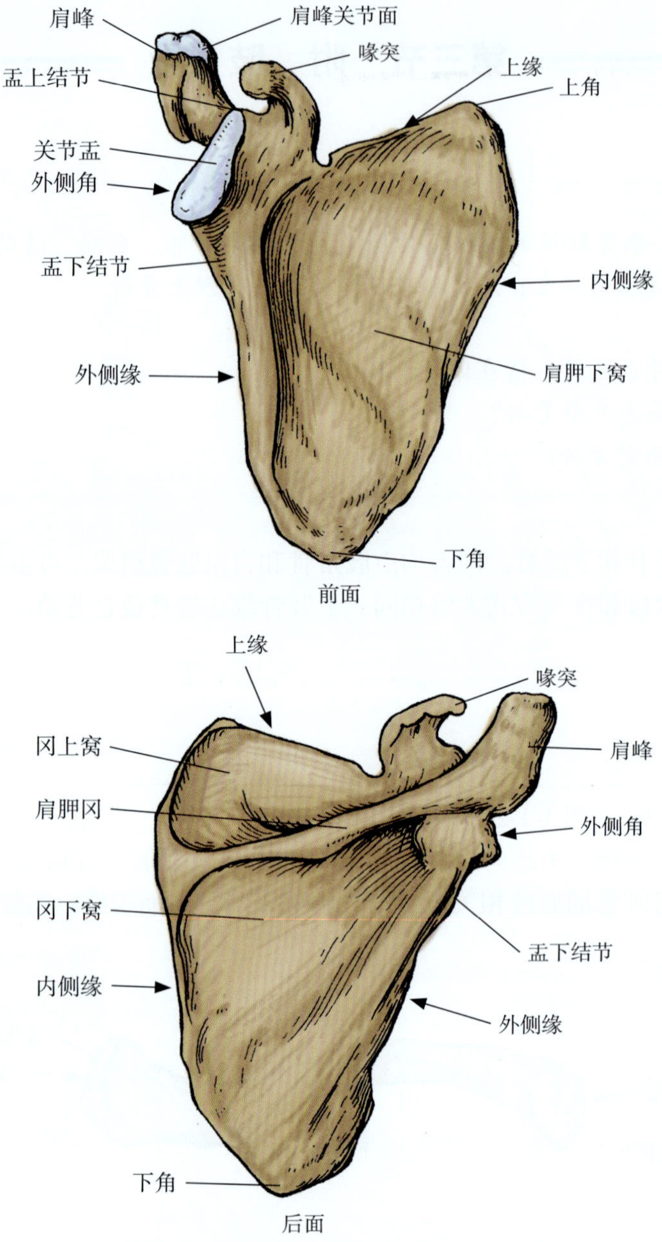

图 1-1-23　肩胛骨

（二）自由上肢骨

1．肱骨（humerus）（图 1-1-24） 属长骨，分一体两端。上端有半球形的肱骨头（head of humerus），与肩胛骨关节盂相关节。肱骨头外侧的隆起为大结节（great tubercle），前方的隆起为小结节（lesser tubercle），两者之间有结节间沟。上端与体交界处稍细称外科颈（surgical neck），较易发生骨折。肱骨体中部外侧，骨面粗糙而隆起称三角肌粗隆（deltoid tuberosity），在体的后面有自内上斜向外下的浅沟，称桡神经沟（sulcus for radial nerve）。下端前后扁，外侧部为半球形的肱骨小头（capitulum of humerus），内侧部为滑车状的肱骨滑车（trochlea of humerus）。滑车后上方的深窝叫鹰嘴窝。下端向内、外侧各有一突起分别称内上髁（medial epicondyle）和外上髁（lateral epicondyle），均可在体表扪及。内上髁后下方的浅沟称尺神经沟。

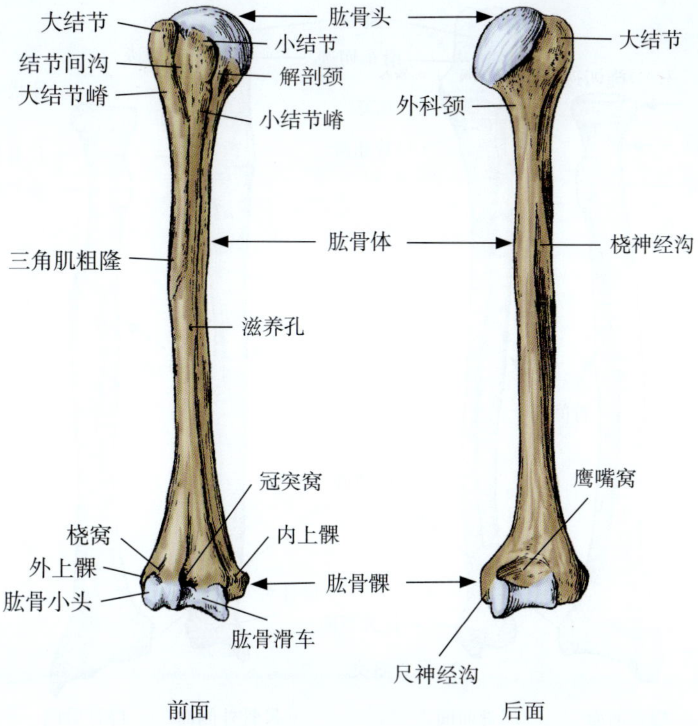

图 1-1-24 肱骨

知识链接

肱骨髁上骨折的解剖学基础

肱骨髁上骨折是指肱骨远端内、外上髁上方的骨折，通常将骨折分为伸直型和屈曲型，其中伸直型占 90% 左右。肱骨髁上骨折多发年龄为 5~12 岁，有外伤史，伤后肘关节局部不能活动，肿胀明显。肘部骨性三角关系存在，表示未脱位。肘处于半屈位，肘窝饱满，且可在肘窝触到肱骨骨折端。当肱骨髁上骨折处理不当时，容易引起缺血性肌挛缩、肘内翻畸形。

高频考点

四肢骨的形态结构

2. 桡骨（radius）（图 1-1-25） 居前臂外侧部，上端细小，下端粗大，体为三棱柱形。上端有圆盘状的桡骨头。头上面的关节凹与肱骨小头相关节。头周围的环状关节面与尺骨的桡切迹相关节。头的下方较细，称桡骨颈。颈下方的后内侧有一粗糙的突起，称桡骨粗隆。桡骨体的内侧缘锐利。下端内侧面有与尺骨头相关节的尺切迹，外侧有向下的突起，即桡骨茎突，在腕部桡侧体表可扪及。下端下面有腕关节面，与腕骨相关节。

3. 尺骨（ulna）（图 1-1-25） 居前臂内侧部，上端粗大，下端细小，体为三棱柱形。上端前面半月形的关节面，称滑车切迹（trochlear notch），与肱骨滑车相关节。切迹后上方的突起，称鹰嘴（olecranon），为肘后重要的体表标志；切迹前下方的突起，称冠突。冠突外侧的关节面为桡切迹，与桡骨头相关节。冠突前下方的粗糙突起为尺骨粗隆。尺骨体的外侧缘锐利。下端称尺骨头，与桡骨的尺切迹相关节。尺骨头的后内侧有向下的突起，即尺骨茎突，也

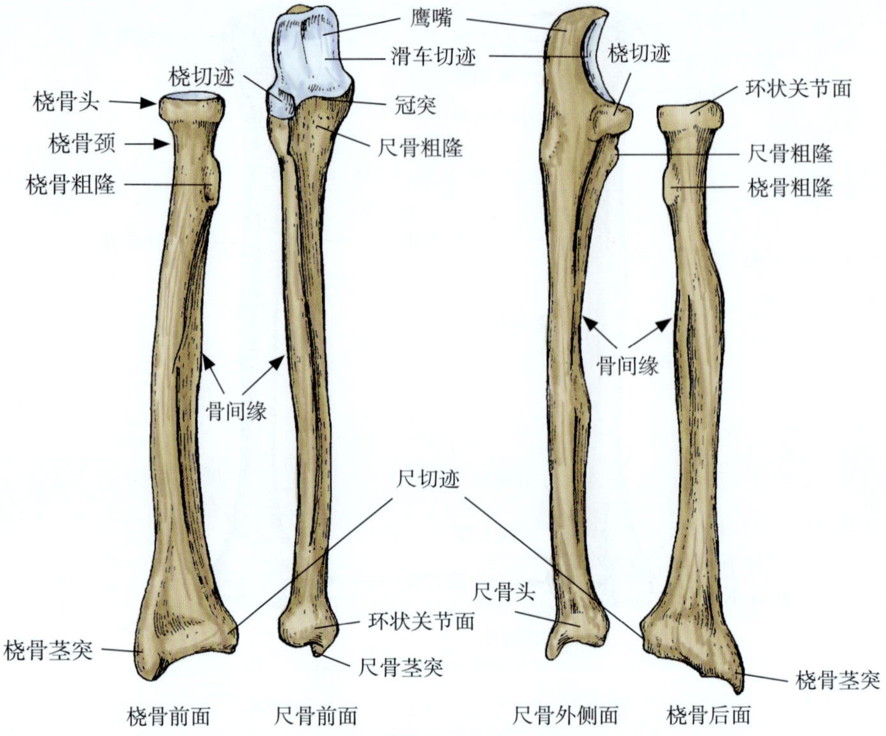

图 1-1-25 桡骨和尺骨

4. 手骨 由腕骨、掌骨和指骨构成（图 1-1-26）。

（1）腕骨（carpal bone）：属短骨，共 8 块，排成两列。由桡侧向尺侧排列，近侧列依次为：手舟骨（scaphoid bone）、月骨（lunate bone）、三角骨（triquetral bone）和豌豆骨

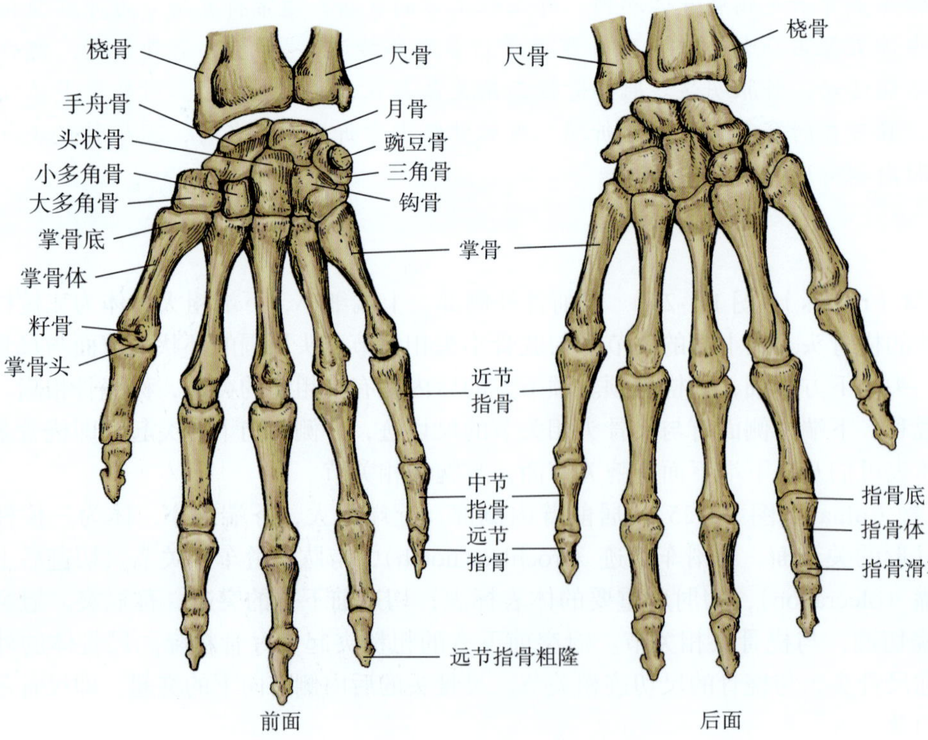

图 1-1-26 手骨

(pisiform bone)；远侧列依次为：大多角骨（trapezium bone）、小多角骨（trapezoid bone）、头状骨（capitate bone）和钩骨（hamate bone）。

（2）掌骨（metacarpal bone）：属长骨，共 5 块，由桡侧向尺侧依次称为第 1~5 掌骨。近侧端为底，中部为体，远侧端为头。

（3）指骨（phalanx）：属长骨，共 14 块。除拇指 2 节外，其余 4 指均为 3 节。由近侧向远侧依次为近节指骨、中节指骨和远节指骨。近侧端为底，中部为体，远侧端为滑车（远节指骨则称远节指骨粗隆）。

二、下肢骨

（一）下肢带骨

髋骨（hip bone）（图 1-1-27）属不规则骨，由髂骨、坐骨和耻骨组成。髋骨下外侧面有一深窝，为三骨的骨体融合处，称髋臼，其关节面与股骨头相关节。

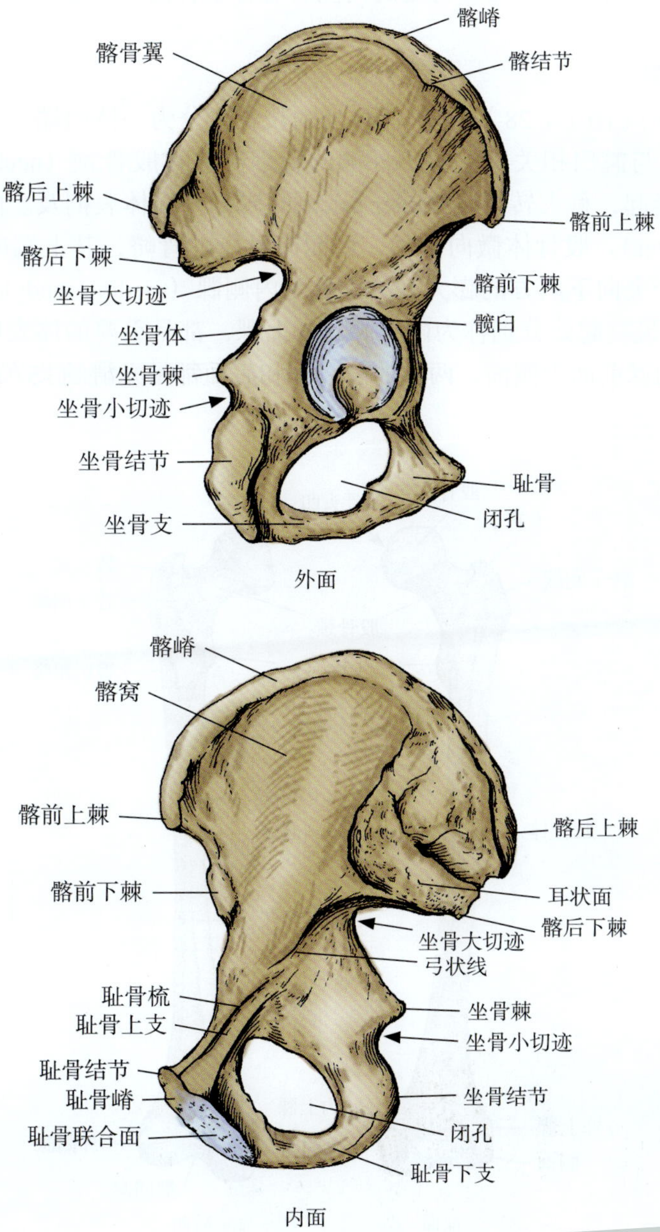

1. 髂骨（ilium） 位于髋骨后上部，分体和翼两部分。髂骨体肥厚，构成髋臼的上 2/5。髂骨翼扁而宽，上缘称髂嵴（iliac crest），两侧髂嵴最高点连线约平第 4 腰椎棘突，髂嵴的前、后端分别称髂前上棘（anterior superior iliac spine）和髂后上棘（posterior superior iliac spine），髂前上棘后方 5~7 cm 处有向外突出的髂结节。髂骨翼内面的浅窝称髂窝，窝的下界为弓状线。髂窝的后下方有粗糙的耳状面，与骶骨相关节。耳状面下方的骨缘凹陷，称坐骨大切迹。

2. 坐骨（ischium） 位于髋骨的后下部，分体和支两部分。坐骨体的上部构成髋臼的后下 2/5，其下部的粗大隆起，称坐骨结节（ischial tuberosity），可在体表扪及。体的后缘有锐利的坐骨棘（ischial spine），其下方有坐骨小切迹。自坐骨结节伸向前内上方的骨板，称坐骨支，其末端与耻骨下支结合。

3. 耻骨（pubis） 位于髋骨的前下部，分体、上支和下支三部分。耻骨体构成髋臼的前下 1/5。自体向前内方伸出耻骨上支，其末端急转向下为耻骨下支。耻骨上支的上缘为一锐嵴，称耻骨梳，其向后与弓状线相续，向前终于耻骨结节（pubic tubercle）。耻骨结节向内移行的粗钝骨缘为耻骨嵴。耻骨上、下支移行处的内侧有耻骨联合面。由耻骨与坐骨共同围成的骨环称闭孔。

（二）自由下肢骨

1. 股骨（femur）（图 1-1-28） 是人体最长的长骨，分为一体两端。上端有半球状的股骨头（femoral head），与髋臼相关节。头下外侧的狭细部分称股骨颈（neck of femur）。颈与体交界处外上的方形隆起，称大转子（greater trochanter），可在体表扪及。内下方的隆起，称小转子（lesser trochanter）。股骨体微向前弓，后面有纵行的骨嵴，其上端向外延续为粗糙的臀肌粗隆。下端有两个突向下后方的膨大，分别称为内侧髁（medial condyle）和外侧髁（lateral condyle），两髁侧面最突起处分别称为内上髁和外上髁，都是重要的体表标志。两髁后份之间的深窝为髁间窝。两髁前面为髌面。两髁的前、下和后面都是光滑的关节面，与髌骨和胫骨相关节。

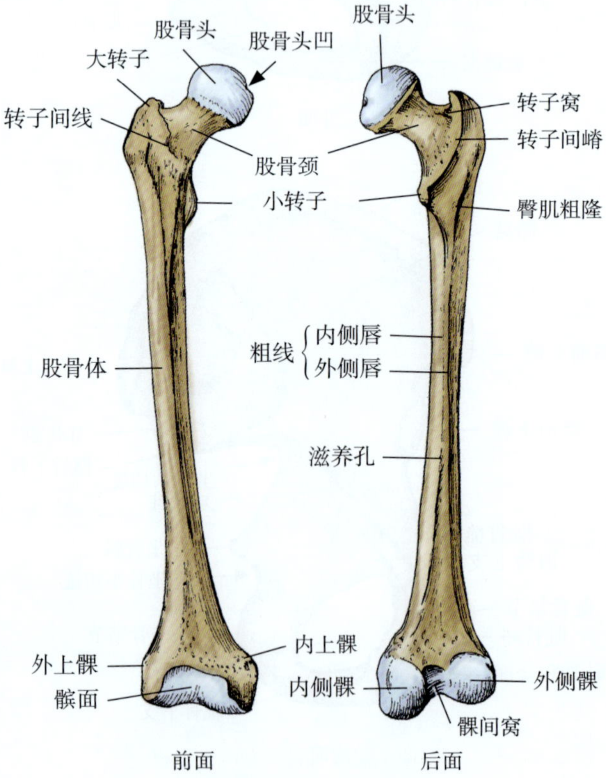

图 1-1-28　股骨

知识链接

股骨颈骨折的解剖学基础

由股骨头下至股骨颈基底部之间的骨折称股骨颈骨折，是老年常见的骨折之一，尤以老年女性较多。原因是老年人股骨颈骨质疏松、脆弱，且承受应力较大，所以只需很小的旋转外力，就能引起骨折，其临床治疗中存在骨折不愈合和股骨头缺血坏死两个主要难题。股骨颈骨折按骨折部位分为：①头下型，全部骨折面均位于头颈交界处，骨折近端不带颈部；②头颈型，骨折面的外上部分通过头下，而内下方带有部分颈内侧皮质，呈鸟嘴状；③经颈型，骨折面完全通过颈部，此型甚为少见；④基底型，骨折面接近转子间线。头下型、头颈型、经颈型均系囊内骨折；基底型为囊外骨折，因其血运好，愈合佳，与囊内骨折性质不同，故有部分学者将其列入股骨转子间骨折。

2. 髌骨（patella）（图 1-1-29） 位于股骨下端前面的股四头肌腱内，是全身最大的籽骨。上宽下尖，前面粗糙，后面有关节面，与股骨髌面相关节。可在体表扪及。

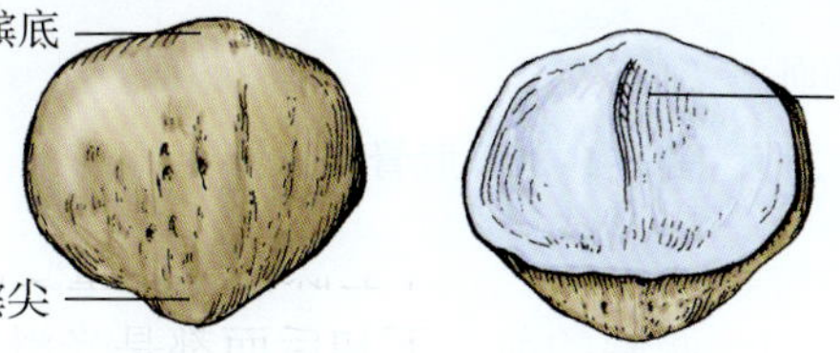

图 1-1-29 髌骨

3. 胫骨（tibia）（图 1-1-30） 位于小腿内侧部，分一体两端。上端粗大向两侧突出，分别称内侧髁和外侧髁。两髁上面各有上关节面，与股骨两侧髁相关节。两髁上关节面之间的隆起，称髁间隆起。外侧髁的后下方有腓关节面，与腓骨头相关节。上端前面的隆起，称胫骨粗隆（tibial tuberosity）。胫骨体呈三棱柱状，前缘锐利。下端的内侧有向下的突起，称内踝（medial malleolus），外侧面有腓切迹与腓骨相接。下端的下面及内踝外侧面都有关节面与距骨相关节。内、外侧髁，胫骨粗隆，内踝均可在体表扪及。

4. 腓骨（fibula）（图 1-1-30） 位于小腿外侧部，细长，分一体两端。上端略膨大，称腓骨头，与胫骨相关节。头下方缩细部，称腓骨颈。腓骨体的内侧缘锐利。下端膨大为外踝（lateral malleolus），其内侧面有关节面与距骨相关节。外踝和腓骨头均可在体表扪及。

5. 足骨 由跗骨、跖骨和趾骨组成（图 1-1-31）。

（1）跗骨（tarsal bone）：属短骨，共 7 块，可分为 3 列。后列有位于上方的距骨（talus）和下方的跟骨（calcaneus）。距骨上面有前宽后窄的关节面，称距骨滑车，与胫、腓骨下端相关节。跟骨后端的隆突为跟骨结节。中列为位于距骨前方的足舟骨（navicular bone）。前列由内侧向外侧依次为内侧楔骨（medial cuneiform bone）、中间楔骨（intermediate cuneiform bone）、外侧楔骨（lateral cuneiform bone）和骰骨（cuboid bone）。

（2）跖骨（metatarsal bone）：属长骨，共 5 块，由内侧向外侧依次称为第 1~5 跖骨。近侧端为底，中部为体，远侧端为头。第 5 跖骨底的外侧份突向后，称第 5 跖骨粗隆。

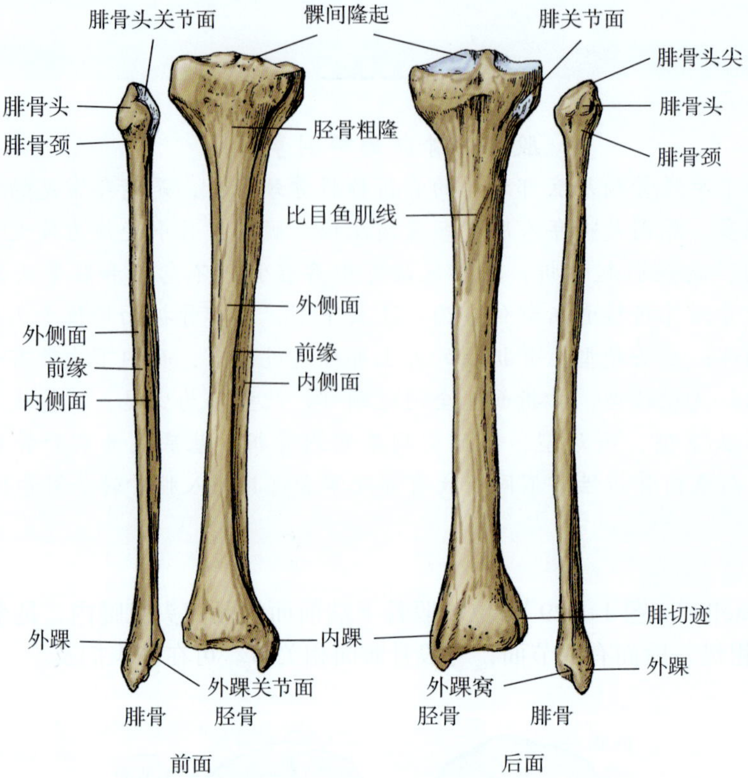

图 1-1-30 胫骨与腓骨

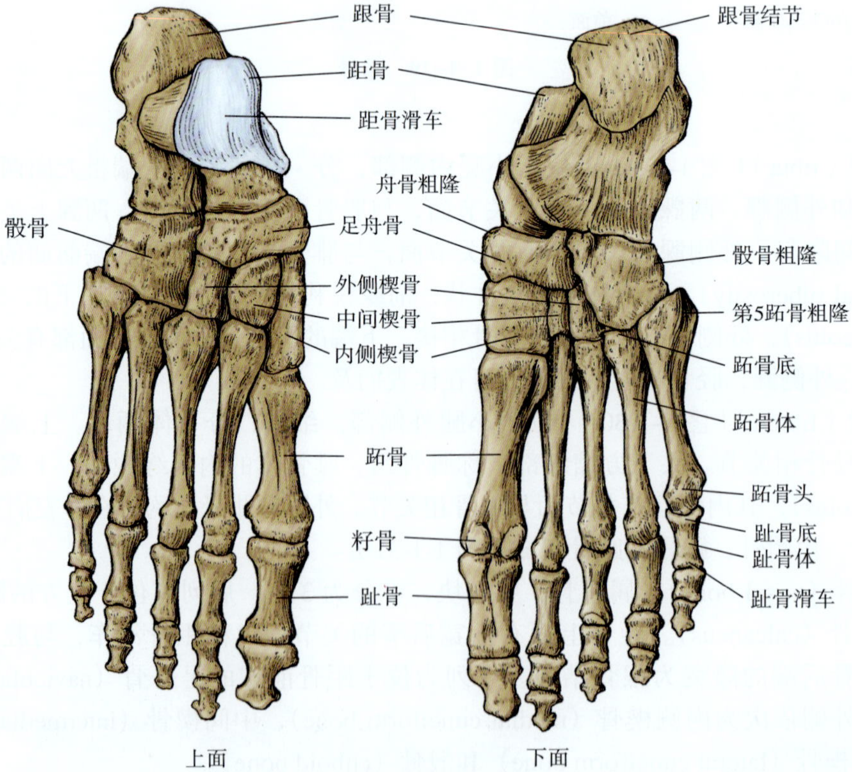

图 1-1-31 足骨

（李艳伟 郭新庆）

自测题

一、A 型选择题

1. 属于短骨的是
   A. 指骨
   B. 锁骨
   C. 椎骨
   D. 跟骨
   E. 趾骨
2. 颅盖骨内的骨松质称为
   A. 内板
   B. 外板
   C. 骨板
   D. 板障
   E. 骨缝
3. 肩胛骨下角平
   A. 第 1 肋
   B. 第 2 肋
   C. 第 3 肋
   D. 第 5 肋
   E. 第 7 肋
4. 胸椎的特点是
   A. 有横突孔
   B. 椎体呈肾形
   C. 棘突水平
   D. 横突有横突肋凹
   E. 上、下关节突的关节面呈矢状位
5. 颈椎的结构特点是
   A. 横突有横突孔
   B. 第 1 颈椎有齿突
   C. 第 2 颈椎称隆椎
   D. 第 7 颈椎称枢椎
   E. 第 7 颈椎棘突分叉
6. 翼点位于
   A. 额、顶、枕、颞四骨邻接处
   B. 顶、枕、颞、蝶四骨邻接处
   C. 顶、枕、颞、筛四骨邻接处
   D. 额、顶、颞、筛四骨邻接处
   E. 额、顶、颞、蝶四骨邻接处
7. 关于鼻旁窦的描述，正确的是
   A. 蝶窦开口于中鼻道
   B. 前筛窦开口于上鼻道
   C. 额窦开口于中鼻道
   D. 上颌窦开口于下鼻道
   E. 后筛窦开口于中鼻道
8. 体表易摸到的骨性标志是
   A. 肩胛下窝
   B. 内踝
   C. 股骨头
   D. 椎体
   E. 骶骨岬

二、名词解释

1. 胸骨角
2. 椎间孔
3. 翼点

三、简答题

1. 试述上、下肢可以触及的骨性标志。
2. 如何区别颈椎、胸椎和腰椎？

四、绘图题

1. 绘出“胸椎的侧面观”示意图，并标注以下结构：椎体、棘突、横突肋凹、上肋凹、下肋凹、上关节突、下关节突。
2. 绘出“髋骨的外面观”示意图，并标注以下结构：髂前上棘、髂结节、髂嵴、髂后上棘、坐骨棘、坐骨结节、闭孔、耻骨、髋臼。

系统解剖学
第二章数字资源

思政之光

第二章

关节学

学习目标

学习本章内容的学生能够：

思政：

树立科学健身、健康为本的理念，增强体质，做德智体美劳全面发展的新时代医学生。

识记：

1. 复述关节的基本结构和辅助结构。
2. 复述脊柱的组成和椎骨间的连结。
3. 复述肋与胸椎的连结；复述胸廓的构成、整体观和运动。
4. 复述颞下颌关节的组成、形态结构及运动。
5. 复述肩关节、肘关节、桡腕关节的组成、结构特点及运动。
6. 复述骨盆的组成、分部；复述髋关节、膝关节、距小腿（踝）关节的组成、结构特点及运动。

理解：

1. 解释各关节的结构特点与其运动形式的关系。
2. 归纳上肢和下肢骨连结的异同点。

运用：

1. 在活体上，定位各关节的位置，并结合其运动形式描述、做出相应动作。
2. 应用所学知识，分析常见关节脱位发生的解剖学基础。
3. 具有对骨关节疾病的诊疗意识，运用所学知识开展科学宣教。

第一节 总 论

案例导入

女性，55 岁，对称性多关节疼痛和肿胀 1 年。受累的关节包括双侧掌指、近端指骨间、腕、肘、膝和跖趾等关节。患者常感觉疲倦，每天有 1 小时晨僵。初步诊断为类风湿性关节炎，并采用糖皮质激素治疗，症状有所缓解。

思考题：

1. 关节的基本结构包括哪些？
2. 在活体上，找到掌指、近端指骨间、腕、肘、膝和跖趾关节的位置。
3. 试分析患者出现晨僵的原因。

骨与骨之间借纤维结缔组织、软骨或骨相连，形成骨连结。根据连结方式的不同，骨连结可分为直接连结和间接连结两大类。

一、直接连结

直接连结是指骨与骨之间借纤维结缔组织、软骨或骨直接连结，连结紧密，其间无间隙，不活动或仅有少许活动。根据连结组织的不同可分为纤维连结、软骨连结和骨性结合（图1-2-1）。

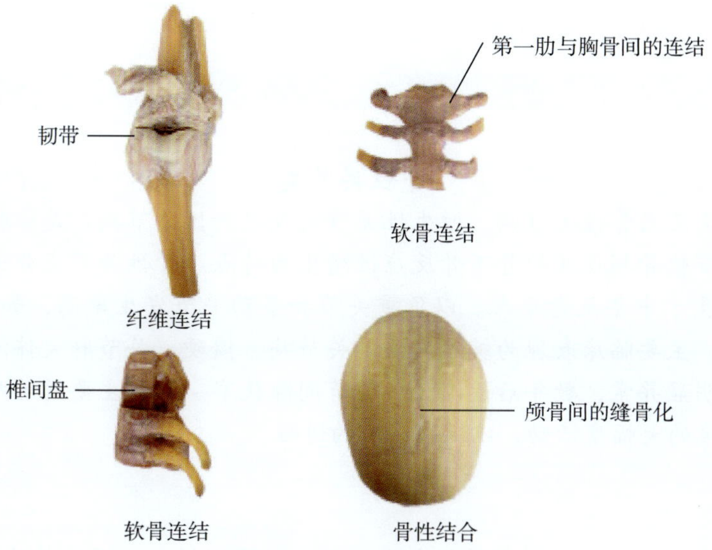

图 1-2-1　骨的直接连结

1. 纤维连结　两骨之间以纤维结缔组织相连，较稳固，一般无活动性，如颅骨间的缝、椎骨间的棘间韧带等。

2. 软骨连结　两骨之间借软骨组织相连结，活动甚微，如椎骨间的椎间盘、第一肋与胸骨间的连结等。

3. 骨性结合　两骨之间以骨组织相连结，不能运动，常由纤维连结或软骨连结骨化而成，如成年后骶椎间的相互融合。

二、间接连结

间接连结是指滑膜关节（synovial joint），简称关节，是骨连结的最高分化形式，其特点是两骨相对面之间互相分离，内有腔隙，其周围以结缔组织相连结，在肌的牵动下能够产生运动。

（一）关节的结构

关节的结构包括基本结构和辅助结构（图1-2-2，3）。

1. 关节的基本结构　每个关节都必须具备的基本结构有关节面、关节囊和关节腔。

（1）关节面（articular surface）：指相关节的骨的

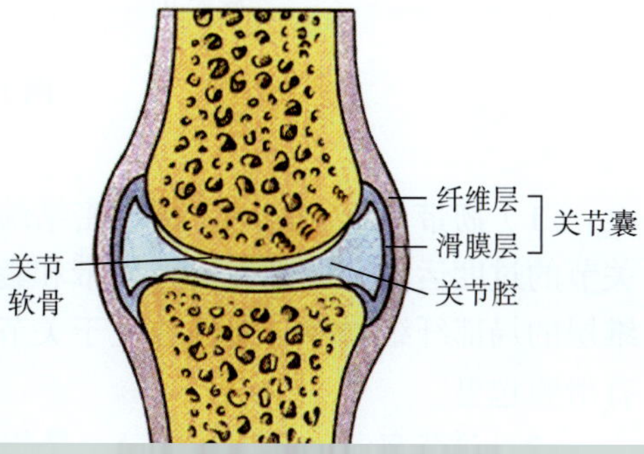

覆有一层透明软骨或纤维软骨，称关节软骨（articular cartilage）。关节软骨光滑而富有弹性，可减少运动时的摩擦、缓冲震荡和冲击。

（2）关节囊（articular capsule）：由结缔组织构成，附着于关节面周缘及其附近的骨面上。分内、外两层：外层为纤维层，由致密结缔组织构成，含有丰富的血管和神经；内层为滑膜层，是薄而光滑的疏松结缔组织膜，紧贴纤维层的内面，附着于关节软骨的周缘。滑膜富有血管，能分泌少量滑液，起润滑作用，可以减少运动时的摩擦，并对关节软骨有一定营养作用。

（3）关节腔（articular cavity）：是由关节囊滑膜层和关节软骨围成的密闭腔隙，腔内为负压，对维持关节的稳固性有一定作用。关节腔内含有少量滑液。

知识链接

骨性关节炎

骨性关节炎又名骨性关节病、增生性关节炎或退行性关节病。是一种本质上非炎性的疾病，以关节软骨损伤及软骨下骨反应性增生为特点。骨性关节炎分为原发性和继发性两类。多发生于中年及老年人。以负重关节和多动关节发生率高，如脊柱、髋、膝、指骨间关节等。主要临床表现为缓慢发展的关节痛、僵硬、关节肿大伴活动受限。X线片于早期并无明显异常，数年后逐渐出现关节间隙狭窄。本病主要的治疗方法是减少关节的负重和过度的大幅度活动，以延缓病变的进程。

2. 关节的辅助结构　某些关节除具备上述基本结构以外，为适应其功能还可出现某些辅助结构（图 1-2-3），它们可增强关节的稳固性或灵活性。

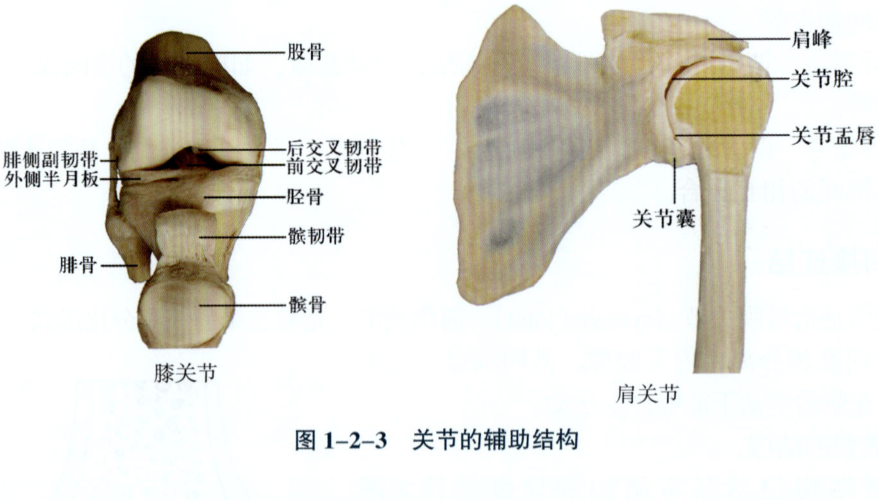

图 1-2-3　关节的辅助结构

（1）韧带（ligament）：由致密结缔组织构成，连接相邻两骨，可增强关节的稳固性或限制关节的过度运动。可分为囊外韧带和囊内韧带。位于关节囊外的称囊外韧带，有的为关节囊纤维层的局部纤维增厚；有的独立于关节囊外，不与囊相连。位于关节囊内的称囊内韧带，韧带有滑膜包裹。

（2）关节盘（articular disc）：是位于两关节面之间的纤维软骨板，周缘附着于关节囊，将关节腔分为两部分。关节盘多呈圆盘状。膝关节的关节盘呈半月形，称半月板。关节盘使两关节面更为适合，有利于关节的稳定，减少冲击和震荡，也增强了关节的运动形式和范围。

（3）关节唇（articular labrum）：为附着于关节窝周缘的纤维软骨环，使关节窝加深，关节面增大，以增加关节的稳固性。

高频考点
关节的基本结构和辅助结构

（二）关节的运动

关节的运动形式和范围主要取决于关节面的形状和大小。根据关节运动轴的方位不同，关节的运动形式分为4种。

1. 屈和伸　是指围绕关节冠状轴所作的运动。运动时两骨相互靠拢、角度变小，称屈；反之则为伸。

2. 收和展　是指围绕关节矢状轴所作的运动。运动时骨向身体正中矢状面靠拢，称内收；反之则称外展。手指的收、展以中指为准；足趾的收、展以第2趾为准。

3. 旋转　关节沿其垂直轴进行的运动称旋转。运动时骨的前面转向内侧时称旋内；转向外侧时称旋外。在前臂，将手背转向前的运动称旋前；将手掌转向前的运动称旋后。

4. 环转　凡具有冠状和矢状两轴的关节都还可做环转运动，运动时骨的近端在原位转动，远端做圆周运动，是屈、展、伸、收依次连续的复合运动。

一般关节多由两骨构成，称单关节；由两块以上骨构成的关节称复关节；有时两个或两个以上结构完全独立的关节，在功能上必须同时运动，这种关节称联动关节（也称联合关节）。另有一类关节，关节面接近平面，运动范围很小，称微动关节。

第二节　中轴骨连结

案例导入

男性，41岁，负重后腰痛伴右下肢放射性疼痛麻木7天。磁共振检查:L4/5椎间盘突出，压迫硬膜囊。初步诊断为腰椎间盘突出症。

思考题：

1. 试述椎间盘的结构组成。
2. 在活体上找到L4/5椎间盘的位置，并解释该患者发病的解剖学基础。
3. 建议该患者采取什么治疗措施。

中轴骨连结包括躯干骨和颅骨的连结。

一、躯干骨的连结

（一）椎骨间的连结

1. 椎体间的连结　相邻椎体间借椎间盘、前纵韧带和后纵韧带相连结。

（1）椎间盘（intervertebral disc）（图1-2-4）：是位于相邻两椎体间的纤维软骨盘，由内、外两部分构成。外部称纤维环（anulus fibrosus），由多层纤维软骨以同心圆紧密排列而成，坚韧而富有弹性；内部为髓核（nucleus pulposus），为柔软而富有弹性的胶状物质。椎间盘不仅将相邻椎体牢固地连结，还可承受压力、吸收震荡、减缓冲击，保护脑和内脏，并赋予脊柱一定的运动功能。椎间盘各处厚度不同，胸部中段最薄，向上、向下则逐渐增厚，腰部最厚，颈部次之。长期卧床与站立后相比，身高可差2~3 cm，这是由于站立时椎间盘被挤压变薄所致。

知识链接

椎间盘突出症的解剖学基础

成年人由于椎间盘发生退行性改变，在过度劳损、负重、体位骤变或用力不当等情况下，可致纤维环破裂，因纤维环前厚后薄，髓核易向后或后外脱出，突入椎管或椎间孔，压迫脊髓或脊神经根，产生腰腿痛等症状，称椎间盘突出症。该症多发生在运动幅度大、负重大的腰椎间盘。

（2）前纵韧带和后纵韧带（anterior longitudinal ligament and posterior longitudinal ligament）（图 1-2-4）：为紧贴于椎体和椎间盘前面和后面的两条纵行、强韧的长韧带，可限制脊柱过度的伸和屈，也有防止椎间盘脱出的作用。前纵韧带宽而厚，后纵韧带较之薄而窄一些，故椎间盘易向后或后外方脱出。

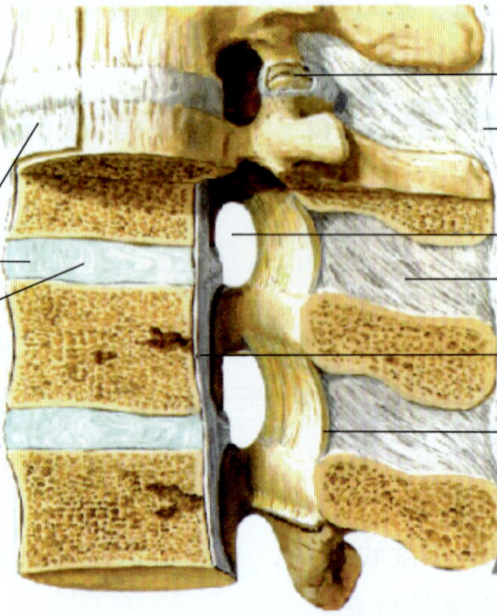

图 1-2-4 椎骨间的连结

2. 椎弓间的连结　包括许多韧带和关节突关节。

（1）韧带：椎弓间有许多韧带相连结，其中最重要的是黄韧带（ligamenta flava），由弹力纤维构成，连接相邻的两椎弓板，故又称弓间韧带，可限制脊柱过度前屈，并参与构成椎管后壁（图 1-2-4）。黄韧带肥厚时也可以压迫脊神经根，产生腰腿痛等症状。此外，在相邻的两横突间有横突间韧带，棘突间有棘间韧带。连结于各椎骨棘突尖端的为棘上韧带。

（2）关节突关节：相邻椎骨的上、下关节突间构成关节突关节（zygapophysial joint）（图 1-2-4），属微动关节。

3. 寰椎与枕骨及枢椎间的连结

（1）寰枕关节（atlantooccipital joint）：由寰椎与枕骨构成，可使头部做俯、仰、侧屈和环转运动。

（2）寰枢关节（atlantoaxial joint）：由寰椎与枢椎构成，可使头部做旋转运动。

（二）脊柱

脊柱（vertebral column）（图 1-2-5）由 24 块椎骨、骶骨和尾骨借软骨、韧带和关节连结而成，上承载颅，下接髋骨，构成人体的中轴，除有支持躯干、保护脊髓的作用外，还参与胸腔、腹腔和盆腔的组成。

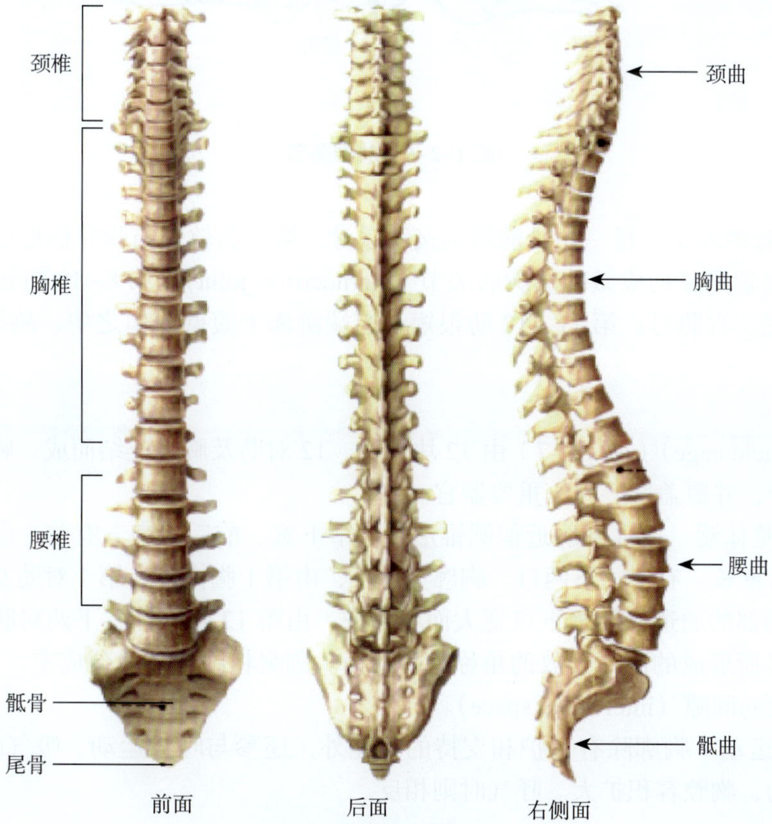

图 1-2-5　脊柱整体观

1. 脊柱的整体观

（1）前面观：可见椎体由上向下随所负重量逐渐增加而加宽。自耳状面以下，由于重力转移至下肢，骶骨和尾骨迅速变小。

（2）后面观：可见棘突在背部正中形成纵嵴，两侧为背侧沟，容纳背部的深层肌。颈部棘突短，分叉，近水平位；胸部棘突细长，向后下倾斜并相互重叠；腰椎棘突呈矢状位的宽板状，水平向后。临床做腰椎穿刺常选择第 3、4 腰椎棘突的间隙处进行。

（3）侧面观：可见脊柱有 4 个生理弯曲，颈曲、腰曲凸向前，胸曲、骶曲凸向后。这些弯曲使脊柱更具有弹性，可减轻由于行走和运动而产生的对脑和内脏的震荡，也有利于维持人体重心的平衡。

2. 脊柱的运动　脊柱可做前屈、后伸、侧屈、旋转和环转运动。虽然相邻椎骨间的连结很稳固，运动很小，但整个脊柱的运动幅度可很大。

（三）肋的连结

1. 肋与椎骨的连结　肋后端与胸椎之间以肋椎关节（costovertebral joint）相连结（图 1-2-6）。肋椎关节包括由肋头与胸椎肋凹构成的肋头关节和由肋结节与横突肋凹构成的肋横突关节。两者为联合关节，使肋的前部做上升与下降运动。

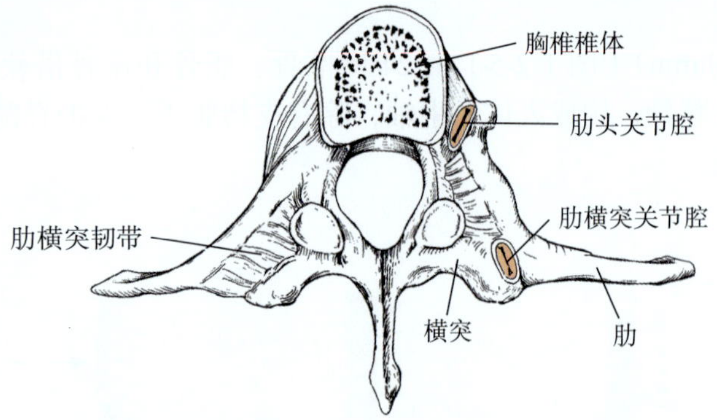

图 1-2-6 肋椎关节

2. 肋与胸骨的连结 每一肋骨前端都接肋软骨。第一肋软骨与胸骨柄形成软骨连结；第 2~7 肋软骨与胸骨侧缘构成微动的胸肋关节（sternocostal joint）；第 8~10 肋软骨依次连于上位肋软骨构成左、右肋弓；第 11、12 肋很短，前端游离于腹壁肌肉之中，故第 11 肋和第 12 肋也称浮肋。

（四）胸廓

胸廓（thoracic cage）（图 1-2-7）由 12 块胸椎、12 对肋及胸骨连结而成。胸廓容纳和保护心、肺、大血管，并覆盖肝、脾等重要器官。

1. 胸廓的整体观 成人胸廓近似圆锥形，上窄下宽、前后略扁。有前、后、外侧壁，前壁短，侧壁和后壁长。有上、下两口。胸廓上口小，由第 1 胸椎体、第 1 对肋及胸骨柄上缘围成，是胸腔与颈部的通道。胸廓下口宽大而不整齐，由第 12 胸椎体、下两对肋、肋弓和剑突围成。两侧肋弓所形成的向下开放的角称胸骨下角。剑突将胸骨下角分成左、右剑肋角。上、下肋间的空隙称肋间隙（intercostal space）。

2. 胸廓的运动 胸廓除有保护和支持的功能外，还参与呼吸运动。吸气时肋前端上提，胸骨向前上移动，胸腔容积扩大。呼气时则相反。

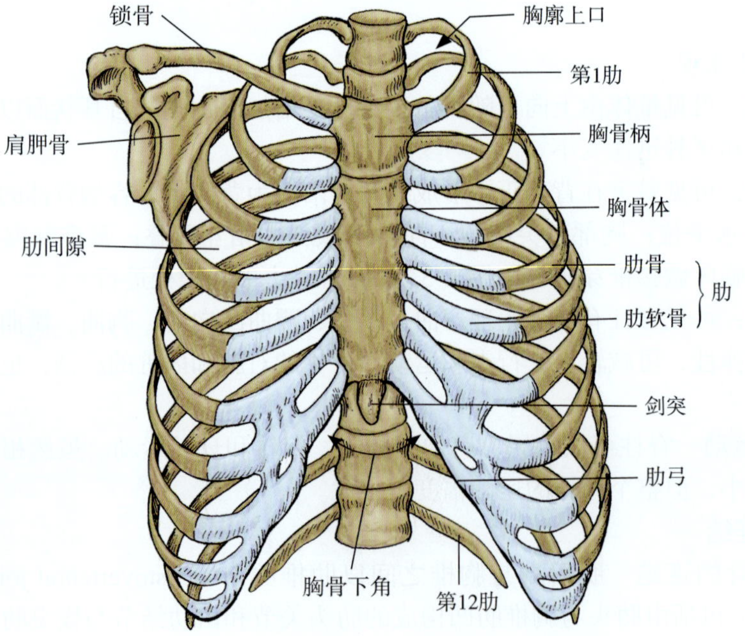

图 1-2-7 胸廓

知识链接

异常胸廓的解剖学基础

胸廓的形状和大小与年龄、性别、职业、健康状况等密切相关。常见的异常胸廓有：①扁平胸，胸廓呈扁平状，其前后径不及左右径的一半，见于慢性消耗性疾病及瘦长体型者；②桶状胸，胸廓前后径增加，等于或超过左右径，见于严重肺气肿、老年或矮胖体型者；③佝偻病胸，为佝偻病所致的胸廓改变，多见于儿童，它包括佝偻病串珠、肋膈沟、漏斗胸、鸡胸；④胸廓一侧变形，胸廓一侧膨隆多见于大量胸腔积液、气胸或一侧严重代偿性肺气肿；一侧平坦或下陷常见于肺不张、肺纤维化；⑤胸廓局部隆起，多见于心脏明显肿大、心包大量积液、胸内或胸壁肿瘤和肋骨骨折等。

二、颅骨的连结

各颅骨之间，大多以缝、软骨或骨直接相连，均非常牢固，无活动性。颅骨的连结中唯一的一对关节即颞下颌关节。

颞下颌关节（temporomandibular joint）（图 1-2-8）也称下颌关节，由下颌头与颞骨的下颌窝及关节结节构成。关节囊松弛，包于上述结构的边缘，囊前部薄，后部厚，外侧有起于颧弓根部止于下颌颈的外侧韧带加强。关节内有纤维软骨构成的关节盘，其周缘附着于关节囊，将关节腔分为上、下两部分。

颞下颌关节属联合关节，两侧同时运动，可使下颌骨做上提与下降（闭口与张口），前伸与后退以及侧方运动。由于关节囊前部薄弱，如张口过大时，下颌头和关节盘可一起滑到关节结节的前方，不能退回关节窝，患者不能闭口，造成下颌关节脱位。

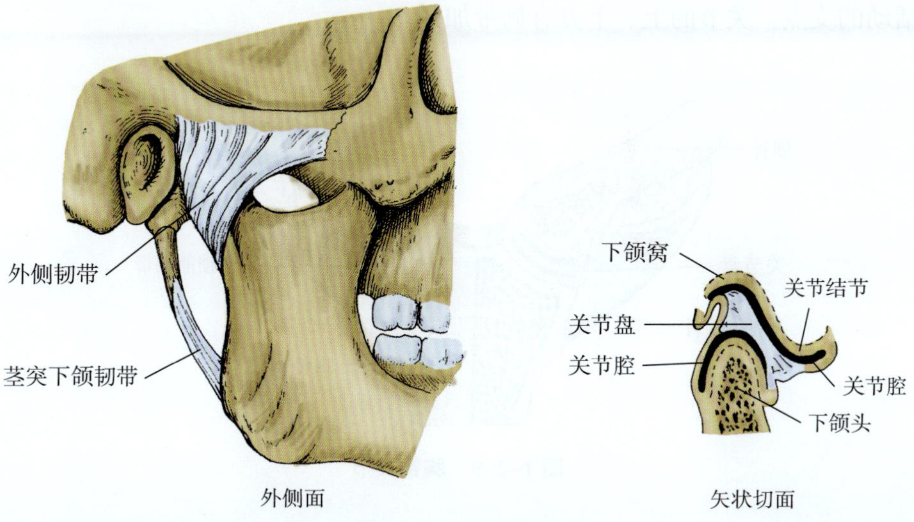

图 1-2-8　颞下颌关节

第三节　附肢骨的连结

案例导入

男童，3岁，父母帮助其穿衣服后，哭闹不止，拒绝使用左手，急诊入院。医生问诊得知：父母穿衣服时过度牵拉男童的左上肢。检查发现：患儿肘部呈轻度屈曲位，前臂呈旋前位；不敢旋转和上举左上肢，活动受限；前臂上外侧有压痛。诊断为桡骨头半脱位。

思考题：

1. 何谓桡骨头半脱位？并在活体体表触及桡骨头。
2. 分析幼儿易患此病的解剖学基础。
3. 思考如何手法复位。

附肢骨的连结以滑膜关节为主。人类由于直立，上肢获得了极大的活动度，成为劳动的器官，因而上肢关节以运动的灵活性为主；下肢仍有支撑身体的作用，所以下肢关节以运动的稳定性为主。

一、上肢骨的连结

（一）上肢带骨的连结

1. 胸锁关节（sternoclavicular joint） 是上肢骨与躯干骨连结的唯一关节，由锁骨的胸骨端与胸骨柄的锁切迹构成（图1-2-9）。关节囊紧张坚韧，周围有韧带加强。关节内有纤维软骨构成的关节盘，使关节面更相适应。通过胸锁关节，锁骨外侧端及整个肩部可做上、下、前、后以及环转运动。

2. 肩锁关节（acromioclavicular joint） 是由锁骨肩峰端与肩胛骨的肩峰构成的微动关节，是肩胛骨活动的支点。关节的上、下方有韧带加强。

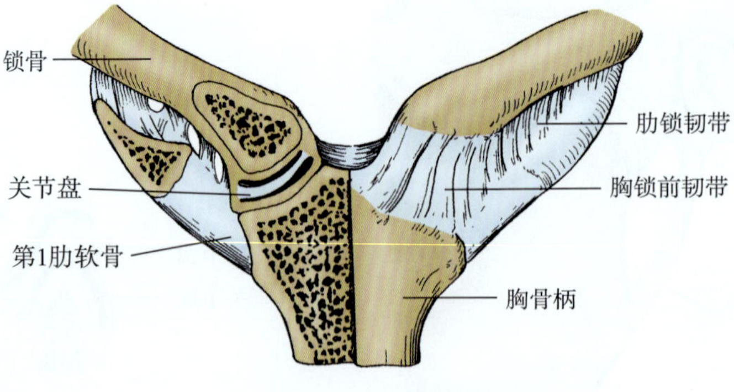

图1-2-9　胸锁关节

（二）自由上肢骨的连结

1. 肩关节（shoulder joint）（图1-2-10） 由肱骨头与肩胛骨的关节盂构成。关节盂周缘附有纤维软骨构成的盂唇，使关节窝略有加深，但仍然只能容纳关节头的小部分。关节囊薄而松弛，囊内有肱二头肌的长头腱（包有滑膜）通过。囊的上壁有喙肱韧带及肌腱纤维编入加强，前壁和后壁也有腱纤维编入，唯下壁无韧带和肌腱，最为薄弱。故肩关节脱位时，肱骨头常从关节的下部脱出。

肩关节是人体活动范围最大、最灵活的关节，可做屈、伸、收、展、旋内、旋外及环转运动。

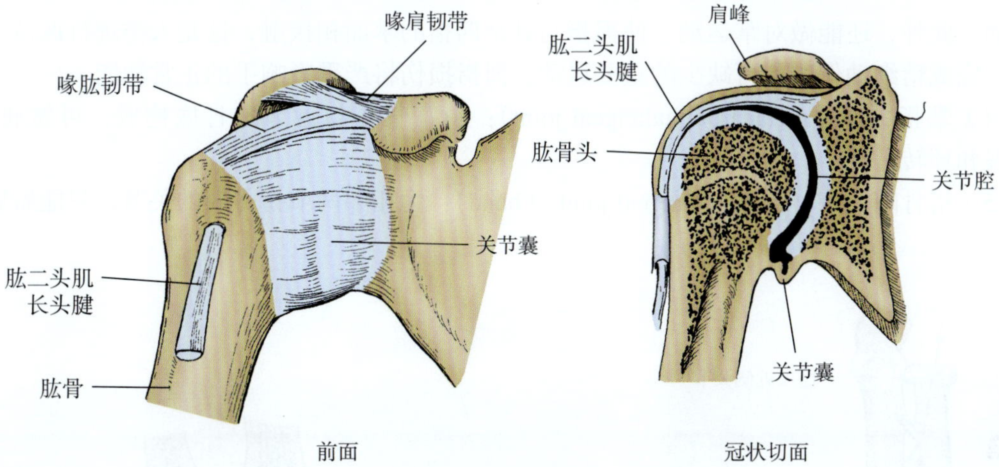

图 1-2-10　肩关节

高频考点
肩关节的结构特点

2. 肘关节（elbow joint） 是由肱骨下端与桡、尺骨上端构成的一个复关节（图 1-2-11），它包括 3 个关节：①肱尺关节（humeroulnar joint），由肱骨滑车与尺骨滑车切迹构成；②肱桡关节（humeroradial joint），由肱骨小头与桡骨头关节凹构成；③桡尺近侧关节（proximal radioulnar joint），由桡骨的环状关节面与尺骨的桡切迹构成。3 个关节共同包裹在一个关节囊内。囊的前、后壁薄而松弛，两侧壁厚而紧张，并有侧副韧带加强。临床上常见的肘关节脱位是桡、尺两骨同时滑向后上方。桡骨环状关节面周围的桡骨环状韧带环抱桡骨头，上口宽下口紧，可防止桡骨头滑脱。幼儿由于桡骨头尚在发育，环状韧带松弛，又缺乏肌力保护，在猛力牵拉前臂时，很容易造成桡骨头半脱位。

肘关节可沿冠状轴做屈、伸运动，桡尺近侧关节可沿垂直轴做旋前和旋后运动。

3. 前臂骨间的连结（图 1-2-12） 包括桡尺近侧关节、前臂骨间膜和桡尺远侧关节。

（1）前臂骨间膜：是连于桡、尺两骨相对缘间的一片致密结缔组织膜。

（2）桡尺远侧关节（distal radioulnar joint）：由桡骨的尺切迹与尺骨头构成。关节盘将桡尺远侧关节与桡腕关节分开。桡尺远侧与近侧关节在功能上是联合关节。当桡骨转至尺骨前面时，两骨交叉，手背向前，称旋前；当桡骨转至尺骨外侧时，两骨并列，手背向后，称旋后。

4. 手骨的连结　包括桡腕、腕骨间、腕掌、掌指及手指骨间关节（图 1-2-13）。

（1）桡腕关节（radiocarpal joint）：又称腕关节（wrist joint），由桡骨腕关节面和尺骨头下方的

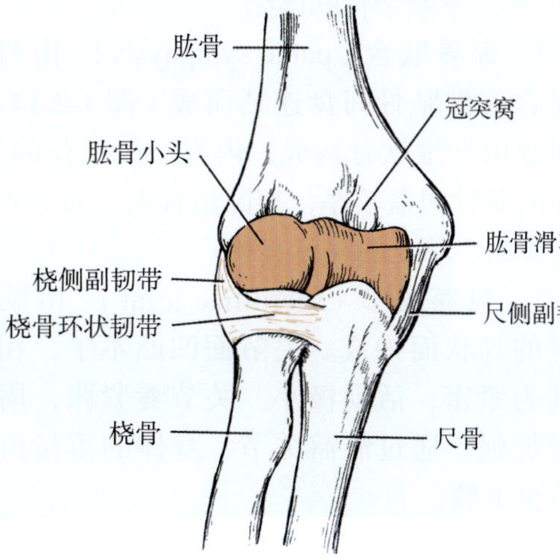

图 1-2-11　肘关节

高频考点
肘关节的结构特点

关节盘形成的关节窝与近侧列腕骨（豌豆骨除外）形成的关节头共同构成。尺骨头不参与桡腕关节的构成。关节囊松弛，周围有韧带加强。桡腕关节可做屈、伸、收、展和环转运动。

（2）腕骨间关节（intercarpal joint）：包括各腕骨之间的以及近侧列腕骨与远侧列腕骨之间的关节，属微动关节。

（3）腕掌关节（carpometacarpal joint）：由远侧列腕骨与 5 块掌骨的底构成。其中拇指腕掌关节最重要，由大多角骨与第 1 掌骨底构成，活动度较大，可使拇指做屈、伸、收、展和环转运动。此外，还能做对掌运动，使拇指与其余四指的掌面相接触，这是人类进行握持、操作工具、完成精细动作所不可缺少的重要运动。拇指损伤将严重影响手的正常功能。

（4）掌指关节（metacarpophalangeal joint）：由掌骨头与近节指骨底构成，可做屈、伸、收、展和环转运动。

（5）指骨间关节（interphalangeal joint of hand）：为相邻两节指骨间的关节，只能做屈、伸运动。

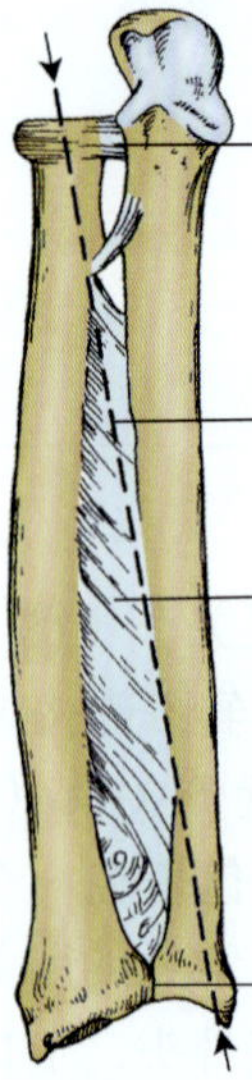

图 1-2-12　前臂骨间的连结

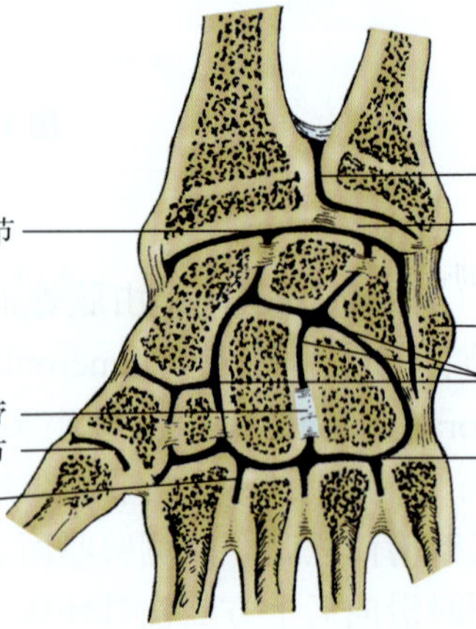

图 1-2-13　手关节

二、下肢骨的连结

（一）下肢带骨的连结

1. 耻骨联合（pubic symphysis） 由两侧耻骨联合面借耻骨间盘连结而成（图 1-2-14）。耻骨间盘由纤维软骨构成，内有一矢状位的裂隙。女性的耻骨间盘较厚，裂隙也较大，对分娩时盆腔的扩大、胎儿的娩出有利。

2. 骶髂关节（sacroiliac joint） 由骶骨和髂骨的耳状面构成。关节面凹凸不平，相互嵌合甚为紧密，活动极小。关节囊紧张，周围有韧带加强。通过骶髂关节，身体的重量由脊柱转传至下肢。

3. 骶骨与髋骨间的韧带（图 1-2-15） ①骶结节韧带（sacrotuberous ligament），由骶、尾骨

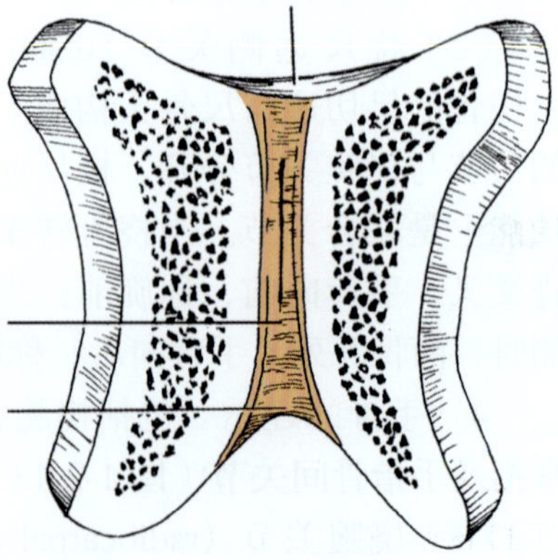

图 1-2-14　耻骨联合

侧缘连至坐骨结节，呈扇形；②骶棘韧带（sacrospinous ligament），位于骶结节韧带的前方，较细小，由骶、尾骨侧缘连至坐骨棘。上述两韧带与坐骨大、小切迹分别围成坐骨大孔和坐骨小孔，两孔均有血管、神经通过。

4. 骨盆（pelvis） 由骶骨、尾骨及两侧髋骨连结而成（图 1-2-16）。骨盆由骶骨的岬、弓状线、耻骨梳、耻骨嵴和耻骨联合上缘构成的环形的界线，分为前上方的大骨盆和后下方的小骨盆，临床上通常所说的骨盆是指小骨盆。小骨盆有上、下两口。骨盆上口又称骨盆入口，由界线围成；骨盆下口即骨盆出口，由尾骨尖、骶结节韧带、坐骨结节、坐骨支、耻骨下支和耻骨联合下缘围成。上、下两口之间的腔称骨盆腔（pelvic cavity）。两侧耻骨下支间的夹角称耻骨下角。

骨盆的重要作用为传递重力、承托和保护盆腔脏器。在女性，骨盆又是胎儿娩出的产道，故成年男、女性骨盆具有明显差别。

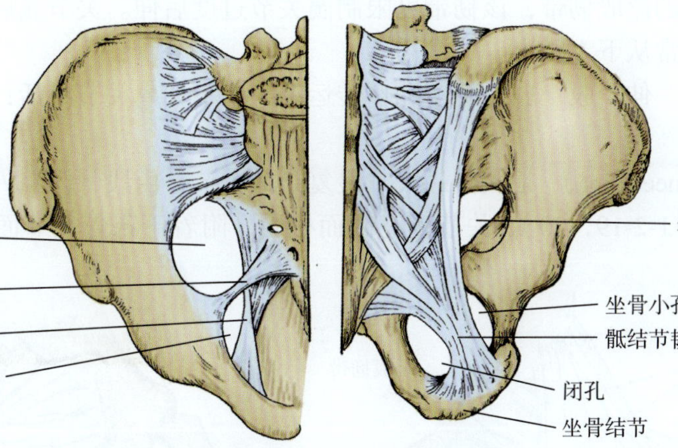

图 1-2-15 骨盆的韧带

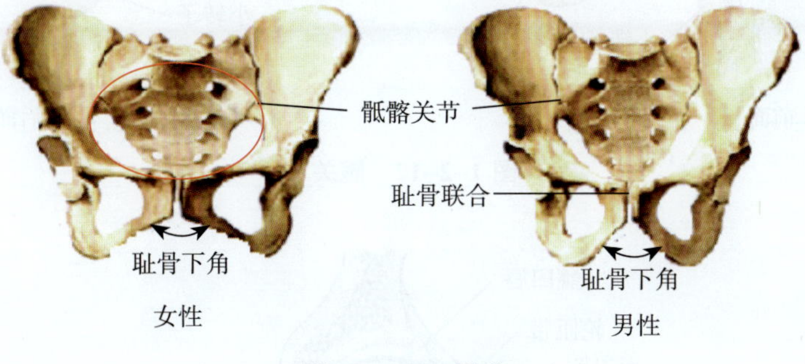

图 1-2-16 骨盆

知识链接

骨盆径线的临床意义

在妇产科，通过测量骨盆的径线，可以评估骨盆大小及形状，以判断胎儿能否经阴道分娩。常用的骨盆径线有：①前后径，为耻骨联合上缘至骶岬前缘中点距离，平均长约 11 cm。②横径，是骨盆入口平面最大径线，为两髂耻线间的最宽距离，平均约 13 cm。③斜径，左右各一条，为一侧骶髂关节至对侧髂耻隆起间的距离，长约 12.5 cm。从左骶髂关节至右髂耻隆起者为左斜径，反之为右斜径。④髂棘间径，为两侧髂前上棘外侧缘间的距离，正常值为 23~26 cm。⑤髂嵴间径，为两侧髂嵴外缘间的最宽距离，正常值为 25~28 cm。临床上以前后径最为重要，扁平骨盆的前后径较小，将影响胎头入盆。

（二）自由下肢骨的连结

1. 髋关节（hip joint） 由髋臼和股骨头构成（图 1-2-17，18）。髋臼的周缘附有纤维软骨构成的髋臼唇，以加深关节窝，使股骨头关节面几乎全部纳入髋臼内。关节囊紧张而坚韧，股骨颈前面全被包绕，而后面仅包绕股骨颈的内侧 2/3，故股骨颈骨折有囊内、囊外和混合性骨折 3 种。关节囊内有股骨头韧带，内含营养股骨头的血管。关节囊有韧带加强，其中最强韧的为位于关节囊前方的髂股韧带，该韧带可限制髋关节过度后伸。关节囊后下方较薄弱，故髋关节脱位时，股骨头常从下方脱出。

髋关节可做屈、伸、收、展、旋转和环转运动，但不如肩关节灵活；然而其稳固性大，适于负重和行走。

2. 膝关节（knee joint） 是人体最大、最复杂的关节，由股骨内、外侧髁，胫骨内、外侧髁及髌骨构成（图 1-2-19，20）。关节囊宽阔而松弛，附着于各骨关节面的周缘，其前壁有股

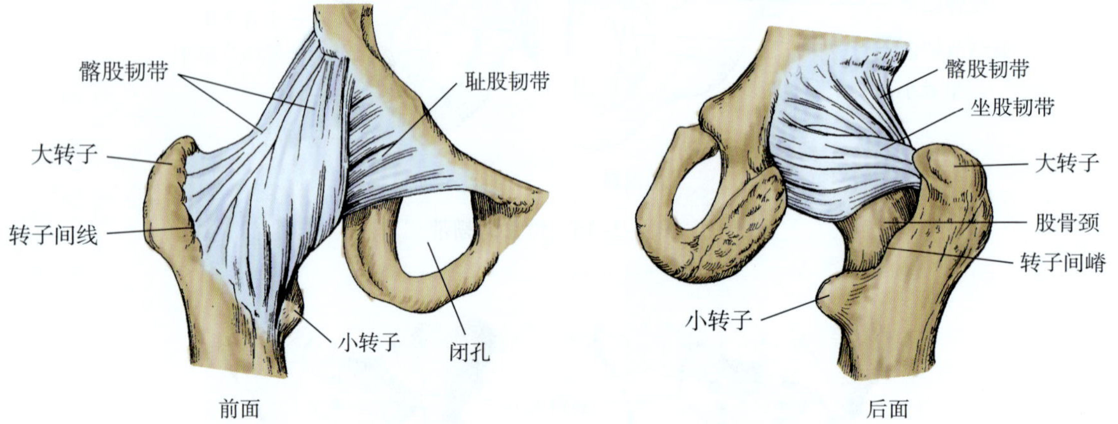

图 1-2-17 髋关节

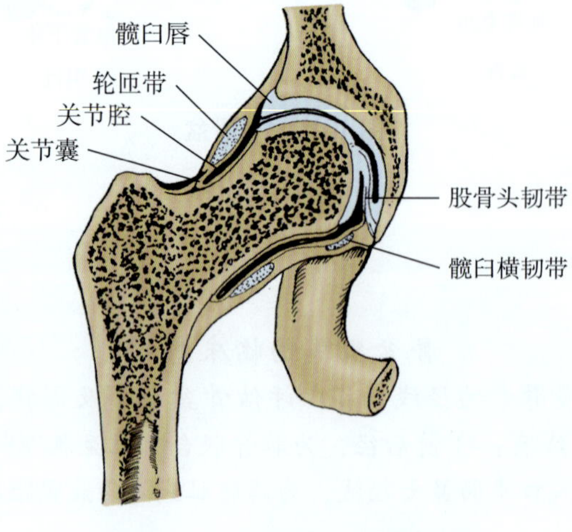

图 1-2-18 髋关节（冠状切面）

四头肌腱、髌骨和髌韧带加强，内侧壁有胫侧副韧带加强，外侧有独立于囊外的腓侧副韧带加强。关节囊内有前交叉韧带和后交叉韧带连接股骨与胫骨，可防止胫骨前、后移位。在股骨与胫骨两关节面之间，还有两个纤维软骨板，称半月板。内侧半月板较大，呈“C”形；外侧半月板较小，近似“O”形。两半月板使两骨的关节面相适应，可增加膝关节的稳固性及运动的灵活性，并可减缓冲击。

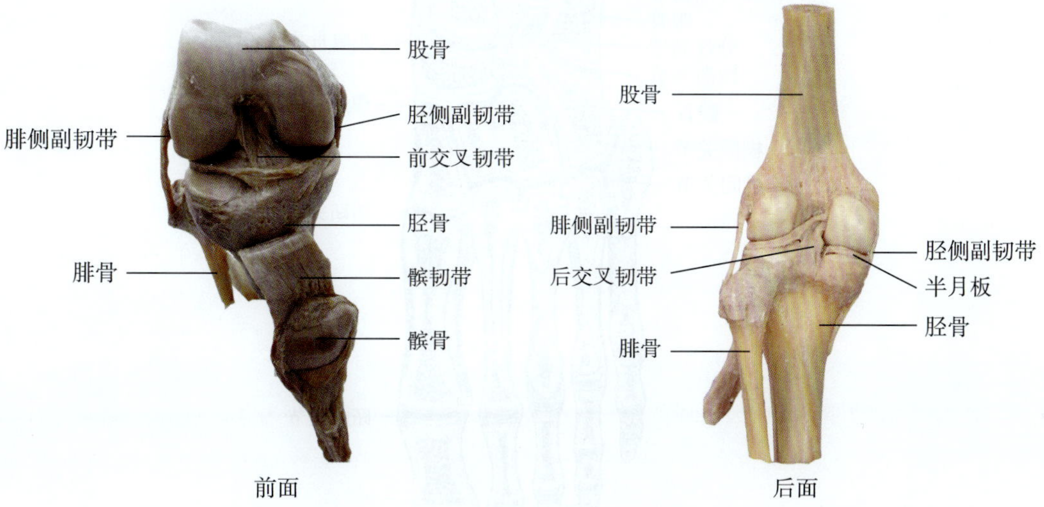

图 1-2-19　膝关节

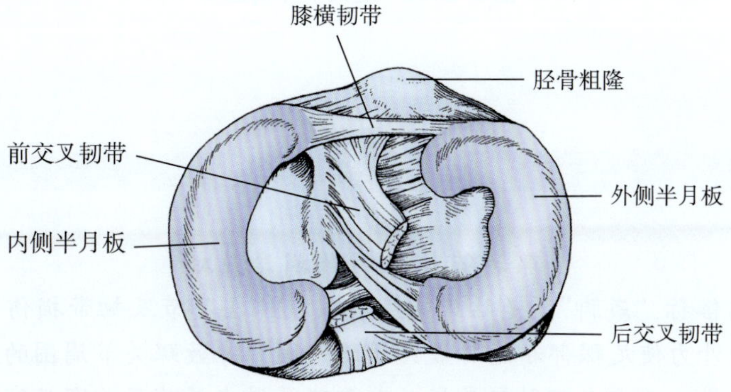

图 1-2-20　膝关节的韧带和半月板

高频考点
膝关节的结构特点

膝关节主要做屈、伸运动；在半屈膝位时，由于侧副韧带处于松弛状态，小腿还可做轻微的旋内和旋外运动。

3. 小腿骨间的连结　包括上端的胫腓关节（由胫骨的腓关节面和腓骨头构成）(tibiofibular joint)、下端的韧带连结以及两骨干间的小腿骨间膜。连结稳固几乎不能运动。

4. 足骨的连结　包括距小腿、跗骨间、跗跖、跖趾及趾骨间关节（图 1-2-21）。

（1）距小腿关节（talocrural joint）：又称踝关节（ankle joint），由胫、腓骨下端与距骨滑车构成。关节囊前、后壁薄而松弛，内、外侧均有韧带加强。踝关节可使足做背屈（伸）和跖屈（屈）运动。

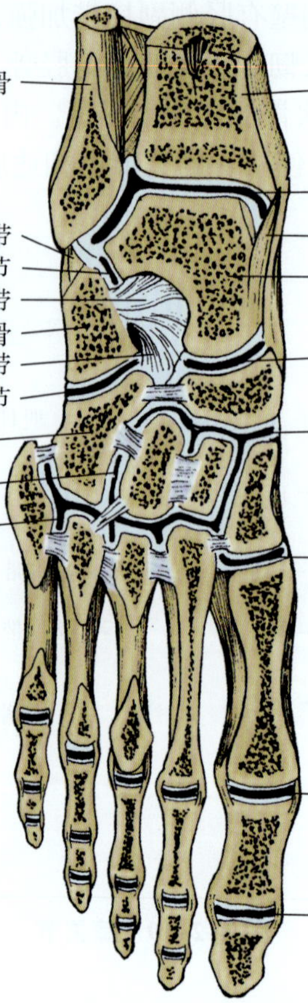

图 1-2-21 足关节（前面）

知识链接

踝关节扭伤的解剖学基础

踝关节扭伤俗称"崴脚"，是临床常见的疾病，在关节及韧带损伤中是发病率最高的疾病。常由于外力使足踝部超过其最大活动范围，导致踝关节周围的肌肉、韧带甚至关节囊被拉扯撕裂；严重者可引起骨折。由于距骨滑车关节面前宽后窄，背屈时，较宽的滑车前部嵌入关节窝内，踝关节较稳定；跖屈时，较窄的滑车后部嵌入关节窝内，足能做轻微的侧方运动，踝关节不够稳定，故踝关节扭伤多发生在跖屈（如下山、下楼）的情况。临床上，踝关节内翻扭伤多见，内翻扭伤较少。发生踝关节扭伤后应立即至医院急诊就诊，就诊前如有条件可按 RICE 原则进行处理，RICE 原则包括 rest 休息，ice 冰敷，compression 加压包扎，elevation 抬高患肢。

（2）跗骨间关节（intertarsal joint）：为 7 块跗骨之间的多个微动关节。主要包括距跟关节、距跟舟关节和跟骰关节。前两关节联合运动可使足做内翻和外翻运动；后两关节常合称跗横关节，关节腔呈横位的"S"形，临床上可经此关节进行足的离断术。

（3）跗跖关节（tarsometatarsal joint）：是由 3 块楔骨及骰骨的前端与 5 块跖骨的底构成的微动关节。

（4）跖趾关节（metatarsophalangeal joint）：由跖骨头与近节趾骨底构成，可做屈、伸、收、展运动。

（5）趾骨间关节（interphalangeal joint of foot）：是相邻两节趾骨间的关节，只能做屈、伸运动。

（6）足弓（arches of foot）：跗骨和跖骨借许多韧带牢固地连结在一起，形成向上凸的足弓（图 1-2-22）。足弓分前后方向的足纵弓和内外方向的足横弓。站立时主要以跟骨结节、第 1 和第 5 跖骨头着地，犹如弹性“三脚架”，使身体稳立于地面，并有利于行走和跑跳，缓冲运动时产生的震荡，也能保护足底的血管、神经免受压迫。

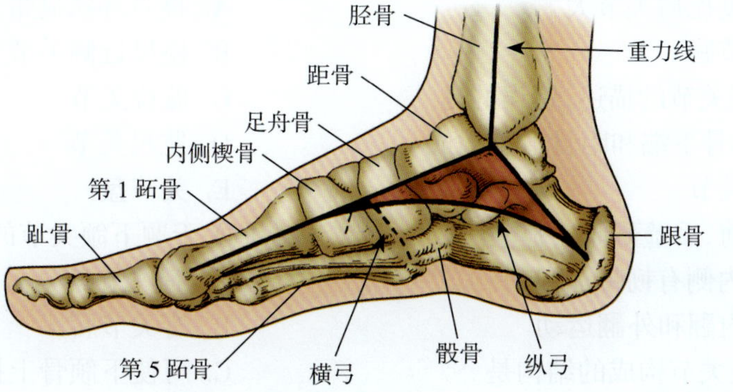

图 1-2-22　足弓

知识链接

扁平足发生的解剖学基础

足弓的维持除靠骨连结的韧带外，足底短肌和小腿长肌腱的牵拉也起着重要的作用。维持足弓的软组织过度劳损、先天发育不良或损伤等因素，均可导致足弓下塌，出现扁平足。扁平足患者在站立或行走时容易发生疲劳。

（李艳伟　郭新庆）

自测题

一、A 型选择题

1. 滑膜关节的基本结构是
   A. 关节面、关节囊、韧带
   B. 关节面、关节囊、关节软骨
   C. 关节面、关节囊、关节腔
   D. 关节面、关节腔、关节盘
   E. 关节面、关节腔、关节唇
2. 关于椎间盘的描述，正确的是
   A. 连于相邻两椎弓板之间
   B. 没有弹性
   C. 髓核易向前方脱出
   D. 由纤维环和髓核构成
   E. 各部椎间盘厚薄均匀
3. 椎弓板之间的韧带是
   A. 前纵韧带
   B. 棘上韧带
   C. 项韧带
   D. 棘间韧带
   E. 黄韧带

4. 关于肩关节的描述，正确的是
A. 关节窝较深
B. 关节囊薄而松弛
C. 有囊内韧带加强
D. 运动范围小
E. 易向上方脱位
5. 关于髋关节的描述，正确的是
A. 由耳状关节面和股骨头构成
B. 关节囊薄而松弛
C. 关节囊内有股骨头韧带
D. 运动幅度比肩关节大
E. 没有关节唇
6. 关于距小腿关节的描述，**错误**的是
A. 由胫、腓骨下端和距骨滑车构成
B. 又称踝关节
C. 关节囊前、后壁薄而松弛
D. 关节囊内侧有韧带加强
E. 使足做内翻和外翻运动
7. 未参与桡腕关节构成的结构是
A. 桡骨下端关节面
B. 尺骨下端关节面
C. 三角形关节盘
D. 手舟骨
E. 手月骨
8. 关于膝关节的描述，正确的是
A. 由股骨、胫骨、腓骨、髌骨构成
B. 可做屈、伸、展、收运动
C. 半月板有 3 块
D. 前交叉韧带可防止胫骨前移
E. 腓侧副韧带为囊内韧带
9. 肘关节**不**具有的结构是
A. 桡骨环状韧带
B. 桡尺近侧关节
C. 肱桡关节
D. 肱尺关节
E. 关节盘
10. 关于颞下颌关节的描述，**错误**的是
A. 有关节盘
B. 有关节唇
C. 可使下颌骨上提和下降
D. 可使下颌骨前进和后退
E. 可使下颌骨做侧方运动

二、名词解释

1. 椎间盘
2. 胸廓
3. 骨盆

三、简答题

1. 试述肩关节的组成、结构特点和运动方式。
2. 试述膝关节的组成、结构特点和运动方式。
3. 试述颞下颌关节的组成、结构特点和运动方式。

四、绘图题

1. 绘出“滑膜关节基本结构”示意图，并标注以下结构：关节头、关节窝、纤维膜、滑膜、关节腔。
2. 绘出“肩关节冠状切面”示意图，并标注以下结构：肱骨头、关节盂、关节囊、关节腔、肱二头肌长头腱。

第三章

肌　　学

系统解剖学
第三章数字资源

思政之光

学习目标

学习本章内容的学生能够：

思政：

养成科学严谨的学习工作态度，杜绝医疗事故。

识记：

1. 复述骨骼肌的构造、配布规律和辅助装置。
2. 复述斜方肌、背阔肌和竖脊肌的位置和功能。
3. 复述胸大肌和前锯肌的位置和功能；膈的位置、形态和功能，以及膈的3个裂孔的名称、位置和穿行结构。
4. 复述腹肌的名称、位置、层次、纤维方向和功能；腹直肌鞘、腹白线、腹股沟韧带、海氏三角的位置和构成；腹股沟管的位置和内容物以及管的4个壁和2个开口。
5. 复述胸锁乳突肌的位置和功能；斜角肌间隙的位置和通过结构。
6. 复述咀嚼肌的名称、位置和功能。
7. 复述上肢各部肌的组成、配布和功能。
8. 复述下肢各部肌的组成、配布和功能。

理解：

1. 解释腱鞘的组成及其临床意义。
2. 分析各部肌肉损伤后出现的临床表现及相关的解剖学基础。
3. 解释肌腱袖的位置、组成及其临床意义。
4. 分析腹股沟疝发生的解剖学基础。
5. 归纳运动肩关节、髋关节、膝关节的肌肉。

运用：

1. 丰富运动健身知识，根据肌的起止点和配布，合理地进行有针对性的肌肉体育锻炼。
2. 具有对肌学相关疾病的诊疗意识，应用所学知识开展科学宣传。

第一节　总　　论

案例导入

女性，50岁，因右手疼痛3月入院。入院症见：右手疼痛，右中指掌指、指间关节晨起时活动不利，出现手指屈、伸功能障碍，以手指伸直时疼痛明显，每次持续20~30分钟可后缓解。专科检查：右侧中指掌面肌腱部有明显压痛，局部皮温无升高。诊断：

腱鞘炎。

思考题：

1. 肌的辅助装置有哪些?
2. 与手指屈、伸功能有关的肌肉有哪些?
3. 腱鞘炎发生的解剖学基础是什么?
4. 如何预防腱鞘炎的发生?

肌（muscle）是运动系统的动力部分。人体的肌因结构和功能不同可分为平滑肌、心肌和骨骼肌三类。平滑肌主要分布于血管壁和内脏中空性器官的管壁，心肌主要构成心壁，两者的舒缩均不受人体主观意志控制，故称为不随意肌。骨骼肌主要分布于躯干、四肢和头颈部，一般都附着于骨上，故称骨骼肌。骨骼肌可随人的意志而收缩，所以又称随意肌。运动系统所讲述的肌均为骨骼肌。

人体全身的骨骼肌有 600 多块，在体内分布广，数量多，约占体重的 40% 左右。每块骨骼肌都具有特定的形态结构，有丰富的血管和淋巴管分布，接受神经支配，能执行特定的功能，故每块肌都是一个器官。

一、肌的构造

每块骨骼肌包括肌腹和肌腱两部分（图 1-3-1）。

1. 肌腹（muscle belly） 由大量平行排列的骨骼肌纤维以结缔组织包裹构成。色红，柔软，具有收缩和舒张功能。

2. 肌腱（tendon） 由平行致密的胶原纤维束构成。色白，质地坚韧，无收缩功能，抗拉力强，肌腹借肌腱附着于骨面。

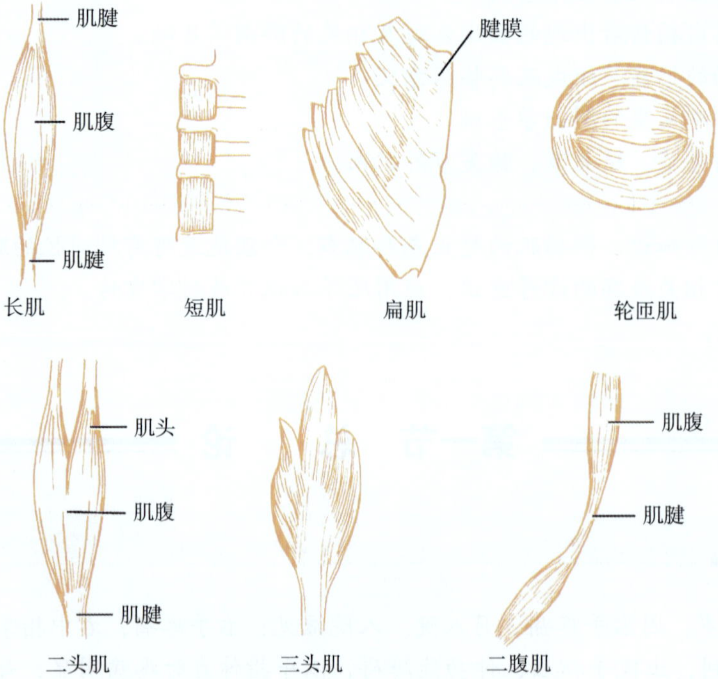

图 1-3-1　肌的构造与形态

二、肌的形态与分类

肌的形态多种多样，按其外形大致可分为长肌、短肌、扁肌和轮匝肌 4 类（图 1-3-1）。

1. 长肌（long muscle） 主要分布于四肢，肌纤维与肌的长轴平行，收缩时能引起大幅度的运动。有些长肌的起端有两个或两个以上的头，然后会合为一个肌腹，这些肌被称为二头肌、三头肌或四头肌；有些长肌有两个肌腹，中间以中间腱相连，称为二腹肌，如肩胛舌骨肌。有的肌由数个腱划将肌腹分割成多个，称为多腹肌，如腹直肌。

2. 短肌（short muscle） 主要分布于躯干深层，肌短小，具有明显的节段性，收缩时运动幅度小，但持久不易疲劳，如肋间内肌与肋间外肌。

3. 扁肌（flat muscle） 多分布于胸腹壁及躯干浅层，形状宽扁，除运动功能外，参与构成体腔的壁，具有保护体腔内脏器的功能，如腹外斜肌、背阔肌等。扁肌的肌腱扁宽呈膜状，称腱膜，如腹外斜肌腱膜、腹内斜肌腱膜及腹横肌腱膜等。

4. 轮匝肌（orbicular muscle） 主要由环行的肌纤维构成，多位于孔裂周围，收缩时可以关闭孔裂，如眼轮匝肌、口轮匝肌等。

三、肌的起止和作用

1. 肌的起止 骨骼肌两端通常附着于两块或两块以上的骨面，中间跨过一个或多个关节，收缩时使两骨彼此接近，以关节为轴产生运动。在运动中，一块骨的位置相对固定，称固定骨；另一块骨则相对移动，称移动骨。一般把肌在固定骨上的附着点称为起点或定点；把肌在移动骨上的附着点称止点或动点。通常接近身体正中线或肢体近侧端的附着点是起点，反之为止点（图 1-3-2）。定点和动点是相对的，在一定的条件下，两者可以相互转换，例如胸大肌起自胸廓，止于肱骨上端，收缩时可使臂与躯干靠拢；但做引体向上时，止于肱骨的一端被固定，胸大肌可牵拉躯干向上肢靠近，动点与定点相互转化。

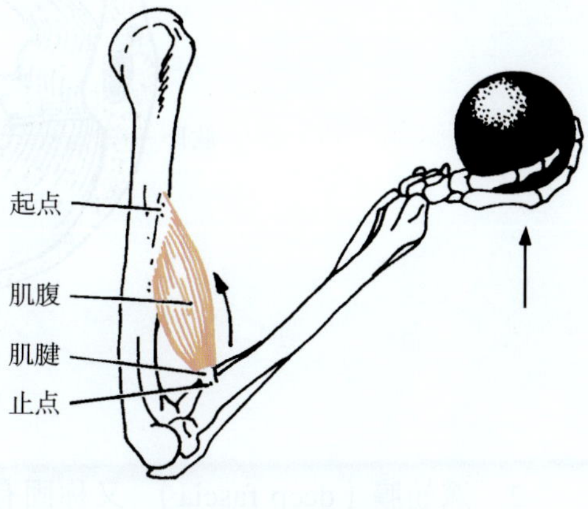

图 1-3-2 肌的起止点

2. 肌的作用 肌的主要作用是收缩，依据参加收缩的肌纤维数量的多少、强度不同，可分为静力工作和动力工作。静力工作是等长收缩，是在非意识支配下肌内少量肌纤维的轮替收缩，无肌长度的变化，不产生运动，可产生肌张力，主要用于维持体态姿势，保持身体的平衡状态，如上肢向前平举、站立等。动力工作是等张收缩，则是在意识的支配下，肌产生明显的收缩与舒张活动，从而完成各种随意运动，如跑步、行走、屈前臂等。

四、肌的配布和命名

1. 肌的配布 多数骨骼肌位于关节周围，其配布的方式与关节运动轴的关系密切，即在一个运动轴的相对侧配布有两组作用相反的肌或肌群，这两个互相对抗的肌或肌群互称为拮抗肌，如肘关节前方的屈肌群和后方的伸肌群，两者既互相拮抗，又互相依存，在神经系统的支配下，动作协调而准确。在运动轴同侧配布且作用相同的两组或多组肌，称为协同肌，如肘关节前面的各屈肌。

2. 肌的命名 骨骼肌的命名方法很多，通常可以根据肌的形态、大小、长短、位置、起止、作用、肌束走行方向等原则进行命名，如三角肌、斜方肌等是以形状命名；冈上肌、肋间肌等是以位置命名；喙肱肌、肱桡肌等是以起止点命名；旋后肌、内收肌等是以肌的作用命名；腹直肌、腹横肌等按肌束方向命名；而更多的是综合命名，如胸大肌、腹外斜肌、桡侧腕长伸肌等。

五、肌的辅助装置

肌的辅助装置主要有筋膜、滑膜囊和腱鞘等，它们具有保护肌、保持肌的位置、减少运动时的摩擦、提高运动效率等功能。

（一）筋膜

遍布全身，分为浅筋膜和深筋膜两种（图 1-3-3）。

1. 浅筋膜（superficial fascia） 位于皮下，又称皮下筋膜，包裹全身各部，由疏松结缔组织构成。内含浅血管、皮神经、浅淋巴管和脂肪组织等。皮下脂肪组织的多少可因部位、性别和营养状况不同而异。浅筋膜具有保温和保护深部结构的作用。

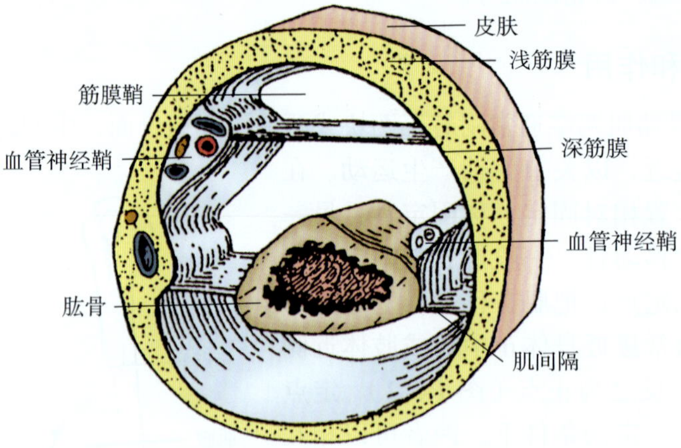

图 1-3-3 筋膜

2. 深筋膜（deep fascia） 又称固有筋膜，位于浅筋膜深面，由致密结缔组织构成。它不仅包被全身，还进一步深入肌群间，包裹各肌。在四肢深入肌群间的深筋膜附着于骨面形成肌间隔，分隔和包绕各肌群，以利于各肌和肌群的单独运动。在腕部和踝部，深筋膜显著增厚，形成支持带，对深面的肌腱起支持和保护作用；深筋膜还包裹血管、神经束，形成血管神经鞘；深筋膜的不同层次之间常形成筋膜间隙或筋膜鞘，可储留脓液，限制炎症扩散，故也成为感染扩散和积液蔓延的途径。

（二）滑膜囊

滑膜囊为结缔组织构成的封闭小囊，壁薄，内含少量滑液，多位于肌腱和骨面之间，可减少两者之间的摩擦。滑膜囊（synovial bursa）有的密闭，单独存在；有的邻近关节，可与关节腔相通。滑膜囊炎症时可致局部疼痛和功能障碍。

（三）腱鞘

腱鞘是套在长肌腱周围的鞘管，多位于活动较大的部位，如腕、踝、手指和足趾等处。腱鞘（tendinous sheath）由纤维层（又称腱纤维鞘）和滑膜层（又称腱滑膜鞘）两部分构成（图 1-3-4）。纤维层在外，由增厚的深筋膜附着于骨面而构成，对肌腱起约束和固定作用。滑膜层位于腱纤维鞘内，由滑膜构成，呈双层管状。外层叫壁层，紧贴在纤维层的内面；内层叫脏层，包裹在肌腱的周围，脏、壁两层在肌腱深面相互移行，形成密闭的滑膜腔。

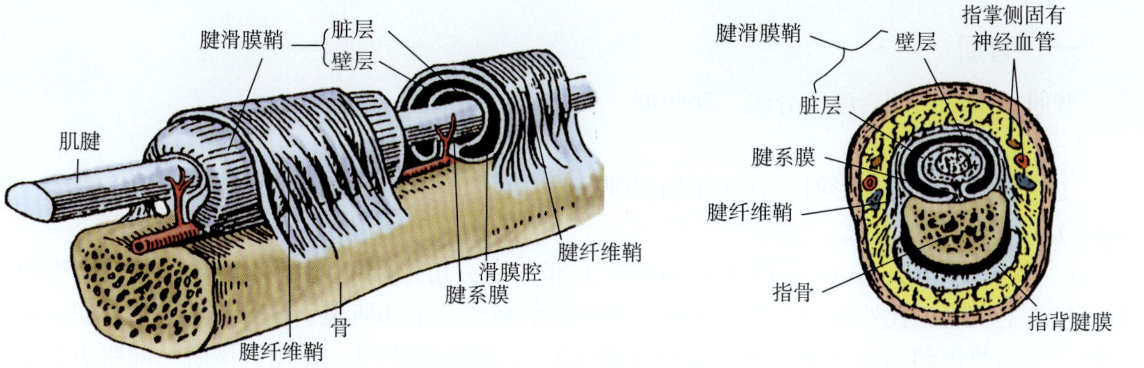

图 1-3-4 腱鞘示意图

知识链接

腱鞘炎的解剖学基础

腱鞘的滑膜层形成的滑膜腔内含少量滑液，可减少肌腱运动时与骨面的摩擦。肌腱长期过度摩擦，可发生肌腱和腱鞘的损伤性炎症，引起肿胀，称为腱鞘炎。严重时可致腱鞘与肌腱发生粘连，使肌腱的活动受限，引起关节的功能障碍。预防腱鞘炎应注意工作时保持正确姿势，避免关节的过度劳损，定时休息。

第二节 躯干肌

案例导入

男性，33 岁，在举重物时突然感到右侧腹股沟区疼痛，并在疼痛处摸到一块状物，躺下后块状物消失，遂入院就医。体格检查：医生用示指在患者右侧睾丸上部的阴囊处沿精索找到腹股沟浅环，未感觉异常。之后医生要求患者咳嗽，此时感到指尖有冲击感。患者用力时，右腹股沟韧带上方就会出现一个核桃大小的肿物。入院诊断：腹股沟斜疝。

思考题：

1. 腹前外侧壁的肌肉有哪些？
2. 腹股沟管的解剖学构造是什么？
3. 腹股沟斜疝形成的解剖学基础是什么？疝囊外有哪些结构包绕？
4. 腹股沟斜疝和直疝的区别是什么？

躯干肌按其所在部位主要包括背肌、胸肌、膈、腹肌和会阴肌。会阴肌在生殖系统中描述。

一、背肌

背肌位于躯干的后面，分浅、深两群。

（一）浅群

主要是斜方肌、菱形肌、背阔肌和肩胛提肌，它们均起自脊柱，止于上肢带骨和肱骨（图1-3-5）。

1. 斜方肌（trapezius） 位于项部和背上部，为三角形状的阔肌，两侧合在一起为斜方形，起自上项线、枕外隆凸、项韧带和全部胸椎的棘突，上部肌束斜向外下方，中部肌束横行向外，下部肌束斜向外上方，止于锁骨外侧1/3、肩峰和肩胛冈。作用：该肌上部肌束收缩可上提肩胛骨，下部肌束可使肩胛骨下降，中部肌束或全肌收缩可拉肩胛骨向脊柱靠拢；肩胛骨固定时，两侧同时收缩，可使头后仰。

2. 菱形肌（rhomboideus） 位于斜方肌的深面，呈菱形。起自第6、7颈椎和第1~4胸椎的棘突，肌束斜向外下走行，止于肩胛骨的内侧缘。作用：牵拉肩胛骨向内上移动，向脊柱靠拢。

3. 背阔肌（latissimus dorsi） 为全身最大的阔肌，位于背的下部和胸的后外侧，以腱膜起自下6个胸椎和全部腰椎的棘突、骶正中嵴和髂嵴后部，肌束向外上方集中，止于肱骨小结节嵴。作用：收缩时可使臂内收、内旋和后伸，如背手姿势；当上肢上举被固定时，可引体向上。

4. 肩胛提肌（levator scapulae） 位于颈部两侧，斜方肌深面，起自上第1~4颈椎的横突，肌束斜向外下，止于肩胛骨的上角。作用：上提肩胛骨；如肩胛骨固定，可使颈屈向同侧。

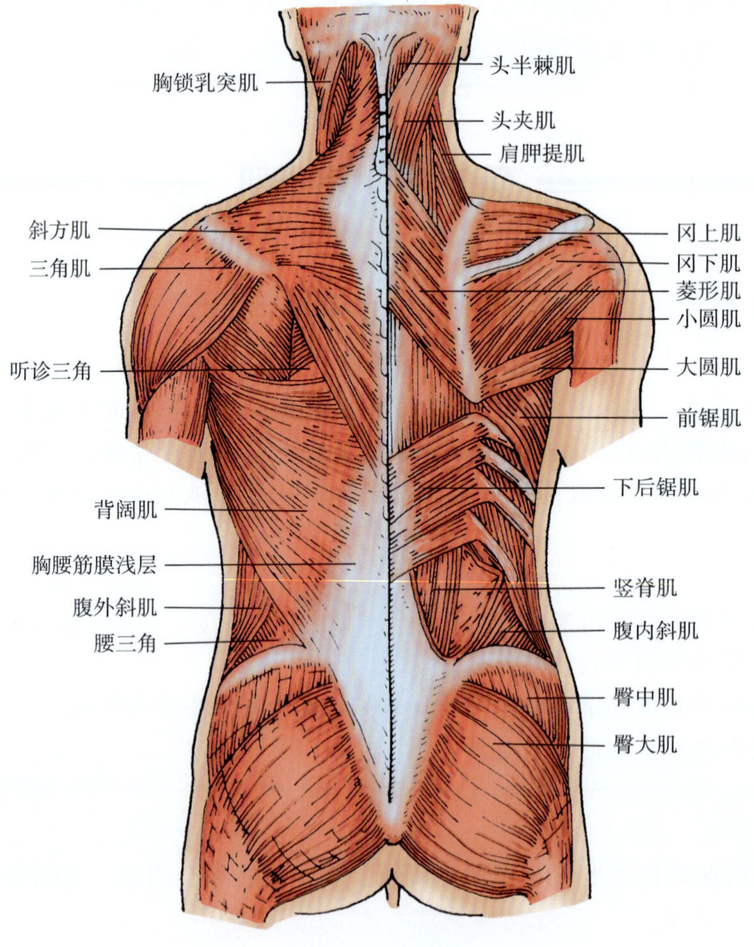

图 1-3-5 背肌

（二）深群

位于脊柱两侧纵沟内，为数众多，其浅层主要是竖脊肌，深层为节段性明显的许多短肌（图 1-3-5）。

1. 竖脊肌（erector spinae） 又称骶棘肌，位于浅层肌的深面、脊柱两侧的沟中，为背肌中最长、最大的肌。起自骶骨背面和髂嵴后部，向上分出很多肌束沿途止于椎骨、肋骨和颞骨乳突。作用：一侧收缩可使脊柱侧屈，两侧收缩使脊柱后伸并仰头。

2. 胸腰筋膜（thoracolumbar fascia） 为腰背部的深筋膜，包裹在竖脊肌和腰方肌周围，在腰部筋膜明显增厚，可分为浅、中、深 3 层。胸腰筋膜在腰部剧烈运动中，很容易造成扭伤，为腰背劳损常见的病因之一。

二、胸肌

胸肌分为胸上肢肌和胸固有肌。

（一）胸上肢肌

胸上肢肌位于胸壁前面与侧面，起自胸廓，止于上肢带骨和肱骨（图 1-3-6，7）。

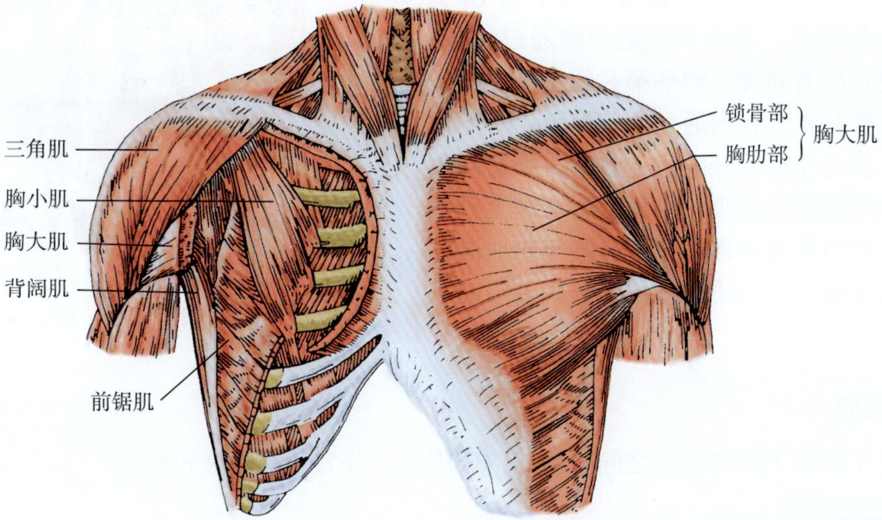

图 1-3-6 胸肌

1. 胸大肌（pectoralis major） 位于胸前壁上部，呈扇形。起自锁骨内侧半、胸骨和上部肋软骨。肌束向外侧聚合以扁腱止于肱骨大结节嵴。作用：使臂内收、旋内和前屈；如上肢上举固定，可提肋助吸气，亦可引体向上。

2. 胸小肌（pectoralis minor） 位于胸大肌深面，呈三角形，起自第 3~5 肋，止于肩胛骨喙突。作用：拉肩胛骨向前下方；肩胛骨固定时，可提肋助吸气。

3. 前锯肌（serratus anterior） 位于胸廓侧面，以肌齿起自第 1~8（或 9）肋，肌束斜向后上内方，经肩胛骨前面，止于肩胛骨内侧缘和下角。作用：拉肩胛骨向前，并使肩胛骨紧贴胸廓；其下部肌束可使肩胛骨旋外，协助举臂。

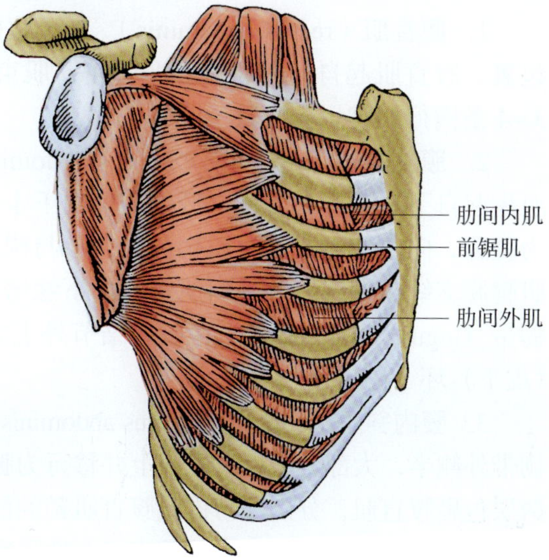

图 1–3–7 前锯肌

（二）胸固有肌

胸固有肌位于肋间隙内，参与构成胸壁，主要包括肋间内、外肌（图 1-3-7）。

1. 肋间外肌（intercostales externi） 位于各肋间隙的浅层，起自上位肋的下缘，止于下位肋的上缘。作用：提肋助吸气。

2. 肋间内肌（intercostales interni） 位于肋间外肌的深面，起自下位肋的上缘，止于上位肋的下缘。作用：降肋助呼气。

三、膈

膈（diaphragm）位于胸、腹腔之间，构成胸腔的底和腹腔的顶，膈为凸向上的穹窿形扁肌（图 1-3-8）。肌束起自胸廓下口的周缘和腰椎前面，按附着位置分为胸部、肋部和腰部三部分。三部肌束向中央移行为中心腱（central tendon）。

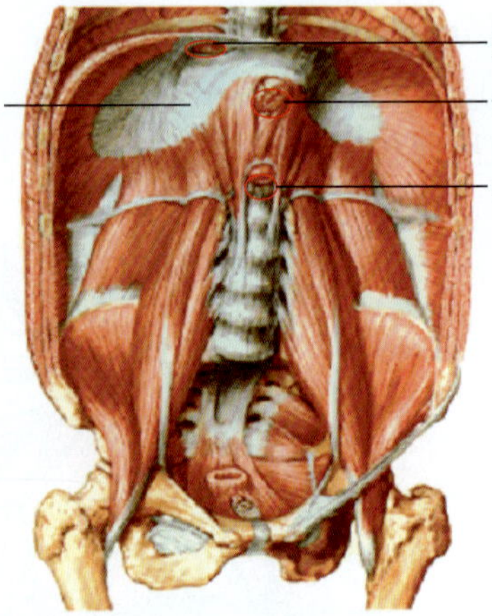

图 1-3-8　膈

膈上有 3 个裂孔：①在第 12 胸椎前方，左右膈脚之间为主动脉裂孔，有降主动脉和胸导管通过；②在主动脉裂孔的左前方，约平第 10 胸椎高度有食管裂孔，食管和迷走神经通过该孔；③在食管裂孔的右前方，约平第 8 胸椎高度的中心腱上有腔静脉孔，孔内通过下腔静脉。

高频考点
膈

作用：膈为主要的呼吸肌，收缩时膈穹窿下降，增大胸腔容积以助吸气；松弛时穹窿上升恢复原位，胸腔容积减小以助呼气。膈与腹肌同时收缩，可增加腹压，以协助排便、分娩及呕吐等活动。

四、腹肌

腹肌位于胸廓下口与骨盆之间，参与构成腹壁，分为前外侧群和后群。

（一）前外侧群

前外侧群构成腹腔的前外侧壁，包括腹外斜肌、腹内斜肌、腹横肌和腹直肌（图 1-3-9，10）。

1. 腹直肌（rectus abdominis） 位于腹前正中线两侧，为一对长带状肌，表面被腹直肌鞘包裹。腹直肌起自耻骨联合和耻骨嵴，肌束向上止于剑突和第 5~7 肋软骨的外侧面，全长被 3~4 条横行的腱划分成数个肌腹。

2. 腹外斜肌（obliquus externus abdominis） 为宽阔的扁肌，位于腹前外侧壁最浅层，以肌齿起自下 8 个肋骨外面，纤维向前内下走行，后下部肌束向下止于髂嵴前部，其余肌束移行为腱膜，向内侧越过腹直肌鞘前面，参与构成腹直肌鞘的前层，至腹前正中线处与对侧腹外斜肌腱膜交织于白线。腹外斜肌腱膜的下缘增厚卷曲，附于髂前上棘和耻骨结节之间，称腹股沟韧带（inguinal ligament）。在耻骨结节外上方，腱膜形成一近似三角形的裂孔，为腹股沟管浅（皮下）环（图 1-3-9，10）。

3. 腹内斜肌（obliquus internus abdominis） 在腹外斜肌深面。起自胸腰筋膜、髂嵴和腹股沟韧带外侧半，大部分肌束斜向内上并移行为腱膜。在腹直肌外侧缘处，腹内斜肌腱膜分为前、后两层包裹腹直肌，分别参与构成腹直肌鞘的前、后层，至腹前正中线，止于白线。腹内斜肌下部肌束形成弓状下缘，越过男性精索（女性子宫圆韧带）向内移行为腱膜，与腹横肌腱膜的下部会合，形成腹股沟镰（inguinal falx），又称联合腱（conjoined tendon），止于耻骨梳（图 1-3-10）。

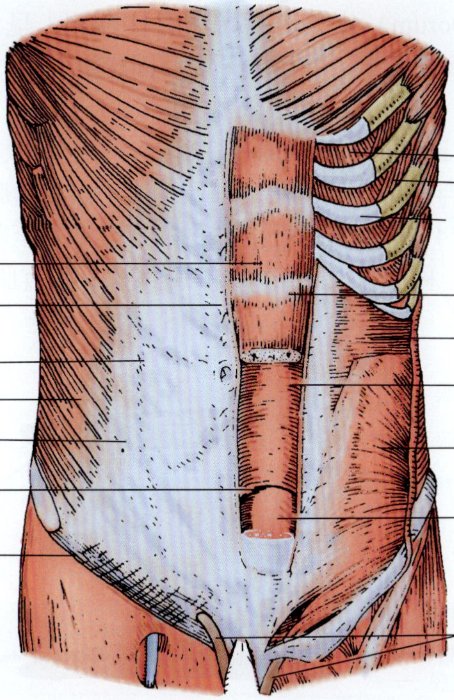

图 1-3-9 腹前外侧壁肌

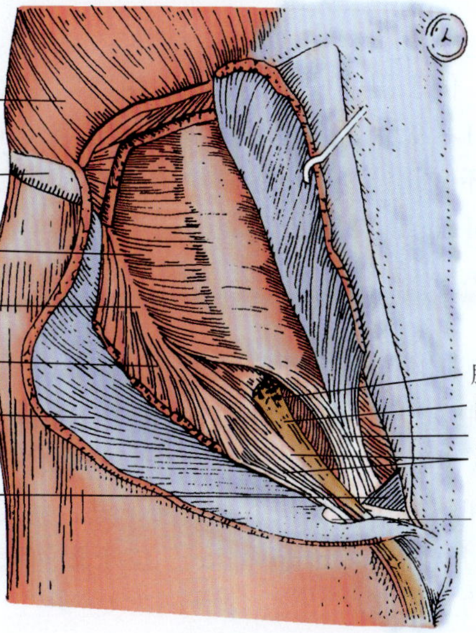

图 1-3-10 腹前外侧壁下部肌

4. 腹横肌（transversus abdominis） 位于腹内斜肌深面。起自下 6 肋内面、胸腰筋膜、髂嵴和腹股沟韧带外侧 1/3，纤维横行向内，移行为腱膜，经腹直肌后面止于白线。该肌与腹内斜肌最下部的少量肌纤维包绕精索和睾丸入阴囊，称提睾肌，收缩时可上提睾丸。

腹前外侧群肌的作用：保护腹腔脏器、维持腹内压。腹内压对保持腹腔脏器位置的固定有重要意义，若这些肌张力减弱时，可使腹腔脏器下垂。当腹肌收缩时可增加腹压，协助排便、呕吐及分娩等；也可降肋助呼气；还可使脊柱前屈、侧屈和旋转（图 1-3-10）。

（二）后群

腰方肌（quadratus lumborum）位于腹后壁、脊柱两侧，呈长方形（图 1-3-24）。起自髂嵴，止于第 12 肋和第 1~4 腰椎横突。作用：下降和固定第 12 肋；单侧收缩可使脊柱侧屈。

（三）腹壁的肌间结构

1. 腹直肌鞘（sheath of rectus abdominis） 由腹前外侧壁 3 层阔肌的腱膜构成，分前、后两层。前层由腹外斜肌腱膜与腹内斜肌腱膜的前层构成；后层由腹内斜肌腱膜后层和腹横肌腱膜构成（图 1-3-11）。在脐下 4~5 cm 处以下，鞘的后层全部转至腹直肌的前面，后层缺如，因此，腹直肌鞘后层下缘游离，称弓状线或半环线，此线以下腹直肌后面直接与腹横筋膜相贴。

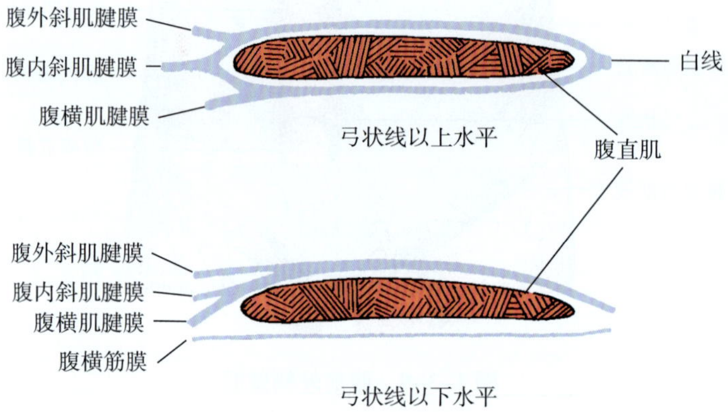

图 1-3-11　腹直肌鞘

2. 白线（linea alba） 位于腹前壁正中线上，由两侧的腹直肌鞘纤维相互交织而成，张于剑突与耻骨联合之间（图 1-3-9，11）。白线上宽下窄，坚韧而少血管，常作为腹部手术入路。白线中部在脐周围形成脐环，此处为腹壁的一个薄弱点，如腹腔脏器由此膨出，即形成脐疝。

3. 腹股沟管（inguinal canal） 位于腹股沟韧带内侧半的上方，为腹前壁下部肌和腱膜之间的潜在裂隙，长 4~5 cm，由外上斜向内下（图 1-3-10）。在腹股沟管内，男性有精索，女性有子宫圆韧带通过。

管有两口四壁。两口：①内口，称腹股沟管深（腹）环（deep inguinal ring），在腹股沟韧带中点上方约 1.5 cm 处，腹壁下动脉的外侧，为腹横筋膜向外凸出形成的卵圆形孔；②外口，即腹股沟管浅（皮下）环。四壁：①前壁，为腹外斜肌腱膜；②后壁，为腹横筋膜和腹股沟镰；③上壁，为腹内斜肌和腹横肌的弓状下缘；④下壁，为腹股沟韧带。

4. 腹股沟（海氏）三角（inguinal triangle） 位于腹前壁下部，是由腹直肌外侧缘、腹股沟韧带和腹壁下动脉围成的三角区。

知识链接

疝的解剖学基础

腹股沟管和腹股沟三角都是腹壁下部的薄弱区，在病理情况下，腹腔内容物可由此处突出，而形成疝。如腹腔内容物经腹股沟管深环进入腹股沟管，由皮下环突出降入阴囊内，则为腹股沟斜疝；如腹腔内容物不经腹股沟管深环，直接从腹股沟三角处膨出，则为腹股沟直疝。

第三节 颈　肌

颈肌依其位置由浅入深可分为颈浅肌群、颈前肌群和颈深肌群。

一、颈浅肌群

1. 颈阔肌（platysma） 为扁薄的皮肌，位于颈前部两侧的浅筋膜内。起自胸大肌、三角肌的表面，止于口角（图 1-3-12）。作用：收缩时拉口角向下，并使颈部皮肤出现皱褶。

2. 胸锁乳突肌（sternocleidomastoid） 位于颈阔肌深面，起自胸骨柄和锁骨内侧端，两头汇合向后上止于颞骨的乳突（图 1-3-12，13）。作用：一侧收缩使头偏向同侧，脸转向对侧；两侧同时收缩使头后仰。

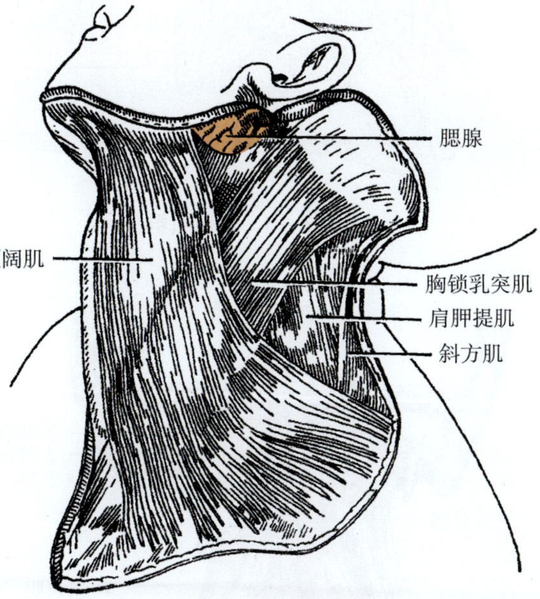

图 1–3–12　颈浅肌群

二、颈前肌群

颈前肌群包括舌骨上肌群和舌骨下肌群。

1. 舌骨上肌群　位于舌骨与下颌骨及颅底之间。每侧 4 块，包括：二腹肌、下颌舌骨肌、颏舌骨肌和茎突舌骨肌（图 1-3-13）。作用：参与构成口腔底和上提舌骨；如舌骨固定，可拉下颌骨向下，协助张口。

2. 舌骨下肌群　位于舌骨下方、颈前正中线两侧，每侧 4 块，包括：胸骨舌骨肌、肩胛舌骨肌、胸骨甲状肌和甲状舌骨肌（图 1-3-13）。作用：拉舌骨和喉向下，参与吞咽运动。

三、颈深肌群

颈深肌群可分为内侧群和外侧群。

1. 内侧群　位于脊柱颈段的前部，有头长肌、颈长肌等，合成为椎前肌。作用：屈颈、

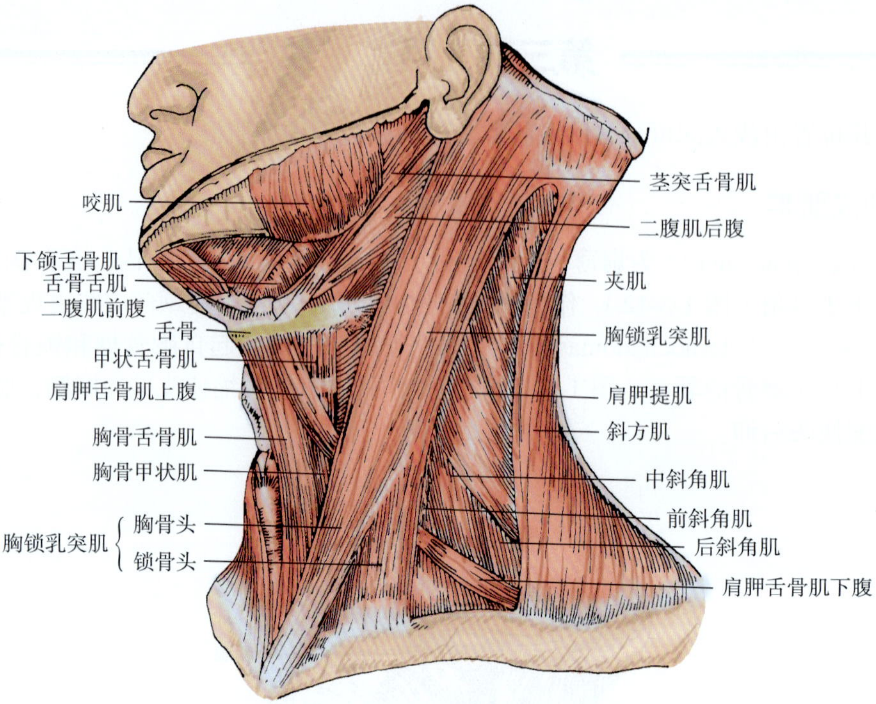

图 1-3-13 颈前肌群

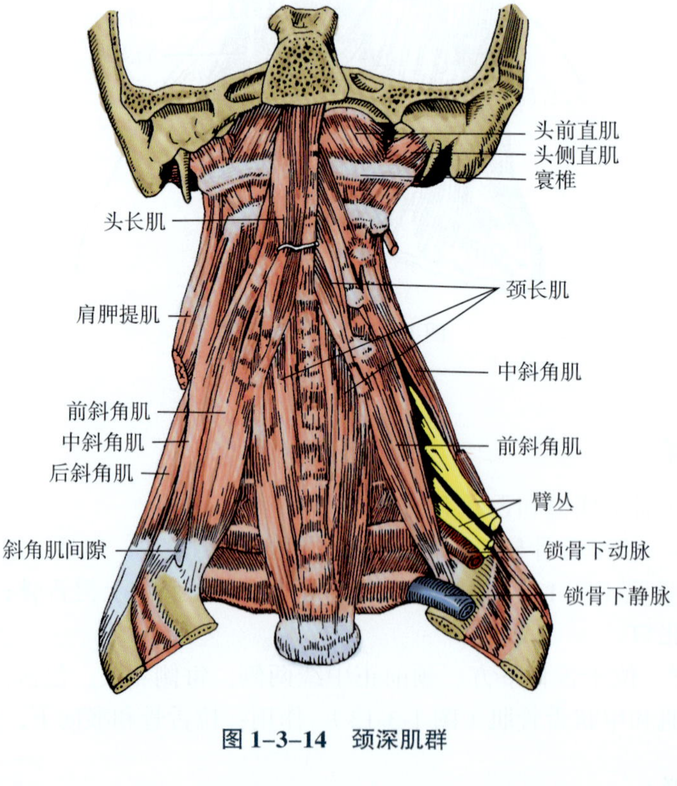

图 1-3-14 颈深肌群

高频考点
斜角肌间隙

椎横突，前斜角肌和中斜角肌向下止于第 1 肋，后斜角肌止于第 2 肋。作用：一侧收缩可使颈侧屈；两侧同时收缩可使颈前屈，并上提第 1、2 肋助深吸气。前、中斜角肌与第 1 肋之间形成的三角形裂隙称斜角肌间隙（scalene space），该间隙内有锁骨下动脉和臂丛神经通过。

第四节 头 肌

头肌分为面肌和咀嚼肌两部分。

一、面肌

面肌（facial muscles）（图 1-3-15）又称表情肌，属于皮肌，大多起自颅骨的不同部位，止于头面部皮肤，呈环形或辐射状排列于眼、耳、鼻、口周围，收缩时牵拉皮肤，开大或关闭孔裂，并可做出喜、怒、哀、乐等各种表情。

1. 颅顶肌　为扁阔的皮肌，由双侧的枕额肌构成，包括位于额部皮下的额腹和位于枕部皮下的枕腹，以及连于两者间的帽状腱膜。枕腹起自枕骨，额腹止于眉部皮肤。额腹收缩可提眉、皱额；枕腹收缩可向后牵拉帽状腱膜。帽状腱膜致密坚韧，与皮肤、浅筋膜紧密结合，三者合为头皮，故头皮撕裂伤，常伴有帽状腱膜的撕脱。

2. 眼轮匝肌　呈环形，呈同心圆状围绕在眼裂周围，收缩时主要可闭合眼裂。少量肌束可牵拉泪囊后壁，扩张泪囊，促进泪液沿泪道流入鼻腔。

3. 口周围肌　包括环形肌和辐射状肌。环形肌为口轮匝肌，肌束环绕口裂，收缩时可闭口；辐射状肌数目较多，以口裂为中心呈辐射状排列，收缩时可提上唇，降下唇，牵拉口角向上、向下或向外。其中颊肌还有协助咀嚼和吮吮的功能。

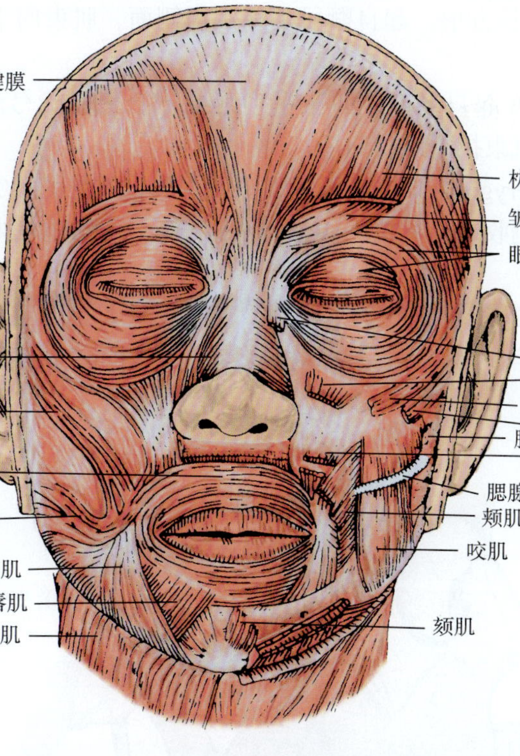

图 1-3-15　面肌

二、咀嚼肌

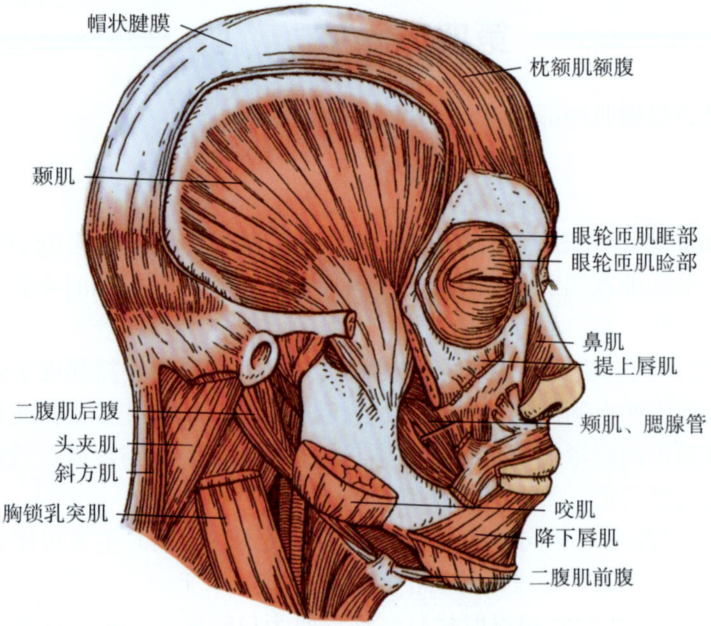

图 1-3-16　咬肌、颞肌

1. 咬肌（masseter）长方形，起自颧弓下缘和内侧面，肌束向下止于下颌支外面的咬肌粗隆。作用：上提下颌骨。

2. 颞肌（temporalis）起自颞窝，肌束呈扇形向下会聚经颧弓深方止于下颌骨的冠突。作用：上提下颌骨；后部肌束拉下颌骨向后。

3. 翼内肌（medial pterygoid）位于下颌支深面。起自蝶骨的翼突，向下外止于下颌支和下颌角的内面。作用：一侧收缩，可拉下颌骨向对侧运动；两侧同时收缩，可上提下颌骨并可使下颌骨向前。

4. 翼外肌（lateral pterygoid）在颞下窝内。起自蝶骨大翼下面及翼突外侧面，向后外止于下颌颈。作用：一侧收缩，可拉下颌骨向对侧运动；两侧同时收缩，可拉下颌骨向前运动。

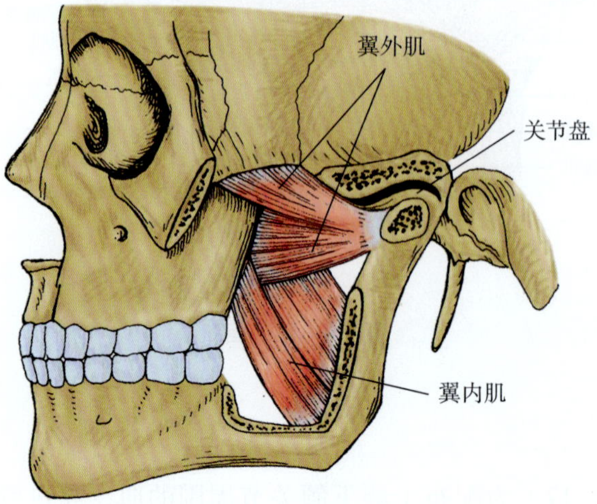

图 1-3-17　翼内、外肌

第五节 上肢肌

案例导入

男性，25岁，为举重运动员，感到右肩部疼痛1个月并日渐加重，入院就诊。医生检查发现右肩部冈上肌靠近肱骨大结节处有明显压痛，怀疑肩部“肌腱袖”结构发生损伤。

思考题：

1. 在活体上，触及冈上肌和肱骨大结节的位置。
2. 何谓“肌腱袖”？参与肌腱袖的肌肉可以做何运动？
3. “肌腱袖”的临床意义是什么？

上肢肌按其所在位置分为上肢带肌、臂肌、前臂肌和手肌。

一、上肢带肌

上肢带肌配布于肩关节周围，均起自上肢带骨，止于肱骨，能运动肩关节，并增强肩关节的稳固性（图1-3-18）。

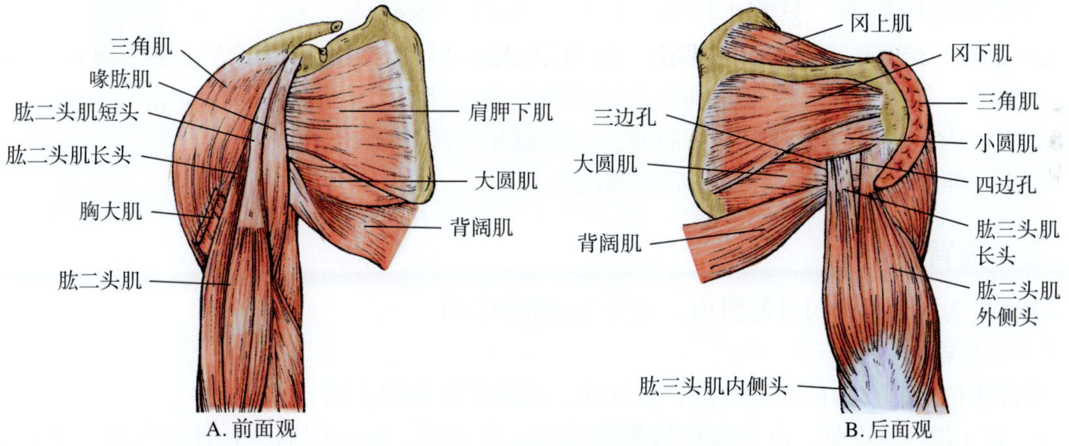

图1-3-18 上肢带肌及臂后群肌

1. 三角肌（deltoid） 位于肩部，呈三角形。起自锁骨外侧段、肩峰及肩胛冈，肌束从前、外、后包绕肩关节，向外下集中，止于肱骨体中段外侧的三角肌粗隆。作用：外展肩关节，其前部纤维可使肩关节屈和旋内，后部纤维能使肩关节伸和旋外。腋神经损伤可致三角肌萎缩瘫痪，肩关节外展活动受到限制，肩峰突于皮下，肩部圆形消失，形成“方肩”。

2. 冈上肌（supraspinatus） 位于斜方肌深面，起自冈上窝，止于肱骨大结节的上部。作用：外展肩关节。

3. 冈下肌（infraspinatus） 起自冈下窝，止于肱骨大结节中部。作用：外旋肩关节。

4. 小圆肌（teres minor） 位于冈下肌下方，起自肩胛骨外侧缘背面，止于肱骨大结节的

作用：内收、内旋肩关节。

6. 肩胛下肌（subscapularis） 起自肩胛下窝，止于肱骨小结节。作用：内收、内旋肩关节。

肩胛下肌、冈上肌、冈下肌和小圆肌的肌腱，经过肩关节的前方、上方和后方，腱纤维与关节囊纤维相交织，形成“肌腱袖”，对加固肩关节起重要作用。

二、臂肌

臂肌覆盖肱骨，分前、后两群。

（一）前群

为臂部的屈肌群，包括浅层的肱二头肌与深层的肱肌和喙肱肌（图 1-3-19）。

1. 肱二头肌（biceps brachii） 起端有长、短二头，长头起自肩胛骨的盂上结节，短头起自肩胛骨喙突，两头向下合为一个肌腹，经肘关节前方止于桡骨粗隆。作用：屈肘、屈肩；当前臂处于旋前位时，能使前臂旋后。

2. 喙肱肌（coracobrachialis） 起自肩胛骨喙突，止于肱骨中段内侧。作用：肩关节前屈、内收。

3. 肱肌（brachialis） 起自肱骨体下半部前面，止于尺骨粗隆。作用：屈肘。

（二）后群

为臂部的屈肌群，只有 1 块肌，即肱三头肌（triceps brachii）（图 1-3-20），该肌起端有 3 个头，长头起自肩胛骨的盂下结节，外侧头和内侧头分别起自肱骨体背面桡神经沟的外上方与内下方。三头合为一个肌腹，以肌腱止于尺骨鹰嘴。作用：伸肘；长头收缩可助臂后伸和内收。

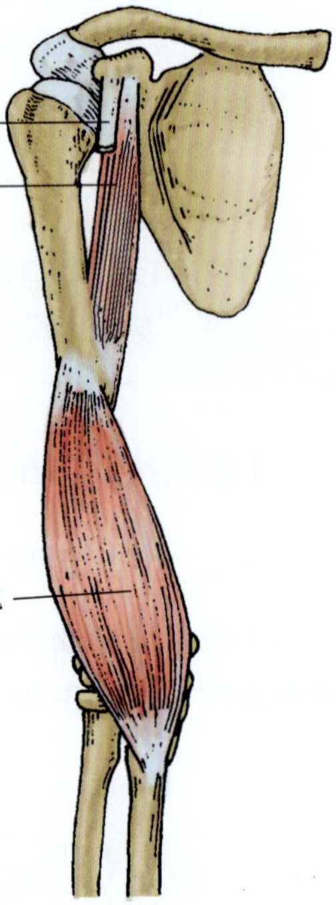

图 1-3-19 臂前群肌

三、前臂肌

前臂肌为包绕桡、尺骨的肌肉，可分为前群和后群。

（一）前群

前群肌位于前臂的前面和内侧，共 9 块，由浅至深分为 4 层。

1. 第 1 层 5 块肌，由桡侧向尺侧依次为：肱桡肌、旋前圆肌、桡侧腕屈肌、掌长肌和尺侧腕屈肌（图 1-3-20）。除肱桡肌起自肱骨外上髁的上方，其余 4 块肌均起自肱骨内上髁前面及前臂深筋膜。

（1）肱桡肌（brachioradialis）：止于桡骨茎突。作用：屈肘。

（2）旋前圆肌（pronator teres）：止于尺骨中部外侧。作用：屈肘；使前臂旋前。

（3）桡侧腕屈肌（flexor carpi radialis）：止于第 2 掌骨底掌侧面。作用：屈肘，屈腕，使腕关节外展。

（4）掌长肌（palmaris longus）：止于手掌的掌腱膜。作用：屈腕，紧张掌腱膜。

（5）尺侧腕屈肌（flexor carpi ulnaris）：止于豌豆骨。作用：屈肘，屈腕，腕内收。

2. 第 2 层 只有 1 块肌，即指浅屈肌（flexor digitorum superficialis）。指浅屈肌起自肱骨内上髁及尺、桡骨前面，肌腹向下移行为 4 条肌腱，经腕管（由腕骨沟及架于其上的韧带构成）至手掌，分别止于第 2~5 指中节指骨体的两侧（图 1-3-20）。作用：屈肘，屈腕，屈第 2~5 指掌指关节及近侧指骨间关节。

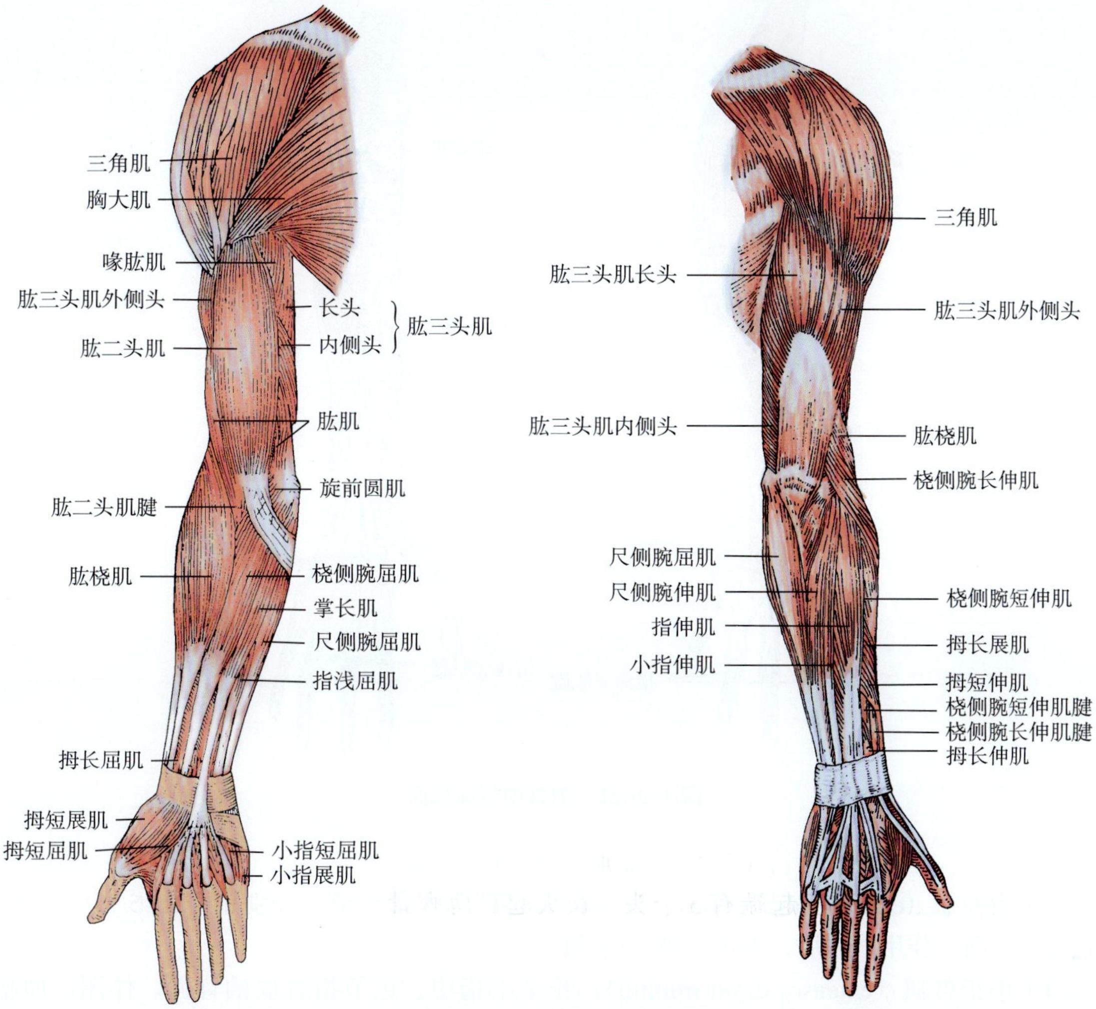

图 1-3-20 前臂前群浅层肌

3. 第 3 层 2 块肌，即拇长屈肌和指深屈肌（图 1-3-21）。

（1）拇长屈肌（flexor pollicis longus）：起自桡骨体中部的前面和前臂骨间膜，肌腱经腕管入手掌，止于拇指远节指骨底的掌侧面。作用：屈腕；屈拇指的掌指关节和指间关节。

（2）指深屈肌（flexor digitorum profundus）：起自尺骨体上部前面和前臂骨间膜，向下分为 4 条肌腱，在指浅屈肌深面进入指深屈肌腱鞘内，分别止于第 2~5 指远节指骨底掌侧面。作用：屈第 2~5 指，并兼有屈腕和屈掌指关节的作用。

4. 第 4 层 只有 1 块肌，即旋前方肌（pronator quadratus）。旋前方肌位于尺、桡骨远段前面，起自尺骨，止于桡骨（图 1-3-21）。作用：使前臂旋前。

（二）后群

后群肌位于前臂后面及外侧，共 10 块肌，分浅、深两层。

1. 浅层 5 块肌，由桡侧向尺侧依次为：桡侧腕长伸肌、桡侧腕短伸肌、指伸肌、小指伸肌和尺侧腕伸肌（图 1-3-20）。上述肌以伸肌总腱起自肱骨外上髁及邻近的深筋膜。

（1）桡侧腕长伸肌（extensor carpi radialis longus）：止于第 2 掌骨底背面。作用：伸肘，伸腕，腕外展。

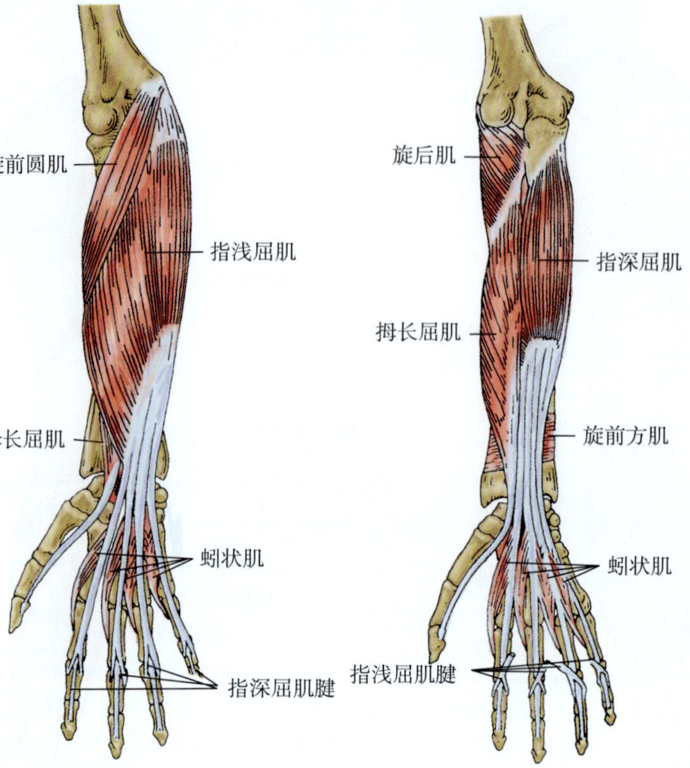

图 1–3–21　前臂前群深层肌

（3）指伸肌（extensor digitorum）：肌束向下移行为 4 条肌腱，分别止于 2~5 指中、远节指骨底的背面。作用：伸肘，伸腕，伸 2~5 指。

（4）小指伸肌（extensor digiti minimi）：止于小指中、远节指骨底的背面。作用：伸腕，伸小指。

（5）尺侧腕伸肌（extensor carpi ulnaris）：止于第 5 掌骨底背面。作用：伸肘，伸腕，腕内收。

2. 深层　5 块肌（图 1-3-21），即旋后肌、拇长展肌、拇短伸肌、拇长伸肌和示指伸肌。旋后肌位置较深，起自肱骨外上髁和尺骨背面，其他肌起自桡、尺骨的背面和前臂骨间膜的后部。

（1）旋后肌（supinator）：止于桡骨上段前面。作用：使前臂旋后。

（2）拇长展肌（abductor pollicis longus）：止于第一掌骨底外侧。作用：伸腕，外展拇指。

（3）拇短伸肌（extensor pollicis brevis）：止于拇指近节指骨底背面。作用：伸腕，伸拇指。

（4）拇长伸肌（extensor pollicis longus）：止于拇指远节指骨底背面。作用：伸腕，伸拇指。

（5）示指伸肌（extensor indicis）：止于示指的指背腱膜。作用：伸示指。

四、手肌

手肌是一些短小的肌，集中配布于手的掌面，主要运动手指，分为外侧、内侧和中间三群（图 1-3-22，23）。

1. 外侧群　较发达，在手掌拇指侧形成一个隆起，称为鱼际。共 4 块肌，浅层外侧为拇短展肌，内侧为拇短屈肌；深层外侧为拇对掌肌，内侧为拇收肌。各肌作用与名称一致，具有使拇指外展、屈曲、对掌和内收功能。

2. 内侧群 是位于手掌小指侧的肌群，形成一个隆起，叫小鱼际，共3块小肌，浅层内侧为小指展肌，外侧为小指短屈肌；深层为小指对掌肌。各肌作用与名称一致，可使小指外展、屈曲与对掌。

3. 中间群 位于手掌心，共11块小肌。蚓状肌4块，可屈第2~5掌指关节、伸指间关节；骨间掌侧肌3块，可使第2、4、5指内收（向中指靠拢）；骨间背侧肌4块，可使第2、4指外展（远离中指）。

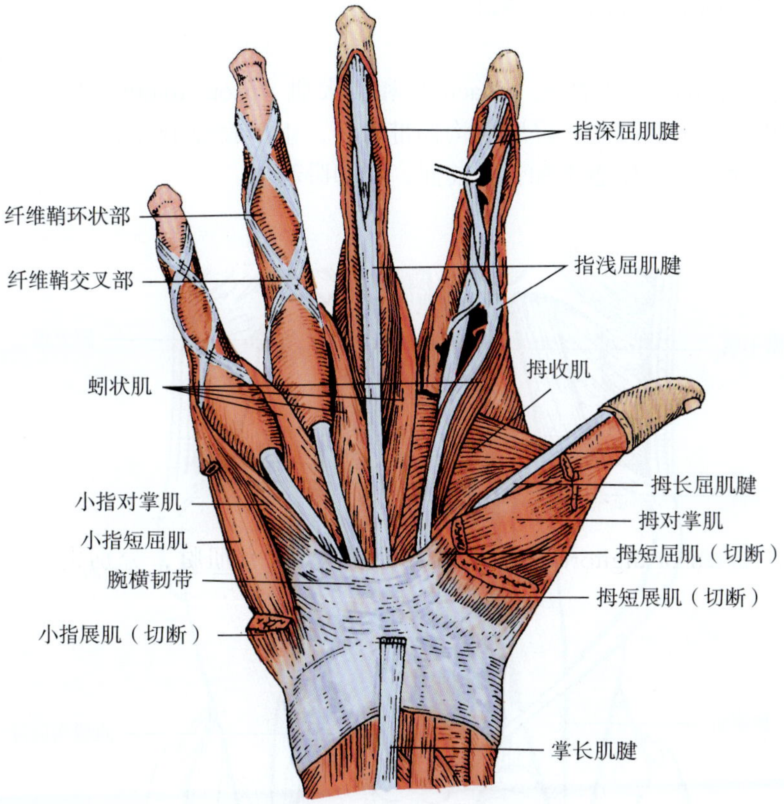

图 1-3-22 手肌内、外侧群

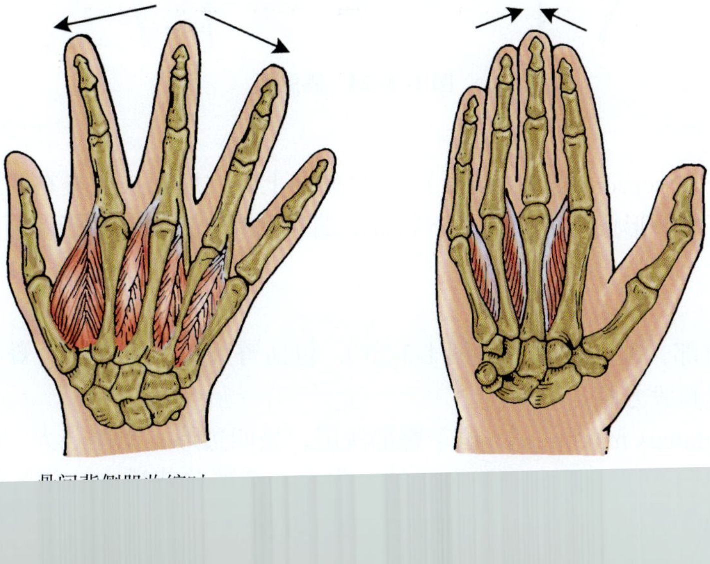

第六节 下肢肌

下肢肌按其部位可分为髋肌、大腿肌、小腿肌和足肌。下肢肌比上肢肌粗壮发达，以适应人体直立姿势、行走及支持体重的生理功能。

一、髋肌

髋肌位于髋关节周围，分前、后两群。

（一）前群

1. 髂腰肌（iliopsoas） 由髂肌（iliacus）和腰大肌（psoas major）组成（图 1-3-24），分别起自髂窝和腰椎，向下会合后，经腹股沟韧带深面，止于股骨小转子。作用：可使髋关节前屈和旋外；当下肢固定时可使躯干和骨盆前屈，如仰卧起坐。

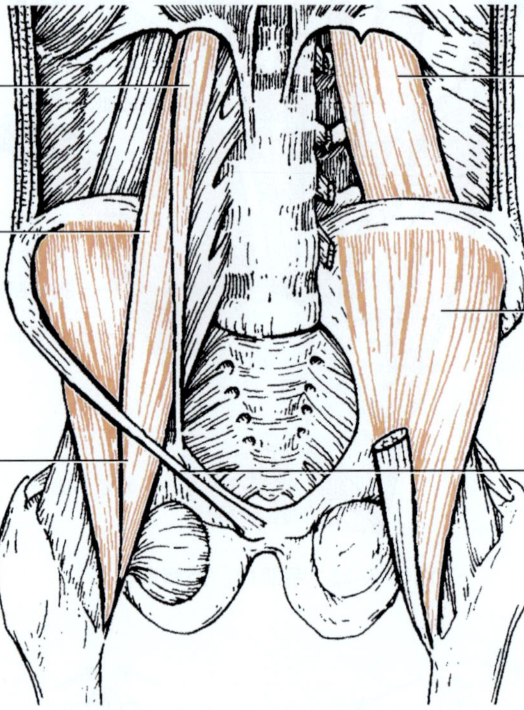

图 1-3-24 髂腰肌

2. 阔筋膜张肌（tensor fasciae latae） 起自髂前上棘，肌腹被包裹在两层阔筋膜（大腿深筋膜）之间，向下增厚形成髂胫束，止于胫骨上端外侧髁。作用：紧张阔筋膜，并可使髋关节前屈。

（二）后群

后群肌位于臀部，故又称臀肌（图 1-3-25），包括臀大肌、臀中肌、臀小肌、梨状肌、闭孔内肌、闭孔外肌和股方肌。

1. 臀大肌（gluteus maximus） 位于臀部浅层，呈四边形，肥厚强大，形成臀部膨隆的外形。起自髂骨翼外面和骶骨背面，肌束向外下集中，经髋关节后方止于股骨臀肌粗隆和髂胫束。作用：使髋关节后伸和旋外。

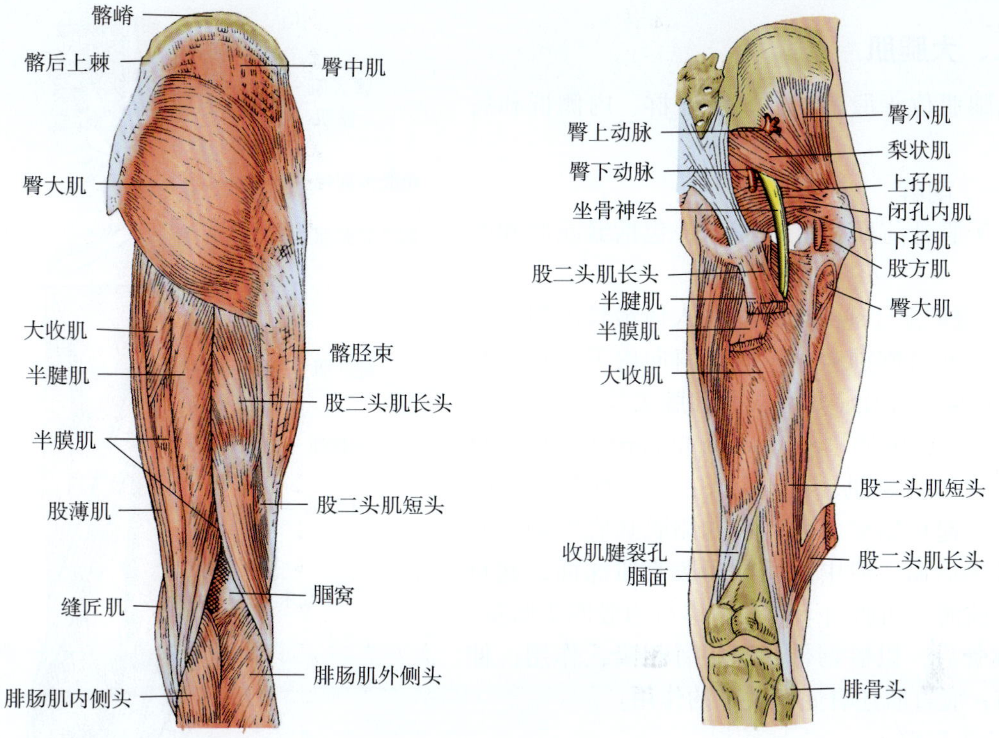

图 1–3–25 髋肌（后群）

2. 臀中肌（gluteus medius） 起自髂骨翼的外面，止于股骨大转子。作用：外展髋关节；前部肌束可使髋关节旋内，后部肌束可使髋关节旋外。

3. 臀小肌（gluteus minimus） 位于臀中肌的深面，起自髂骨翼的外面，止于股骨大转子。作用：使髋关节外展、旋内。

4. 梨状肌（piriformis） 位于小骨盆后壁，起自骶骨前面骶前孔的外侧，水平向外出坐骨大孔，经髋关节后方止于股骨大转子。作用：可使髋关节旋外、外展。梨状肌将坐骨大孔分为梨状肌上孔和梨状肌下孔，均有神经、血管通过。

5. 闭孔内肌（obturator internus） 起自闭孔膜的内面，止于转子窝。作用：使髋关节旋外。

6. 闭孔外肌（obturator externus） 起自闭孔膜的外面，止于转子窝。作用：使髋关节旋外。

7. 股方肌（quadratus femoris） 起自坐骨结节，止于转子间嵴。作用：使髋关节旋外。

知识链接

臀肌肌内注射的定位

臀部是药物肌内注射的常用部位，需要注意避开坐骨神经，以免发生神经损伤。臀肌注射的定位有臀大肌、臀中肌、臀小肌注射定位。臀大肌注射较常用，其“十字”定位方法为：从臀裂顶点向左或向右，划一水平线，然后自髂嵴最高点做一垂直线，将一侧臀部分为 4 个象限，取其外上象限，并避开内角（髂后上棘至股骨大转子连线），即

二、大腿肌

大腿肌位于股骨周围，分前群、内侧群和后群。

（一）前群

位于股骨前面（图 1-3-26），包括缝匠肌和股四头肌。

1. 缝匠肌（sartorius）是人体最长的肌，呈长带状，起自髂前上棘，肌束斜向内下，止于胫骨上端内侧。作用：屈髋关节和膝关节。

2. 股四头肌（quadriceps femoris）为全身体积最大的骨骼肌，有 4 个头：股直肌位于大腿最前面，起自髂前下棘；股内侧肌和股外侧肌起自股骨体后面；股中间肌位于股直肌深面，起自股骨体前面。四肌向下合并，移行为股四头肌腱，包绕髌骨后，以髌韧带止于胫骨粗隆。作用：伸膝关节；股直肌还有屈髋关节的作用。

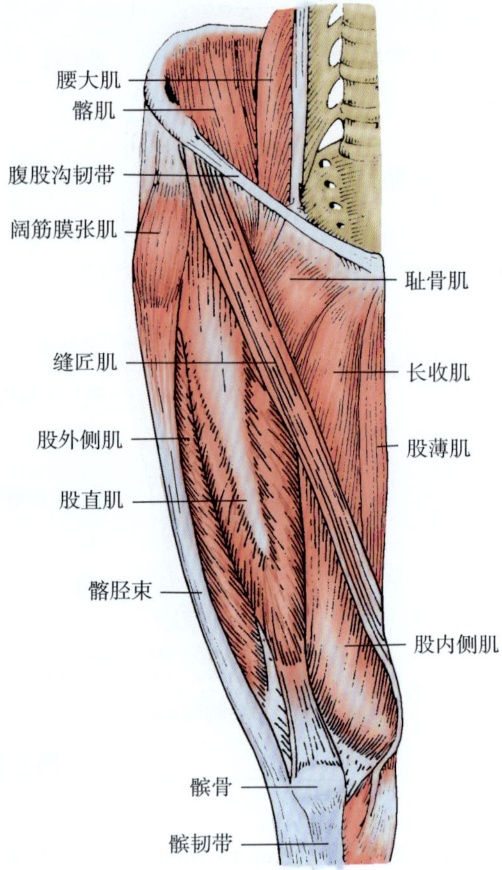

图 1-3-26 大腿前群肌

（三）后群

位于股骨后面，包括 3 块肌（图 1-3-25）。

1. 股二头肌（biceps femoris）位于股后部外侧，有长、短两头。长头起自坐骨结节，短头起自股骨粗线，两头合并向下止于腓骨头。作用：伸髋关节、屈膝关节；当膝关节处于半屈时可使小腿旋外。

2. 半腱肌（semitendinosus）位于股后部内侧，肌腱细长，几乎占肌的一半。起自坐骨结节，止于胫骨上端内侧面。作用：伸髋关节、屈膝关节；当膝关节处于半屈时，可使小腿旋内。

3. 半膜肌（semimembranosus）位于半腱肌的内侧，上部是扁薄的腱膜，也几乎占全肌长的一半。起自坐骨结节，止于胫骨内侧髁的后面。作用：与半腱肌相同。

（二）内侧群

位于股骨的内侧，有 5 块肌，包括耻骨肌（pectineus）、长收肌（adductor longus）、股薄肌（gracilis）、短收肌（adductor brevis）和大收肌（adductor magnus）（图 1-3-26，27），各肌分层排列，均起自闭孔周围的耻骨支、坐骨支和坐骨结节等骨面。除股薄肌止于胫骨上端内侧以外，其他各肌都止于股骨粗线。作用：主要使髋关节内收。

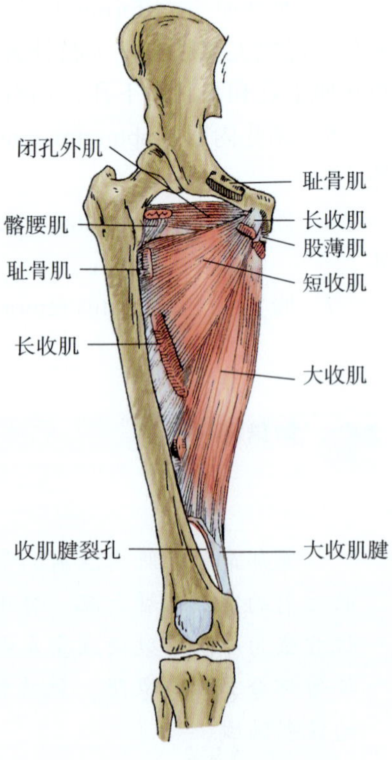

图 1-3-27 大腿内侧群肌

三、小腿肌

小腿肌位于胫、腓骨周围，分前群、外侧群和后群。

（一）前群

前群肌 3 块（图 1-3-28），位于小腿前面，由胫侧向腓侧依次为：胫骨前肌、踇长伸肌和趾长伸肌。

1. 胫骨前肌（tibialis anterior） 起自胫骨上端外侧面和小腿骨间膜的前面，止于内侧楔骨和第 1 跖骨底的足底面。作用：使足背屈、内翻。

2. 踇长伸肌（extensor hallucis longus） 起自腓骨下端内侧面及小腿骨间膜，止于踇指远节指骨底的背面。作用：可伸踇指、足背屈。

3. 趾长伸肌（extensor digitorum longus） 起自腓骨前面，向下分为四条长腱止于第 2~5 趾。作用：可伸 2~5 趾，使足背屈。

（二）外侧群

位于腓骨外侧（图 1-3-28）。有浅层的腓骨长肌和深层的腓骨短肌。

1. 腓骨长肌（peroneus longus） 起自腓骨外侧面，止于内侧楔骨和第 1 跖骨底。作用：使足跖屈、外翻。

2. 腓骨短肌（peroneus brevis） 起自腓骨外侧面，止于第 5 跖骨粗隆。作用：使足跖屈、外翻。

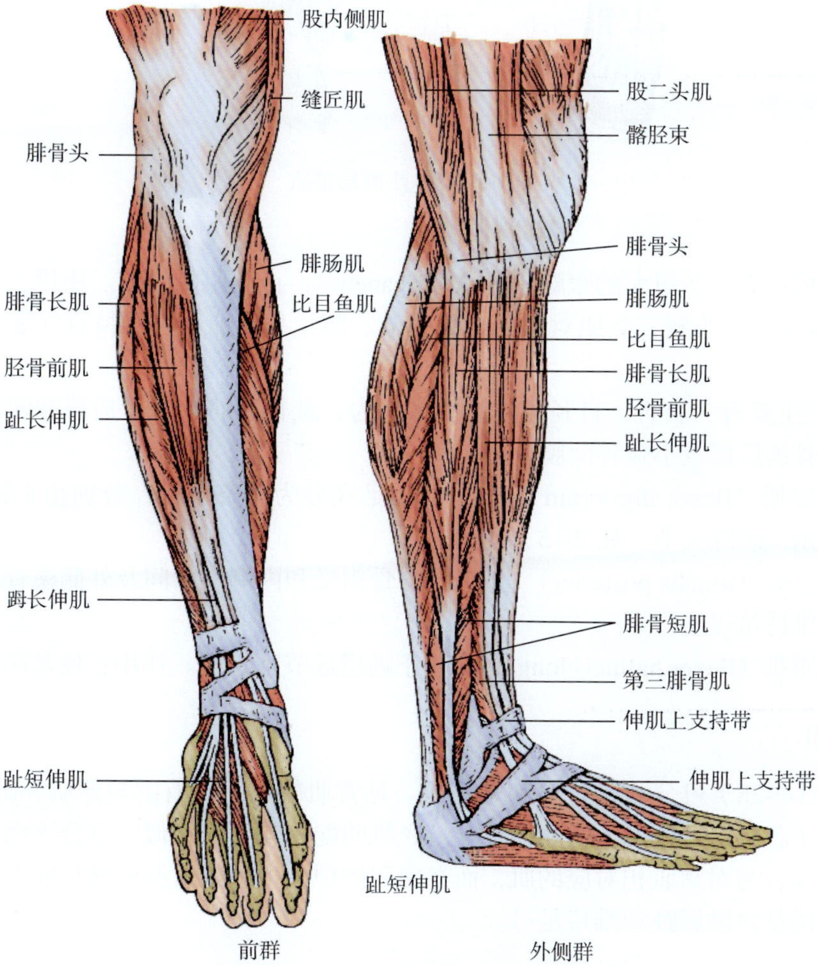

图 1–3–28 小腿前群、外侧群肌

（三）后群

位于小腿后方，分浅、深两层（图 1-3-29）。

1. 浅层 为小腿三头肌（triceps surae），由表浅的腓

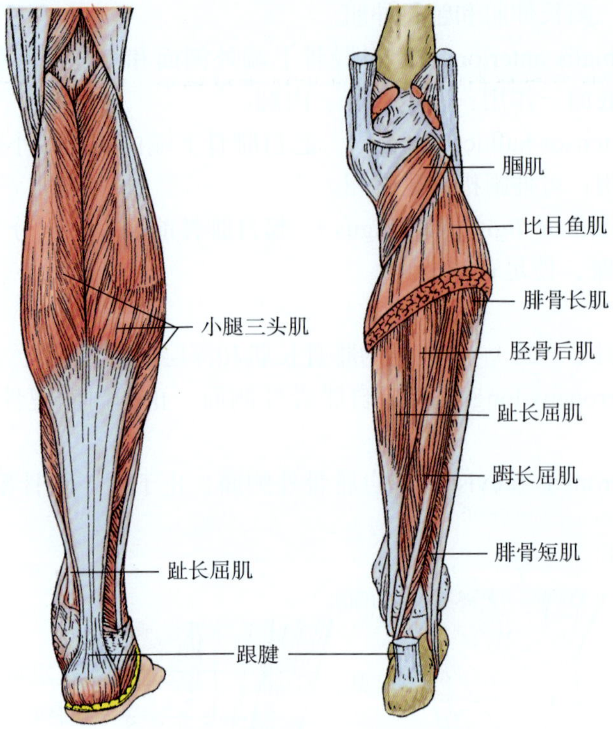

图 1-3-29 小腿后群肌

合，肌腹向下移行为一条粗大的跟腱（tendo calcaneus），止于跟骨结节。作用：屈踝关节（跖屈），并可屈膝关节。小腿三头肌对于稳定踝关节、防止身体前倾、维持直立姿势具有重要作用。

2. 深层 主要有 3 块肌，自胫侧向腓侧依次为：趾长屈肌、胫骨后肌和跗长屈肌。三者均起自胫、腓骨的后面及小腿骨间膜后部。

（1）趾长屈肌（flexor digitorum longus） 在足底分为 4 条肌腱，分别止于第 2~5 趾的远节趾骨底。作用：屈踝关节、屈 2~5 趾。

（2）胫骨后肌（tibialis posterior） 止于足舟骨粗隆和内侧、中间及外侧楔骨。作用：使足跖屈、内翻、维持足弓。

（3）跗长屈肌（flexor hallucis longus） 止于跗指远节趾骨底。作用：使足跖屈、屈跗指。

四、足肌

足肌（图 1-3-28）可分为足背肌和足底肌。足背肌较弱小，有跗短伸肌和趾短伸肌 2 块，起自足背，止于各趾，可协助伸跗和伸趾。足底肌的配布与手肌相似，也分为内侧群、中间群和外侧群，但没有与对掌肌相对应的肌，而在中间群中又多了趾短屈肌和足底方肌两块肌。足底肌的主要作用是协助屈趾和维持足弓。

知识链接

进行性肌营养不良临床表现的解剖学基础

进行性肌营养不良是一组原发于肌肉组织的遗传性疾病，临床表现为由肢体近端开始，两侧对称性的、进行性加重的肌肉萎缩和肌无力。临床上较为常见的发病类型是

“假肥大型”进行性肌营养不良。早期可出现患病肌肉的假性肥大，常见于腓肠肌、三角肌和臀肌。患儿由于骨盆带肌无力，可出现步履蹒跚，摇摆；由于脊柱旁肌和腹肌无力，可出现脊柱前凸，走路呈鸭步；由于髋部、膝部伸肌无力，可出现从卧位起立时须行翻身俯卧，以手臂支地而使两膝直立；由于肩胛部肌肉萎缩、无力，可出现肩胛骨常呈翼状耸起而呈“翼状肩胛”。该病可累及心肌、呼吸肌，晚期可见心力衰竭。

（贺继平　郭新庆）

附：人体的体表标志

人体的体表标志是人体表面解剖学重点阐述的内容。限于教材篇幅，在此仅介绍人体各部的主要体表标志及其临床意义。

一、头部

1. 枕外隆凸　为头部后面正中向后下的突起，其深面为硬脑膜的窦汇。临床上实施颅后窝开颅术做正中切口时应注意勿伤及此窦。枕外隆凸向两侧水平延伸的骨嵴称上项线，其深面有横窦，也是大、小脑的分界线。

2. 乳突　位于耳垂后方的骨突起，其后部颅底内面有乙状窦，其根部的内前方有茎乳孔，面神经由此出颅。临床施行乳突根治术时应防止伤及乙状窦和面神经。

3. 颧弓　为外耳门向前方的骨突起，其上缘相当于大脑颞叶前端之下缘，下缘与下颌切迹间的半月形中点为封闭咬肌神经及上、下颌神经阻滞麻醉的进针点。

4. 髁突　是下颌支后上方的突起，位于颧弓下方、耳屏的前方。在张口、闭口运动中可触及髁突向前、后滑动。若滑动受限，将导致张口困难。

5. 下颌角　为下颌底与下颌支后缘相汇处，是骨折的好发部位。

6. 眉弓　位于眶上缘上方、眉毛深面的骨性弓状隆起，其内侧半深面有额窦，并正对大脑额叶下缘。

7. 眶上切迹（或眶上孔） 在眶上缘内、中 1/3 交界处，有眶上血管和神经通过，为额部手术局部麻醉的注射部位。

8. 眶下孔　位于眶下缘中点的下方约 1 cm 处，有眶下血管和神经通过，面部手术时可在此进行阻滞麻醉。

9. 颏孔　一般位于下颌第 2 前磨牙根的下方、下颌体上下缘连线的中点处，距前正中线约 2.5 cm，有颏血管和神经通过。

10. 前囟点　为冠状缝与矢状缝的交点。新生儿因此处颅骨尚未完成骨化，仅借结缔组织膜性连结，称前囟。临床上可通过触摸检查小儿前囟的情况，有助于某些疾病的诊断和治疗。

11. 人字点　位于枕外隆凸上方、矢状缝后端与人字缝相交点。新生儿后囟即位于此处，较小，呈三角形，生后 2~3 个月闭合。患佝偻病、脑积水时闭合较晚。

12. 翼点　位于颧弓中点上方约二横指处。额、顶、颞、蝶四骨在此相接，多呈“H”形。翼点是颅骨的薄弱部分，其内面有脑膜中动脉前支通过。此处受暴力打击易发生骨折，并常伴有上述动脉的断裂出血，形成硬膜外血肿。

13. 耳屏　为外耳门前方的扁平突起，按压时如出现疼痛，多为外耳道疾病。[illegible]

14. 咬肌 覆盖于下颌支表面，做闭口咬牙或咀嚼运动时明显可见，用手触摸为较坚实的长方形肌块。腮腺管在颧弓下方约一横指处横过咬肌表面，行咬肌有关手术时，应注意辨认和保护。

15. 鼻翼 为鼻尖两侧或鼻前孔外侧呈半球形的隆起部，其下缘游离，皮肤较厚，为痤疮和疖的好发部位。

16. 鼻唇沟 即鼻翼外侧至口角外侧的凹陷部分，双侧呈对称的“八”字形分布，向外牵拉口角或发笑时尤为明显。鼻唇沟变浅或消失，为面瘫（面神经麻痹）的典型体征之一。

17. 人中 为上唇外表面皮肤正中、从鼻柱向下至红唇缘的纵行浅沟，常用作面部中线的标志。人中的上、中 1/3 交点处称人中穴，为一急救强刺激穴位。临床上常针刺或用手按压该穴，以抢救休克、昏迷等危重患者。

二、颈部

1. 舌骨 位于颈前正中上部，约平第 3 颈椎高度。向后外可触及舌骨大角，为寻找舌动脉的标志。

2. 甲状软骨 位于舌骨下方，上缘平第 4 颈椎上缘高度，颈总动脉在此高度分为颈内、外动脉。成年男子甲状软骨在前正中线上端构成明显突出的喉结。

3. 环状软骨 位于甲状软骨下方，平对第 6 颈椎横突。它是喉与气管、咽与食管的分界标志，也是计数气管环和甲状腺触诊的标志。

4. 胸锁乳突肌 单侧收缩时可见该肌轮廓明显，其后缘中点处为颈丛皮支集中浅出的部位，可在此处行颈丛皮支阻滞麻醉；其前缘为暴露颈总动脉、颈内动脉和颈内静脉等结构的切口部位。

5. 胸骨上窝 位于胸骨颈静脉切迹的上方，可在此处鉴别气管是否移位或行气管切开术。

6. 锁骨上大窝 又称肩胛舌骨肌锁骨三角，位于锁骨中 1/3 上方，在此处可触及锁骨下动脉搏动，稍上方为臂丛阻滞麻醉的注射部位。如在左侧触及肿大的锁骨上淋巴结，常为胃癌或食管癌最先转移的淋巴结之一。

7. 锁骨上小窝 为胸锁乳突肌胸骨头和锁骨头之间的三角形小窝，其深面分别有左锁骨下动脉和头臂干分叉，动脉外侧有颈内静脉，为颈内静脉穿刺插管部位之一。

三、胸部

1. 颈静脉切迹 为胸骨柄上缘浅而宽的切迹，平对第 2 胸椎体下缘。其上方两侧与胸锁乳突肌起始部之间的凹陷为胸骨上窝。

2. 胸骨角 两侧与第 2 肋软骨连接，可作为在胸前外侧壁计数肋的标志；胸骨角平对第 4 胸椎体下缘，此平面正对气管杈、主动脉弓的起始端和末端、食管的第 2 狭窄处，也是上纵隔与下纵隔分界的标志。

3. 剑突 其上端与胸骨体连接，称剑胸结合。剑胸结合的两侧和第 7 肋软骨相连。

4. 肋弓 由第 8~10 肋软骨连接而成，其最低点连线平对第 2、3 腰椎体之间。剑突与肋弓间的夹角称剑肋角，常选择左侧剑肋角进行心包穿刺。

5. 锁骨和锁骨下窝 锁骨全长均位于皮下，其外侧 1/3 段下方的凹窝称锁骨下窝，在窝的内下方可摸到肩胛骨的喙突。通往上肢的大血管和神经束均从喙突内下方通过。

6. 胸骨下角 由两侧肋弓和剑胸结合共同围成，角内有剑突。剑突与肋弓的交角称剑肋角，左剑肋角是心包穿刺常用的进针部位。

7. 乳头 男性乳头常位于第 4 肋间隙表面。在左侧乳头下方，平第 5 肋间隙、左锁骨中线内侧 1~2 cm 处，可触及心尖搏动。

四、腹部

1. 骨性标志 在与胸部的体表分界处可触到剑突、肋弓等，在与下肢和盆部交界处可触到髂前上棘、髂嵴及耻骨联合上缘、耻骨嵴、耻骨结节等骨性标志。

2. 软组织标志 腹部正中线中段处有脐，脐一般平对第 3、4 腰椎间隙；正中线皮肤深方有腹白线或称白线，附着于剑突和耻骨联合之间，是腹部手术打开腹腔的常选切口部位；腹白线的两侧为腹直肌，肌的外侧缘为半月线，在腹肌发达者体表清晰可见。髂前上棘与耻骨结节之间为腹股沟，是腹部与下肢的体表分界；沟的深面为腹股沟韧带。

五、脊柱区

1. 棘突 在后正中线上可摸到大部分椎骨棘突。第 7 颈椎（隆椎）棘突较长，故常作为辨认椎骨序数的标志。

2. 骶管裂孔和骶角 在腰骶部菱形区上、下角连线深处，可摸到由各骶椎棘突融合而成的骶正中嵴。在此嵴外侧可摸到由各骶椎关节突融合而成的骶中间嵴，此嵴下端明显突出，为第 5 骶椎下关节突构成的骶角。在两侧骶角和骶正中嵴下端之间，可摸到一凹陷处，其深面即为骶管裂孔。临床上进行骶管麻醉，即经此孔将麻药注入骶管内。

3. 竖脊肌 棘突两侧可触及的纵行隆起。该肌外侧缘与第 12 肋的交角，称脊肋角。肾位于此角深部，是肾囊封闭常用的进针部位。

4. 肩胛冈 为肩胛骨背面高耸的骨嵴。

5. 肩胛骨下角 上肢下垂时易于触及。两侧肩胛骨下角的连线，平对第 7 胸椎棘突。

6. 髂嵴和髂后上棘 髂嵴为髂骨翼的上缘，是计数椎骨的标志。两侧髂嵴最高点的连线平对第 4 腰椎棘突，不仅可作为腰穿定位的标志，还可作为计数腰椎的标志。髂后上棘是髂嵴后端的突起，两侧髂后上棘的连线平对第 2 骶椎棘突，标志着蛛网膜下腔下端平面。

7. 腰上三角 位于背阔肌的深面，第 12 肋的下方。三角的内侧界为竖脊肌外侧缘，外下界为腹内斜肌的后缘，上界为第 12 肋，是腹后壁的薄弱区之一，在此处可形成腰疝。

8. 腰下三角 位于腰区下部，腰上三角的外下方。由髂嵴、腹外斜肌后缘和背阔肌前下缘围成。三角的底为腹内斜肌，表面仅覆盖以皮肤和浅筋膜。此三角为腹后壁的又一薄弱区，此处亦可形成腰疝。盲肠后位阑尾炎时，此三角亦会有明显压痛。

六、骨盆与会阴

1. 盆部骨性体表标志 有髂嵴、髂结节、髂前上棘、髂前下棘、髂后上棘、髂后下棘、骶角、骶管裂孔、耻骨结节和耻骨联合上缘等。

2. 两侧髂嵴最高点连线 见脊柱区。

3. 两髂后上棘连线 见脊柱区。

4. 腰骶部菱形区 在髂嵴最高点连线中点下方 1.5 cm 处摸到第 5 腰椎棘突，由此沿后正中线向下摸到肛门后上方约 4 cm 处的尾骨尖，将第 5 腰椎棘突和尾骨尖分别与左、右髂后上棘相连，构成腰骶部菱形区。正常情况下，此区的界线，上、下角和两侧角均对称，如不对称，可能由于骨盆外伤后或先天畸形所致。

5. 骶管裂孔和骶角 见脊柱区。

6. 会阴缝 为男性会阴正中纵向行走的线状隆起，色略深，与阴囊缝相延续。

七、上肢

峰的下外方可摸到肱骨大结节。在肩部外侧可见三角肌和肱骨近侧端形成的圆形隆起，当肩关节脱位或三角肌萎缩时，此隆起消失，呈“方肩”。当臂外展时，三角肌前、后缘尤为明显。腋窝的前、后界有腋前、后襞。

2. 臂部　前面可见纵行的肱二头肌隆起，其两侧的浅沟，分别称为肱二头肌内、外侧沟。在肱二头肌内侧沟内可摸到肱动脉的搏动，此处是肱动脉的压迫止血部位。肱二头肌外侧沟有头静脉通过。

3. 肘部　两侧有肱骨内、外上髁，后方有鹰嘴。伸肘时，三者位于一条直线上；屈肘时，三者连线组成一个等腰三角形。当鹰嘴骨折或肘关节后脱位时，上述正常位置关系发生改变，而肱骨髁上骨折时，则无此变化。肘前部可触及肱二头肌腱，腱的内侧可摸到肱动脉的搏动，是测血压的听诊部位。在肘后部，肱骨内上髁与尺骨鹰嘴之间有尺神经沟，尺神经在此经过，此处是尺神经容易受损伤的部位；肘伸直时，在肱骨外上髁远侧皮肤凹陷处，可触及桡骨头，前臂做旋前或旋后动作时，可触及桡骨头也随之转动。

4. 手部（腕与手）　腕的桡侧可摸到桡骨茎突，尺骨偏后方为尺骨头，其远侧的突起为尺骨茎突。当握拳并屈腕时，腕掌侧可见数条明显的腱性隆起，中央最明显者为掌长肌腱，其尺侧依次为指浅屈肌腱和尺侧腕屈肌腱；桡侧为桡侧腕屈肌腱。掌长肌腱是正中神经浸润麻醉的进针标志，正中神经位于其桡侧。桡侧腕屈肌腱隆起的桡侧可触及桡动脉的搏动，是临床上摸脉搏的常用部位。在腕的背外侧，当伸、展拇指时，可见一尖向远侧的三角形凹陷，称鼻烟窝。鼻烟窝的内侧界是拇长伸肌腱；外侧是拇长展肌腱和拇短伸肌腱。窝内可触及桡骨茎突及其远侧的桡动脉搏动。当舟骨骨折时，该窝因肿胀而消失，并有压痛。手掌外侧隆起为鱼际；内侧隆起为小鱼际；中部呈尖端向近侧的三角形凹陷区为掌心。

5. 腕后区　在桡骨下端背面可触及桡骨背侧结节，又称 Lister 结节。桡骨骨折行内固定术时，穿髓内针常以此结节为进针标志。

八、下肢

1. 髂前上棘和髂结节　下肢上界的后、外侧部，在皮下可摸到髂嵴的全长，其前端的突起即髂前上棘，是手术时重要的定位标志。由髂前上棘沿髂嵴向后 5~7 cm 处，可摸到一突向外的隆起为髂结节，是临床上骨髓穿刺的常用部位。

2. 股骨大转子和坐骨结节　在大腿外侧上部可触及股骨大转子。当屈髋时，在臀大肌下缘处可清晰的摸到坐骨结节。坐骨结节和髂前上棘间的连线称奈拉通（Nelaton）线，此线恰好通过大转子尖端。当股骨颈骨折或髋关节脱位时，大转子可向上移位越过此线。

3. 股骨内、外侧髁和胫骨内、外侧髁　为膝部上、下方两侧的隆起。股骨内、外侧髁最突出的部分为股骨内、外上髁。

4. 髌骨、髌韧带和胫骨粗隆　髌骨位于膝关节前面，居于皮下，在直立时可见其突出于膝关节线的上方，在屈膝时即陷入股骨两髁之间。髌韧带上接续髌骨，下止于胫骨粗隆，半屈膝时最为明显。髌韧带是临床上检查髌腱反射的叩击部位。

5. 腓骨头　在膝部的后外侧，股二头肌腱的下端可触及腓骨头，其下方为腓骨颈，腓总神经绕行于其外侧，此处腓总神经位置表浅，易受损伤。

6. 内踝和外踝　是踝部两侧的骨性突起。内踝前方有大隐静脉越过，在做静脉注射或静脉切开时，内踝可作为寻找大隐静脉的标志。

7. 跟腱　在踝部的后面可触及跟腱，它向下止于跟骨结节。跟腱是临床上检查跟腱反射的叩击部位。

（郭新庆　周　速）

自测题

一、A 型选择题

1. 斜方肌
   A. 起自全部腰椎的棘突
   B. 止于肩胛骨的下角
   C. 收缩时使肩胛骨外展
   D. 全肌收缩，使肩胛骨向中线靠拢
   E. 止于锁骨内侧三分之一
2. **不参加**肩关节旋内的肌是
   A. 胸大肌
   B. 背阔肌
   C. 小圆肌
   D. 大圆肌
   E. 肩胛下肌
3. 屈肘关节的肌是
   A. 三角肌
   B. 肱肌
   C. 肱三头肌
   D. 喙肱肌
   E. 胸大肌
4. 三角肌
   A. 位于臂部
   B. 使肩关节外展
   C. 只起自肩胛骨
   D. 止于肱骨大结节
   E. 止于肱骨小结节
5. 肱二头肌
   A. 长头起自喙突
   B. 使已旋前的前臂旋后
   C. 止于肱骨的前面
   D. 止于尺骨粗隆
   E. 作用为伸肘
6. 股四头肌
   A. 可伸髋关节，屈膝关节
   B. 全部起自股骨前面
   C. 肌腱延续为髌韧带
   D. 止于胫骨与腓骨
   E. 股直肌的作用只能伸膝关节
7. 使膝关节屈和旋内的肌是
   A. 半腱肌
   B. 股
   C. 股二头肌
   D. 阔筋膜张肌
   E. 小腿三头肌
8. 竖脊肌
   A. 为全身最大的阔肌
   B. 位于背部浅层
   C. 起自髂嵴前部
   D. 一侧收缩时可使脊柱前屈
   E. 双侧收缩时使脊柱后伸和仰头
9. 关于膈的描述，**错误**的是
   A. 有 3 个裂孔
   B. 食管裂孔有迷走神经通过
   C. 收缩时，膈穹窿上升，助呼气
   D. 主动脉裂孔有胸导管通过
   E. 中心部为腱性结构
10. 腹内斜肌
   A. 下部肌束构成腹股沟管前壁
   B. 腱膜参与形成腹股沟管浅环
   C. 腱膜参与构成联合腱
   D. 位于腹横肌深面
   E. 腱膜全部构成腹直肌鞘前层
11. 前斜角肌
   A. 止于第 2 肋
   B. 止于第 1 肋
   C. 止于锁骨
   D. 起自胸椎椎体
   E. 属于颈前肌群肌
12. 使肩关节旋外的是
   A. 三角肌
   B. 冈上肌
   C. 小圆肌
   D. 冈下肌
   E. 肩胛下肌
13. 胸锁乳突肌
   A. 起自胸骨体
   B. 起自锁骨外侧端
   C. 一侧收缩，使头偏向对侧
   D. 一侧收缩，

14. 能同时屈髋又屈膝的肌
 A. 股二头肌
 B. 股四头肌
 C. 股直肌
 D. 股中间肌
 E. 缝匠肌
15. 人体最长的肌是
 A. 股二头肌
 B. 半腱肌
 C. 半膜肌
 D. 缝匠肌
 E. 阔筋膜张肌
16. 属于大腿后群肌的是
 A. 股薄肌
 B. 股四头肌
 C. 股二头肌
 D. 阔筋膜张肌
 E. 缝匠肌
17. 构成肩袖的肌中不包括
 A. 冈上肌
 B. 冈下肌
 C. 小圆肌
 D. 大圆肌
 E. 肩胛下肌
18. 不属于大腿内侧群肌的是
 A. 耻骨肌
 B. 大收肌
 C. 股薄肌
 D. 短收肌
 E. 股内侧肌
19. 腹股沟韧带
 A. 位于两侧髂前上棘之间
 B. 由腹内斜肌腱膜构成
 C. 为腹股沟管的前壁
 D. 由腹横肌腱膜构成
 E. 由腹外斜肌腱膜构成
20. 不属于表情肌的是
 A. 枕额肌
 B. 颞肌
 C. 口轮匝肌
 D. 眼轮匝肌
 E. 鼻肌

二、名词解释

1. 斜角肌间隙
2. 肌腱袖
3. 腹股沟韧带

三、问答题

1. 试述腹股沟管的位置、四壁、两个口及内容物。
2. 使肘关节屈、伸和前臂旋前、旋后的肌各有哪些？
3. 参与呼吸的肌有哪些？各有何作用？

四、绘图题

1. 绘出“腹前外侧壁肌”示意图，并标注以下结构：腹外斜肌、腹内斜肌、腹直肌、白线、腹股沟韧带。
2. 绘出“上肢肌（前面）”示意图，并标注以下结构：三角肌、肱二头肌、肱桡肌、尺侧腕屈肌、桡侧腕屈肌。
3. 绘出“下肢肌（后面）”示意图，并标注以下结构：臀中肌、臀大肌、股二头肌、半腱肌、半膜肌、小腿三头肌。

内脏学

总　　论

一、概述

内脏（viscera）包括消化、呼吸、泌尿和生殖 4 个系统。组成这 4 个系统的器官绝大部分位于胸、腹、盆腔内，并借一定的孔道直接或间接与外界相通，这类器官称为内脏器官。

消化系统的主要功能是消化食物，吸收营养，排出食物残渣；呼吸系统的主要功能是吸入氧气，参与物质的氧化作用，并排出机体产生的二氧化碳；泌尿系统的主要功能是产生尿液，排泄机体在新陈代谢中产生的含氮废物和多余的水、盐等；生殖系统的主要功能是产生性激素和生殖细胞，繁衍后代。

二、内脏的一般结构

内脏各器官根据其基本构造，可分为中空性器官和实质性器官两大类。

（一）中空性器官

中空性器官是指内有空腔的器官，如胃、气管、膀胱、子宫等。中空性器官的管壁由数层组织构成，以消化管壁为例，由内向外依次为黏膜、黏膜下层、肌层和外膜 4 层组织（图 1-0-1）。

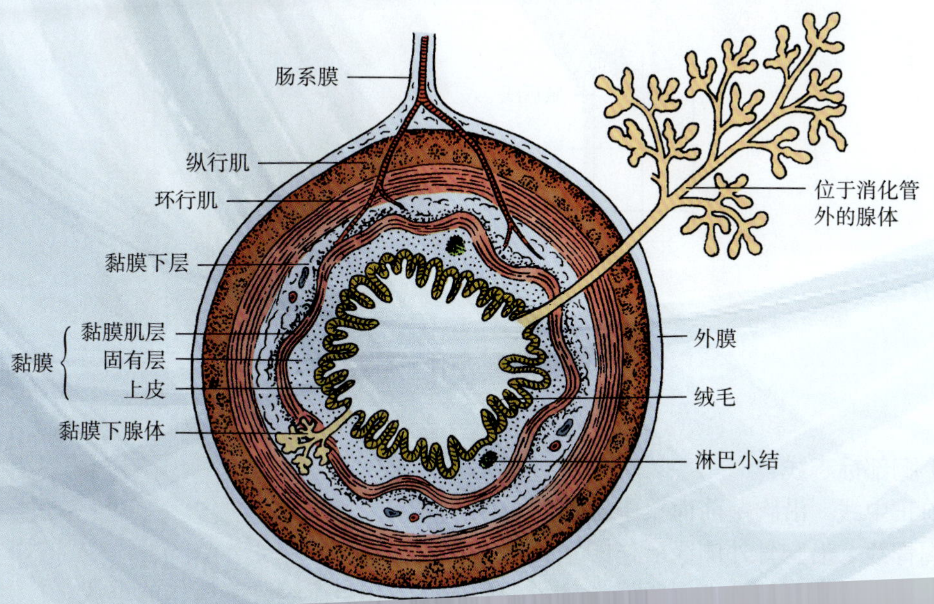

（二）实质性器官

实质性器官内无特定的空腔，如肝、肾、胰等。实质性器官的血管、淋巴管、神经和该器官的导管出入处常有一凹陷，称为该器官的门，如肝门、肾门等。

三、胸部标志线和腹部分区

大部分内脏器官位于胸、腹腔内，且位置相对固定。为了便于描述各器官的位置和体表投影，供临床检查诊断之需要，通常在胸、腹部体表设定若干标志线和分区（图 1-0-2，3）。

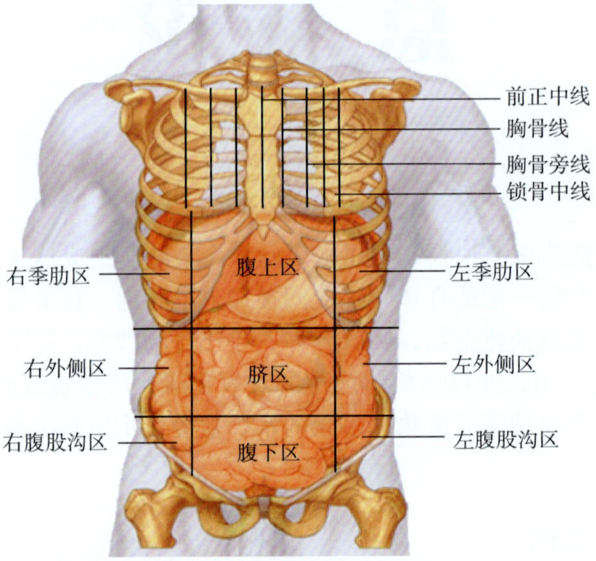

图 1–0–2　胸部标志线和腹部分区

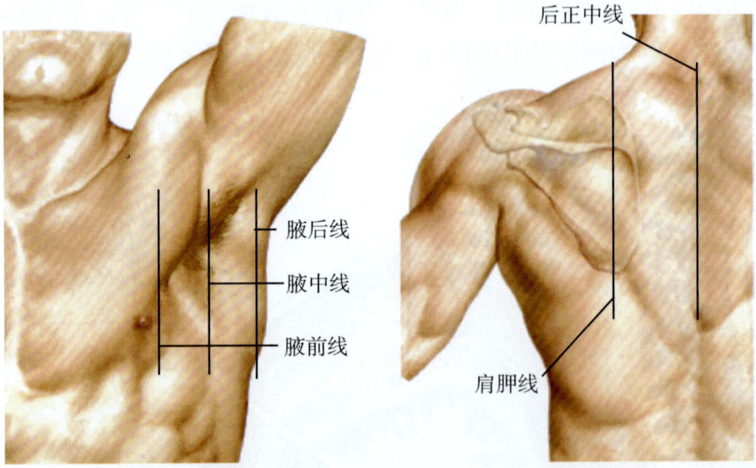

图 1–0–3　胸部标志线

（一）胸部标志线

1. 前正中线　沿胸壁前面正中所作的垂线。
2. 胸骨线　沿胸骨外侧缘所作的垂线。
3. 锁骨中线　经锁骨中点所作的垂线。在男性，相当于经乳头所作的垂线。
4. 胸骨旁线　沿胸骨线与锁骨中线之间的中点所作的垂线。

5. 腋前线　经腋前襞所作的垂线。

6. 腋后线　经腋后襞所作的垂线。

7. 腋中线　经腋前、后线的中点所作的垂线。

8. 肩胛线　经肩胛骨下角所作的垂线。

9. 后正中线　沿身体后面正中所作的垂线。

（二）腹部分区

1. 九分法　在腹部的前面通常采用两条横线和两条垂线将腹部分成9个区。上横线是两肋弓最低点（相当于第10肋的下缘）之间的连线，下横线是两髂结节之间的连线；两垂线分别是通过两侧腹股沟韧带中点所作的垂线。

上述两横线与两垂线将腹部分为9个区，分别是左季肋区、腹上区、右季肋区、左腹外侧区（左腰区）、脐区、右腹外侧区（右腰区）、左腹股沟区（左髂区）、腹下区（耻区）、右腹股沟区（右髂区）。

2. 四分法　通过脐作一水平线和一垂线，将腹部分为左上腹部、右上腹部、左下腹部和右下腹部4个区。

（王　卿　周　速）

系统解剖学
第四章数字资源

思政之光

第四章

消化系统

学习目标

学习本章内容的学生能够：

思政：

养成健康饮食、爱粮节粮的生活习惯，落实“光盘行动”。

识记：

1. 复述消化系统的组成；口腔的分部；牙的形态、构造及牙式；口腔腺的位置和腺管的开口部位。
2. 复述咽的形态、位置和分部；食管的形态、分部和狭窄部位；胃的形态、位置和分部。
3. 复述十二指肠的形态、位置和分部；盲肠和结肠的形态特点；阑尾根部的体表投影；直肠的形态特点；肛管的形态特点。
4. 复述肝的形态和位置；胆囊的形态、位置及胆囊底的体表投影；输胆管道的组成。
5. 复述胰的形态和位置。

理解：

1. 分析一侧颏舌肌瘫痪时，伸舌时舌尖偏向瘫痪侧的原因。
2. 归纳与咽相交通的结构。
3. 解释食管三处狭窄、直肠横襞、齿状线的位置及其临床意义。
4. 对比空、回肠的形态学特点。
5. 归纳胆汁的储存和排泄途径。

运用：

1. 运用牙式记录牙的位置。
2. 应用所学知识，分析胆道阻塞易引起黄疸和胰腺炎的解剖学基础。
3. 利用所学知识，解释牙髓炎、十二指肠溃疡、痔疮、胆结石等消化系统常见疾病的病因，并结合所学开展健康知识宣教。

消化系统（alimentary system）由消化管和消化腺两大部分组成（图 1-4-1）。消化管包括口腔、咽、食管、胃、小肠（十二指肠、空肠、回肠）、大肠（盲肠、阑尾、结肠、直肠、肛管）。临床上常把从口腔到十二指肠的一段消化管称为上消化道，空肠及以下的部分称为下消化道。

消化腺按体积的大小和位置不同，分为大消化腺和小消化腺。大消化腺位于消化管壁外，所分泌的消化液经导管流入消化管腔内，如大唾液腺、肝和胰。小消化腺为位于消化管壁内的小腺体，如唇腺、胃腺、肠腺等。

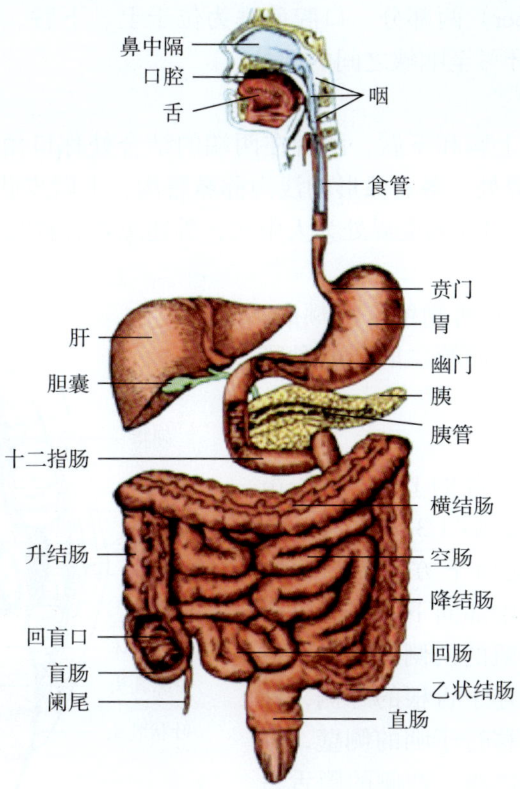

图 1-4-1 消化系统模式图

第一节 消化管

案例导入

男性，62 岁，上腹部隐痛不适 2 个月。2 个月前开始出现上腹部隐痛不适，进食后明显，伴饱胀感，食欲逐渐下降，无明显恶心、呕吐及呕血。近半月自觉乏力，体重较 2 个月前下降 3 kg。近日大便色黑。来院就诊，查 2 次大便潜血（+），查血 Hb 96 g/L，为进一步诊治收入院。查体：结膜、甲床苍白，腹部未及包块，剑突下区域深压痛。辅助检查：上消化道造影显示胃窦小弯侧似见约 2 cm 大小龛影，位于胃轮廓内，周围黏膜僵硬粗糙，腹部 B 超检查未见肝异常。初步诊断：胃癌。

思考题：

1. 简述胃的位置、形态和分部。何谓胃窦？胃触诊的位置在何处？
2. 患者大便潜血（+），分析血液成分排出体外经过的路径。
3. 患者拟进行胃镜检查，分析自口腔插胃镜至胃经过的路径及狭窄部位。

一、口腔

口腔（oral cavity）是消化管的起始部，其前壁为上、下唇；侧壁为颊；上壁为腭；下壁为口腔底。口腔向前借口裂与外界相通，向后借咽峡与咽相通（图

固有口腔（oral cavity proper）两部分。口腔前庭为位于上、下唇、颊和上、下牙弓之间的狭窄空隙；固有口腔为位于牙弓至咽峡之间的部分。

（一）口唇

口唇（oral lips）分为上唇和下唇，两者在两端的结合处称口角，上、下唇之间的裂隙称口裂，上唇的两侧与颊交界处，各有弧形的浅沟称鼻唇沟，上唇皮肤正中线上有一纵沟称人中（philtrum），其、上 1/3 与中 1/3 的交界处为人中穴，昏迷患者急救时常在此处进行指压或针刺。

（二）颊

颊（cheek）构成口腔的两侧壁，由颊肌、黏膜和皮肤构成。在平对上颌第二磨牙的黏膜处有腮腺管的开口。

（三）腭

腭（palate）构成固有口腔的上壁，分隔鼻腔与口腔，前 2/3 为硬腭，后 1/3 为软腭，软腭前部水平，后部逐渐向后下方倾斜，称腭帆。腭帆的后缘游离，其中部向下的突起称腭垂（uvula）或悬雍垂。腭帆的两侧有两对弓形的黏膜皱襞，前方的皱襞连于舌根的外侧，称腭舌弓；后方的皱襞向下移行于咽的侧壁，称腭咽弓。由腭垂、腭帆游离缘、两侧的腭舌弓及舌根共同围成咽峡（isthmus of fauces），是口腔与咽的分界（图 1-4-2）。

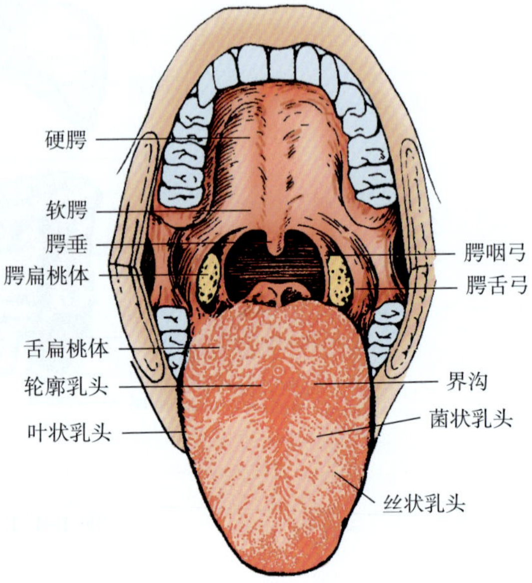

图 1–4–2　口腔与咽峡

（四）舌

舌（tongue）位于口腔底，由骨骼肌和黏膜构成。具有协助咀嚼、感受味觉和辅助发音等功能。

1. 舌的形态　舌可分为上、下两面，上面又称舌背。以舌背上的“V”形界沟为界，舌分为舌体和舌根两部分（图 1-4-2）。舌体占前 2/3，其前端为舌尖，舌根占后 1/3。

2. 舌黏膜　舌黏膜被覆于舌的表面。舌背的黏膜表面有许多小突起，称舌乳头，依其形态及功能的不同，分为 4 种（图 1-4-2）：①丝状乳头，数量最多，呈白色；②菌状乳头，散在于丝状乳头之间，数目较少，呈红色小点状；③叶状乳头，位于舌侧缘的后部，呈叶片状，在人类不发达；④轮廓乳头，排列于界沟的前方，有 7~11 个，体积最大。轮廓乳头、叶状乳头、菌状乳头含有味觉感受器，称味蕾，有感受味觉刺激的功能。在舌根部的黏膜内有淋巴组织聚集成的大小不等的突起，称舌扁桃体。

舌下面的黏膜光滑，中线上有一条纵行的黏膜皱襞连于口腔底，称舌系带。舌系带根部两侧的圆形隆起，称舌下阜，下颌下腺管和舌下腺大管开口于此。自舌下阜向后外侧延续的黏膜皱襞，称舌下襞，其深面有舌下腺，舌下腺小管直接开口于舌下襞（图 1-4-3）。

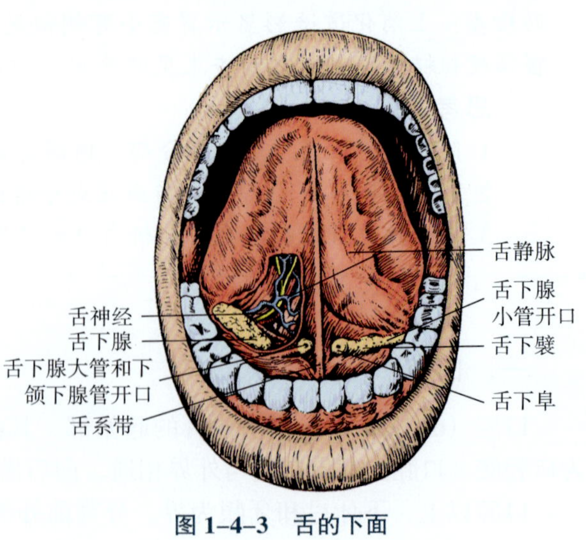

图 1–4–3　舌的下面

3. 舌肌　为骨骼肌，分为舌内肌和舌外肌（图 1-4-4）。舌内肌的起、止点均在舌内，收缩时，可使舌缩短、变窄或变薄。舌外肌起于舌周围各骨，止于舌内，有 4 对，其中以颏舌肌在临床上最为重要。颏舌肌（genioglossus）起于下颌骨的颏棘，肌纤维呈扇形向后上方分散，止于舌体中线两侧。颏舌肌左、右各一，两侧同时收缩时，舌前伸；一侧收缩时，舌尖偏向对侧。如一侧颏舌肌瘫痪时，伸舌时舌尖偏向瘫痪侧。

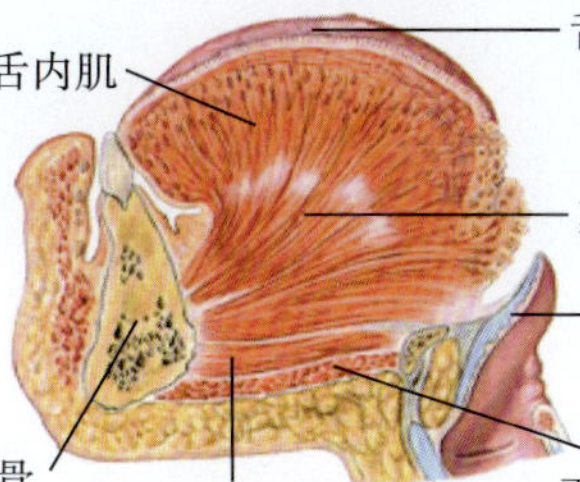

图 1–4–4　舌肌

（五）牙

牙（teeth）是人体最坚硬的器官，嵌于上、下颌骨的牙槽内，分别排列成上、下牙弓。牙有咀嚼食物和辅助发音的功能。

1. 牙的形态与构造　牙分为牙冠、牙颈、牙根三部分（图 1-4-5）。暴露于口腔内的称牙冠（crown of teeth）；嵌于牙槽内的称牙根（root of teeth）；介于牙冠与牙根之间被牙龈包绕的部分，称为牙颈（dental neck）。

牙的内腔称牙腔（dental cavity），在牙冠内的部分称牙冠腔（pulp chamber），在牙根内的部分称牙根管（root canal of tooth）。牙根管开口于牙根尖端的根尖孔，牙的血管和神经通过根尖孔和牙根管进入牙冠腔。

2. 牙组织和牙周组织

（1）牙组织：牙由牙质（dentine）、釉质（enamel）、牙骨质（cement）和牙髓（dental pulp）构成。牙质构成牙的主体，呈淡黄色；在牙冠部的牙质外面覆有釉质，为人体内最坚硬的组织；在牙根及牙颈的牙质外面包有牙骨质，其结构与骨组织类似。牙髓位于牙腔内，由血管、神经和结缔组织构成。

（2）牙周组织：牙龈、牙周膜、牙槽骨共同构成牙周组织，对牙有保护、支持和固定作用。

知识链接

牙髓炎

牙髓内含有丰富的感觉神经末梢。由于牙髓周围是坚硬的牙质，当牙髓发炎时，牙腔内压力增高而压迫其神经，可产生剧烈的疼痛。

3. 牙的分类与排列　人的一生中有两套牙发生，即乳牙和恒牙（图 1-4-6，7）。乳牙 20 个，分为乳切牙、乳尖牙和乳磨牙。恒牙共计 32 个，分为切牙、尖牙、前磨牙和磨牙。

临床上为了记录牙的位置，以被检查的方位为准，用“+”记号记录牙的排列形式，即牙式。用罗马数字 Ⅰ ~ Ⅴ表示乳牙；用阿拉伯数字 1~8 表示恒牙，如“└Ⅳ”表示左上颌第 1 乳磨牙，“5┐”表示右下颌第 2 前磨牙。

知识链接

牙的萌出时间

乳牙从出生后 6 个月左右开始萌出，3 岁左右出齐，6 岁左右乳牙开始脱落，恒牙相继萌出，14 岁左右基本出齐。第 3 磨牙萌出较晚，有的要迟至 28 岁或更晚，故第 3 磨

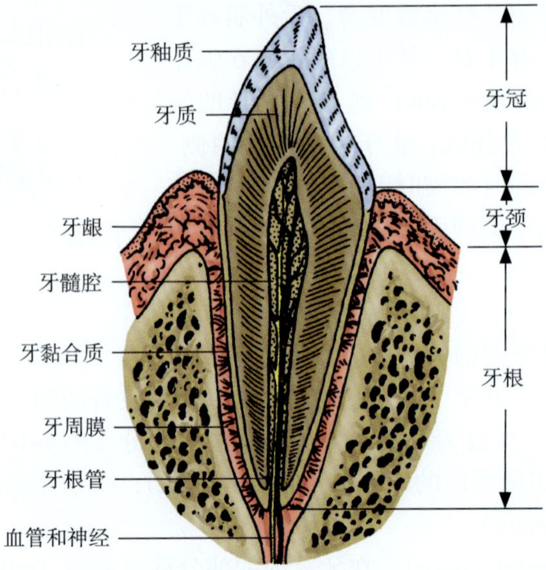

图 1-4-5　牙的构造

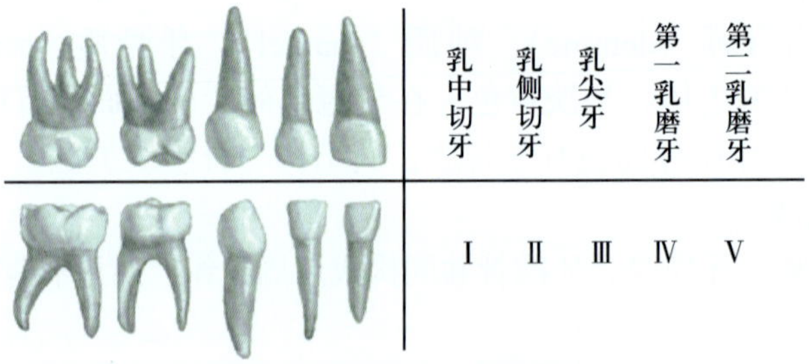

图 1-4-6　乳牙的名称和排列

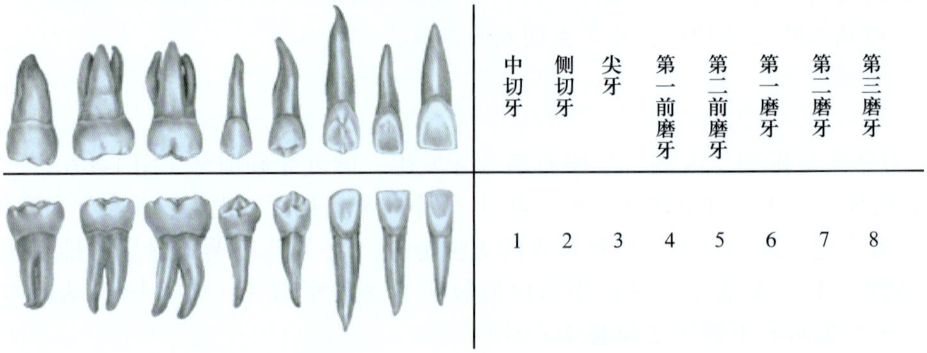

图 1-4-7　恒牙的名称和排列

（六）唾液腺

唾液腺（salivary gland）分泌唾液，有消化食物、湿润口腔、清洁口腔的功能。唾液腺分为大、小两类。小唾液腺位于口腔各部黏膜内，包括唇腺、颊腺等。大唾液腺包括腮腺、下颌下腺和舌下腺 3 对（图 1-4-8）。

1. 腮腺（parotid gland）为最大的一对口腔腺，整体略呈三角楔形，位于耳郭的前下方。

腮腺管（parotid duct）发自腮腺的前缘，在颧弓下方一横指处向前越过咬肌表面，穿颊肌开口于上颌第 2 磨牙牙冠相对的颊黏膜上。

2. 下颌下腺（submandibular gland）呈卵圆形，位于下颌骨下缘与二腹肌前、后腹围成的下颌下三角内，其腺管开口于舌下阜。

3. 舌下腺（sublingual gland）位于口腔底舌下襞的深面。其腺管分大、小两种，一条大导管与下颌下腺管共同开口于舌下阜；多条小导管直接开口于舌下襞表面。

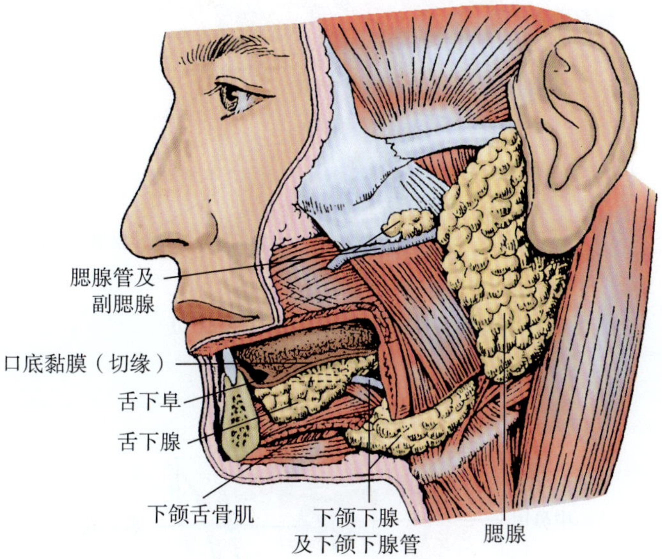

图 1-4-8　大唾液腺

二、咽

（一）咽的位置和形态

咽（pharynx）是一个前后略扁的漏斗形肌性管道（图 1-4-9，10）。位于颈椎前方，上端起自颅底，下端在第 6 颈椎下缘连于食管，其前壁不完整，自上而下分别与鼻腔、口腔和喉腔相通。因此，咽是呼吸道和消化道的共同通道。

（二）咽的分部与交通

咽按其前壁的毗邻分为鼻咽、口咽和喉咽三部分。

1. 鼻咽　位于鼻腔后方软腭平面以上，向前经鼻后孔通鼻腔。在鼻咽的侧壁上，相当于下鼻甲后方 1 cm 处有咽鼓管咽口，经咽鼓管通向中耳的鼓室，正常时处于闭合状态，当吞咽或打哈欠时张开。位于咽鼓管咽口附近黏膜内的淋巴组织，称咽鼓管扁桃体。在咽鼓管咽口的上方和后方有明显的隆起称咽鼓管圆枕，其后方与咽侧壁之间有纵行凹陷，称咽隐窝，是鼻咽癌的好发部位。鼻咽的后上壁黏膜内有淋巴组织积聚，称咽扁桃体，在幼年期较丰富。

2. 口咽　位于软腭与会厌上缘之间，向前经咽峡通口腔。口咽侧壁上，在腭舌弓与腭咽弓之间有一三角形凹窝，称扁桃体窝，窝内容纳腭扁桃体（图 1-4-3，9）。腭扁桃体（palatine tonsil）由淋巴组织构成，参与机体的免疫功能，但腭扁桃体也易受病菌的侵袭而发炎。

腭扁桃体、舌扁桃体、咽扁桃体、咽鼓管扁桃体共同围成咽淋巴环，对消化道和呼吸道具有防御功能。

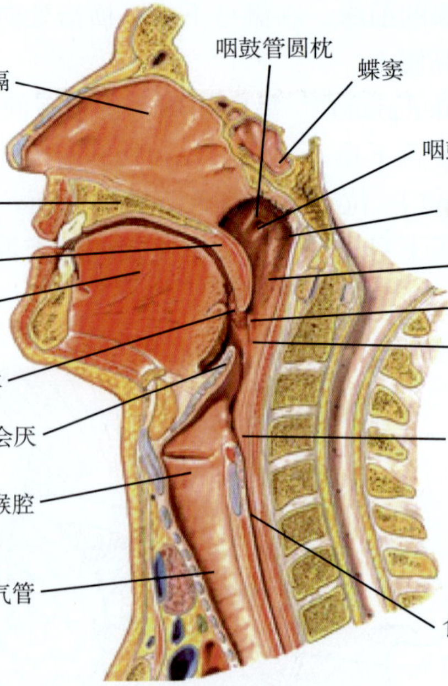

图 1-4-9　头颈部正中矢状切

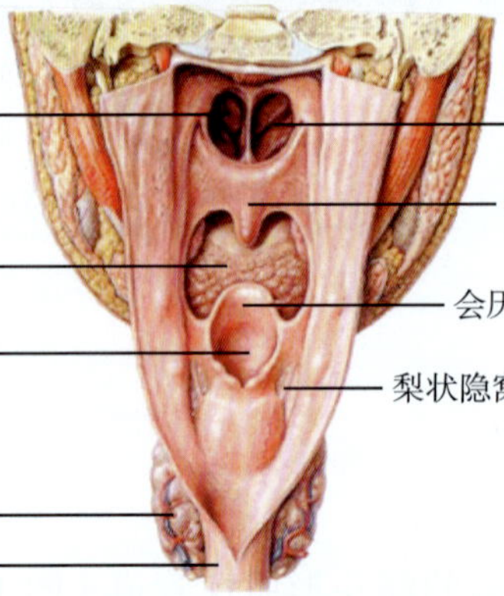

图 1-4-10　咽腔后面观

通喉腔。喉咽是咽腔最狭窄的部分，在喉口两侧各有一个深窝，称梨状隐窝，为异物常停留的部位。

三、食管

（一）食管的位置和形态

食管（esophagus）（图 1-4-11）为前后略扁的肌性管道，长约 25 cm，上端于第 6 颈椎体下缘平面续咽，下行穿过膈的食管裂孔，下端约于第 11 胸椎左侧连于胃。按其行程可分为颈部、胸部和腹部：①颈部较短，约 5 cm，自始端至胸骨颈静脉切迹平面，居气管与颈椎体之间；②胸部较长，为 18~20 cm，自颈静脉切迹平面至膈的食管裂孔；③腹部最短，长仅 1~2 cm，自食管裂孔至胃的贲门。

（二）食管的狭窄

食管全长有 3 处生理性狭窄：①第一处狭窄位于食管起始处，距中切牙约 15 cm；②第二

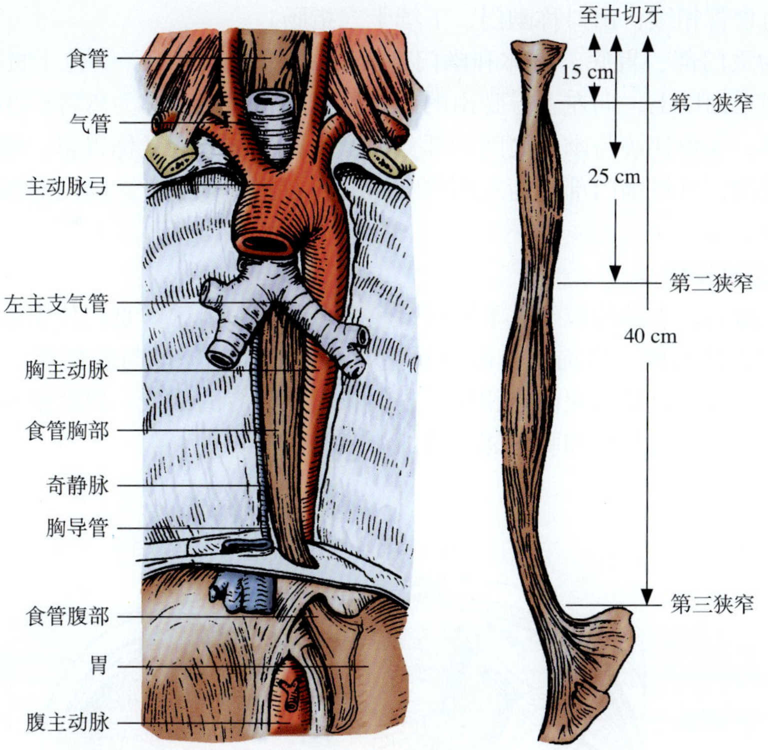

图 1-4-11 食管

处位于食管与左支气管交叉处，距中切牙约 25 cm；③第三处狭窄位于穿膈食管裂孔处，距中切牙约 40 cm。这 3 处狭窄是食管异物容易滞留的部位，也是炎症和肿瘤的好发部位。

高频考点 食管的狭窄

四、胃

胃（stomach）是消化管中最膨大的部分，上连食管，下接十二指肠。胃具有容纳食物、分泌胃液的作用。成人胃的容量约为 1500 ml。

（一）胃的形态和分部

胃（图 1-4-12）是一个肌性囊袋状器官，有两壁、两缘和两口。两壁即前壁和后壁。上缘较短，凹向右上方，称胃小弯，其最低处称角切迹；下缘较长，凸向左下方，称胃大弯。胃的

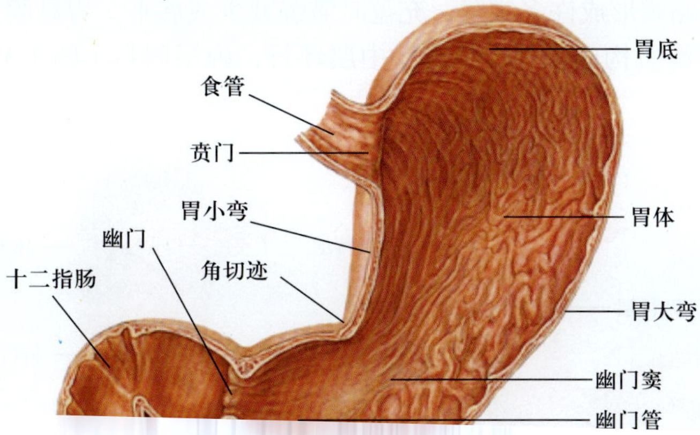

入口称贲门，与食管相续；出口称幽门，下续十二指肠。

胃通常分为贲门部、胃底、胃体和幽门部4部分（图1-4-12）：①位于贲门周围的部分称贲门部；②贲门平面以上，向左上方膨出的部分称胃底，临床上称为胃穹；③胃底与角切迹之间的部分称胃体；④角切迹与幽门之间的部分称幽门部，临床上又称胃窦。幽门部的大弯侧有一不太明显的浅沟，可将幽门部分为左侧的幽门窦和右侧的幽门管。幽门部和胃小弯附近是胃溃疡的好发部位。

（二）胃的位置和毗邻

胃在中等充盈时，大部分位于左季肋区，小部分位于腹上区。贲门位于第11胸椎体左侧，幽门位于第1腰椎体右侧。胃前壁右侧与肝左叶下面相邻，左侧与膈相邻，并为左肋弓所掩盖，位于剑突下方部分直接与腹前壁相贴，是临床上触诊胃的部位。胃后壁与胰、横结肠、左肾和左肾上腺相邻，胃底与膈和脾相邻（图1-4-13）。

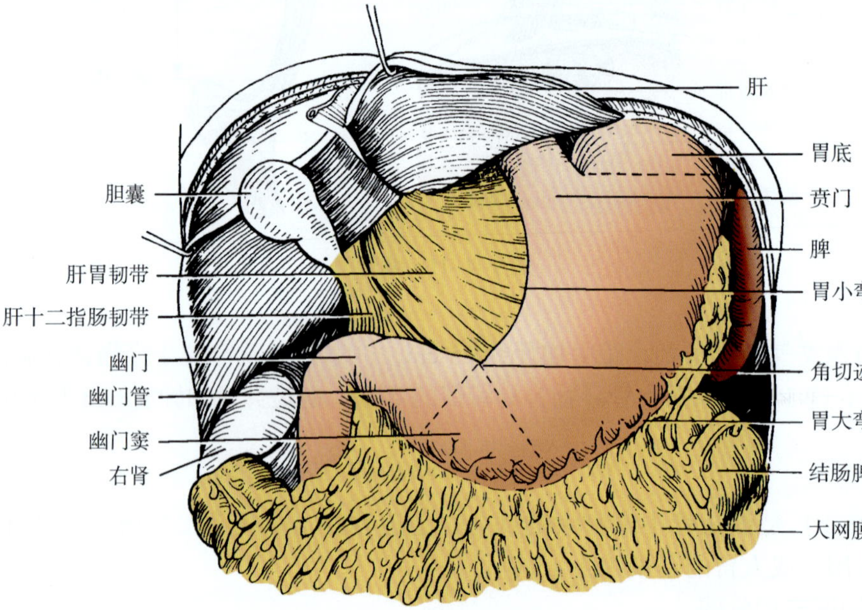

图1-4-13 胃的位置和毗邻

（三）胃壁的构造

当胃空虚时，胃黏膜形成许多皱襞，充盈时皱襞减少或展平。胃黏膜下层由疏松结缔组织构成。肌层由3层平滑肌构成，外层纵行，中层环行，内层斜行（图1-4-14）。在幽门处，环

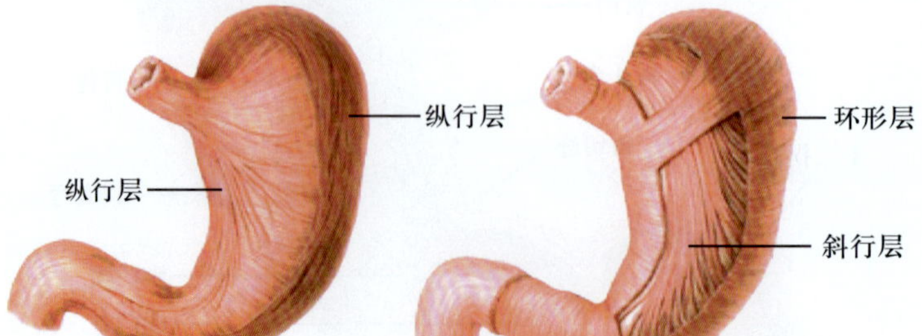

图1-4-14 胃的肌层

形肌增厚形成幽门括约肌，其内面覆以黏膜，突入管腔形成皱襞，称幽门瓣（pyloric valve），有延缓胃内容物排空和阻止十二指肠内容物逆流至胃的作用。胃的外膜为浆膜。

五、小肠

小肠（small intestine）是消化管最长的一段，也是进行消化吸收的重要部分。上起幽门，下续盲肠，成人小肠长 5~7 m，可分为十二指肠、空肠和回肠三部分。

（一）十二指肠

十二指肠（duodenum）介于胃与空肠之间，长约 25 cm，呈“C”字形包绕胰头，可分为上部、降部、水平部和升部四部分（图 1-4-15）。

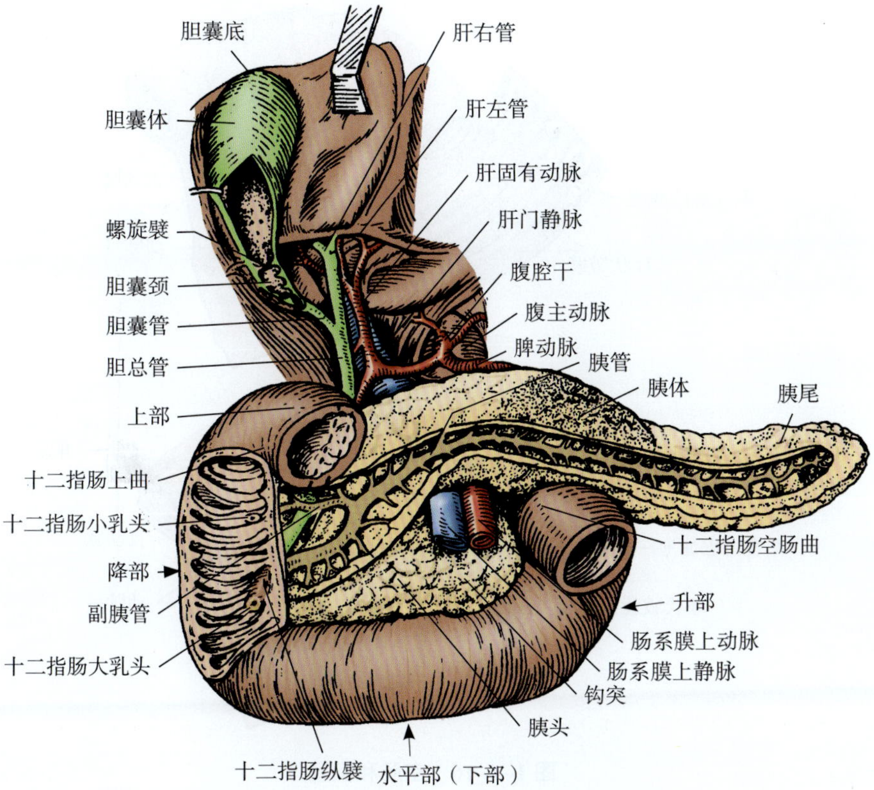

图 1-4-15 胆道、十二指肠和胰（前面观）

1. 上部 起自胃的幽门，行向右后方，至胆囊颈附近转折向下移行为降部，转折处称十二指肠上曲。上部近幽门处的一段肠管，壁薄内面光滑，无环状襞，称十二指肠球，是十二指肠溃疡的好发部位。

高频考点 十二指肠

2. 降部 沿第 1~3 腰椎右侧下行，至第 3 腰椎体高度转折向左移行为水平部，转折处称十二指肠下曲。降部内面黏膜环状皱襞发达，在其后内侧壁上有一纵行皱襞，其下端有一突起，称十二指肠大乳头，是胆总管和胰管的共同开口，距中切牙约 75 cm。有时在大乳头上方 1~2 cm 处可见十二指肠小乳头，是副胰管的开口。

3. 水平部 又称下部，于第 3 腰椎平面横过下腔静脉和腹主动脉前面向左，移行于升部。

4. 升部 最短，自下部斜向左上方，至第 2 腰椎体左侧急转向前下，形成十二指肠空肠曲，续空肠。

中识别空肠起始部的重要标志。

（二）空肠和回肠

空肠（jejunum）和回肠（ileum）上端起自十二指肠空肠曲，下端续于盲肠，全长5~7 m，盘曲在腹腔的中部和下部，借小肠系膜连于腹后壁。

空肠和回肠之间没有明显的界线，一般空肠占空、回肠全长近侧2/5，位于腹腔的左上部，管径较大，管壁厚，血供丰富，颜色红润，有散在的孤立淋巴滤泡（图1-4-16）；回肠占空、回肠全长远侧3/5，位于腹腔的右下部，管径较小，管壁较薄，血供较少，颜色较淡，除有孤立淋巴滤泡外还有集合淋巴滤泡（图1-4-16）。集合淋巴滤泡尤其在回肠下部多见，患肠伤寒时，病菌多侵犯集合淋巴滤泡，易形成溃疡，甚至引起肠穿孔。

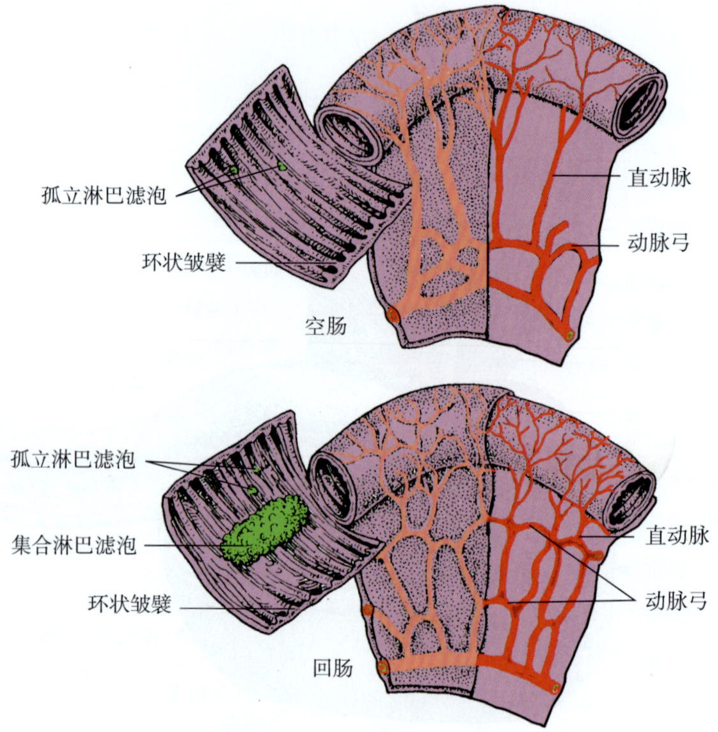

图1-4-16　空肠和回肠

六、大肠

大肠（large intestine）是消化管的末段，全长约1.5 m，起自回肠末端，止于肛门，可分为盲肠、阑尾、结肠、直肠和肛管5部分。大肠主要功能是吸收水分，并将食物残渣形成粪便排出体外。

盲肠和结肠具有3种特征性的结构（图1-4-17）：①结肠带，由肠壁的纵形肌增厚而成，有3条，与肠的纵轴平行，3条结肠带在盲肠底部汇集于阑尾根部。②结肠袋，是由于结肠带较肠管短，致使肠壁沿横径向外膨出形成囊袋状结构；③肠脂垂，是在结肠带附近由浆膜下脂肪聚集形成的突起。这些特征可作为区别大肠和小肠的标志。

（一）盲肠和阑尾

1. 盲肠（cecum）是大肠的起始部，位于右髂窝内，呈盲囊状，长6~8 cm，在盲肠与回肠相接处，回肠末端突入盲肠，形成上、下两个唇状皱襞，称回盲瓣（ileocecal valve），有阻止大肠内容物逆流入回肠的作用（图1-4-18）。在回盲瓣下方有阑尾的开口。临床上常把回

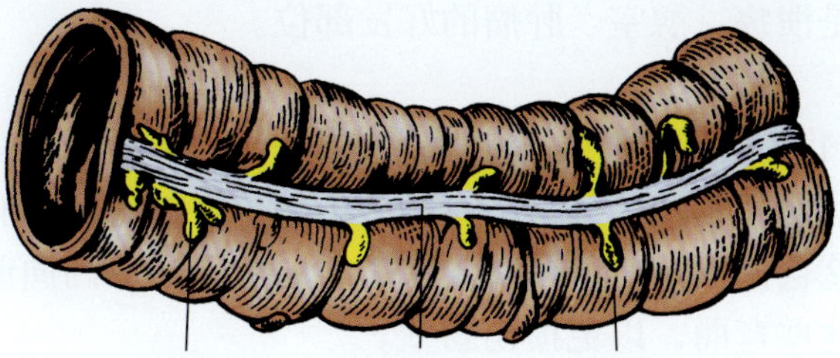

图 1-4-17　盲肠和结肠特征性的结构

肠末端、盲肠及阑尾统称为回盲部。

2. 阑尾（vermiform appendix） 连于盲肠后内侧壁（图 1-4-18），形如蚯蚓，长约 8 cm。阑尾末端的位置多不恒定，但阑尾根部位置比较固定，其体表投影位于脐与右髂前上棘连线的中、外 1/3 交点处，称麦氏点（McBurney point），急性阑尾炎时该处常有压痛。

高频考点
麦氏点

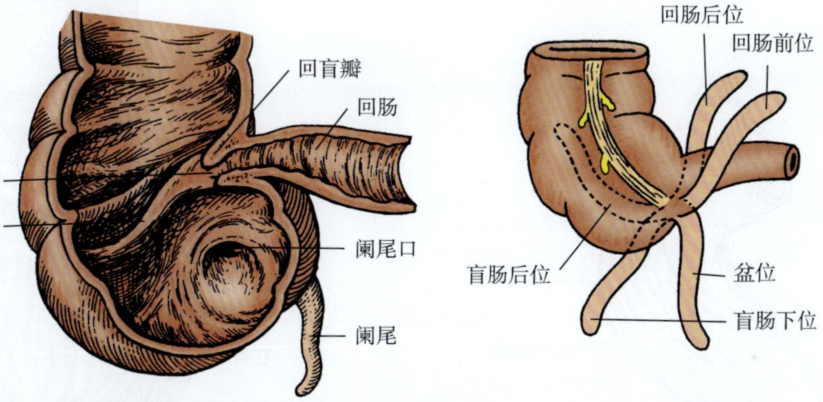

图 1-4-18　盲肠和阑尾

（二）结肠

结肠（colon）始于盲肠，终于直肠，围绕在空肠和回肠周围，分为升结肠、横结肠、降结肠和乙状结肠 4 部（图 1-4-19）。

1. 升结肠　在右髂窝内始于盲肠，沿腹后壁右侧上升至肝右叶下方，弯向左侧移行为横结肠。弯曲部称结肠右曲或称结肠肝曲。

2. 横结肠　自结肠右曲向左横行，在脾的下方转折向下移行为降结肠。弯曲部称结肠左曲或称结肠脾曲。横结肠借横结肠系膜固定于腹后壁。

3. 降结肠　自结肠左曲沿腹后壁左侧下降至左髂嵴处续于乙状结肠。

4. 乙状结肠　呈“乙”字形弯曲进入骨盆，至第 3 骶椎水平续接直肠。乙状结肠被乙状结肠系膜固定于左髂窝和

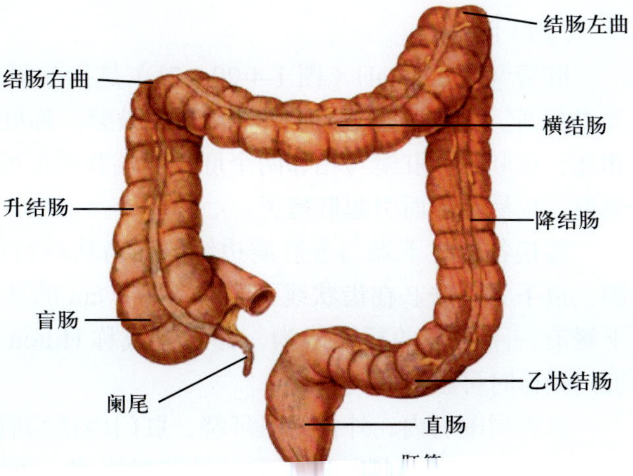

小骨盆后壁。乙状结肠是溃疡、憩室、肿瘤的好发部位。

（三）直肠

直肠（rectum）（图 1-4-20，21）位于小骨盆腔内，长 10~14 cm，上端于第 3 骶椎水平接续乙状结肠，向下穿过盆膈，延续为肛管。直肠并不直，在矢状面上有两个弯曲：①骶曲，位于骶骨前方，凸向后。②会阴曲，位于尾骨尖前方转向后下方，凸向前。当进行直肠镜或乙状结肠镜检查时，应注意这些弯曲，以免损伤肠壁。

直肠下段的肠腔明显扩大，称直肠壶腹。此处黏膜和平滑肌形成 2~3 条半月形皱襞，称直肠横襞。直肠横襞有 3 个，上、下两个多位于直肠左壁；中间一条大而明显，位置恒定，位于直肠右前壁，距肛门 7 cm，是直肠镜检时的定位标志。

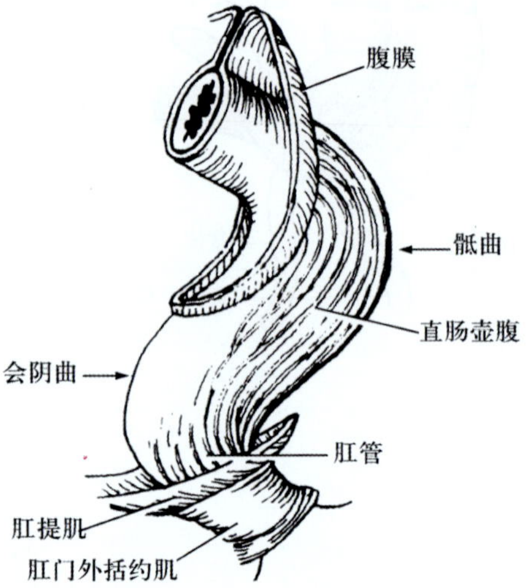

图 1-4-20 直肠和肛管

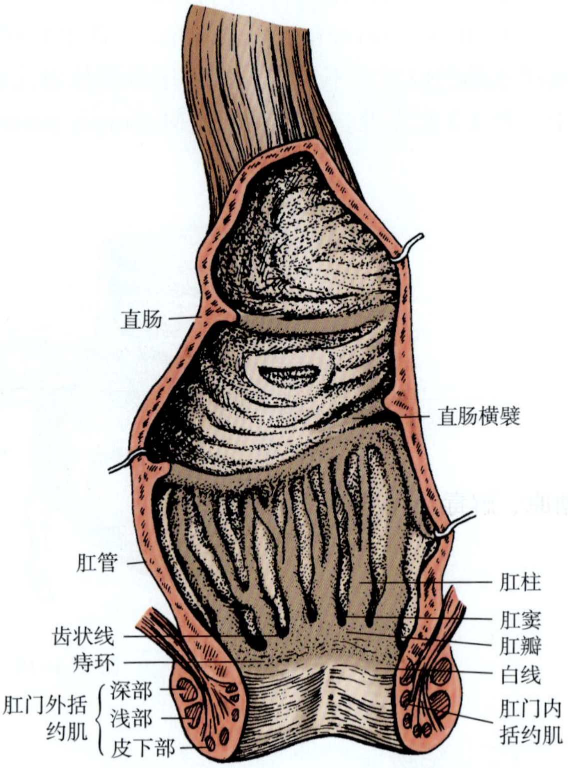

图 1-4-21 直肠和肛管腔面的形态

（四）肛管

高频考点 齿状线

肛管（anal canal）（图 1-4-20，21）是指盆膈以下的消化管，长约 4.5 cm，下端经肛门与外界相通。其上段有 6~10 条纵行黏膜皱襞，称肛柱，相邻肛柱下端之间有半月形的黏膜皱襞相连，称肛瓣，肛瓣与相邻两个肛柱下端共同形成开口向上的袋状陷窝，称肛窦，此处易积存粪屑，也易感染而引起肛窦炎。

连接各肛柱下端与各肛瓣边缘的锯齿状环行线，称齿状线（dentate line）。此线以上为黏膜，以下为皮肤。在齿状线下方有宽约 1 cm 的环形区，光滑略有光泽，称痔环或肛梳。痔环下缘有一不明显的环形浅沟，称白线或称 Hilton 线，它相当于肛门内、外括约肌的分界处，肛门指诊时可触及此沟。

肛管周围有内、外括约肌环绕，肛门内括约肌为肛管处环形平滑肌增厚而成。肛门外括约肌由围绕在肛门内括约肌周围的骨骼肌构成，可随意括约肛门，控制排便，手术时应防止损伤，以免造成大便失禁。

第二节 消化腺

案例导入

女性，53 岁，无痛性、进行性皮肤黄染伴皮肤瘙痒半月，发病以来体重下降 3 kg。半月前，患者自觉全身皮肤瘙痒，数日后，偶然发现皮肤发黄，伴尿色深，但无明显纳差、腹痛及发热等表现，右上腹触及鸡蛋大小肿物，压之不适。因既往有胆石症病史，故自行服用消炎利胆片及头孢拉啶胶囊，黄疸未见消退，并有加重趋势，遂来院就诊。入院后经系列检查，诊断为胰头癌，梗阻性黄疸。

思考题：

1. 简述肝外胆道的组成及胰的位置和形态。
2. 结合所学知识解释胆汁的排泄途径。
3. 依据解剖学基础，解释胰头癌导致发生梗阻性黄疸的原因。

人体的大消化腺除前述 3 对大唾液腺外，还有肝和胰。

一、肝

肝（liver）是人体最大的消化腺，红褐色，质软而脆，受暴力打击易发生破裂出血。成人肝的重量约 1500 g，约占体重的 1/50。肝不仅分泌胆汁、消化食物，而且参与物质代谢、储存糖原、解毒及吞噬防御等重要功能。

（一）肝的形态

肝呈楔形，右端圆钝而厚，左端扁而薄。可分为上、下两面和前、后两缘（图 1-4-22）。

肝的上面膨隆，与膈相贴称膈面。膈面借镰状韧带，将肝分为大而厚的右叶和小而薄的左叶。肝的下面与腹腔许多重要脏器相邻，又称脏面，脏面上有一近似“H”形的沟，即左侧纵沟、右侧纵沟和横沟。左侧纵沟前部称肝圆韧带裂，有肝圆韧带通过；后部称静脉韧带裂，容纳静脉韧带。右侧纵沟前部为胆囊窝，容纳胆囊；后部为腔静脉沟，有下腔静脉通过。横沟称肝门（porta hepatis），为肝固有动脉、肝门静脉、肝管、神经和淋巴管等出入之处。这些结构由结缔组织包绕共同构成肝蒂。

肝的脏面借“H”形沟分为 4 叶：左侧纵沟的左侧为左叶；右侧纵沟的右侧为右叶；横沟的前方为方叶，后方为尾状叶。脏面的肝左叶一般与膈面的肝左叶一致；脏面的肝右叶、方叶与尾状叶一起，相当于膈面的肝右叶。

肝的前缘，亦称下缘，是肝的脏面与膈面间的分界，薄而较锐利。肝的后缘钝圆，朝向脊柱。

（二）肝的位置

肝大部分位于右季肋区和腹上区，小部分位于左季肋区。仅在腹上区的左、右肋弓之间，有一小部分露出于剑突下方，直接与腹前壁相接触，其余大部分被肋弓所遮盖。当右季肋区或腹上区遭受暴力打击或肋骨骨折时，可导致肝破裂。

肝的上界与膈穹窿一致，常用以下 3 点的连线表示：右锁骨中线与第 5 肋的交点；前正中线与剑胸结合的交点；左锁骨中线与第 5 肋间隙的交点。肝的下界即肝下缘，右侧与右肋弓大体一致；中部超出剑突下方约 3 cm；左侧被肋弓掩盖。

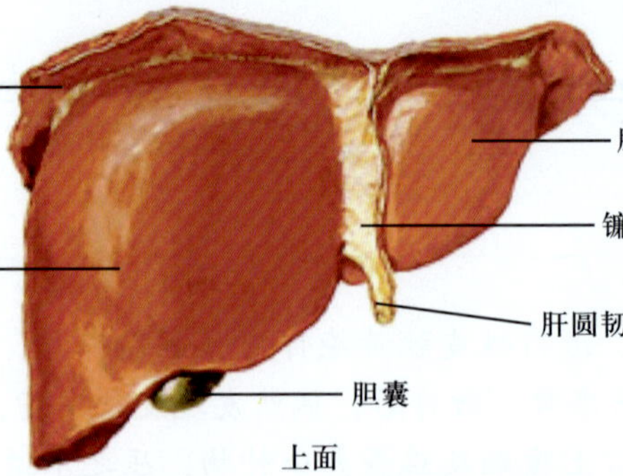

上面

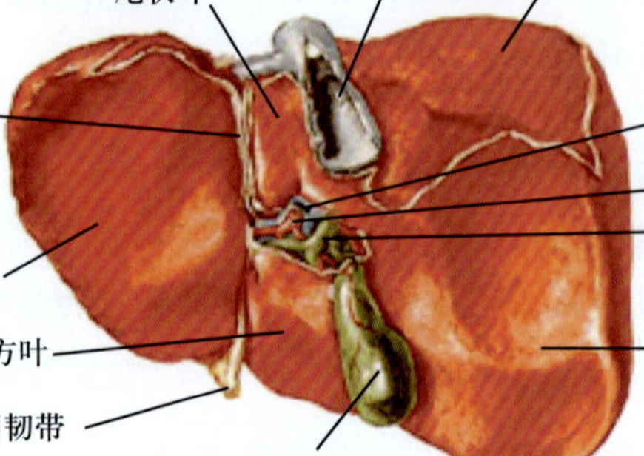

下面

图 1–4–22 肝的外形

知识链接

肝的下界与肝触诊

肝脏触诊主要用于了解肝下缘的位置和肝的质地、边缘、表面及搏动等。正常成年人在右肋弓下缘一般不能触及肝。3 岁以下的幼儿，由于腹腔容积较小，肝的体积相对较大，肝下界可低于右肋弓下缘 2 cm。7 岁以后，在右肋弓下不再能触及肝，若触及，应考虑为病理性肝大。

（三）肝的分叶与分段

肝内有 4 套管道，形成 2 个系统，即 Glisson 系统和肝静脉系统（图 1-4-23，24）。

肝门静脉、肝固有动脉和肝管的各级分支在肝内的走行、分支和配布基本一致，其外周由纤维结缔组织鞘包绕而构成 Glisson 系统。按 Glisson 系统，可将肝分成左、右两个半肝、五叶、六段。肝静脉系统的各级属支，行于肝段之间，而其主干，即肝左、中、右静脉于腔静脉沟的上端分别注入下腔静脉。

知识链接

Glisson 系统和肝静脉系统在肝外科手术中的临床意义

肝的解剖结构按肝的外形分叶，不符合肝内管道结构的配布规律，因此不能适应肝外科手术的需要。按 Glisson 系统，可将肝分成左、右两个半肝、五叶、六段。肝外科依据这种分叶与分段的方式，施行半肝、肝叶或肝段切除术。如仅切除其中的一段，称肝段切除；同时切除2个或2个以上的肝段，称联合肝段切除；只切除一段肝的1/2~2/3，则称次全或亚肝段切除。肝静脉系统的特点是无静脉瓣，壁薄，管径不易收缩，故不仅在肝切面上或肝破裂时出血较多，而且也容易造成空气栓塞；肝静脉系统的另一特点是变异较多，致使肝段的大小亦多有变化。肝静脉的变异是肝非规则性切除的解剖学基础。

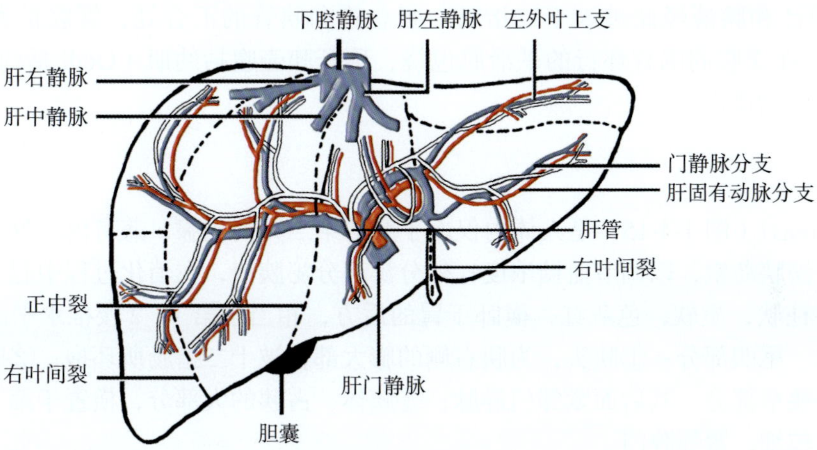

图 1-4-23 肝静脉系统和 Glisson 系统

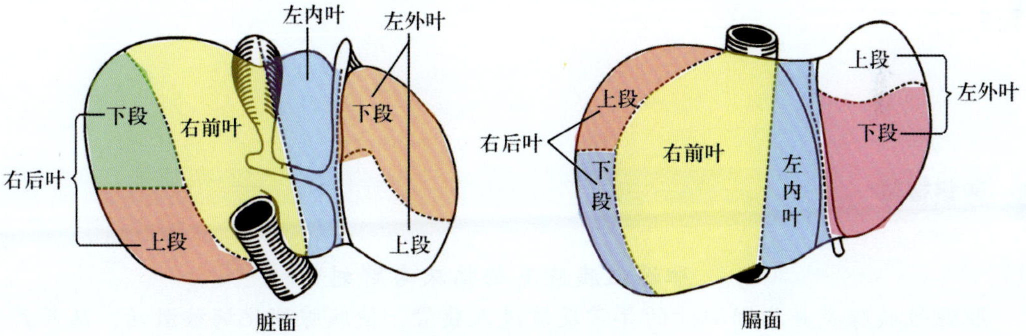

图 1-4-24 肝的分叶与分段

（四）肝外胆道系统

肝外胆道系统包括胆囊及输胆管道（图 1-4-25）。

1. 胆囊（gallbladder）是贮存和浓缩胆汁的囊状器官，其容量为40~60 ml。位于肝右叶脏面的胆囊窝内，呈梨形，可分为胆囊底、胆囊体、胆囊颈和胆囊管四部分。

胆囊底（fundus of gallbladder）是胆囊略呈膨大的盲端，突向前下方，多在肝前缘的胆囊切迹处露出。当胆汁充满时，胆囊底可贴近腹前壁。胆囊底的体表投影在右锁骨中线与右肋弓相交处的稍下方，胆囊炎时，此处常有压痛。胆囊体（body of gallbladder）是胆囊的主体部分，向后逐渐变细为胆囊颈（neck of gallbladder）。胆囊颈以直角弯向左下，移行为

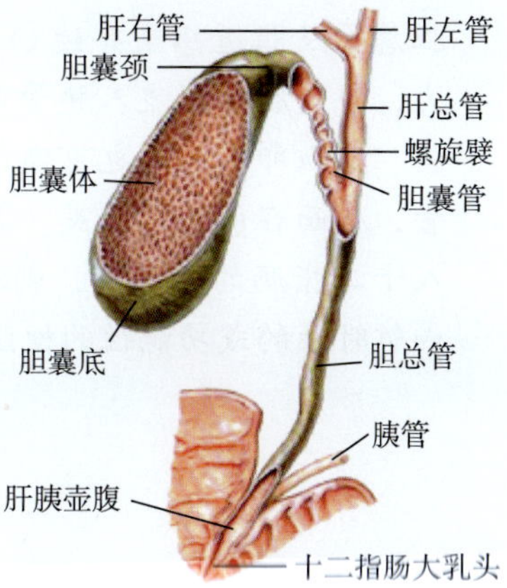

图 1-4-25 胆囊及输胆管道

胆囊管（cystic duct)。胆囊管长 3~4 cm，直径约 0.3 cm。胆囊内面衬有黏膜，在胆囊颈与胆囊管处的黏膜形成螺旋状的皱襞，称螺旋襞（spiral fold)，有调节胆汁进出的作用，同时亦是胆囊结石易嵌钝之处。

胆囊管、肝总管和肝的脏面围成的三角形区域称胆囊三角（Calot 三角），三角内常有胆囊动脉通过，因而该三角是胆囊手术中寻找胆囊动脉的标志。

高频考点
输胆管道

2. 输胆管道 输胆管道是将肝分泌的胆汁输送到十二指肠的管道。肝内的胆小管，逐渐汇合为肝左管和肝右管，两管在肝门附近合成一条肝总管。肝总管与胆囊管汇合成胆总管（common bile duct)，它在肝十二指肠韧带内下降，经十二指肠上部的后方，向右下方斜行，在十二指肠降部和胰头之间与胰管汇合，共同斜穿十二指肠降部的后内侧壁，开口于十二指肠大乳头，胆汁和胰液经此进入十二指肠。胆总管和胰管的汇合处，管腔扩大称肝胰壶腹（Vater 壶腹)。在壶腹周围有环行的平滑肌包绕，称肝胰壶腹括约肌（Oddi 括约肌），该肌可控制胆汁、胰液的排出。

二、胰

胰（pancreas)（图 1-4-15）是人体内仅次于肝的第二大消化腺，兼有内、外两分泌部。内分泌部主要分泌胰岛素，以调节血糖浓度；外分泌部分泌胰液，在消化过程中起重要作用。

胰呈长棱柱状，质软，色灰红，横卧于胃的后方，相当于第 1、2 腰椎水平。形态上可分为头、颈、体、尾四部分：①胰头，为胰右侧的膨大部，被十二指肠所环抱；②胰颈，为胰头与胰体之间的狭窄部分，其后面紧邻门静脉；③胰体，占胰的大部分，横置于第 1 腰椎体的前方；④胰尾，较细，紧邻脾门。

在胰的实质内有贯穿胰全长的排泄管，称胰管，它向右与胆总管汇合后，共同开口于十二指肠大乳头，胰液经此进入十二指肠。有时可见胰头上部有一条较小的副胰管，开口于十二指肠小乳头。

知识链接

胆源性胰腺炎的临床与解剖

胆源性胰腺炎是指因胆汁的异常反流进入胰管，使胰腺消化酶被激活，从而产生胰腺自身消化而出现的急性炎性反应。其发病率在胰腺炎中所占的比例超过 50%，多见于 50~60 岁、体形偏胖的女性患者。病因：①壶腹部嵌顿，包括胆石嵌顿、蛔虫梗阻、胆总管及胆道感染导致 Oddi 括约肌痉挛，使胆汁排出障碍，胆道内压力超过胰管内压力，导致胆汁逆流入胰管内引发胰腺炎。②胆道炎症及其毒素，游离胆酸、非结合胆红素、溶血卵磷脂等也可通过与胰腺的共同淋巴系统扩散到胰腺，或者胆管炎症扩散到胰管，从而在引起胰腺炎。③胆石通过学说，有学者认为尖锐的整块胆石从胆道艰难地进入十二指肠的过程中，刺激 Oddi 括约肌，使其充血、水肿、痉挛，甚至逆向收缩，形成暂时性的或功能性的梗阻，引起胆汁反流，从而引起胰腺炎。

（王 卿 周 速）

自测题

一、A 型选择题

1. 不属于腹部九分法分区的是
   A. 季肋区
   B. 脐区
   C. 腹上区
   D. 髂区
   E. 左上腹
2. 不属于大肠的是
   A. 盲肠
   B. 十二指肠
   C. 阑尾
   D. 结肠
   E. 直肠
3. 咽隐窝位于
   A. 鼻咽
   B. 口咽
   C. 喉咽
   D. 食管
   E. 胃
4. 梨状隐窝位于
   A. 鼻咽
   B. 口咽
   C. 喉咽
   D. 食管
   E. 胃
5. 食管的第二处狭窄位于
   A. 与左主支气管相交处
   B. 与咽移行处
   C. 小骨盆入口处
   D. 膜部
   E. 穿经膈处
6. 贲门位于
   A. 第 11 胸椎左侧
   B. 第 1 腰椎右侧
   C. 第 11 胸椎右侧
   D. 第 1 腰椎左侧
   E. 第 2 腰椎左侧
7. 胃溃疡的好发部位是
   A. 幽门部
   B. 贲门部
   C. 角切迹
   D. 胃大弯
   E. 胃底
8. 没有结肠带的肠管是
   A. 盲肠
   B. 乙状结肠
   C. 横结肠
   D. 直肠
   E. 降结肠
9. 盲肠位于
   A. 右髂窝
   B. 左髂窝
   C. 左季肋区
   D. 右季肋区
   E. 腹上区
10. 最大的直肠横襞距离肛门的距离是
   A. 4cm
   B. 5cm
   C. 6cm
   D. 7cm
   E. 8cm
11. 出入肝门的结构不包括
   A. 肝左管
   B. 肝右管
   C. 肝门静脉
   D. 下腔静脉
   E. 肝固有动脉
12. 肝胰壶腹开口于
   A. 十二指肠大乳头
   B. 十二指肠小乳头
   C. 胰头
   D. 胰体
   E. 胰尾

二、名词解释

1. 上消化道
2. 咽峡
3. 麦氏点
4. 肝门

三、问答题

1. 一儿童不小心吞下一枚硬币，后从大便里发现。试述硬币排出体外经过的途径。
2. 试述咽的分部及各部的交通关系。
3. 试述胃的形态和分部。

四、绘图题

1. 绘出“消化系统”示意图，并标注以下结构：口腔、咽、食管、胃、十二指肠、空肠、回肠、盲肠、阑尾、升结肠、降结肠、乙状结肠、直肠、肛管、肝、胆囊、胰腺。
2. 绘出“胃的形态和分部”示意图，并标注下列结构：贲门、幽门、胃底、胃体、幽门部、胃大弯、胃小弯。
3. 绘出“肝外胆道”示意图，并标注下列结构：肝左管、肝右管、肝总管、胆总管、胆囊管、胆囊底、胆囊体、胆囊颈。

第五章

呼吸系统

系统解剖学
第五章数字资源

思政之光

学习目标

学习本章内容的学生能够：

思政：

爱国奉献，具有知难而进的大无畏精神，能勇于站在防疫和对抗疾病的一线。

识记：

1. 复述呼吸系统的组成；上、下呼吸道的概念。
2. 复述鼻旁窦的名称。
3. 复述气管的位置和分部。
4. 复述喉软骨的名称；喉腔的分部和形态特点。
5. 复述肺的形态、位置和分叶。
6. 复述胸膜和胸膜腔的概念；壁胸膜的分部及肋膈隐窝的位置；肺和胸膜的下界体表投影。
7. 复述纵隔的境界与分区。

理解：

1. 归纳鼻旁窦的开口位置。
2. 对比左、右主支气管的形态特点。
3. 对比左、右肺的形态异同。
4. 对比胸膜和肺体表投影的差异。

运用：

1. 应用所学知识，解释胸膜腔穿刺部位的选择及相关解剖学基础。
2. 应用所学知识，分析呼吸系统病变可能出现的临床表现及相关的解剖学基础。
3. 具有对呼吸系统相关疾病的诊疗意识，运用所学知识开展健康科普宣教。

呼吸系统（respiratory system）由呼吸道和肺两部分组成（图 1-5-1）。呼吸道是通气管道，包括鼻、咽、喉、气管、各级支气管。在临床上，把鼻、咽、喉称上呼吸道，把气管和各级支气管称下呼吸道。肺由肺实质（肺内各级支气管和肺泡）和肺间质（血管、淋巴管、神经和结缔组织）组成，表面包有脏胸膜。

呼吸系统的主要功能是进行气体交换，即吸入外界的氧气，呼出体内代谢所产生的二氧化碳，以保证人体正常生命活动的进行。此外，鼻还具有嗅觉，喉还具有发音的功能。

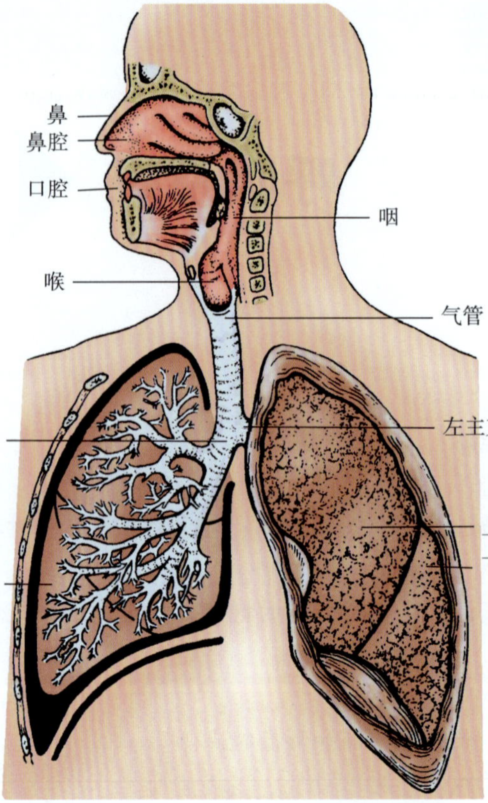

图 1-5-1　呼吸系统示意图

第一节　呼吸道

案例导入

女性，22 岁，鼻塞、脓涕伴头痛半年。查体：鼻腔黏膜充血；双侧下鼻甲充血肿大；双侧中鼻甲苍白水肿；中鼻道、总鼻道有少许脓性分泌物；各鼻窦体表投影区无压痛。CT 检查：双侧上颌窦、蝶窦及筛窦炎。诊断：鼻窦炎。

思考题：

1. 简述鼻腔外侧壁的结构。
2. 简述鼻旁窦的名称和开口部位，并在活体上找到鼻窦投影区。
3. 为什么急性鼻炎可以引起鼻窦炎？
4. 如何预防鼻窦炎的发生？

一、鼻

鼻（nose）由外鼻、鼻腔、鼻旁窦三部分组成，是呼吸道的起始部分，既是呼吸通道，也是嗅觉器官，并能辅助发音。

（一）外鼻

外鼻（external nose）位于面部中央，由骨和软骨作为支架，外覆皮肤和少量皮下组织构成。上端位于两眼之间，较为狭窄，称鼻根（root nasi）；中部隆起称鼻背（dorsum nasi）；下端称鼻尖（apex nasi）。鼻尖两侧的弧形隆起称鼻翼（nasalala），在呼吸困难时，可见鼻翼扇动症状。鼻翼下方的开口称鼻孔（nostri），为鼻腔的起始处。从鼻翼向外下方至口角的浅沟称鼻唇沟（nasolabial sulcus）。当面肌瘫痪时，患侧鼻唇沟变浅或消失。鼻翼及鼻尖的皮肤含有丰富的皮脂腺和汗腺，好发疖肿、痤疮、酒渣鼻等疾病。

（二）鼻腔

鼻腔（nasal cavity）是以骨和软骨为基础，内面覆盖黏膜和皮肤构成的狭长腔隙（图 1-5-2，3）。鼻腔被鼻中隔（nasal septum）分为不完全对称的左、右两腔。鼻中隔位于鼻腔中部（图 1-5-3），由筛骨垂直板、犁骨及鼻中隔软骨覆以黏膜构成，是左、右鼻腔共同的内侧壁。鼻中隔前下部的黏膜内含有丰富的毛细血管网，当外伤或干燥空气刺激时，易引起出血，90% 的鼻出血均发生在此区，称利特尔区（Little area）。每侧鼻腔向前下经鼻孔与外界相通，向后经鼻后孔通向鼻咽。每侧鼻腔以鼻阈（nasal limen）为界分为前方的鼻前庭和后方的固有鼻腔，鼻阈也是皮肤与鼻黏膜的分界。

高频考点　鼻中隔易出血区

1. 鼻前庭（nasal vestibule）　由鼻翼围成，为位于鼻腔前下方的扩大部分，内衬皮肤，生有鼻毛，鼻毛在呼吸活动中有过滤灰尘、净化空气的作用，应避免损伤。鼻前庭处缺少皮下组

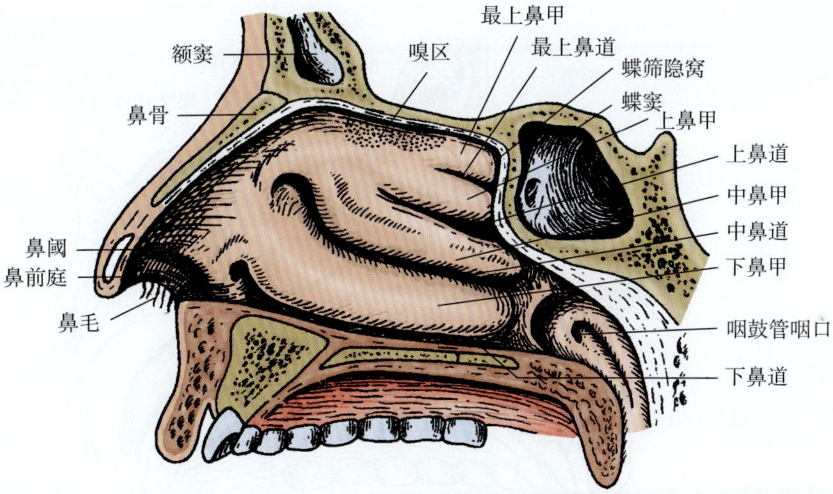

图 1–5–2　鼻腔外侧壁（右侧）

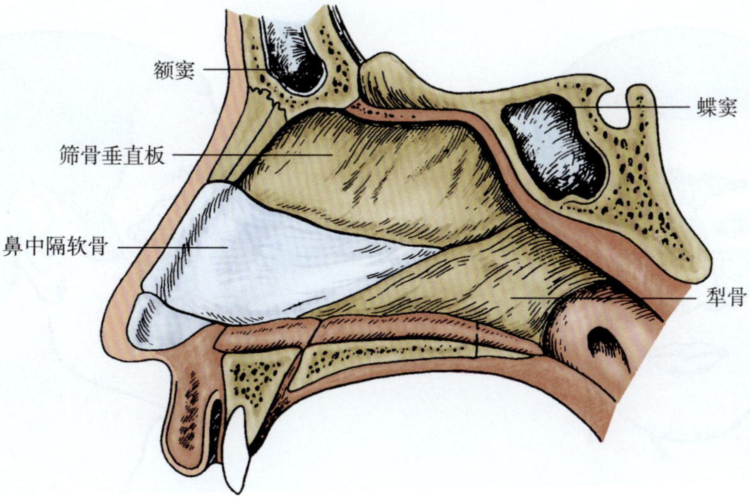

图 1–5–3　鼻中隔

织，发生炎症或疖肿时会引发剧烈疼痛。

2. 固有鼻腔（nasal cavity proper） 是鼻腔的主要部分，由骨性鼻腔被覆黏膜围成，临床上的鼻腔常指该部。鼻腔底壁为腭。顶壁为颅前窝的底，故当颅前窝骨折时，脑脊液和血液可经鼻腔流出。内侧壁为鼻中隔。外侧壁主要由筛骨、上颌骨覆盖黏膜构成，外侧壁由上而下依次有 3 个突起，分别称上鼻甲、中鼻甲和下鼻甲，3 个鼻甲下方各有一裂隙，分别称上、中、下鼻道（图 1-5-2）。在上鼻甲的后上方与蝶骨体之间的凹陷，称蝶筛隐窝。

固有鼻腔的黏膜按其功能分为嗅区和呼吸区。嗅区是位于上鼻甲内侧面及其相对应的鼻中隔上部的黏膜，活体呈苍白色或淡黄色，内含嗅细胞，具有嗅觉功能；呼吸区指嗅区以外的黏膜区，活体呈淡红色，富含血管、腺体和纤毛，对吸入的空气有加温、湿润和净化的作用。

高频考点 鼻旁窦的名称及开口部位

（三）鼻旁窦

鼻旁窦也称副鼻窦（paranasal sinuses），由骨性鼻旁窦内衬以黏膜构成，共有 4 对，即上颌窦、额窦、筛窦和蝶窦，分别位于同名颅骨内，均开口于鼻腔（图 1-5-4，5）。其中上颌窦、额窦、筛窦的前、中群都开口于中鼻道；筛窦的后群开口于上鼻道；蝶窦开口于蝶筛隐窝。鼻旁窦能加温、湿润空气，对发音起共鸣作用。鼻旁窦黏膜与鼻腔黏膜相续，故鼻腔的感染可以蔓延到鼻旁窦，引起鼻窦炎。

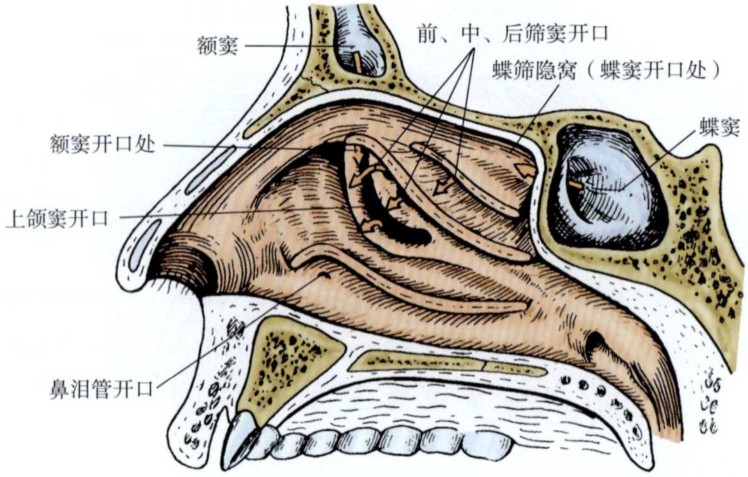

图 1-5-4 鼻旁窦开口

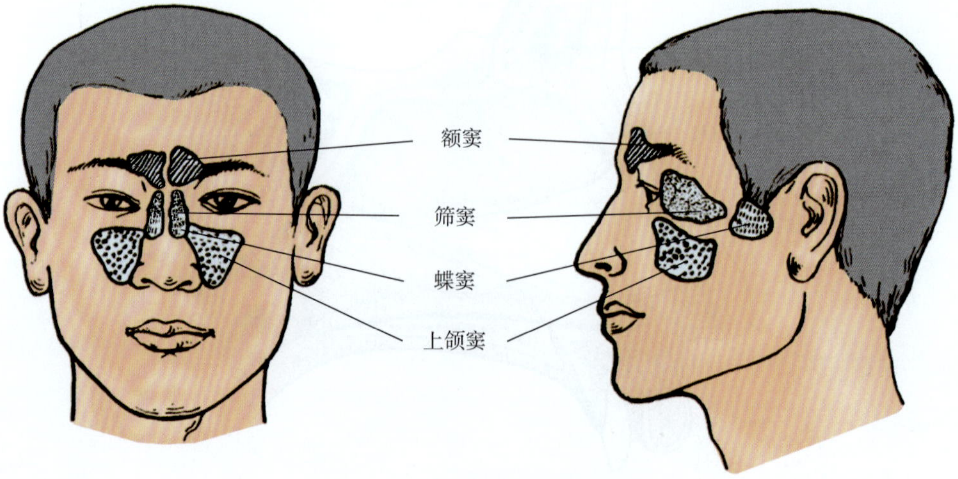

图 1-5-5 鼻旁窦的体表投影

知识链接

上颌窦炎的解剖学基础

上颌窦是鼻旁窦中最大的一对，由于上颌窦的窦口高于窦底，故当其炎症化脓时，不易引流，临床上常经下鼻道前份穿通骨质较薄的上颌窦内侧壁进行穿刺。上颌窦窦腔大，窦底邻近上颌磨牙牙根，此处骨质薄弱，故牙根感染常波及上颌窦，引起牙源性上颌窦炎。临床上鼻旁窦的炎症以上颌窦炎为多见。

二、喉

（一）喉的位置和毗邻

喉（larynx）既是呼吸通道，也是发音器官。位于颈前部中份，成人喉平对第4~6颈椎体。女性和小儿的位置较高。喉上借甲状舌骨膜和舌骨相连，下接气管，其前面被皮肤、筋膜和舌骨下肌群覆盖，后紧邻喉咽，两侧为颈部的大血管、神经及甲状腺侧叶。由于喉借结缔组织与舌骨相连，故活动性大，可随吞咽或发音而上、下移动。

（二）喉的构成

喉以喉软骨为支架，借关节、韧带和肌肉连接而成。

1. 喉软骨　由甲状软骨、环状软骨、会厌软骨和成对的杓状软骨等构成（图1-5-6）。

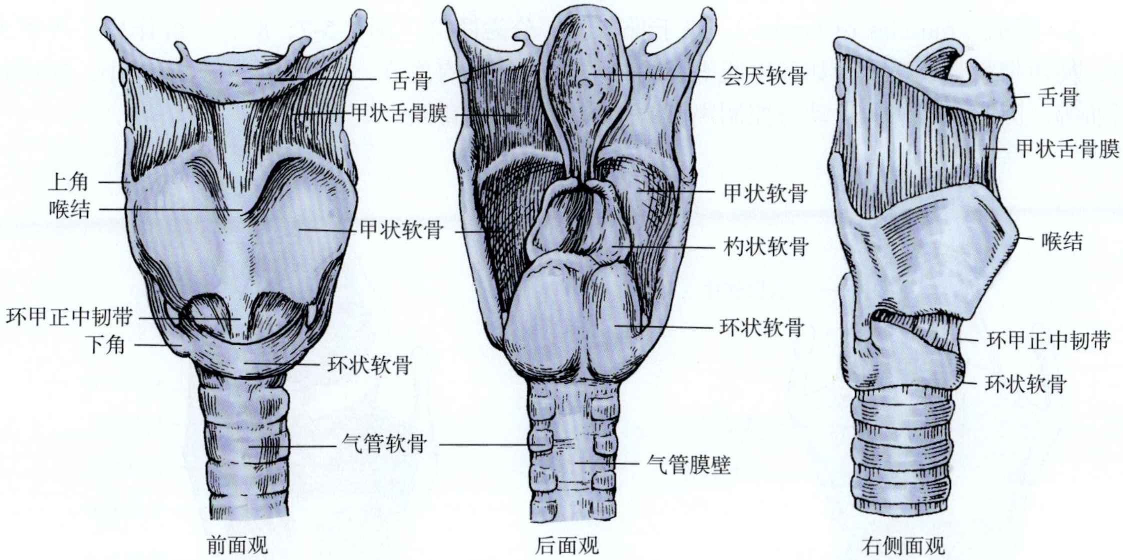

图1-5-6　喉的软骨及连结

（1）甲状软骨（thyroid cartilage）：是喉软骨中最大的一块，位于舌骨下方，构成喉的前外侧壁。由两块软骨板组成，两板的前缘汇合成前角，其上端向前突出，称喉结，成年男性喉结明显，是男性第二性征的标志。两软骨板的后缘游离，向上、下各伸出一对突起，分别称上角和下角。上角借韧带与舌骨大角相连，下角与环状软骨形成环甲关节。

（2）环状软骨（cricoid cartilage）：位于甲状软骨下方，向下接气管，它是喉软骨中唯一呈环形的软骨，形似指环，对保持呼吸道通畅起重要作用，损伤后容易导致喉腔狭窄。前部低窄称环状软骨弓，平第 6 颈椎；后部高宽称环状软骨板，其上缘两侧有小关节面与杓状软骨构成环杓关节。

(3) 会厌软骨（epiglottic cartilage）：位于甲状软骨的后方，形似树叶，上宽下窄，上端游离，下端借韧带连于喉结的后下方。会厌软骨外被黏膜构成会厌。当吞咽时，喉上提，喉口就被会厌遮盖，防止食物误入喉腔。

(4) 杓状软骨（arytenoid cartilage）：位于环状软骨板的上方，成对，形似三棱锥形，其尖向上，底朝下与环状软骨板上缘构成环杓关节。底部向前伸出声带突，有声带附着；底部向外侧伸出肌突，有喉肌附着。

2. 喉的连结　包括喉软骨之间的连结以及喉与舌骨和气管间的连结（图 1-5-6）。

（1）环杓关节（cricoarytenoid joint）：由环状软骨板上缘和杓状软骨底构成。杓状软骨可沿此关节的垂直轴做旋转运动，使声带突向内、外侧转动，从而缩小或开大声门，使音量减小或增大。

(2) 环甲关节（cricothyroid joint）：由甲状软骨下角与环状软骨板侧方的关节面构成。甲状软骨可在冠状轴上做前倾或复位运动。前倾时，加大甲状软骨前角与杓状软骨间的距离，声带紧张，使音调增高；复位时，两者间的距离缩小，声带松弛，使音调降低。

高频考点
喉的软骨

（3）弹性圆锥（conus elasticus）：又称环甲膜，为连于环状软骨弓上缘、甲状软骨前角后面和杓状软骨声带突之间的膜状结构，由弹性纤维构成。上缘游离，紧张于甲状软骨前角与杓状软骨声带突之间，称声韧带（vocal ligament），是声带的结构基础。其前部较厚，紧张于甲状软骨下缘与环状软骨弓上缘之间，称环甲正中韧带，此韧带位置表浅，急性喉阻塞来不及进行气管切开术时，可切开此韧带或在此进行穿刺，建立暂时的通气道，抢救患者生命。

（4）甲状舌骨膜（thyrohyoid membrane）：是连于甲状软骨上缘与舌骨之间的膜状结构。

3. 喉肌（muscles of larynx）　属于骨骼肌，分为两群（图 1-5-7，8），一群作用于环甲关节，使声带紧张或松弛，如环甲肌等；另一群作用于环杓关节，使声门裂开大或缩小，如环杓后肌等。因此，喉肌的运动可控制声音的强弱和音调的高低。

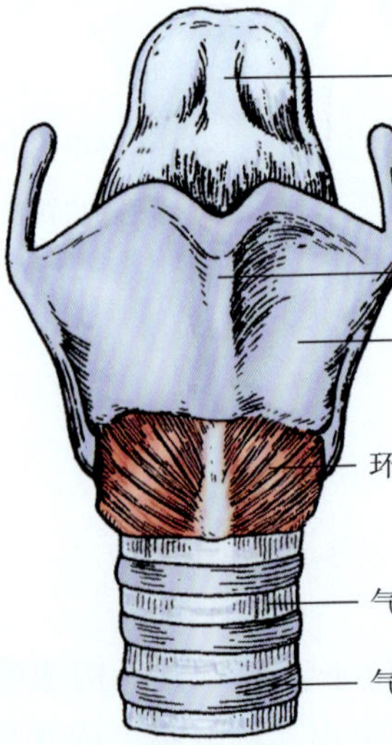

图 1-5-7　喉肌（前面）

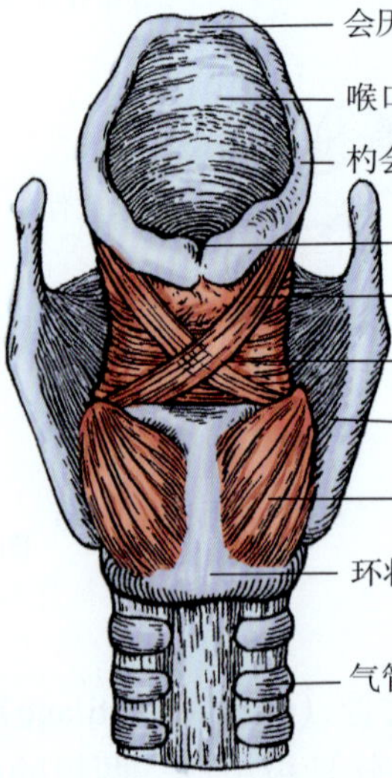

图 1-5-8　喉肌（后面）

（三）喉腔

喉腔（laryngea cavity）向上经喉口通喉咽，向下通气管（图 1-5-9）。其黏膜与咽和气管的黏膜相延续。喉腔的上口称喉口（aperture of larynx），朝向后上方，由会厌上缘、杓状会厌襞和杓间切迹围成。

高频考点
喉腔的分部

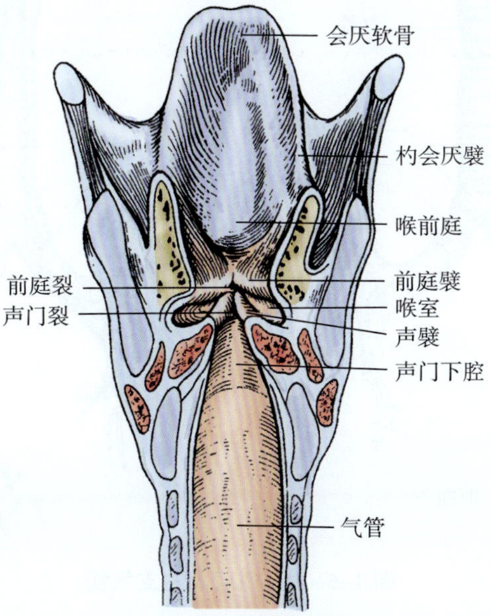

图 1–5–9　喉腔额状断面

喉腔中部有两对自外侧壁突入腔内的呈前后方向的黏膜皱襞。上方一对称前庭襞（vestibular fold），呈粉红色，与发音无直接关系，两襞之间的裂隙称前庭裂（vestibular fissure）。下一对黏膜皱襞称声襞（vocal fold），颜色较白，比前庭襞更为突出，两襞之间的裂隙，称声门裂（fissure of glottis）。声门裂是喉腔最为狭窄的部位。通常说的声带是指由声襞、声韧带和声带肌构成的复合结构。病变或外伤常可造成喉腔狭窄，发音障碍。

喉腔可借前庭襞和声襞分为 3 部：①从喉口至前庭襞之间的部分为喉前庭，上宽下窄，前壁主要由会厌的喉面构成。②前庭裂和声门裂之间的部分为喉中间腔，是喉腔中容积最小的部分，其向两侧突出形成的隐窝称为喉室。③声门裂以下的部分称为声门下腔，此处黏膜下组织较疏松，当发生急性炎症时易引起水肿。小儿的喉腔较窄小，此处水肿常引起喉腔阻塞，造成呼吸困难。

三、气管与支气管

（一）气管

气管（trachea）（图 1-5-10）位于食管前方，起于环状软骨下缘（平第 6 颈椎下缘），下行至胸骨角平面（平第 4 胸椎体下缘）分为左、右主支气管。分叉处称气管杈（bifurcation of trachea），在气管杈内面有一向上凸的半月状嵴，称气管隆嵴（carina of trachea），是支气管镜检查的定位标志（图 1-5-11）。气管由 14~17 个“C”形气管软骨环以及连接各环之间的平滑肌和结缔组织构成。气管的后壁缺少软骨，由平滑肌和结缔组织所封闭，称气管膜壁（图 1-5-6）。

高频考点
气管

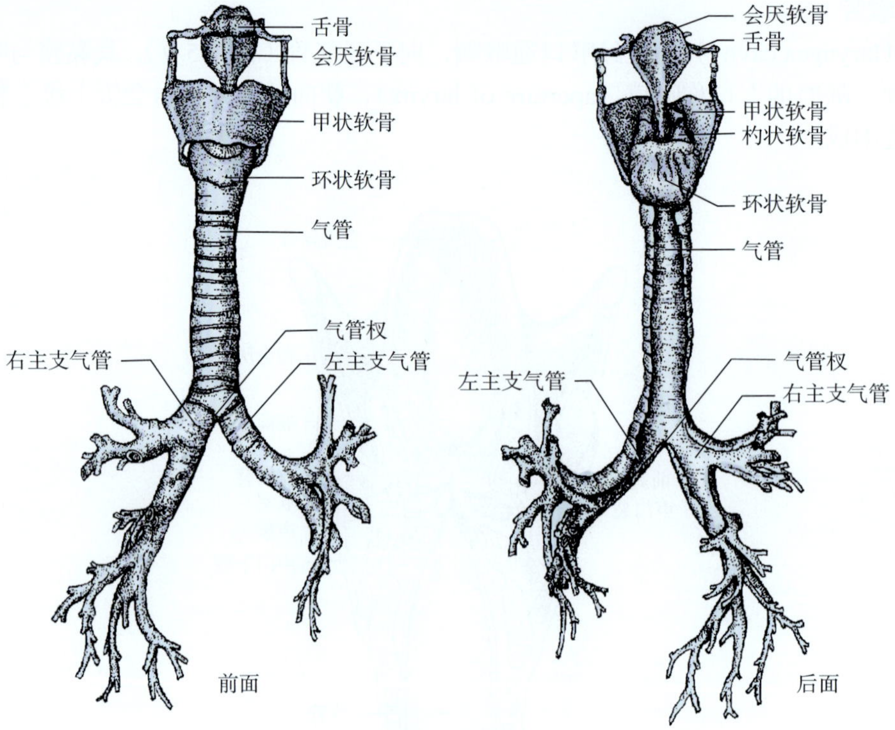

图 1-5-10 气管及主支气管

根据气管的行程与位置，以颈静脉切迹为界可将其分为颈部和胸部。颈部短而表浅，沿颈前正中线下行，在胸骨颈静脉切迹处上方可触及。胸部较长，位于上纵隔内，其前方有胸腺、左头臂静脉、主动脉弓等，后方紧邻食管。

知识链接

气管切开术的解剖学基础

气管切开术是将颈段气管切开后置入特制的气管套管，从而保持呼吸道通畅，改善通气，引流下呼吸道分泌物的一种手术。体位一般取仰卧位，肩下垫一小枕，头后仰，使气管接近皮肤，暴露明显，以利于手术。切口选择有横切口和纵切口。纵切口：自甲状软骨下缘至接近胸骨上窝处，沿颈前正中线切开皮肤和皮下组织。气管切开术依次切开的层次是皮肤、浅筋膜、封套筋膜、胸骨上间隙及其内容、舌骨下肌群、气管前间隙。暴露气管后，一般沿气管前正中线切开气管的第 3~4（或 4~5）气管软骨环。环状软骨可作为计数气管软骨环的标志。

高频考点

左、右主支气管的形态特点

（二）支气管

支气管（bronchi）是由气管分出的各级分支，其第一级分支为主支气管。主支气管为气管杈到肺门之间的管道，左、右各一（图 1-5-10，11）。左主支气管细而长，长 4~5 cm，走行较倾斜；右主支气管粗而短，长 2~3 cm，走行较陡直。

知识链接

气管内异物易坠入右主支气管的解剖学基础

右主支气管与气管中线延长线间夹角为 22° ~25°，左主支气管与气管中线延长线间夹角为 35° ~36° ；右主支气管粗而短；气管隆嵴偏向左侧；右肺通气量较大。由于以上因素，临床上气管内异物易坠入右主支气管。

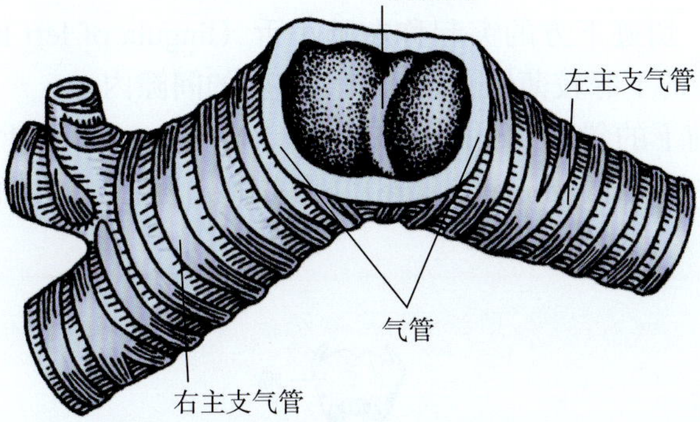

图 1-5-11 气管隆嵴

第二节 肺

案例导入

女性，66 岁，发热、咳嗽、乏力 3 天。体格检查：神志清楚，气促，T 39.8℃，P 115 次 / 分，R 28 次 / 分，BP115/88 mmHg。咽部充血，颈软，胸廓无畸形，胸壁无压痛，双肺叩诊稍浊，语颤增强，右下肺闻及湿啰音和支气管呼吸音，语音传导增强，未闻及胸膜摩擦音。

实验室检查：血红蛋白 128 g/L，红细胞 4.3×10^{12}/L，白细胞 4.0×10^{9}/L，中性粒细胞 0.8，淋巴细胞 0.1。咽拭子行实时荧光 RT-PCR 检测 2019-nCoV 核酸阳性。X 线胸片：双肺多发磨玻璃影、浸润影。临床诊断：新型冠状病毒肺炎。

思考题：

1. 简述肺的位置、外形和功能。
2. 对患者实施鼻导管氧疗，分析氧气到达肺泡所经过的路径。
3. 新型冠状病毒肺炎的预防措施有哪些？
4. 如何促进肺部健康？

肺（lung）是与外界进行气体交换的器官，表面覆有脏胸膜，光滑湿润，透过脏胸膜可见许多呈多边形的小区，称肺小叶。正常肺呈浅红色，质地柔软呈海绵状，富有弹性。

一、肺的位置和形态

肺位于胸腔内，纵隔的两侧，膈的上方，左右各一（图 1-5-12）。左肺狭而长，右肺宽而短。肺近似圆锥形，有一尖、一底、两面（外侧面、内侧面）和三缘（前缘、后缘和下缘）。

肺尖（apex of lung）呈钝圆形，经胸廓上口向上伸入颈根部，高出锁骨内侧 1/3 上方 2~3 cm，肺尖是肺结核的好发部位。肺底（base of lung）与膈相邻，向上凹陷，又称膈面。肺外侧面隆凸，邻接肋和肋间肌，又称肋面。内侧面与纵隔相邻，又称纵隔面，此面中部凹陷处，称肺门（hilum of lung），是主支气管，肺动脉、肺静脉、淋巴管和神经等进出之处（图 1-5-13）。进出肺门的所有结构被结缔组织包绕成束，称为肺根（root of lung）。肺的前缘薄锐，左肺前缘下部有心切迹，切迹下方的突起称左肺小舌（lingula of left lung）。肺的后缘厚而圆钝，贴于脊柱的两侧。肺的下缘较薄锐，伸入胸壁与膈的间隙内。

左肺被由后上斜向前下的斜裂（oblique fissure），分为上、下两叶；右肺除斜裂外，还有一条近于水平方向的水平裂（horizontal fissure），将右肺分为上、中、下 3 叶。

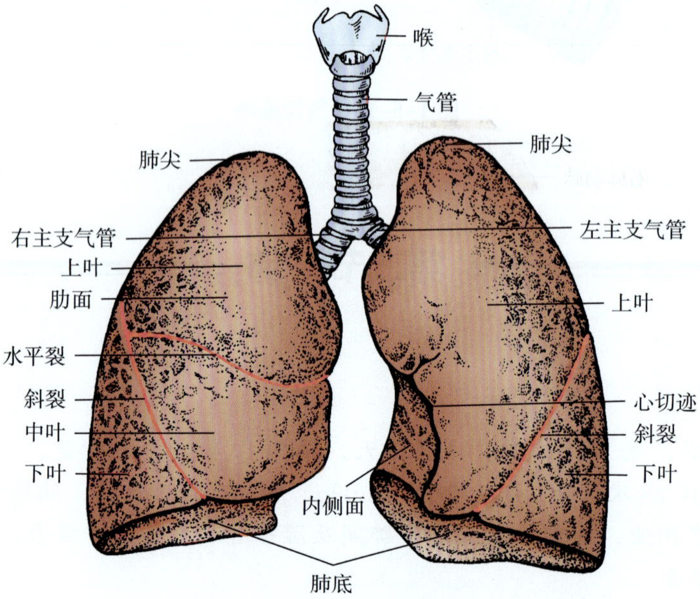

图 1–5–12 气管、主支气管和肺（前面观）

知识链接

胎儿肺与成人肺的区别

胎儿和未曾呼吸过的初生儿肺不含空气，比重较大（1.045~1.056），可沉于水底。呼吸过的肺，因肺含空气，比重较小（0.345~0.746），能浮出水面。法医常用此特点判断新生儿是否宫内死亡。婴幼儿的肺呈淡红色，随着年龄的增长，成人的肺由于吸入灰尘的不断沉积，颜色逐渐加深，呈灰暗色甚至蓝黑色，吸烟者尤甚。

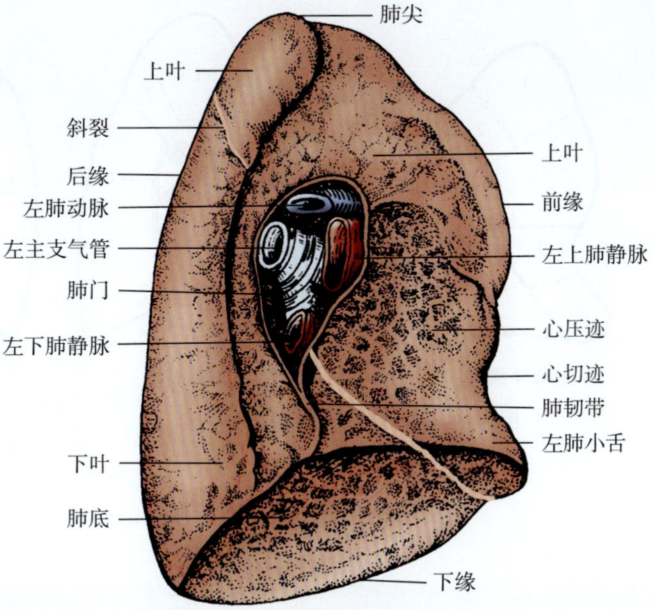

左肺

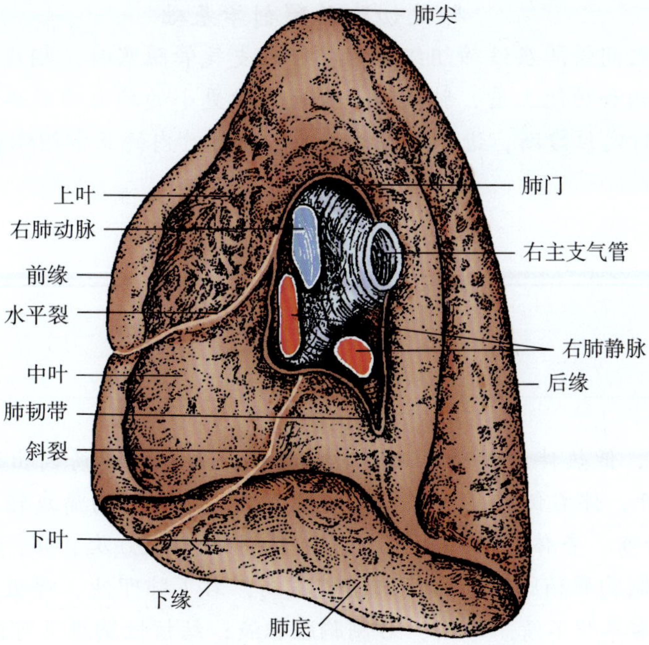

右肺

图 1-5-13　肺的纵隔面

二、肺内支气管和支气管肺段

左、右主支气管在肺门处分出肺叶支气管（lobar bronchi），肺叶支气管在各肺叶内再分出肺段支气管（segmental bronchi），并继续在肺内反复分支，呈树枝状，称支气管树（bronchial tree）（图 1-5-10）。

每一肺段支气管及其所属的肺组织，称支气管肺段（bronchopulmonary segments），简称肺段。各肺段呈圆锥形，尖朝向肺门，底朝向肺表面。按肺段支气管的分支与分布，左、右两肺均可分为 10 个肺段（图 1-5-14）。

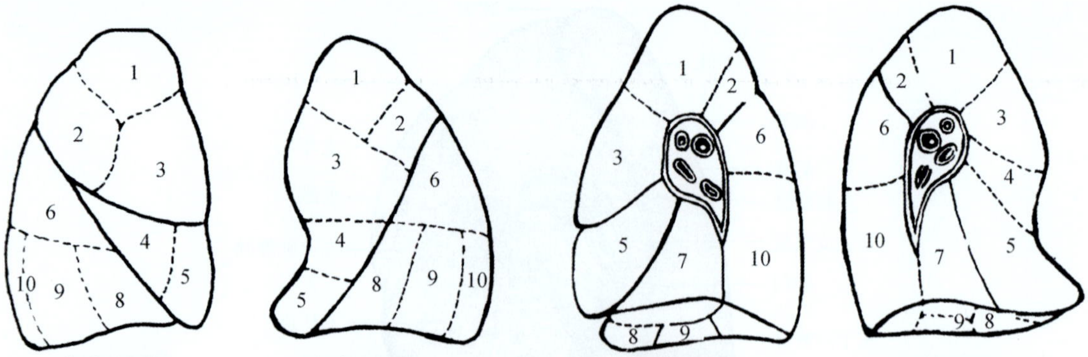

图 1-5-14 肺段模式图（外侧面）

知识链接

肺段切除的解剖学基础

相邻的肺段之间借薄层结缔组织隔开。肺段支气管阻塞时，相应肺段的空气进出受阻。故从解剖结构和功能上看，肺段为一个比肺叶更小的独立功能单位。因此，临床可根据病变范围进行定位诊断，进行肺段切除，可使肺叶内的正常组织得到保留。

第三节 胸 膜

案例导入

男性，40 岁，低热伴右侧胸痛一周。患者一周前无明显诱因出现午后低热，体温 37.5℃，夜间盗汗，伴右侧胸痛，深呼吸时明显，于 3 天前胸痛减轻，但胸闷加重伴气短，故来医院检查。查体：T 37.4 ℃，P 84 次 / 分，R 20 次 / 分，Bp 120/80 mmHg，气管稍左偏，右侧胸廓稍膨隆，右下肺语颤减弱，右下肺叩浊，呼吸音减弱至消失，心界向左移位，心右界叩不清。诊断：右侧胸腔积液；结核性胸膜炎可能性大。

思考题：

1. 患者的哪些体征提示右侧胸腔积液？
2. 简述胸膜、胸膜腔的概念。
3. 拟行胸腔穿刺抽取积液，应从何处进针？其解剖学基础是什么？
4. 分析胸腔穿刺经过的层次结构。

一、胸膜及胸膜腔

胸膜（pleura）是衬覆于胸壁内面、膈上面、纵隔两侧面和肺表面等处的一层浆膜（图 1-5-15）。被覆于胸壁内面、纵隔两侧面和膈上面及突至颈根部等处的胸膜部分称壁胸膜（parietal pleura），覆盖于肺表面的称脏胸膜（visceral pleura），两层胸膜之间密闭、狭窄、呈负压的腔隙称胸膜腔（pleural cavity）。胸膜腔左右各一，互不相通。胸膜腔内有少量浆液，呼吸运动时，可减少两层胸膜间的摩擦。壁、脏两层胸膜在肺根表面及下方互相移行，肺根下方相互移行的两层胸膜重叠形成三角形的皱襞称肺韧带，对肺有固定作用。

二、壁胸膜的分部及胸膜隐窝

（一）壁胸膜

依其衬覆部位不同分为以下四部分（图 1-5-15）：

1. 肋胸膜（costal pleura） 衬覆于肋、胸骨、肋间肌及胸内筋膜等诸结构内面的浆膜。其前缘位于胸骨后方，后缘达脊柱两侧，下缘以锐角反折移行为膈胸膜，上部移行为胸膜顶。

2. 膈胸膜（diaphragmatic pleura） 覆盖于膈上面，与膈紧密相贴、不易剥离。

3. 纵隔胸膜（mediastinal pleura） 衬覆于纵隔两侧面，其中部包裹肺根并移行为脏胸膜。纵隔胸膜向上移行为胸膜顶，下缘连接膈胸膜，前、后缘连接肋胸膜。

4. 胸膜顶（cupula of pleura） 是肋胸膜和纵隔胸膜向上的延续，突至胸廓上口平面以上，与肺尖表面的脏胸膜相对。在胸锁关节与锁骨中、内 1/3 交界处之间，胸膜顶高出锁骨上方 2~3 cm。经锁骨上臂丛麻醉或针刺时，为防止刺破肺尖，进针点应高于锁骨上 4 cm。

（二）胸膜隐窝

胸膜隐窝是各部壁胸膜相互移行处形成的间隙，即使在深吸气时，肺缘也达不到其内，胸膜腔的这些间隙称胸膜隐窝（pleural recesses）。主要包括肋膈隐窝、肋纵隔隐窝和膈纵隔隐窝等（图 1-5-15）。

1. 肋膈隐窝（costodiaphragmatic recess） 左右各一，由肋胸膜与膈胸膜返折形成，是诸胸膜隐窝中位置最低、容量最大的部位。深度可达两个肋间隙，胸膜腔积液常先积存于肋膈隐窝。

2. 肋纵隔隐窝（costomediastinal recess） 位于心包处的纵隔胸膜与肋胸膜相互移行处，因左肺前缘有心切迹，所以左侧肋纵隔隐窝较大。

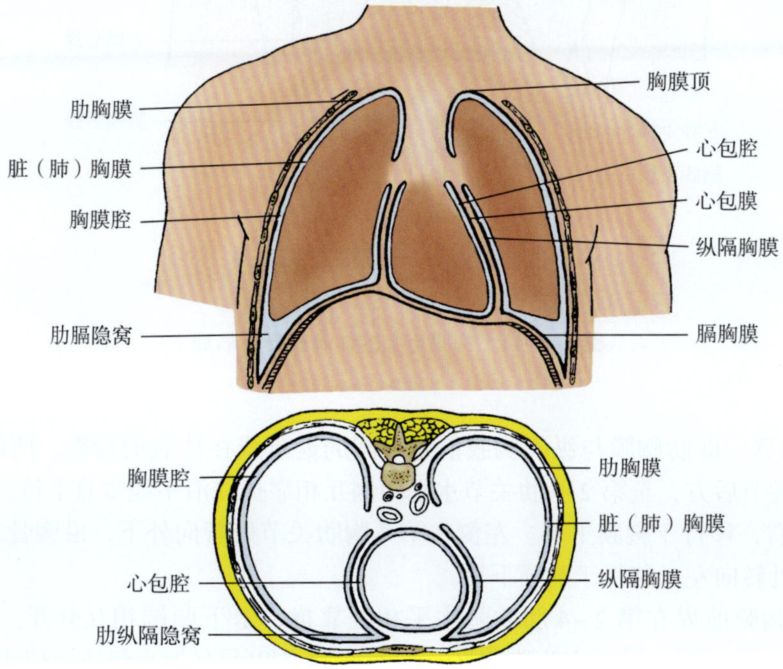

图 1-5-15 胸膜与胸膜腔示意图

3. 膈纵隔隐窝（phrenicomediastinal recess） 位于膈胸膜与纵隔胸膜之间，因心尖向左侧突出而形成，故该隐窝仅存在于左侧胸膜腔。

知识链接

胸腔积液和气胸

正常人胸膜腔内有5~15 ml液体，在呼吸运动时起润滑作用，胸膜腔内每天有500~1000 ml的液体形成与吸收。正常情况下，胸膜腔内的液体的生成和吸收处于动态平衡，任何原因导致胸膜腔内液体产生增多或吸收减少，就会产生胸腔积液。正常胸膜腔内呈负压状态，任何原因造成胸膜破裂，空气进入胸膜腔内，导致胸膜腔积气状态，称为气胸。

三、胸膜与肺的体表投影

（一）胸膜的体表投影

胸膜的体表投影是指各部壁胸膜相互移行形成的返折线在体表的投影（图1-5-16，17，18）。

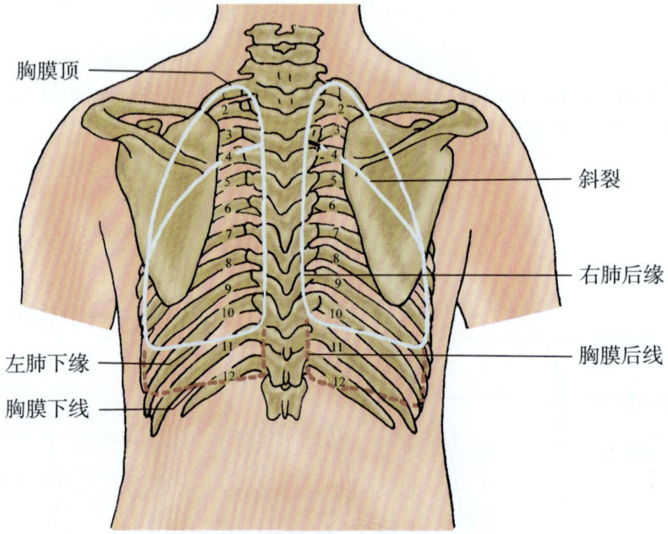

图1-5-16 胸膜与肺的体表投影（后面）

1. 胸膜前界 即肋胸膜与纵隔胸膜前缘之间的返折线在体表的投影。两侧起自胸膜顶，向内下经胸锁关节后方，至第2胸肋关节水平两侧互相靠拢并沿中线垂直下行。右侧至第6胸肋关节处转向右，移行于胸膜下界。左侧在第4胸肋关节处弯向外下，沿胸骨左缘外侧下行，至第6肋软骨处转向左，移行于胸膜下界。

由于两侧胸膜前界在第2~4肋软骨水平相互靠拢，上下两端相互分开，所以在胸骨后方形成两个三角形区域：①上方为胸腺区，内有胸腺。②下方为心包区，位于胸骨体下部和左侧第4、5肋软骨后方，此区心包前方无胸膜遮盖。因此，左剑肋角处是临床行心包穿刺

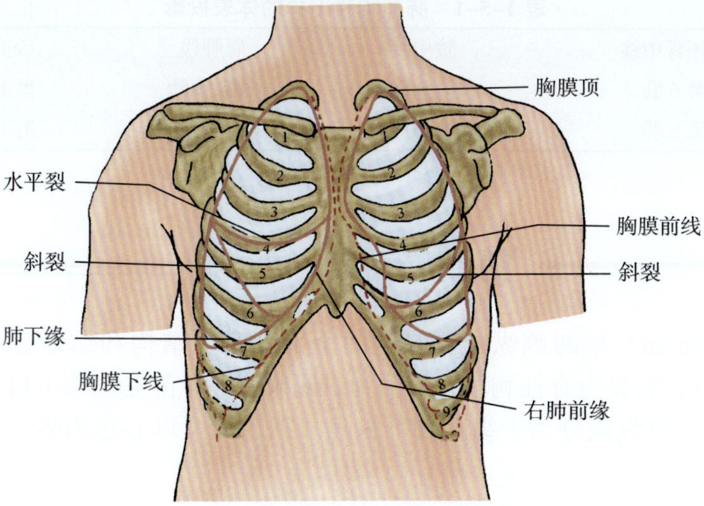

图 1-5-17 胸膜与肺的体表投影（前面）

术的安全区。

2. 胸膜下界 即肋胸膜与膈胸膜的返折线在体表的投影。右侧起自第 6 胸肋关节的后方，左侧起自第 6 肋软骨后方。两侧胸膜下界起始后均斜向外下方，在锁骨中线处与第 8 肋相交，在腋中线处与第 10 肋相交，在肩胛线处与第 11 肋相交，在后正中线处达第 12 胸椎棘突高度（表 1-5-1）。

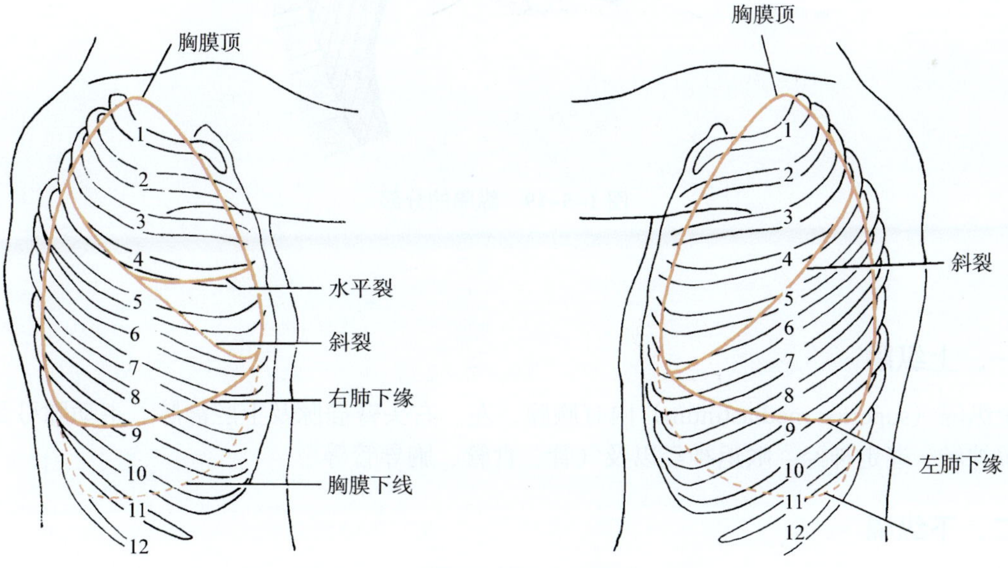

图 1-5-18 胸膜与肺的体表投影（侧面）

高频考点

肺和胸膜的体表投影

（二）肺的体表投影

肺的前界几乎与胸膜前界一致（图 1-5-16，17，18）。肺的下界一般较胸膜下界高出两个肋，在接近后正中线处高出两个胸椎（表 1-5-1）。

表 1-5-1 肺和胸膜下界的体表投影

	锁骨中线	腋中线	肩胛线	后正中线
肺下界	第 6 肋	第 8 肋	第 10 肋	第 10 胸椎棘突
胸膜下界	第 8 肋	第 10 肋	第 11 肋	第 12 胸椎棘突

第四节 纵 隔

纵隔（mediastinum）是两侧纵隔胸膜之间全部器官、结构和结缔组织的总称（图 1-5-19）。其前界为胸骨，后界为脊柱胸段，两侧为纵隔胸膜，上界是胸廓上口，下界是膈。通常以胸骨角水平面为界将纵隔分为上纵隔和下纵隔。下纵隔又以心包为界，又分为前、中、后纵隔。

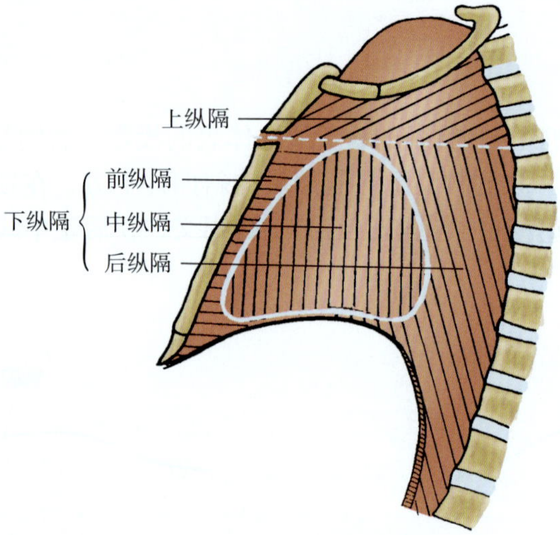

图 1-5-19 纵隔的分部

一、上纵隔

上纵隔（superior mediastinum）内有胸腺、左、右头臂静脉及上腔静脉、主动脉弓及其分支、膈神经、迷走神经、喉返神经以及气管、食管、胸导管等。

二、下纵隔

1. 前纵隔（anterior mediastinum） 位于胸骨体与心包前壁之间，非常狭窄，内有结缔组织和淋巴结。

2. 中纵隔（middle mediastinum） 位于前、后纵隔之间，内有心包、心和出入心的大血管根部。

3. 后纵隔（posterior mediastinum） 位于心包后壁与脊柱胸部之间，内有胸主动脉、奇静脉、半奇静脉、副半奇静脉、食管、主支气管、迷走神经、胸交感干、胸导管和淋巴结等。

知识链接

纵隔疾患

正常情况下，纵隔的位置比较固定，当两侧胸膜腔压力不平衡时，可造成纵隔移动或摆动，引起呼吸和循环功能障碍。纵隔内结缔组织及间隙向上经胸廓上口，向下经主动脉裂孔及食管裂孔，分别与颈部和腹腔结缔组织及间隙相互延伸，因此，纵隔气肿可向上达颈部，向下至腹膜后间隙。纵隔也是多种肿瘤，如畸胎瘤、神经原发性肿瘤等的易发部位。

（郑　欣　周　速）

自测题

一、A 型选择题

1. 对鼻腔的描述中，错误的是
   A. 鼻腔被鼻中隔分为左右两部分
   B. 鼻腔可分鼻前庭和固有鼻腔两部
   C. 鼻中隔的前下部有一易出血区
   D. 鼻黏膜均含嗅细胞
   E. 下鼻道前部有鼻泪管的开口
2. 右肺
   A. 分上、中、下 3 叶
   B. 最高处不超过胸廓上口
   C. 前缘有肺小舌
   D. 比左肺狭长
   E. 右肺根结构排列从前向后依次为肺动脉、肺静脉、支气管
3. 对鼻旁窦的描述，错误的是
   A. 额窦开口于中鼻道
   B. 上颌窦位于上颌骨体内
   C. 筛窦前、中群开口于中鼻道
   D. 蝶窦开口于蝶筛隐窝
   E. 各鼻道均有鼻旁窦的开口
4. 婴幼儿最易发生急性喉水肿的部位
   A. 喉前庭
   B. 喉中间腔
   C. 声门下腔
   D. 前庭裂
   E. 喉口
5. 气管切开术常在何处进行
   A. 第 1~4 气管软骨环处
   B. 第 2~3 气管软骨环处
   C. 第 3~5 气管软骨环处
   D. 第 5~7 气管软骨环处
   E. 气管颈段的任何部位
6. 胸膜腔
   A. 由脏胸膜围成
   B. 由壁胸膜围成
   C. 左、右肺分别位于左、右胸膜腔内
   D. 左、右胸膜腔互不相通
   E. 腔内压力高于大气压
7. 胸膜顶的位置
   A. 高于锁骨内 1/3 段上方 2.5 cm
   B. 高于锁骨中点上方 2.5 cm
   C. 高于锁骨中 1/3 段上方 2.5 cm
   D. 高于锁骨外 1/3 段上方 2.5 cm
   E. 高于第 1 肋上方 2.5 cm
8. 关于纵隔，描述错误的是
   A. 前界为肋骨
   B. 后界为脊柱胸段
   C. 上界为胸廓上口
   D. 下界是膈
   E. 位于两侧纵隔胸膜之间
9. 肋膈隐窝位于
   A. 脏、壁胸膜移行处
   B. 肋胸膜与膈胸膜移行处
   C. 胸膜顶处
   D. 膈胸膜与纵隔胸膜移行处

E. 肋胸膜与纵隔胸膜移行处

10. 胸膜下界在腋中线上位于
A. 第 6 肋
B. 第 8 肋
C. 第 10 肋
D. 第 11 肋
E. 第 7 肋

二、名词解释

1. 肺根
2. 胸膜腔
3. 纵隔

三、问答题

1. 试述喉的位置和喉腔的分部。
2. 试述气管的位置及分部。气管内的异物常易坠入哪侧主支气管,为什么?

四、绘图题

1. 绘出“呼吸系统”示意图,并标注下列结构:鼻腔、咽、喉、气管、左主气管、右主支气管、肺尖、肺底、心切迹、左肺上叶、左肺下叶。
2. 绘出“纵膈分区”示意图,并标注下列结构:胸骨、第一肋、脊柱、膈、上纵隔、前纵膈、中纵膈、后纵膈。

第六章

泌尿系统

系统解剖学
第六章数字资源

思政之光

学习目标

学习本章内容的学生能够：

思政：

发扬大爱无疆精神，具有器官捐献的大爱意识。

识记：

1. 复述泌尿系统的组成。
2. 复述肾的形态、肾的冠状切面肉眼所见的结构、肾的位置、主要毗邻及肾的被膜。
3. 复述输尿管的分部及 3 个生理性狭窄的部位。
4. 复述膀胱的形态、位置及膀胱三角。
5. 复述女性尿道的形态特点及开口部位。

理解：

1. 归纳尿液的产生及其排除途径。
2. 解释肾区的概念及临床意义。
3. 对比男性与女性尿道的形态学特点。

运用：

1. 应用所学知识，分析泌尿系统结石、肾下垂的解剖学基础。
2. 具有对泌尿系统相关疾病的诊疗意识，运用所学知识开展维护泌尿系统健康的科学宣教。

泌尿系统（urinary system）由肾、输尿管、膀胱和尿道组成，是人体的主要排泄系统（图 1-6-1）。通过尿液的形成，将机体在新陈代谢过程中产生的废物（如尿素、尿酸及多余的水分和无机盐等）排出，对保持机体内环境相对稳定和电解质平衡起重要作用。尿液在肾内形成，经输尿管将尿液输送至膀胱，膀胱为储存尿液的器官，经尿道将尿液排出体外。

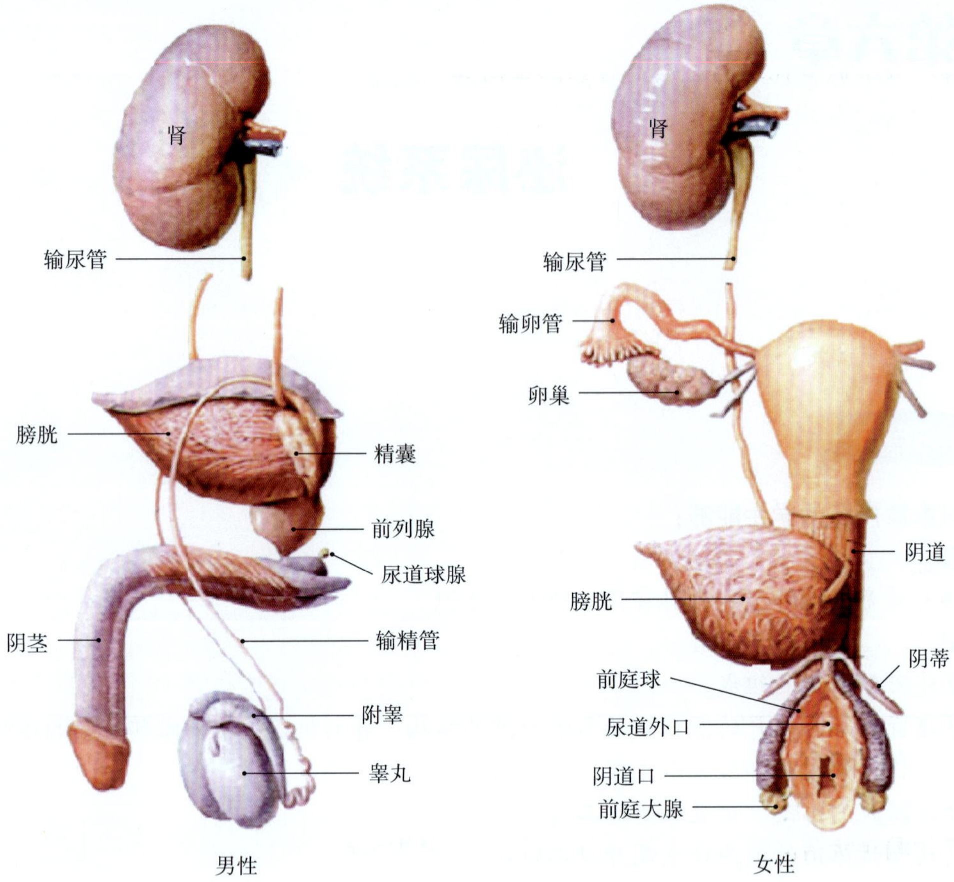

图 1-6-1 泌尿系统

第一节 肾

案例导入

男性，9岁，咽部不适两月，水肿、血尿10天，进行性少尿8天。查体：血压145/80 mmHg，精神差，眼睑水肿，咽稍充血，扁桃体Ⅱ°肿大，双下肢可凹性水肿。初步诊断：急性肾小球肾炎。

思考题：

1. 泌尿系统的组成是什么？
2. 简述肾的位置、形态和内部结构。
3. 依据解剖学基础，分析患者出现水肿和血压升高的原因。
4. 如何促进肾的健康？

一、肾的形态

肾（kidney）为成对的实质性器官，形似蚕豆，左右各一。肾表面光滑，形态上可分上、下两端，前、后两面和内、外侧两缘（图 1-6-2）。肾的上端宽而薄，下端窄而厚，前面稍隆凸，后面较平坦紧贴腹后壁。肾的外侧缘隆凸；内侧缘中部凹陷，称肾门（renal hilum），有肾的血管、肾盂、神经和淋巴管等出入。出入肾门的这些结构被结缔组织包裹在一起，称为肾蒂。因下腔静脉靠近右肾，故右肾蒂比左肾蒂短。肾蒂内主要结构的排列关系，自上而下依次为：肾动脉、肾静脉和肾盂；自前向后依次为：肾静脉、肾动脉和肾盂。自肾门深入肾实质的凹陷称肾窦，内含肾的血管、肾盂、肾小盏、肾大盏、神经、淋巴管和脂肪组织等。

高频考点

肾区和肾蒂

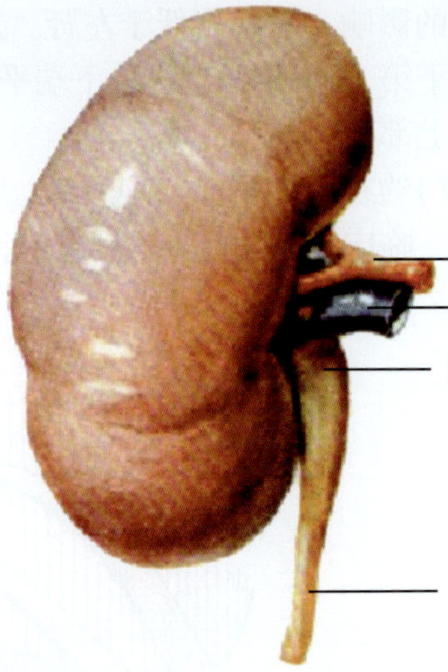

图 1-6-2 肾的形态

二、肾的结构

在肾的冠状切面上（图 1-6-3），肾实质分为表层的肾皮质和深层的肾髓质。

（一）肾皮质

肾皮质位于肾实质的浅层，约占肾实质厚度的外 1/3，厚 1~1.5 cm，富含血管，新鲜标本呈红褐色、细小颗粒状。伸入肾髓质之间的肾皮质，称为肾柱。

（二）肾髓质

肾髓质位于肾实质的深面，约占肾实质厚度的内 2/3，色淡红。可见 15~20 个圆锥形、底朝向皮质、尖朝向肾窦的肾锥体。每 2~3 个肾锥体的尖端合成一个肾乳头，肾乳头顶端有许多小孔，称乳头孔。肾产生的终尿经乳头孔流入肾小盏，肾小盏呈漏斗状，共有 7~8 个，包绕肾乳头周围，承接排出的尿液。每 2~3 个肾小盏汇合成一个肾大盏，再由 2~3 个肾大盏汇合成一个前后略扁的漏斗状结构，称为肾盂（renal pelvis）。肾盂出肾门后，逐渐变细移行为输尿管。

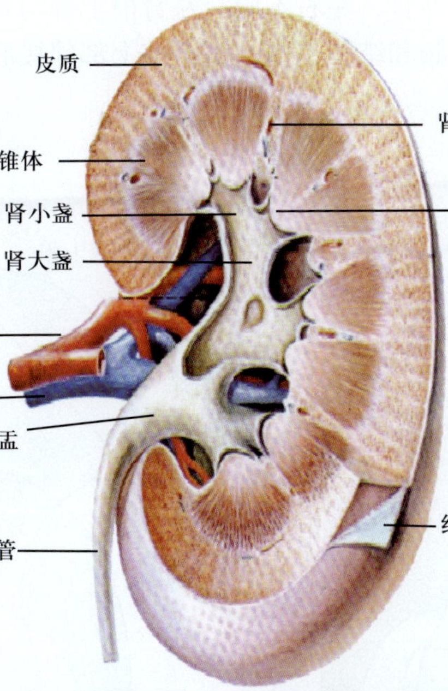

图 1-6-3 肾的冠状切面

三、肾的位置和毗邻

（一）肾的位置

肾位于脊柱两侧（图 1-6-4），肾的后面紧贴腹后壁，前面被腹膜遮盖，为腹膜外位器官。

因受肝的影响，右肾略低于左肾。左肾上端平第 11 胸椎体下缘，下端平第 2 腰椎体下缘；右肾上端平第 12 胸椎体上缘，下端平第 3 腰椎体上缘。第 12 肋斜越左肾后面的中部，斜过右肾后面的上部。

肾门约在第 1 腰椎椎体平面。竖脊肌外侧缘与第 12 肋夹角处为肾区，是肾门在体表的投影位置。临床上，某些肾疾病患者，叩击或触压该区常引起疼痛。

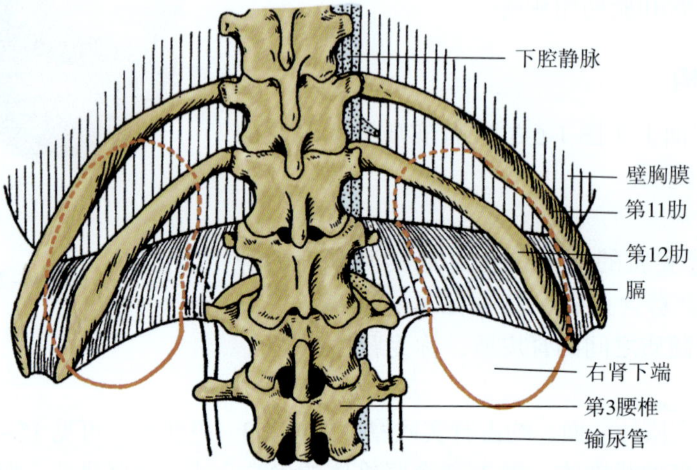

图 1-6-4　肾的位置（后面观）

（二）肾的毗邻

两肾的上端附着肾上腺。两肾后面的上 1/3 部与膈相邻，下 2/3 部与腰大肌、腰方肌及腹横肌相邻。两肾的前面邻接的器官，左右不同。左肾前上部与胃底后面相邻，中部和内侧缘与胰、脾血管相邻，下部邻接空肠和结肠左曲；右肾前上部邻接肝，下部与结肠右曲相邻，内侧缘邻十二指肠降部（图 1-6-5）。

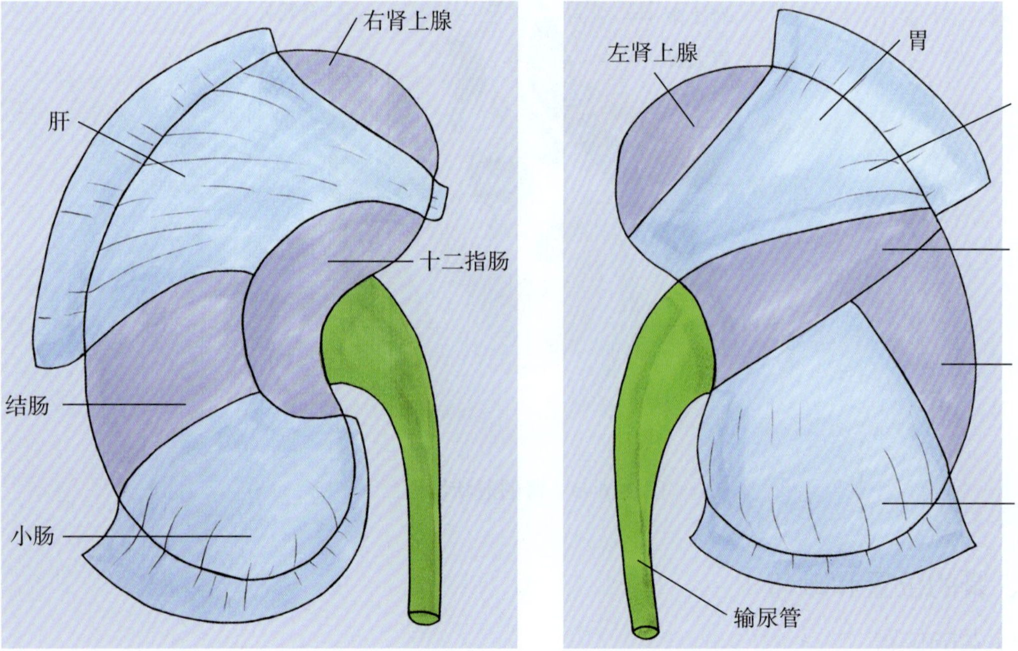

图 1–6–5　肾的外形及毗邻（前面）

知识链接

肾的毗邻关系及临床意义

肾周围炎时，可刺激腰大肌和腰方肌，使髋关节的活动幅度受限，产生疼痛。肾手术经后入路时，注意勿伤及膈及肋膈隐窝，以免造成气胸。右肾手术时，应注意十二指肠降部，因其比较固定易于撕裂。

四、肾的被膜

肾的被膜分为 3 层。由内向外依次为纤维囊、脂肪囊和肾筋膜（图 1-6-6）。

（一）纤维囊

纤维囊位于肾实质表面，为一层薄而坚韧的结缔组织膜。正常情况下，易与肾实质分离；如不易剥离即为病理现象。

（二）脂肪囊

脂肪囊是位于纤维囊和肾筋膜之间的脂肪组织层。脂肪囊对肾起弹性垫样的保护作用，临床上称为肾床。临床上肾囊封闭，即将药物注入此囊。

（三）肾筋膜

肾筋膜位于脂肪囊的外面，由致密结缔组织组成。分前、后两层。前层覆盖肾、腹主动脉、下腔静脉的前面，在中线上与对侧的肾筋膜相延续；后层包绕肾的后面，与腰大肌筋膜相融合。前、后两层在肾的外侧和上方相互融合，在肾的下方前、后两层相互分开，输尿管行走于两层之间。肾筋膜自深面发出许多的结缔组织小束，穿过脂肪囊并且与纤维囊相连，对肾起固定作用。

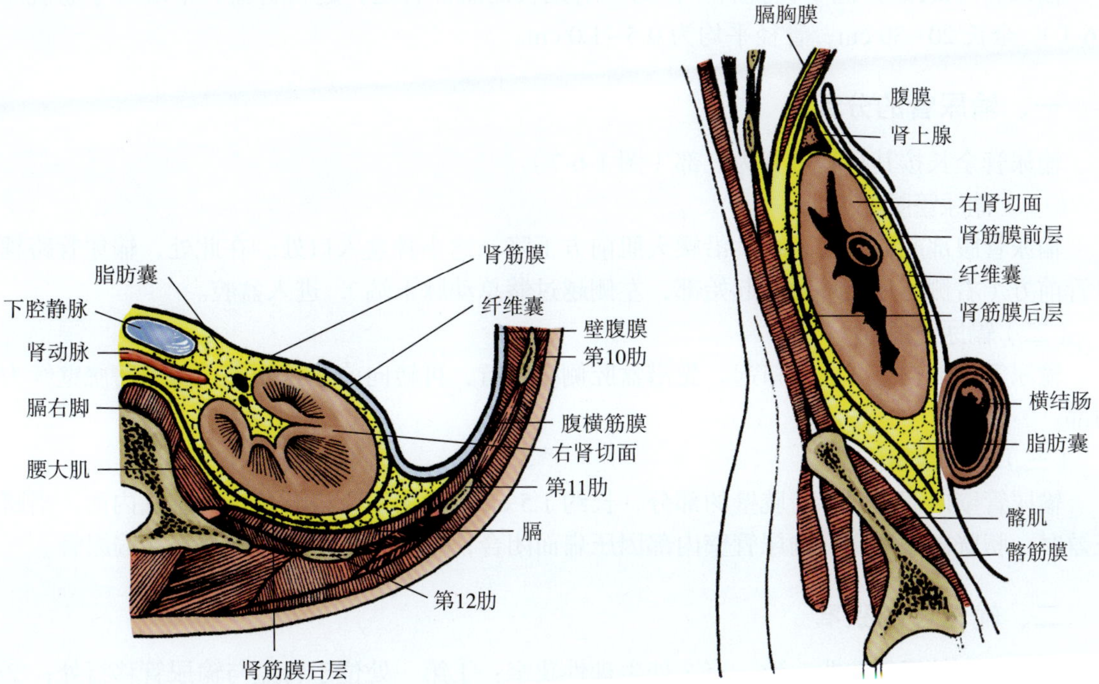

（平第 1 腰椎的横切面，上面）　　（经右肾和肾上腺的纵切面，右面）

图 1-6-6　肾的被膜

知识链接

肾下垂的解剖学基础

肾依靠脂肪囊、肾筋膜、肾蒂血管和腹内压力等维持正常的位置。当腹壁松弛使腹内压降低、肾周脂肪减少、肾的固定结构薄弱时，可导致肾向下移动，形成肾下垂或游走肾。肾下垂多发生于20~40岁瘦高体型的女性，右侧多于左侧。腰痛是主要症状，久坐、久站或行走时加剧，平卧后减轻。

第二节 输尿管

案例导入

女性，20岁，左腰部轻微疼痛3个月。在打排球时突感左腰部剧痛，疼痛向会阴部和下腹部放射，排尿时肉眼见到全程血尿。体格检查：急性痛苦面容，辗转不安，大汗，左肾区叩击痛。B超检查：左肾肾盂轻度扩张，左输尿管上段1.2 cm×1.1 cm结石。

思考题：

1. 患者突感左腰部剧痛的原因是什么？出现血尿的原因是什么？
2. 何谓肾区？在活体上找到位置。
3. 简述输尿管的分部和狭窄处。
4. 尿路结石易滞留于哪些部位？

输尿管（ureter）位于腹膜后方，为一对细长的肌性管道，起自肾盂，下端终于膀胱（图1-6-1）。全长20~30 cm，管径平均为0.5~1.0 cm。

一、输尿管的分部

输尿管全长按其行程可分为三部（图1-6-7）。

（一）输尿管腹部

输尿管腹部起自肾盂末端，沿腰大肌前方下降，达小骨盆入口处。在此处，输尿管跨越髂血管前方（右侧越过髂外动脉起始部，左侧越过髂总动脉末端），进入盆腔。

（二）输尿管盆部

输尿管盆部自小骨盆入口起，先沿盆腔侧壁下行，再转向前达膀胱底，斜穿膀胱壁续为壁内部。

（三）输尿管壁内部

输尿管壁内部指斜穿膀胱壁的部分，长约1.5 cm，以输尿管口开口于膀胱底内面。当膀胱充盈时，膀胱内压增高，输尿管壁内部因压扁而闭合，可防止尿液由膀胱逆流入输尿管。

二、输尿管的狭窄

输尿管全长粗细并非一致，有3处生理性狭窄：①第一处位于肾盂与输尿管移行处；②第二处位于骨盆上口，输尿管跨髂血管处；③第三处位于输尿管斜穿膀胱壁处，即输尿管的壁内部。3个生理性狭窄处口径只有0.2~0.3 cm，临床上常是结石易滞留的部位。

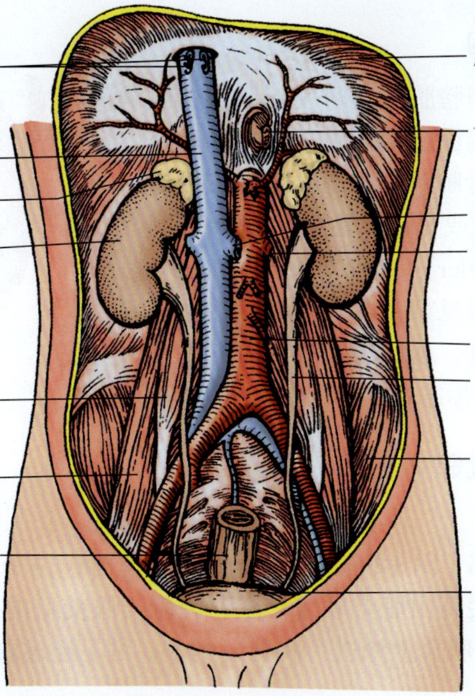

图 1-6-7 肾和输尿管

高频考点

输尿管分部和狭窄

第三节 膀 胱

膀胱（urinary bladder）为储存尿液的肌性囊状器官，其大小、形态、位置和壁的厚薄均随年龄、性别及尿液充盈程度而改变。一般正常成人膀胱容量为 350~500 ml，最大容量可达 800 ml，新生儿容量为 50 ml 左右。

一、膀胱的形态

膀胱空虚时呈三棱锥体形（图 1-6-8），分尖、体、底和颈 4 部。膀胱尖朝向前上方；膀胱底朝向后下方，呈三角形；尖与底之间的部分称膀胱体；膀胱的最下部称膀胱颈。膀胱充盈时略呈卵圆形。

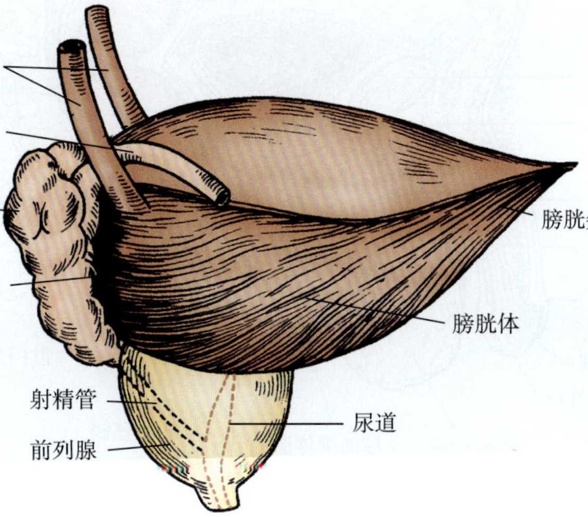

图 1-6-8 膀胱的形态

二、膀胱的内面结构

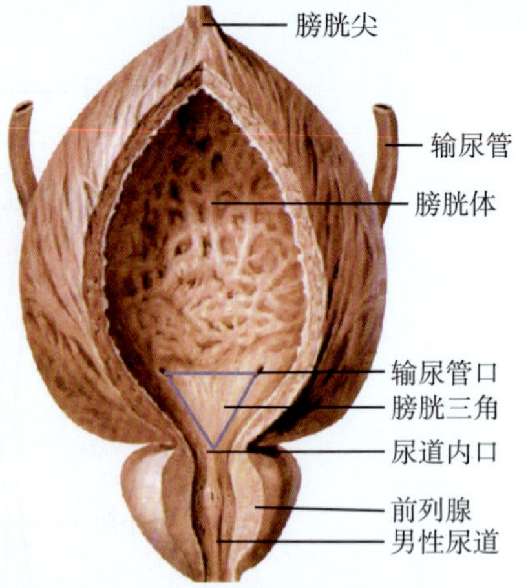

图 1-6-9　膀胱壁内面结构

膀胱内面被覆黏膜，当膀胱空虚时由于肌层的收缩而形成许多皱襞。在膀胱底内面，两侧输尿管口和尿道内口之间的三角形区域，此处膀胱肌层和黏膜层连接紧密，缺乏黏膜下层，不论膀胱空虚或充盈，黏膜始终平滑无皱襞，称膀胱三角（trigone of bladder）（图 1-6-9）。膀胱三角是临床上肿瘤、炎症和结核的常见好发部位。两侧输尿管口之间的皱襞，称为输尿管间襞，膀胱镜检查时可见此襞呈一苍白带，是寻认输尿管口的标志。

高频考点
膀胱三角

三、膀胱的位置和毗邻

（一）膀胱的位置

成人膀胱在盆腔的前部（图 1-6-10，11）。膀胱空虚时，位于盆腔内，膀胱尖不超出耻骨联合上缘；充盈时，膀胱尖高出耻骨联合之上，膀胱与腹前壁的腹膜反折线也随之上移。因此，当膀胱充盈时，经耻骨联合上缘进行膀胱穿刺术，可不经过腹膜腔，不损伤腹膜，可避免对腹膜腔的污染。

新生儿膀胱呈梭形，大部分位于腹腔内，位置较成人高，随年龄增长逐渐降入盆腔。老年人因盆膈肌肉松弛，膀胱位置较低。

（二）膀胱的毗邻

膀胱的前方为耻骨联合（男女相同）；膀胱的后方，男性与精囊、输精管壶腹及直肠相邻，女性与子宫、阴道相邻；膀胱颈下方，男性邻接前列腺，女性则邻接尿生殖膈（图 1-6-10，11）。

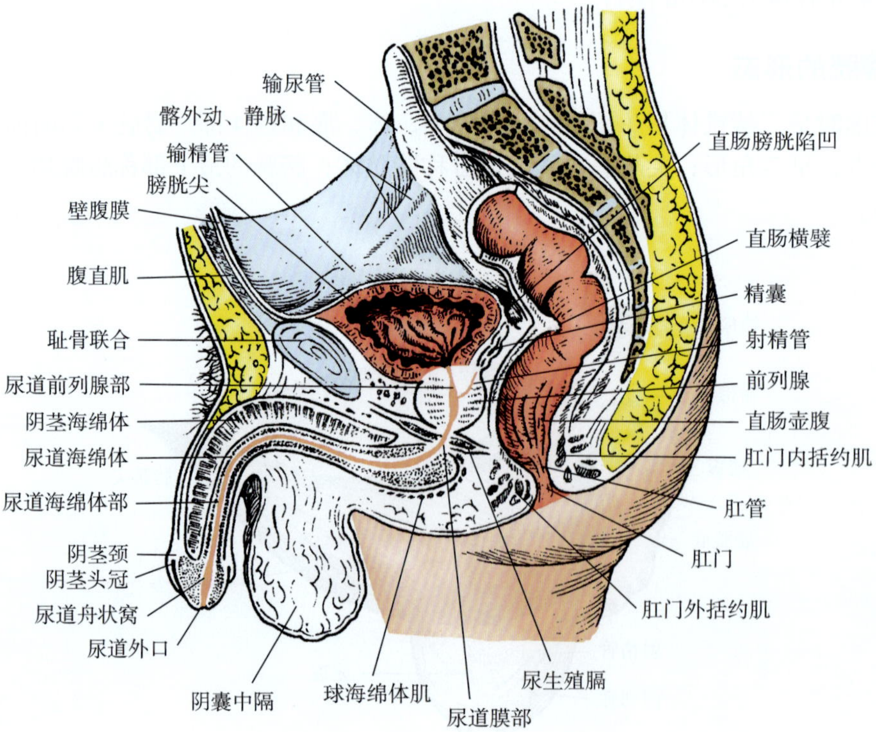

图 1-6-10　男性膀胱和尿道矢状面

第四节　尿　　道

尿道（urethra）为起于膀胱的尿道内口并通向体外的管道，可将膀胱内储存的尿液排出体外。男性的尿道除排尿外还兼有排精功能，因而在男性生殖系统中叙述。

女性尿道长 3~5 cm，起自尿道内口，经耻骨联合和阴道之间下行，穿过尿生殖膈，以尿道外口开口于阴道前庭。女性尿道在穿过尿生殖膈时周围有尿道阴道括约肌环绕，可控制排尿。由于女性尿道较男性短而直，且开口于阴道前庭邻近阴道口和肛门，故尿路逆行性感染以女性多见。

（张年凤　郭新庆）

自测题

一、A 型选择题

1. 关于肾的描述，错误的是
   A. 属于腹膜外位器官
   B. 左肾低于右肾半个椎体
   C. 右侧肾蒂较左侧短
   D. 成人肾门约平对第 1 腰椎椎体
   E. 第 12 肋斜过左肾后面的中部
2. 肾被膜的最外层是
   A. 纤维囊
   B. 脂肪囊
   C. 肾筋膜
   D. 肾皮质
   E. 腹膜
3. 肾蒂中不包括
   A. 肾小盏
   B. 肾动脉
   C. 肾静脉
   D. 肾盂
   E. 神经
4. 紧邻肾上端的是
   A. 膈
   B. 肝门
   C. 胰头
   D. 肾上腺
   E. 贲门
5. 移行为输尿管的是
   A. 集合小管
   B. 乳头管
   C. 肾小盏
   D. 肾大盏
   E. 肾盂
6. 成人肾门平对
   A. 第 11 胸椎
   B. 第 12 胸椎
   C. 第 1 腰椎
   D. 第 2 腰椎
   E. 第 3 腰椎
7. 关于输尿管的描述，错误的是
   A. 为成对的肌性管道
   B. 在腹膜前方下降
   C. 起于肾盂
   D. 斜穿膀胱壁
   E. 有 3 处生理性狭窄
8. 膀胱的最下部是
   A. 膀胱体
   B. 膀胱颈
   C. 膀胱底
   D. 膀胱尖
   E. 尿道内口
9. 肾实质可分为
   A. 肾皮质和肾锥体
   B. 肾髓质和肾盂
   C. 肾皮质和肾髓质
   D. 肾乳头和肾盂
   E. 肾皮质和肾柱

10. 膀胱肿瘤的好发部位是
   A. 膀胱尖
   B. 膀胱体
   C. 膀胱底
   D. 膀胱三角
   E. 膀胱颈

二、名词解释

1. 肾区
2. 膀胱三角
3. 肾门
4. 肾蒂

三、问答题

1. 简述膀胱的位置和毗邻。
2. 简述输尿管的分部、狭窄及临床意义。

四、绘图题

1. 绘出“男性泌尿生殖系统”示意图,并标注下列结构:肾、输尿管、膀胱、输精管、精囊、前列腺、阴茎、尿道、睾丸、附睾。
2. 绘出“肾冠状切面”示意图,并标注下列结构:肾皮质、肾锥体、肾乳头、肾小盏、肾大盏、肾盂。

第七章

生殖系统

系统解剖学
第七章数字资源

思政之光

学习目标

学习本章内容的学生能够：

思政：

具备正确健康的性伦理道德观，具有保护患者隐私的医学职业素养。

识记：

1. 复述男性生殖系统的组成；睾丸、附睾的形态和位置；输精管的行程、分部和特点，射精管的合成和开口；前列腺的形态位置及主要毗邻。
2. 复述阴茎的分部及其构成；男性尿道的分部和结构特点。
3. 复述女性生殖系统的组成；卵巢的形态、位置及固定装置；输卵管的位置、分部；子宫的形态、分部、位置、主要毗邻和固定装置；阴道的位置；阴道穹的分部及毗邻；女性外生殖器的组成；阴道口和尿道口的位置。
4. 复述乳房的形态和构造特点。
5. 复述会阴的境界和组成；尿生殖膈和盆膈的通过物。

理解：

1. 分析精子从发生部位至排出体外所经过的途径。
2. 解释男性绝育术常选择输精管精索部进行结扎的原因 。
3. 解释前列腺增生引起排尿困难的原因。
4. 解释为男性患者导尿时，需将阴茎头提起的原因。
5. 解释输卵管结扎术常选择输卵管峡部和异位妊娠好发于输卵管的原因。
6. 解释妊娠期女性出现尿频的原因。
7. 解释女性腹膜腔积液时，可经阴道穹后部穿刺或引流的原因。

运用：

1. 将生殖系统的解剖学知识应用于后续专业课程的学习和临床实践。
2. 应用生殖系统的解剖学知识开展健康宣教。

生殖系统（reproductive system）包括男性生殖系统和女性生殖系统。男、女性生殖系统按部位可分为内生殖器和外生殖器两部分。内生殖器多位于盆腔内，主要由产生生殖细胞和性激素的生殖腺及输送生殖细胞的生殖管道组成。外生殖器显露于体表，是性交器官。生殖系统的主要功能是繁衍后代、延续种族及维持男、女性的性功能和第二性征。女性的乳房以及两性外生殖器所在的会阴，因与生殖功能密切相关，故一并在生殖系统叙述。

第一节　男性生殖系统

案例导入

男性，67 岁，排尿困难 2 年，尿线细，射程短，排尿时间延长。一天前，突发不能自行排尿，腹下区胀痛难忍。直肠指检，前列腺 4 cm×5 cm；B 超，残余尿 380 ml。以“前列腺增生伴尿潴留”收治入院，行“导尿并保留导尿管”处理。

思考题：

1. 直肠指诊触诊前列腺的解剖学基础是什么？
2. 前列腺增生为何会引起尿潴留？
3. 为患者导尿时，导尿管插入膀胱需要经过男性尿道的哪些狭窄？

男性生殖系统的内生殖器由生殖腺（睾丸）、输精管道（附睾、输精管、射精管、男性尿道）和附属腺（精囊腺、前列腺、尿道球腺）组成。睾丸产生的精子先贮存于附睾内，射精时经输精管、射精管和尿道排出体外。男性外生殖器为阴茎和阴囊，前者是男性性交的器官，后者容纳睾丸和附睾（图 1-7-1）。

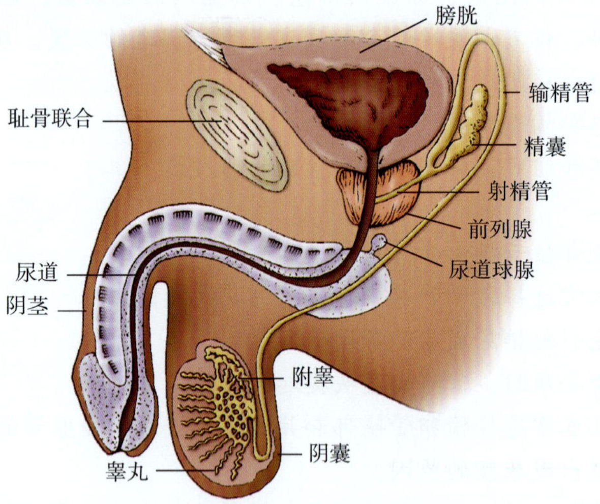

图 1-7-1　男性生殖系统概观

一、内生殖器

（一）睾丸

1. 位置和形态　睾丸（testis）位于阴囊内，左、右各一，呈内外侧稍扁的椭圆形，表面光滑，包有一层浆膜。睾丸可分为上、下两端，前、后两缘，内侧、外侧两面。前缘游离，后缘有附睾和输精管起始段附着。

2. 结构　睾丸表面有一层坚韧的结缔组织膜，称白膜。白膜在睾丸后缘增厚，并深入睾丸内形成睾丸纵隔。从睾丸纵隔发出许多睾丸小隔，将睾丸实质分隔成许多睾丸小叶。每个小叶内含 2~4 条盘曲的生精小管，生精小管的上皮能产生精子。生精小管之间的结缔组织内含有间质细胞，可分泌男性激素。生精小管在接近睾丸纵隔处，汇合成短而直的精直小管，进入睾丸纵隔内，相互交织成睾丸网，从睾丸网发出12~15条睾丸输出小管进入附睾（图1-7-2）。

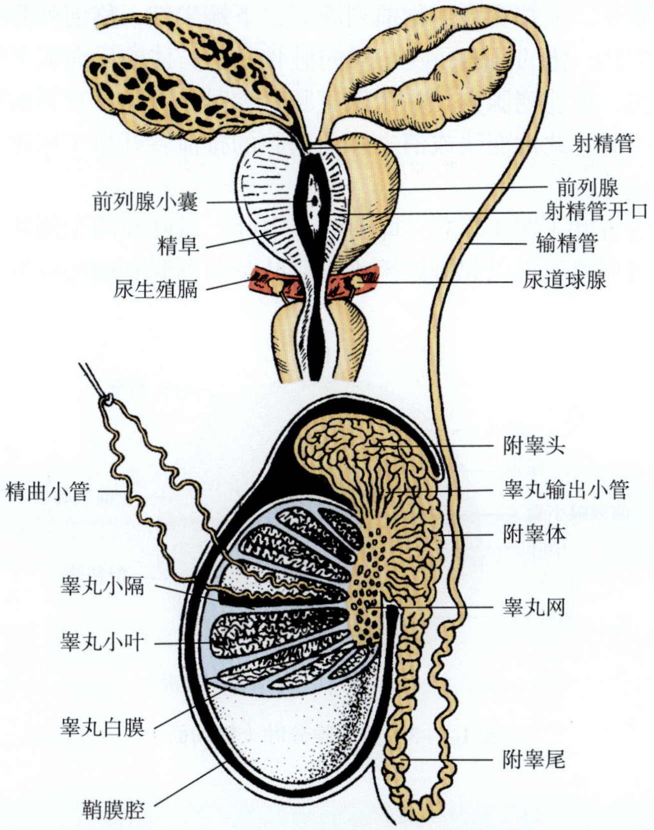

图1–7–2 睾丸、附睾的结构及排精路径

（二）输精管道

1. 附睾（epididymis） 呈新月形，紧贴于睾丸上端和后缘。上端膨大称附睾头，中部为附睾体，下端变细形成附睾尾（图1-7-1，2）。附睾尾转向后上方移行为输精管。附睾可贮存精子，其分泌液能营养精子，促进精子的成熟。

2. 输精管（ductus deferens） 是附睾尾的直接延续，为一对肌性管道，壁厚腔小，全长约50 cm，活体触摸时，呈坚实的圆索状。

输精管的行程较长，全程可分为四部（图1-7-2）：①睾丸部，起自附睾尾，沿睾丸后缘上行至睾丸上端。②精索部，是介于睾丸上端与腹股沟管浅环之间的部分，位于皮下，活体可触及，故临床上男性绝育术常选择此部进行输精管结扎。③腹股沟管部，为位于腹股沟管内的部分。④盆部，为输精管最长的一段，自腹股沟管深环处起，沿骨盆侧壁向后下行，经输尿管末端至膀胱底的后面。在此处两侧输精管逐渐接近并膨大形成输精管壶腹。

精索（spermatic cord）为一对柔软的圆索状结构，由腹股沟管深环延至睾丸上端。精索的主要成分是输精管、睾丸动脉和蔓状静脉丛，此外，还有输精管动静脉、神经、淋巴管、腹膜鞘突的残余等。精索表面包有3层被膜，由内向外依次为精索内筋膜、提睾肌和精索外筋膜。

3. 射精管（ejaculatory duct） 由输精管的末端与精囊腺的排泄管汇合成（图1-7-2）。射精管长约2 cm，穿过前列腺实质，开口于尿道前列腺部。

（三）附属腺

1. 精囊腺（seminal vesicle） 又称精囊，是一对长椭圆形的囊状器官，表面凹凸不平，位于膀胱底的后方、输精管壶腹的外侧（图 1-7-2）。精囊分泌的液体参与组成精液，有稀释精液使精子易于活动的作用。

2. 前列腺（prostate） 为不成对的实质性器官，位于膀胱与尿生殖膈之间，包绕尿道起始部，大小、形态如栗子。上端宽大，称前列腺底，下端尖细，称前列腺尖，尖与底之间的部分称前列腺体（图 1-7-2）。体的前面凸隆，对向耻骨联合；体的后面较平坦，与直肠相邻。后面的正中有一纵行浅沟，称前列腺沟。临床做直肠指诊时，可隔着直肠前壁触及前列腺后面和前列腺沟，前列腺增生时，此沟变浅或消失。前列腺的排泄管开口于尿道前列腺部的后壁，其分泌物是精液的主要成分。

前列腺一般可分为五叶（图 1-7-3），即前叶、中叶、后叶和两个侧叶。中叶和侧叶是前列腺增生的好发部位，可压迫尿道引起排尿困难。后叶是前列腺肿瘤的好发部位。

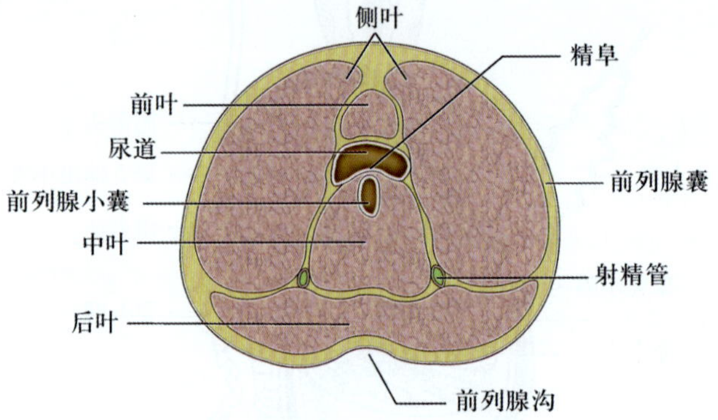

图 1-7-3 前列腺分叶（横切面）

知识链接

前列腺增生

小儿前列腺较小，性成熟期腺体发育迅速，老年则腺组织渐萎缩，但常见有些老年人的前列腺内的结缔组织增生而形成前列腺增生。前列腺增生是引起老年男性尿路梗阻的最常见原因，尿频为前列腺增生早期出现的症状，夜间尿频更明显。进行性排尿困难是前列腺增生最主要的症状，典型表现为排尿踌躇、排尿时间延长、尿滴沥、尿线变细、尿不尽、尿流中断。当前列腺增生出现急性或慢性尿潴留时，可在耻骨上触及胀大的膀胱。直肠指诊可触及增大的前列腺，表面光滑、质韧、中央沟变浅，增生加重时中央沟变平，前列腺甚至凸向直肠。

3. 尿道球腺（bulbourethral gland） 为埋藏于尿生殖膈内的一对豌豆大小的腺体，其导管开口于尿道球部（图 1-7-2），分泌物参与组成精液，并可润滑尿道。

精液：由睾丸产生的精子和各附属腺体以及输精管道产生的液体混合而成。精液呈乳白色，弱碱性，适于精子的生存和活动。每次射精量为 3~5 ml，每毫升精液含 1 亿 ~2 亿个精子；若每毫升的精子数低于 400 万个，可导致不育症。

二、外生殖器

（一）阴囊

阴囊（scrotum）（图 1-7-4）为一皮肤囊袋，位于阴茎的后下方。阴囊壁由皮肤和肉膜组成，是腹壁皮肤及浅筋膜的延续。

1. 皮肤和肉膜 阴囊皮肤薄而柔软，生有少量阴毛，色素沉着明显，富有伸展性。肉膜位于皮肤深面，是阴囊的浅筋膜，内含散在的平滑肌，平滑肌随外界温度的变化反射性地收缩与舒张，以调节阴囊内的温度，有利于精子的生存和发育。肉膜在正中线向深部发出阴囊中隔将阴囊分为左、右两腔，分别容纳两侧的睾丸、附睾及精索起始段。

2. 睾丸和精索的被膜 在阴囊肉膜的深面有 3 层被膜包绕睾丸和精索，它们均为腹前壁各层结构的延续（图 1-7-4），由外向内依次为：精索外筋膜、提睾肌和精索内筋膜。在上述 3 层被膜的深面，睾丸还包有来自腹膜的睾丸鞘膜，睾丸鞘膜分壁层和脏层，壁层紧贴精索内筋膜内面，脏层贴于睾丸和附睾的表面，脏、壁两层在睾丸后缘返折移行，两层之间的潜在腔隙为鞘膜腔，内有少量浆液。炎症时液体增多，可形成鞘膜积液。

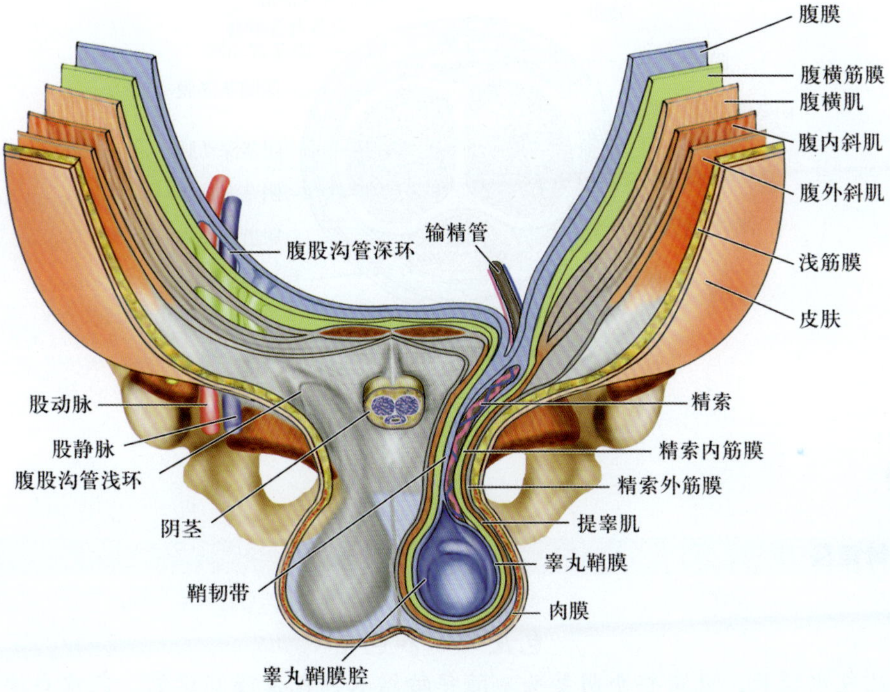

图 1-7-4 阴囊的结构及精索的被膜

（二）阴茎

阴茎（penis）（图 1-7-5）是男性性交器官。

1. 分部 阴茎可分为阴茎头、阴茎体、阴茎根三部。后端为阴茎根，固定于耻骨下支和坐骨支，为固定部。中部为阴茎体，呈圆柱形，悬垂于耻骨联合的前下方，为可动部。阴茎前端膨大为阴茎头，也称龟头，头的尖端有矢状位的尿道外口。

2. 构成 阴茎由两条阴茎海绵体和一条尿道海绵体构成。3 个海绵体分别被致密结缔组织（海绵体白膜）所包绕，它们的外面又共同包有阴茎筋膜和皮肤。两个阴茎海绵体并列于阴茎的背侧部，各呈两端尖细的圆柱状。尿道海绵体亦呈圆柱形，位于阴茎海绵体的腹侧，尿道贯穿其全长，其前端膨大为阴茎头，后端膨大称尿道球。海绵体为勃起组织，由许多小梁和腔隙组成，这些腔隙直接沟通血管，当腔隙充血时，阴茎则变硬勃起。

阴茎的皮肤薄而柔软，极易活动，富于伸展性。包绕阴茎头的双层皮肤皱襞，称阴茎包皮，包皮游离缘围成包皮口。在阴茎头下面正中线上，尿道外口与包皮移行处形成一条矢状位的皮肤皱襞，称包皮系带。由于包皮系带含丰富神经末梢，故感觉敏锐。

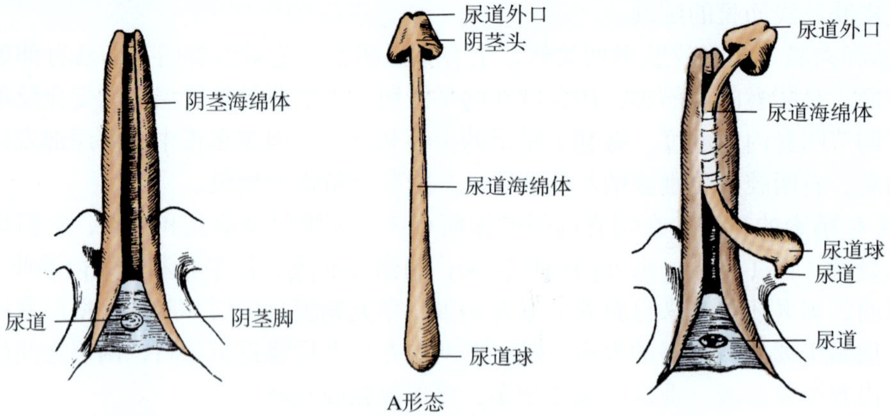

A形态

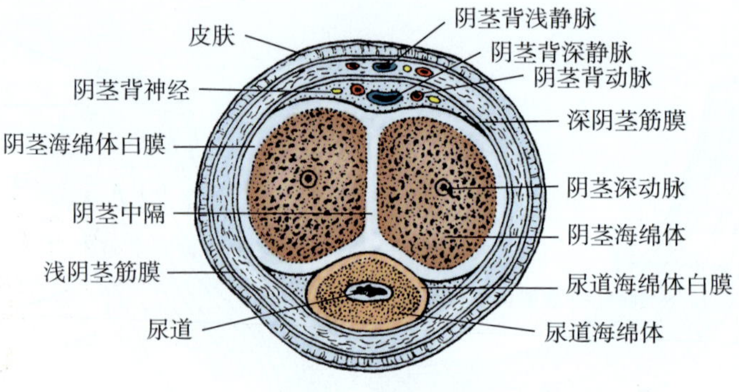

B结构（横断面）

图 1-7-5　阴茎的形态与结构

知识链接

包皮过长和包茎

幼儿包皮较长，包覆整个阴茎头。随年龄增长，包皮逐渐退缩，包皮口逐渐扩大，显露阴茎头。若成年后，包皮仍然包覆阴茎头，称为包皮过长。包皮过长可分为真性包皮过长和假性包皮过长。真性包皮过长是阴茎勃起后龟头也不能完全外露；假性包皮过长是指平时龟头不能完全外露，但在阴茎勃起后龟头则可以完全外露。包皮过长应与包茎相鉴别，包茎是包皮口非常小，包皮不能上下翻动；包皮过长则可用手把包皮翻开，让龟头露出来。包皮过长或包茎这两种情况下，包皮腔内易留污物而导致炎症，也可能成为阴茎癌的诱发因素。因此，应行包皮环切术，手术时需注意勿伤及包皮系带，以免术后影响阴茎正常的勃起。

三、男性尿道

男性尿道（male urethra）（图 1-7-1，6）兼有排尿和排精的功能。起自膀胱的尿道内口，终于阴茎头的尿道外口。成人长 16~22 cm，管径平均 5~7 mm。

1. 分部　按其行程可分为前列腺部、膜部和海绵体部，临床上将前列腺部和膜部称为后尿道，海绵体部称为前尿道。

（1）前列腺部：为尿道穿经前列腺的部分，长约 3 cm，管径较宽。

（2）膜部：为尿道穿经尿生殖膈的部分，是尿道全程中最短的一段，长约 1.5 cm，周围被尿道膜部括约肌环绕，此肌为骨骼肌，有控制排尿的作用。此部位置较固定，骨盆骨折时，尿道断裂易在此发生。

（3）海绵体部：为尿道穿尿道海绵体的部分，长约 15 cm。行于尿道球内的尿道最宽称尿道球部，尿道球腺开口于此。在阴茎头处尿道扩大，称尿道舟状窝。

2. 形态特点　男性尿道全程有三个狭窄、三个膨大和两个弯曲。

（1）三个狭窄：分别位于尿道内口、膜部和尿道外口。

（2）三个膨大：分别位于尿道前列腺部、尿道球部和尿道舟状窝。

（3）两个弯曲：当阴茎自然悬垂时，男性尿道呈现出两个弯曲：①耻骨下弯，在耻骨联合下方 2 cm 处，凹向上，此弯曲是固定的。②耻骨前弯，位于耻骨联合的前下方，凹向下，如将阴茎向上提起，此弯即消失变直。

临床上行膀胱镜检查或插导尿管时，应注意男性尿道的解剖特点。

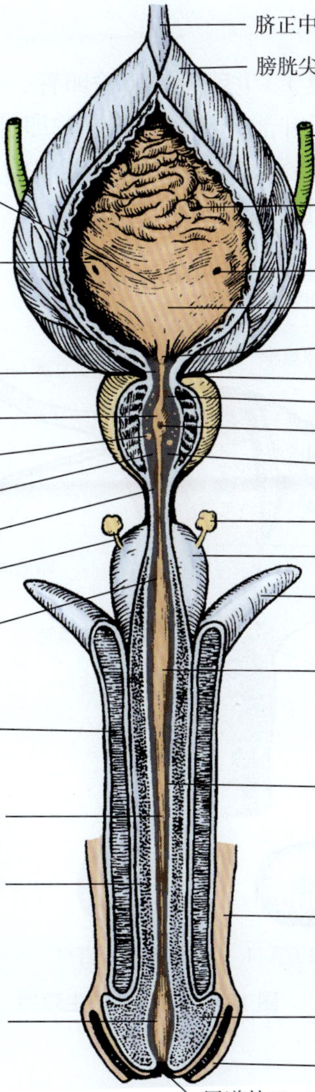

图 1-7-6　男性尿道纵切面

第二节 女性生殖系统

案例导入

女性，29岁，停经50天，突然出现下腹坠痛、伴面色苍白、出汗，晕厥两次。急诊B超提示：盆腔中等量积液，左附件区低回声包块。阴道后穹隆穿刺抽出2 ml不凝固血液。触诊左附件区似可及直径约6 cm的包块，压痛明显。考虑输卵管异位妊娠，急诊手术见左侧输卵管峡部一直径约1.5 cm蓝紫色包块，表面有一直径约0.5 cm的破口，有活动性出血。遂行腹腔镜下左侧输卵管切除术。

思考题：

1. 受精卵形成的部位和着床的部位分别位于何处？
2. 何谓子宫附件？
3. 盆腔积液时，经阴道后穹穿刺的解剖学基础是什么？

女性内生殖器由生殖腺（卵巢）、生殖管道（输卵管、子宫和阴道）和附属腺（前庭大腺）组成（图1-7-7）。卵巢可产生卵子并能分泌性激素。输卵管为输送卵子的管道，同时也是卵子受精的部位，子宫为孕育胎儿的器官，阴道是胎儿产出的通道。外生殖器，即女阴，包括阴阜、大阴唇、小阴唇、阴蒂、阴道前庭和前庭球等。

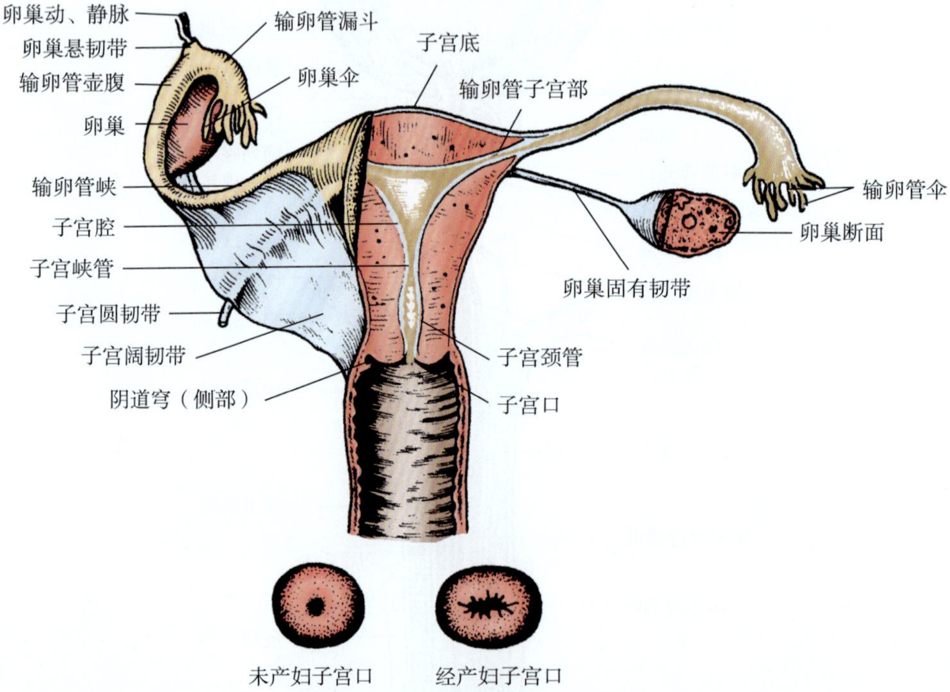

图1-7-7 女性内生殖器

一、内生殖器

（一）卵巢

1. 位置和形态 卵巢（ovary）（图1-7-7）左、右成对，呈扁卵圆形，位于盆腔侧壁髂内、髂外动脉夹角处的卵巢窝内。卵巢分为内、外侧两面，前、后两缘和上、下两端。内侧面朝向盆腔，与小肠相邻。外侧面与盆腔侧壁紧贴。后缘游离。前缘借卵巢系膜附于子宫阔韧带后层。上端钝圆借卵巢悬韧带固定于盆壁。卵巢悬韧带内有卵巢的血管、淋巴管、神经等，临床上称骨盆漏斗韧带，是寻找卵巢血管的标志。下端尖细借卵巢固有韧带连于子宫底两侧。

高频考点
卵巢的固定装置

2. 年龄变化　卵巢的大小和形态随年龄而变化。幼年时，体积较小，表面光滑；性成熟期体积最大，由于多次排卵，其表面出现瘢痕，变得凹凸不平。35~40 岁卵巢开始缩小；50 岁左右卵巢逐渐萎缩，月经随之停止。

（二）输卵管

输卵管（uterine tube）（图 1-7-7）位于子宫底的两侧，子宫阔韧带的上缘内。为一长而弯曲的肌性管道，是输送卵子和受精的部位。输卵管内侧端开口于子宫腔，外侧端开口于腹膜腔。故女性腹膜腔经输卵管、子宫、阴道与外界相通。

输卵管全长 10~14 cm，由外侧向内侧可分为四部分：①输卵管漏斗，为外侧端的扩大部分，呈漏斗状，其游离缘有许多指状突起称输卵管伞，覆盖于卵巢表面。漏斗末端的中央有输卵管腹腔口与腹膜腔相通。②输卵管壶腹，约占输卵管全长的 2/3，管径粗而弯曲。卵子通常在此部受精，受精卵进入子宫着床发育。③输卵管峡，细而直，壁厚腔窄，输卵管结扎常在此部进行。④子宫部，为贯穿子宫壁的一段，经输卵管子宫口开口于子宫腔。

卵巢和输卵管统称为子宫附件。

知识链接

异位妊娠

异位妊娠也称“宫外孕”，是指妊娠时受精卵着床于子宫腔以外，是常见的妇科急症之一，也是早孕期妇女死亡的重要原因。异位妊娠可发生于输卵管、宫颈、卵巢、腹腔、子宫阔韧带等处，其中输卵管妊娠占 90%~95%。慢性输卵管炎是输卵管妊娠的主要原因，炎症可造成输卵管粘连、管腔狭窄、管腔扭曲及管壁肌肉蠕动减弱，妨碍受精卵的通过和顺利输送。

（三）子宫

子宫（uterus）为一壁厚腔小的肌性器官（图 1-7-8），是孕育胎儿和产生月经的场所。

1. 子宫的形态　成人未孕子宫呈前后稍扁的倒置的梨形，长 7~9 cm，宽 4~5 cm，厚 2~3 cm。子宫可分为子宫底、子宫体和子宫颈三部分。子宫底为两侧输卵管子宫口以上的钝圆部分。子宫颈为下端的狭窄部分，成人长 2.5~3 cm，分为两部分：伸入阴道内的部分称子宫颈阴道部，是宫颈癌和宫颈糜烂的好发部位；在阴道以上的部分称子宫颈阴道上部。子宫体是指底与颈之间的部分。在子宫颈与子宫体交界处稍狭细，称子宫峡，在非妊娠期子宫峡不明显，长约 1 cm，妊娠期子宫峡逐渐伸展变长，形成子宫下段，妊娠末期此部可延至 7~11 cm，其壁逐渐变薄，子宫容积逐渐变大，产科常经此处做剖宫取胎术。

高频考点
子宫的形态和分部

子宫的内腔较狭窄，可分为上、下两部。上部在子宫体内的部分称子宫腔，呈前后略扁的三角形，其底向上，两侧通输卵管，尖向下通子宫颈管。下部在子宫颈内的部分称子宫颈管，呈梭形，上口通子宫腔；下口通阴道，称子宫口，未产妇子宫口为圆形，边缘光滑整齐，分娩后变成横裂状。

2. 子宫的位置　子宫位于盆腔的中央，膀胱与直肠之间（图 1-7-8），下端接阴道，两侧

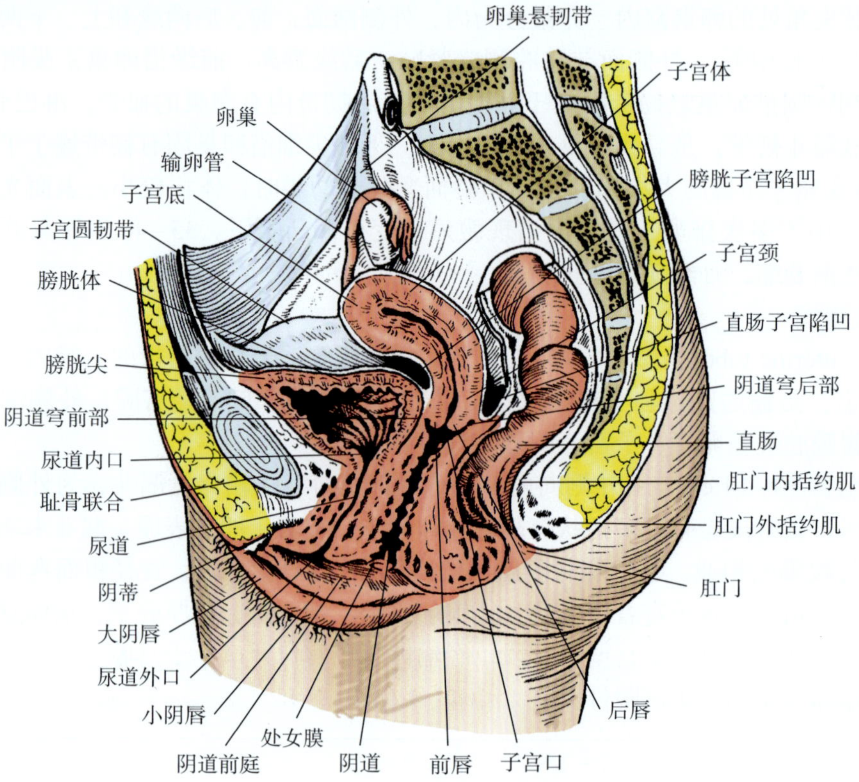

图 1-7-8 女性盆腔正中矢状断面

连有输卵管、子宫阔韧带和卵巢。成年女子，子宫的正常位置呈轻度的前倾前屈位。前倾是指子宫与阴道间形成一个向前开放的钝角，略大于 90°；前屈是指子宫体与子宫颈之间形成的一凹向前的弯曲，约为 170°。人体直立时，子宫伏于膀胱上，几乎与地面平行。由于子宫前邻膀胱后贴直肠，膀胱和直肠的充盈度，可影响子宫的位置。妊娠期，增大的子宫可压迫膀胱，孕妇常出现尿频现象。

3. 子宫的固定装置 维持子宫正常位置的韧带有（图 1-7-9）：

（1）子宫阔韧带：位于子宫两侧，略呈冠状位，由子宫前、后面的腹膜自子宫侧缘向两侧延伸至骨盆侧壁和盆底的双层腹膜构成，可限制子宫向两侧移位。子宫阔韧带的上缘游离，包裹输卵管，其外侧端移行为卵巢悬韧带。

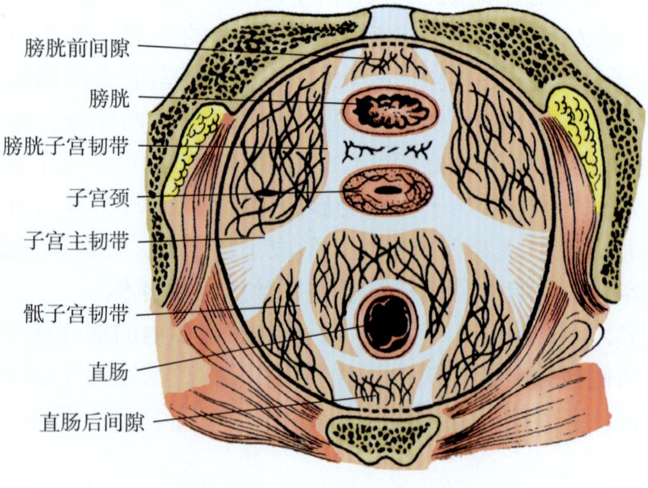

图 1-7-9 子宫的固定装置

（2）子宫圆韧带：由平滑肌和结缔组织构成，呈圆索状，起于子宫体前面的上外侧、输卵管子宫口的下方，在子宫阔韧带前层覆盖下向前外侧弯行，然后通过腹股沟管止于大阴唇皮下，是维持子宫前倾的主要结构。

（3）子宫主韧带：由阔韧带下部两层间的结缔组织和平滑肌构成，自子宫颈两侧连至骨盆侧壁。其作用是固定子宫颈，防止子宫向下脱垂。

（4）子宫骶韧带：由平滑肌和结缔组织构成，起自子宫颈后面，向后绕过直肠，止于骶骨前面。该韧带有牵拉子宫颈向后上的作用，对维持子宫前屈位起重要作用。

除上述韧带外，盆底肌和周围的结缔组织对子宫的固定也起很大作用。如固定装置薄弱或损伤，可致子宫位置异常或引起不同程度的子宫脱垂。

（四）阴道

阴道（vagina）（图 1-7-8）为一前后稍扁的肌性管道，富有伸展性，上连子宫，下续外生殖器，它是女性的性交器官，也是排出经血和胎儿娩出的通道。阴道位于小骨盆中央，前邻膀胱和尿道，后邻直肠。阴道上端较宽阔，包绕子宫颈阴道部，两者之间形成的环状凹陷，称阴道穹，阴道穹分为前部、后部和两侧部，以后部最深。阴道穹后部与直肠子宫陷凹之间仅隔以阴道后壁和一层腹膜，故当腹膜腔积液时，可经阴道穹后部穿刺或引流。阴道下端以阴道口开口于阴道前庭后部。处女的阴道口周围有一环行的黏膜皱襞，称处女膜，处女膜破裂后，阴道口周围留有处女膜痕。阴道下部穿尿生殖膈处，有环行的尿道阴道括约肌，对阴道有括约作用。

（五）前庭大腺

前庭大腺位于阴道口两侧的黏膜深部，左右各一，形如豌豆，其导管开口于小阴唇中、后 1/3 交界处（图 1-7-10）。该腺相当于男性的尿道球腺，分泌物有滑润阴道口的作用。若炎症引起导管阻塞则可引起前庭大腺囊肿。

二、外生殖器

女性外生殖器，即女阴，包括以下结构（图 1-7-10）。

（一）阴阜

为位于耻骨联合前面的皮肤隆起，内含较多的脂肪，性成熟后此区长有阴毛。

高频考点
女性外生殖器

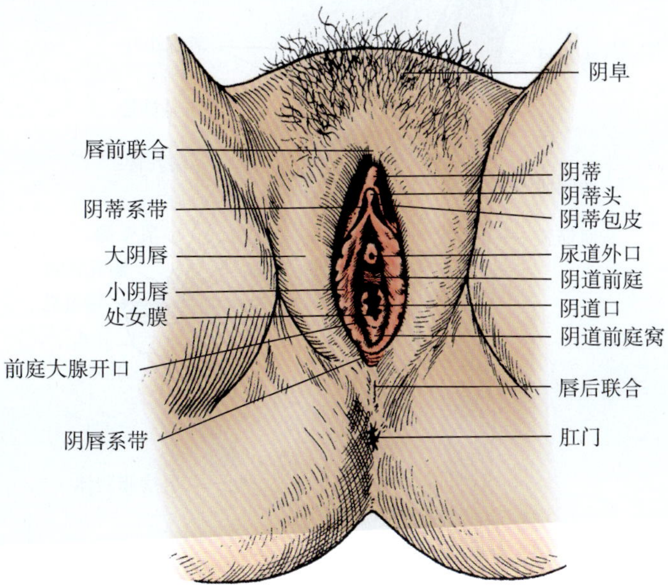

图 1-7-10　女性外生殖器

（二）大阴唇

为一对纵行隆起的皮肤皱襞，富含色素，长有阴毛。两侧大阴唇在前端相互连合形成唇前连合，在后端形成唇后连合。

（三）小阴唇

位于大阴唇的内侧，为一对较薄的皮肤皱襞，表面光滑无毛。两侧小阴唇后端连合形成阴唇系带。前端分叉，外侧包绕阴蒂形成阴蒂包皮；内侧形成阴蒂系带。

（四）阴蒂

由两个阴蒂海绵体构成，相当于男性的阴茎海绵体，亦分头、体、脚三部。阴蒂头露于表面，富有感觉神经末梢，感觉敏锐。

（五）阴道前庭

为两侧小阴唇之间的裂隙。前部有尿道外口，后部有阴道口，阴道口两侧各有一个前庭大腺导管的开口。

（六）前庭球

相当于男性的尿道海绵体，呈蹄铁形。位于阴道前庭两侧，大阴唇皮下。

附一：乳房

乳房（breast）（图 1-7-11）为哺乳动物特有的结构，男性不发达，女性于青春期后受雌激素的影响开始发育，妊娠和哺乳期有分泌活动。

一、位置

乳房位于胸大肌表面，第 3 至第 6 肋之间，内侧至胸骨旁线，外侧可达腋中线。未产妇乳头平对第 4 肋间隙或第 5 肋水平。

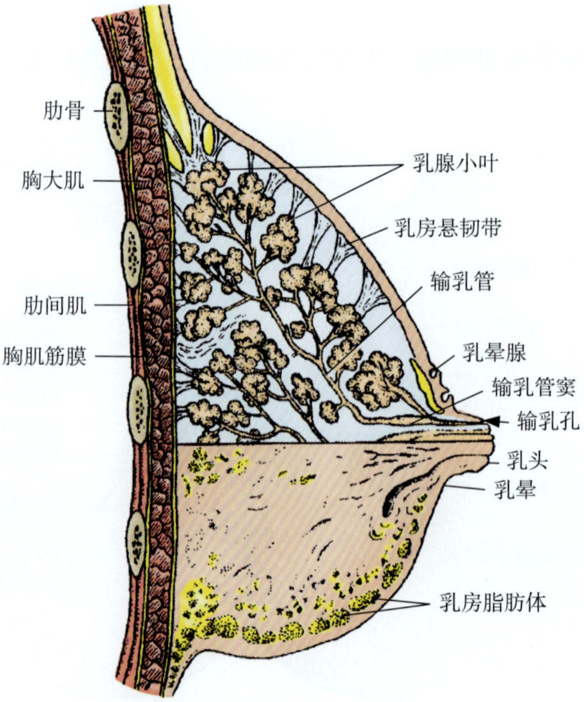

图 1-7-11　女性乳房（矢状切面）

二、形态

成年未产妇乳房呈半球形，中央有一突起为乳头。乳头表面有输乳管的开口，称输乳孔。乳头周围色素较深的皮肤环形区，称乳晕，其深面有乳晕腺，可分泌脂状物润滑乳头。乳头和乳晕的皮肤薄弱，易损伤，尤其在哺乳期应注意清洁，以防感染。乳房的形态大小，随年龄变化而不同，妊娠期和哺乳期乳腺组织增生，乳房增大，停止哺乳后，乳腺萎缩，乳房变小。

三、结构

乳房由皮肤、乳腺和脂肪组织构成。乳腺被脂肪组织分隔成15~20个乳腺叶，以乳头为中心呈放射状排列。每叶有一排泄管，称输乳管。输乳管在近乳头处扩大为输乳管窦，其末端变细开口于乳头的输乳孔。在乳腺与表面皮肤及深部的胸肌筋膜之间连有许多结缔组织小束，称乳房悬韧带或Cooper韧带，对乳腺起支持作用。

附二：会　阴

会阴（perineum）（图1-7-12）有狭义和广义之分。狭义会阴是指肛门与外生殖器之间狭小区域的软组织。在女性是指阴道前庭后端与肛门之间的软组织，又称为产科会阴，产妇分娩时应注意保护此区，避免造成撕裂。

广义会阴是指封闭小骨盆下口的所有软组织，其境界呈菱形，与骨盆下口一致。前界为耻骨联合下缘，后界为尾骨尖，两侧界为耻骨下支、坐骨支、坐骨结节和骶结节韧带。以两侧坐骨结节之间的连线为界，可将会阴分为前、后两个三角区，前部的为尿生殖三角，男性有尿道通过，女性有尿道和阴道通过；后部的为肛门三角，有肛管通过。

一、肛门三角的肌和盆膈

肛门三角肌主要有肛提肌、尾骨肌和肛门外括约肌（图1-7-13）。

（一）肛提肌

肛提肌（levator ani muscle）为一对宽的扁肌，起自骨盆侧壁，止于直肠壁及会阴中心腱至尾骨尖的连线上。呈漏斗状封闭骨盆下口。其主要作用是加强和提起盆底，承托盆腔脏器。

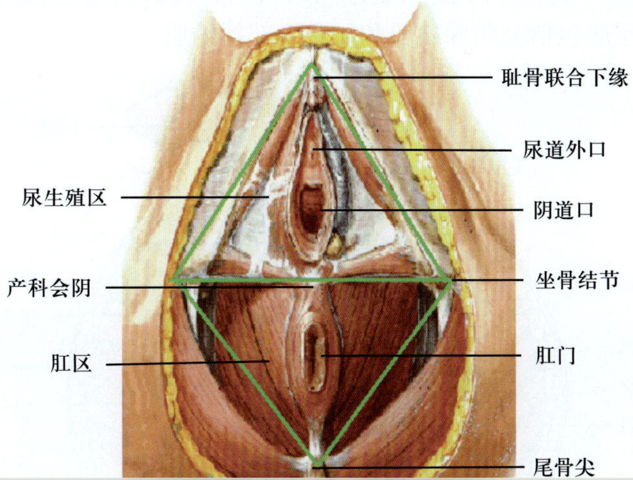

会阴中心腱，也称会阴体，是狭义会阴深面的一个腱性结构，长约 1.3 cm，多条会阴肌附着于此，有加固盆底的作用（图 1-7-13）。在女性，此腱较大且有韧性和弹性，在分娩时要注意保护。

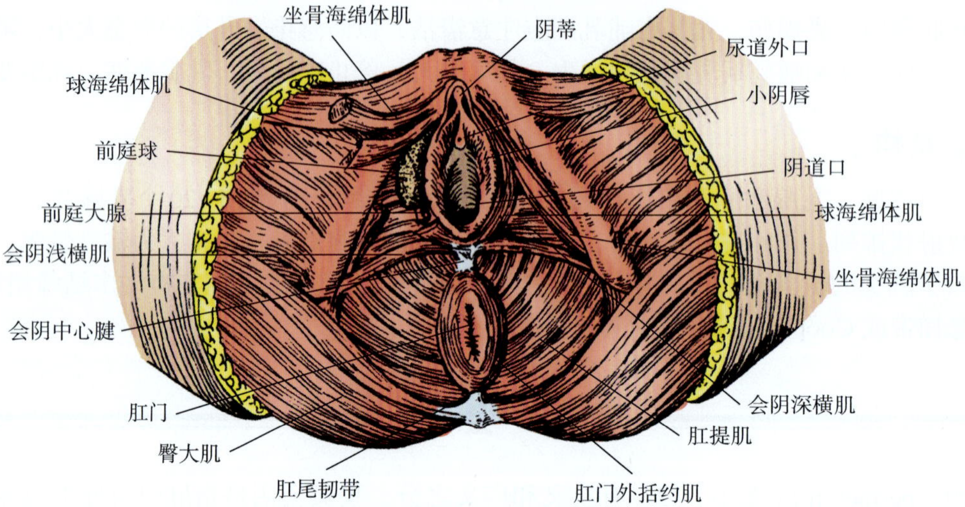

图 1-7-13　女性会阴肌（浅层）

（二）尾骨肌

尾骨肌（coccygeus）位于肛提肌的后方，起自坐骨棘，止于骶、尾骨侧缘。有协助封闭小骨盆下口、承托盆腔脏器及固定骶、尾骨的作用。

（三）肛门外括约肌

肛门外括约肌（sphincter ani externus）为环绕肛门的骨骼肌，可随意括约肛门。

覆盖于肛提肌和尾骨肌上、下面的深筋膜，分别称盆膈上、下筋膜。盆膈上、下筋膜和其间的肛提肌和尾骨肌共同构成盆膈（pelvic diaphragm），封闭小骨盆下口的大部分，中央有肛管通过。

二、尿生殖三角的肌和尿生殖膈

尿生殖三角肌可分为浅、深两层（图 1-7-13，14）。浅层肌包括会阴浅横肌、球海绵体肌和坐骨海绵体肌；深层肌包括会阴深横肌和尿道膜部括约肌。

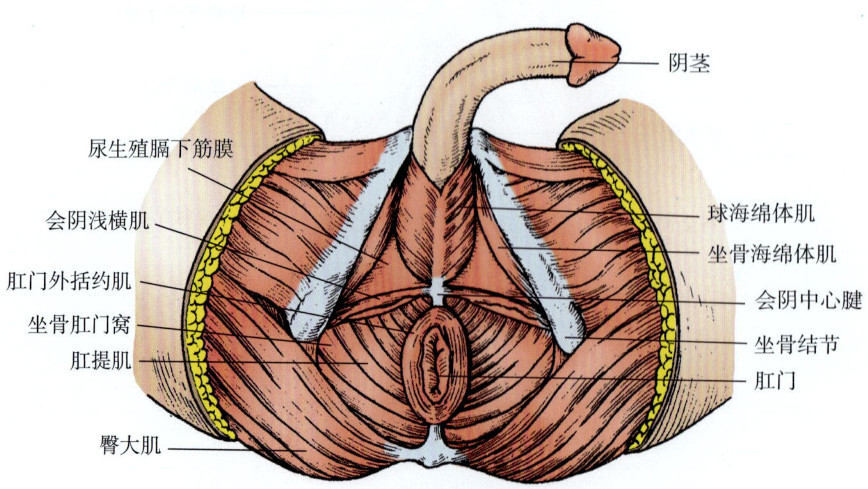

图 1-7-14　男性会阴肌（浅层）

（一）浅层肌

1. 会阴浅横肌　起自坐骨结节，横行向内止于会阴中心腱。有固定会阴中心腱的作用。

2. 球海绵体肌　位于肛门前方，男性包绕尿道球，收缩时可使尿道缩小变短，协助排尿和射精。在女性此肌覆盖于前庭球表面，可缩小阴道口，故又称阴道括约肌。

3. 坐骨海绵体肌　起自坐骨结节，止于阴茎脚的下面，收缩时压迫阴茎海绵体根部，阻止静脉血回流，参与阴茎勃起，故又称阴茎勃起肌。此肌在女性薄弱，称阴蒂勃起肌。

（二）深层肌

1. 会阴深横肌　肌束横行，张于两侧坐骨支之间，两侧纤维在中线互相交织，封闭尿生殖三角的后部，一部分止于会阴中心腱，收缩时可加强会阴中心腱的稳固性。

2. 尿道膜部括约肌　在会阴深横肌前方，肌束呈环形包绕尿道膜部，是随意的尿道外括约肌。在女性此肌包绕阴道和尿道，又称尿道阴道括约肌，可紧缩尿道和阴道。

在尿生殖三角区的深筋膜中，覆盖于会阴深横肌和尿道膜部括约肌的上、下面的筋膜，分别称尿生殖膈上、下筋膜。尿生殖膈上、下筋膜与其间的肌共同构成尿生殖膈（urogenital diaphragm），封闭尿生殖三角，中央有尿道通过，在女性还有阴道通过。

（袁　鹏　郭新庆）

自测题

一、A 型选择题

1. 关于男性生殖器的描述，错误的是
   A. 分为内生殖器和外生殖器两部分
   B. 男性的外生殖器包括阴囊和睾丸
   C. 附属腺体的分泌物参与精液的组成
   D. 男性尿道属于输精管道
   E. 前列腺属于附属腺体
2. 能暂时贮存精子的结构是
   A. 睾丸
   B. 射精管
   C. 输精管
   D. 附睾
   E. 前列腺
3. 男性输精管结扎术常选的部位是
   A. 睾丸部
   B. 腹股沟管部
   C. 精索部
   D. 盆部
   E. 输精管壶腹
4. 精索位于
   A. 腹股沟管腹环至皮下环
   D. 腹股沟管腹环至附睾上端
   E. 腹股沟管腹环至睾丸下端
5. 女性生殖腺是
   A. 卵巢
   B. 子宫
   C. 输卵管
   D. 阴道
   E. 前庭大腺
6. 寻找卵巢血管的标志是
   A. 卵巢系膜
   B. 子宫阔韧带
   C. 卵巢固有韧带
   D. 卵巢悬韧带
   E. 子宫主韧带
7. 关于输卵管的描述，正确的是
   A. 子宫部最细，是输卵管结扎常选择的部位
   B. 输卵管峡部是穿子宫壁的一段
   C. 输卵管壶腹部是受精卵形成的部位
   D. 输卵管漏斗部是输卵管最长的一段
   E. 漏斗部开口于子宫腔
8. 产科进行剖宫取胎术常选择的部位是

C. 子宫颈
D. 子宫峡
E. 子宫颈阴道部

9. 自阴道后穹穿刺引流腹腔积液，针尖进入的结构是
A. 子宫腔
B. 膀胱
C. 膀胱子宫陷凹
D. 直肠子宫陷凹
E. 尿生殖膈

10. 乳腺手术时应尽量采取放射状切口，是因为
A. 为了操作方便
B. 避免切断乳房悬韧带
C. 便于延长切口
D. 便于找到发病部位
E. 减少对输乳管和乳腺的损伤

11. 射精管开口于
A. 尿道前列腺部
B. 尿道膜部
C. 尿道海绵体部
D. 尿道球部
E. 前尿道

12. 尿道球腺开口于
A. 尿道前列腺部
B. 尿道膜部
C. 尿道舟状窝
D. 尿道球部
E. 后尿道

13. 可限制子宫向两侧移位，由双侧腹膜构成的冠状位韧带是
A. 子宫阔韧带
B. 子宫圆韧带
C. 子宫主韧带
D. 骶子宫韧带
E. 盆底肌

14. 维持子宫处于前倾位的主要结构是
A. 子宫阔韧带
B. 子宫圆韧带
C. 子宫主韧带
D. 骶子宫韧带
E. 盆底肌

15. 维持子宫正常位置，防止子宫向下脱垂的主要韧带是
A. 子宫阔韧带
B. 子宫圆韧带
C. 子宫主韧带
D. 骶子宫韧带
E. 盆底肌

二、名词解释

1. 精索
2. 阴道前庭
3. 产科会阴
4. 乳房悬韧带

三、问答题

1. 男性患者插入导尿管时，需依次经过哪些尿道的狭窄和弯曲？
2. 试述输卵管的分部及意义。
3. 试述子宫的位置和形态。

四、绘图题

1. 绘出“男性骨盆正中矢状断面”示意图，并标注下列结构：耻骨联合、膀胱、直肠、肛管、尿道前列腺部、尿道膜部、尿道海绵体部、尿道内口、尿道外口、阴茎头、阴茎体、耻骨下弯、耻骨前弯。
2. 绘出“女性骨盆正中矢状断面”示意图，并标注下列结构：卵巢、卵巢悬韧带、子宫底、子宫体、子宫颈、直肠、阴道后穹、膀胱、尿道外口、阴道口、肛门。

第八章

腹　膜

系统解剖学
第八章数字资源

思政之光

学习目标

学习本章内容的学生能够：

思政：

厚植科学创新的医学职业素养，具有爱伤护伤的医者情怀。

识记：

1. 复述腹膜、腹膜腔的概念。
2. 列举腹膜内位器官、间位器官和外位器官的名称。
3. 复述小网膜的位置和分部；大网膜和网膜囊位置。
4. 复述各系膜的名称和位置；直肠膀胱陷凹、膀胱子宫陷凹和直肠子宫陷凹的位置。

理解：

1. 归纳腹腔与腹膜腔的关系。
2. 对比腹膜与胸膜以及腹膜腔与胸膜腔的相同点和不同点。

运用：

1. 应用所学知识，确定腹膜炎症或手术后的体位并理解其解剖学基础。
2. 应用所学知识，解释肠扭转形成的原因。
3. 应用所学知识，解释经阴道后穹穿刺抽液的解剖学基础。

案例导入

男性，46 岁。4 年前因工作原因致饮食不规律，出现间歇性上腹部疼痛，疼痛多在餐后半小时出现，持续 1~2 小时逐渐缓解，再次进餐后疼痛重复出现，如此反复。3 年前胃镜检查确诊为“胃溃疡”。来医院前 5 小时，突感腹部剧烈、持续性疼痛并迅速波及全腹。

体格检查：体温 38.7 ℃，心率 108 次 / 分，呼吸 36 次 / 分，血压 88/57 mmHg。体重 55 kg，发育正常，营养不良。表情淡漠，痛苦貌。腹部膨隆，全腹压痛、肌紧张和反跳痛，肝、脾未扪及。腹部有叩痛，移动性浊音阳性，肠鸣音消失。辅助检查：①血常规：白细胞计数 13.6×10^9/L，中性粒细胞 83%，血红蛋白 125g/L。②腹部 X 线：膈下见游离气体。临床诊断：胃溃疡合并胃穿孔，急性化脓性腹膜炎。

思考题：

1. 腹膜可以分为几部分？腹膜有什么功能？
2. 为什么胃穿孔可导致急性化脓性腹膜炎？

高频考点

腹膜与腹、盆腔脏器的关系

一、腹膜与腹膜腔

腹膜（peritoneum）是位于腹、盆腔壁内面和腹、盆腔脏器表面的一层薄而光滑的浆膜，由间皮和少量结缔组织构成，呈半透明状（图 1-8-1）。

被覆于腹、盆壁内面的腹膜称为壁腹膜或腹膜壁层；被覆于脏器表面的腹膜称为脏腹膜或腹膜脏层，它构成这些器官的外膜。脏、壁腹膜相互移行所围成的潜在性腔隙，称为腹膜腔（peritoneal cavity），腔内仅有少量具有润滑作用的浆液。腹膜具有分泌、吸收、保护、支持、修复等功能。

知识链接

腹膜和腹膜腔的特点及临床意义

腹膜薄而光滑，具有很强的分泌、吸收、防御等功能。正常情况下腹膜分泌少量的浆液，对脏器起到润滑作用。腹膜可吸收少量积液和空气。但腹膜各部的吸收能力不一，上部吸收能力较强，而下部吸收能力较差，因此，腹膜炎或者有腹水的患者多采取半卧位，使有害液体流至腹膜腔下部，以减缓腹膜炎症的蔓延和对毒素的吸收。男性腹膜腔是完全密闭的，而女性腹膜腔可借输卵管腹腔口经输卵管、子宫、阴道通外界。正常情况下，这一通道完全被黏液所封闭，特别是在子宫颈管和输卵管段形成了黏液栓，但感染时可使黏液栓溶解，并经这一通道扩散至腹膜腔。

二、腹膜与腹、盆腔脏器的关系

根据脏器被腹膜覆盖的范围大小，可将腹、盆腔脏器分为 3 类（图 1-8-1，2）。

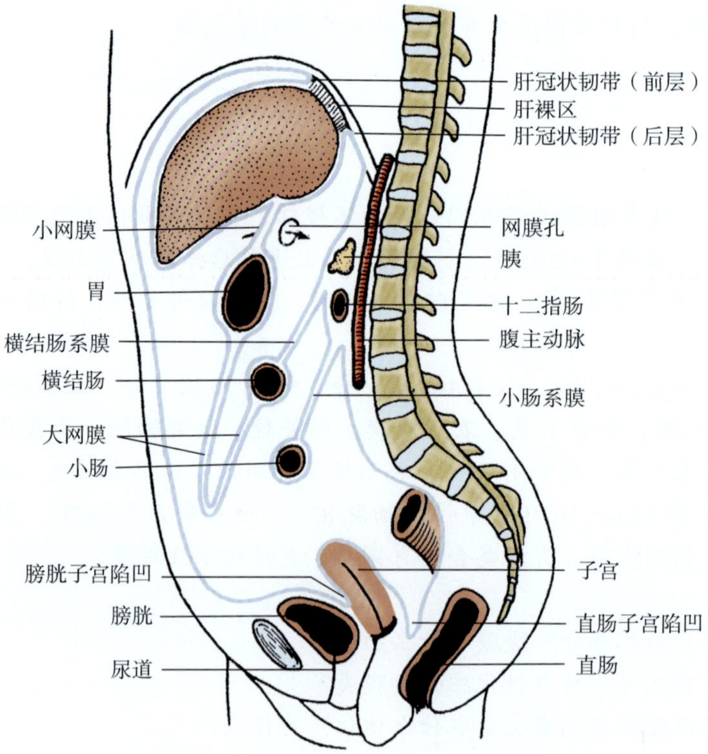

图 1-8-1 腹膜（女性腹部正中矢状面）

（一）腹膜内位器官

脏器表面几乎全部被腹膜覆盖，如胃、十二指肠上部、空肠、回肠、盲肠、阑尾、横结肠、乙状结肠、脾、输卵管、卵巢等。

（二）腹膜间位器官

脏器 3 个面或大部分被腹膜覆盖，如肝、胆囊、升结肠、降结肠、膀胱、子宫、直肠上段等。

（三）腹膜外位器官

脏器仅 1 个面被腹膜覆盖，如肾、肾上腺、输尿管、胰、十二指肠降部及下部、直肠中下段等。

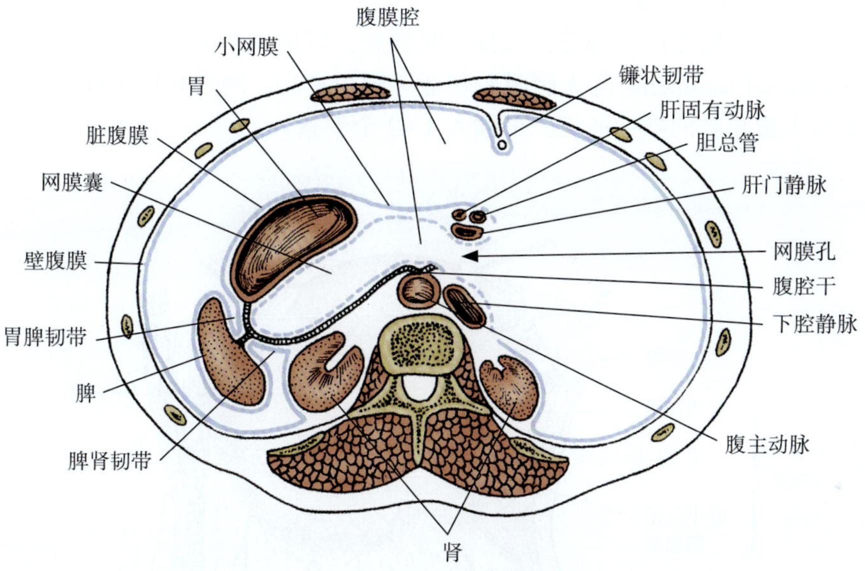

图 1-8-2 腹膜外位器官（尾侧观）

三、腹膜形成的结构

腹膜在脏器与脏器之间以及脏器与腹、盆壁之间互相移行，这些移行部的腹膜形成了网膜、系膜和韧带等结构。这些结构对器官起着连接和固定的作用，同时也是血管、神经等进入脏器的途径。

（一）网膜

网膜（omentum）是指连于胃的腹膜结构，包括小网膜和大网膜（图 1-8-3）。

1. 小网膜 由肝门向下移行到胃小弯与十二指肠上部的双层腹膜结构，两层腹膜间含有血管、神经、淋巴结和淋巴管等。小网膜的左侧部分，连于肝门与胃小弯之间，称肝胃韧带；右侧部分连于肝门与十二指肠上部之间，称肝十二指肠韧带，其右侧游离，构成小网膜的右缘。

2. 大网膜 为连于胃大弯和横结肠之间的 4 层腹膜结构。形似围裙悬覆在横结肠和小肠的前面。大网膜的前 2 层由胃前、后壁的脏腹膜在胃大弯下垂而成，当下垂到腹下部后反折向上，构成大网膜的后 2 层，向上包绕横结肠后与横结肠系膜相延续。

知识链接

大网膜的解剖学特点及临床意义

大网膜内含大量脂肪组织、毛细血管及巨噬细胞，有重要的防御和再生修复功能。当腹腔脏器发炎时（如阑尾炎），大网膜可将病灶部位包裹起来，防止炎症扩散，故有“腹腔卫士”之称。在幼儿，大网膜较短，所以阑尾炎或下腹部脏器病变，尤其是发生穿孔时，常易引起弥漫性腹膜炎。

3. 网膜囊　网膜囊（omental bursa）是位于小网膜和胃后方与腹后壁之间的1个前后扁窄的腹膜间隙，属于腹膜腔的一部分，又称小腹膜腔，以区别于网膜囊以外的大腹膜腔。网膜囊借网膜孔（omental foramen）与大腹膜腔相通（图1-8-2）。网膜孔位于肝十二指肠韧带的后方，是网膜囊与大腹膜腔的唯一通道，可插入1~2个手指。

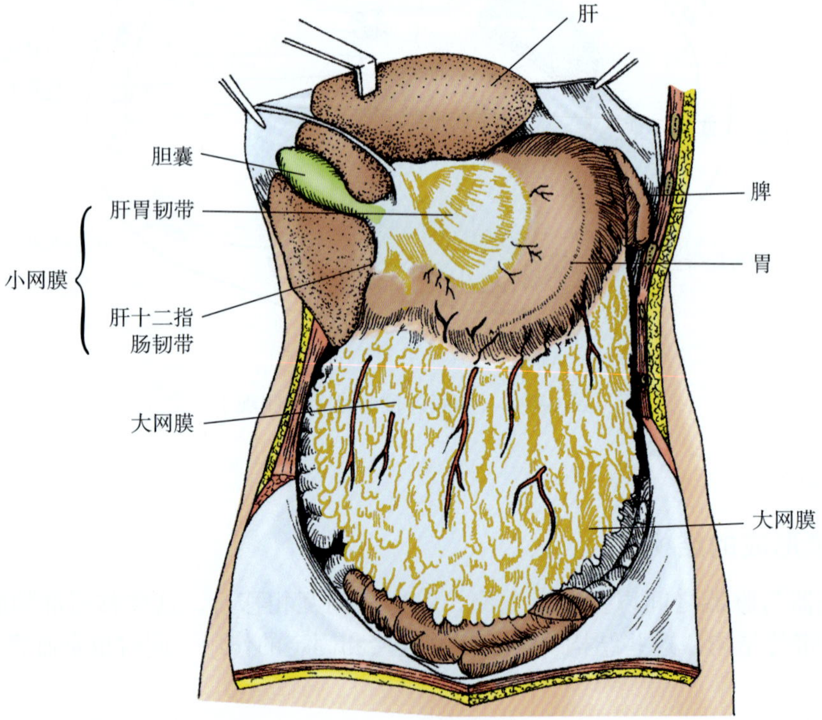

图1-8-3　网膜

（二）系膜

系膜（mesocolon）是指把肠管固定于腹后壁的双层腹膜结构，两层之间有血管、神经、淋巴管、淋巴结和脂肪等（图1-8-4）。

1. 肠系膜　是将空、回肠固定于腹后壁的双层腹膜结构，附着于腹后壁的部分称为肠系膜根，长约15 cm，它自第2腰椎左侧起斜向右下，直至右骶髂关节前方。肠系膜的全貌呈扇形，较长，容易发生系膜扭转，造成绞窄性肠梗阻。

2. 阑尾系膜　是将阑尾连于肠系膜下端的三角形双层腹膜结构，阑尾的血管走行在系膜游离缘内，故阑尾切除时应从系膜游离缘进行血管结扎。

3. 横结肠系膜 是将横结肠连于腹后壁的双层腹膜结构，系膜根部起自结肠右曲，横行向左，直至结肠左曲。

4. 乙状结肠系膜 是将乙状结肠连于左下腹后壁的双层腹膜结构，其根部附于左髂窝和骨盆左后壁。

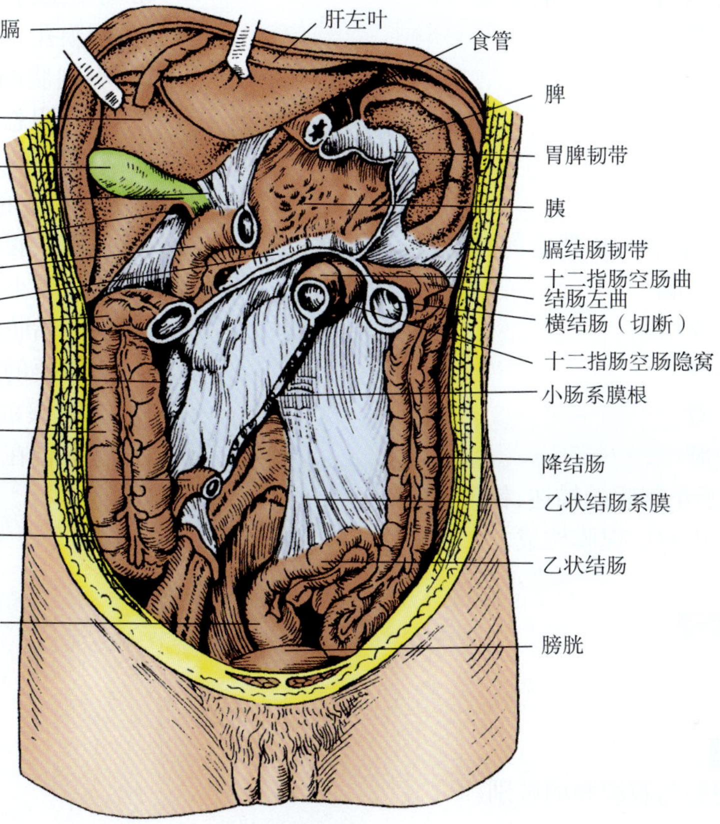

图 1-8-4 腹膜形成的结构

（三）韧带

韧带（ligament）是连于脏器与腹壁之间或相邻脏器之间的腹膜结构（图 1-8-3，4）。

1. 肝的韧带 除前述的肝胃韧带和肝十二指肠韧带以外，还有镰状韧带，冠状韧带和左、右三角韧带等。镰状韧带是位于腹前壁上部与肝上面之间的双层腹膜结构，呈矢状位，其游离缘肥厚，内含肝圆韧带。冠状韧带为连于肝的上面与膈之间的腹膜结构，呈冠状位，由前、后 2 层组成，且 2 层分开而并不相贴，故在肝的上面有一个区域没有腹膜包被，称为肝裸区（图 1-8-1）。冠状韧带前、后 2 层在肝上面的左、右端处彼此连合形成左、右三角韧带。上述韧带将肝固定在膈的下面。

高频考点

盆腔内的腹膜陷凹

2. 脾的韧带 为自脾门向周围器官移行的双层腹膜结构。有胃脾韧带和脾肾韧带（图 1-8-2）。

（四）盆腔内的腹膜陷凹

腹膜陷凹是指在脏器之间形成的较大而恒定的腹膜间隙，主要位于盆腔脏器之间（图 1-8-1）。男性在膀胱与直肠之间有直肠膀胱陷凹。女性在膀胱与子宫之间有膀胱子宫陷凹，在直肠与子宫之间有直肠子宫陷凹。直肠子宫陷凹为腹膜腔的最低部位，当腹膜腔

自测题

一、A 型选择题

1. 属于腹膜内位器官的是
   A. 肝
   B. 子宫
   C. 胃
   D. 膀胱
   E. 输尿管
2. 属于腹膜外位器官的是
   A. 盲肠
   B. 横结肠
   C. 脾
   D. 肾
   E. 肝
3. 关于小网膜的描述，**错误**的是
   A. 由双层腹膜构成
   B. 小网膜又称为肝胃韧带
   C. 小网膜右侧为游离缘，该缘后方为网膜孔
   D. 小网膜两层间有血管、神经、淋巴管和胆总管
   E. 小网膜的后方有网膜囊
4. 关于大网膜的描述，**错误**的是
   A. 由 4 层腹膜形成
   B. 连于胃小弯与横结肠之间
   C. 内有脂肪组织、血管和淋巴管等
   D. 有重要的防御功能
   E. 大网膜的前 2 层和后 2 层在成人常愈合在一起

二、名词解释

腹膜腔

三、问答题

试述腹腔与腹膜腔的区别。

四、绘图题

绘出“腹膜(女性正中矢状断面)”示意图，并标注下列结构：肝、胃、横结肠、大网膜、小网膜、膀胱子宫陷凹、直肠子宫陷凹。

脉管系统

脉管系统（vascular system）是人体内封闭而连续的管道系统，分布于全身各部，包括心血管系统和淋巴系统两部分。心血管系统中有血液循环流动；淋巴系统中的淋巴液沿淋巴管道向心流动，最后汇入静脉。脉管系统的主要功能是物质运输。

系统解剖学
第九章数字资源

思政之光

第九章

心血管系统

学习目标

学习本章内容的学生能够：

思政：

树立勇于创新、不怕失败、勇往直前的科学精神。

识记：

1. 复述心血管系统的组成；体循环和肺循环的路径。
2. 复述心的位置和外形；心各腔的形态结构；心传导系统的组成；左、右冠状动脉的起始、分支和分布；心包的组成；心的体表投影。
3. 复述肺循环动脉的组成及动脉韧带的位置；主动脉的起止、走行和分部；升主动脉和主动脉弓的分支；左、右颈总动脉、颈外动脉和颈内动脉的位置；颈外动脉主要分支的走行和分布；锁骨下动脉、腋动脉、肱动脉、桡动脉、尺动脉的起止、走行；掌浅弓和掌深弓的组成、位置；胸主动脉的起止、走行及其主要分支的走行和分布；腹主动脉的起止、走行及其主要分支的名称、走行和分布；髂内动脉主要分支的名称、走行和分布；髂外动脉、股动脉、腘动脉、胫前动脉、胫后动脉的起止、走行。
4. 复述静脉的结构特点；肺循环静脉的组成；体循环上、下腔静脉系的组成；体表浅静脉的名称和分布；肝门静脉系的组成、属支及其与上、下腔静脉系间的交通途径。

理解：

1. 归纳心表面的4条沟分别是哪些心腔的分界线。
2. 分析血液在心内单向流动时依次经过的心腔、对应的出入口及瓣膜的名称和作用。
3. 解释心的传导系统传导冲动的过程。
4. 归纳全身表浅动脉的活体触摸点。
5. 归纳体表浅静脉的名称。
6. 归纳肝门静脉系的结构特点。

运用：

1. 在体表找到测量血压时的听诊部位及体表重要的摸脉点。
2. 应用所学动脉的走行，分析冠状动脉造影时，造影剂从股动脉或者桡动脉入路到达冠状动脉的途径。
3. 通过对静脉的认知，解释静脉注射后药物从注射部位到达对应脏器的流经途径。
4. 应用所学知识，分析门静脉高压症可能出现的临床症状并解释其原因。
5. 具有对心血管系统相关疾病的诊疗意识，运用所学知识开展科学宣教。

案例导入

男性，22岁，转移性右下腹疼痛3天，入院诊断为急性阑尾炎，采用静脉输抗生素保守治疗。输液穿刺部位：手背静脉网。

思考题：

1. 在自己身上找到手背静脉网的位置。手背静脉网属于体循环还是肺循环的静脉？
2. 简述体循环和肺循环的循环路径。
3. 分析自手背静脉网输液，抗生素至阑尾经过的路径（提示：阑尾动脉对阑尾供血）。

第一节　总　论

一、心血管系统的组成

心血管系统（cardiovascular system）由心、动脉、毛细血管和静脉组成。

1. 心（heart）　主要由心肌构成，是血液循环的动力泵。心内部被房间隔和室间隔分为互不相通的左、右两半，每半又分为心房和心室，即心有左心房、左心室和右心房、右心室 4 个腔。同侧心房和心室借房室口相通。心房接受静脉，心室发出动脉。在房室口和动脉口均有瓣膜，血液顺流时开启，逆流时关闭，保证血液定向流动。

2. 动脉（artery）　是运送血液离开心室的血管。动脉从心室发出后，在行程中不断分支，越分越细，最后延续为毛细血管。动脉可分为大、中、小、微四级。

3. 毛细血管（capillary）　是连于微动脉和微静脉之间的细小血管，管径一般为 6~8 μm，相互连接成网，其管壁很薄，是血液与血管外组织液进行物质交换的场所。

4. 静脉（vein）　是引导血液回流至心房的血管。微静脉起自毛细血管，在向心回流过程中逐渐汇合成小静脉、中静脉和大静脉，最后注入心房。

二、血液循环

血液由心室射出，经动脉、毛细血管和静脉又回到心房。血液在心血管系统中按一定方向周而复始的流动称为血液循环。根据血液循环的路径不同，可分为体循环和肺循环（图 1-9-1）。体循环和肺循环同时进行，是血液循环的相互连续、不可分割的两部分。

1. 体循环（大循环）　起自左心室。当左心室收缩时，将含氧及营养物质的动脉血射入主动脉，再沿主动脉各级分支运送到全身各部的毛细血管，血液在毛细血管与周围的组织、细胞之间进行物质交换和气体交换，将氧和营养物质释放给组织和细胞，同时将它们代谢过程中产中的二氧化碳和代谢产物回收入血液，经各级静脉最后汇入上、下腔静脉和冠状窦回流至右心房。体循环的主要特点是行程长，流经的范围广。

2. 肺循环（小循环）　起自右心室。由体循环回心的静脉血从右心房进入右心室后开始肺循环。当心室收缩时，血液自右心室射出，经肺动脉干及其分支到达肺泡毛细血管网。血液与肺泡内空气进行气体交换，使静脉血转变成氧饱和的动脉血，再经肺静脉回流入左心房。肺循环的主要特点是行程短，流经的范围小。

三、血管的吻合与侧支循环

（一）血管间的吻合

人体的血管之间存在有广泛的血管吻合（vascular anastomosis），以适应人体各部的功能

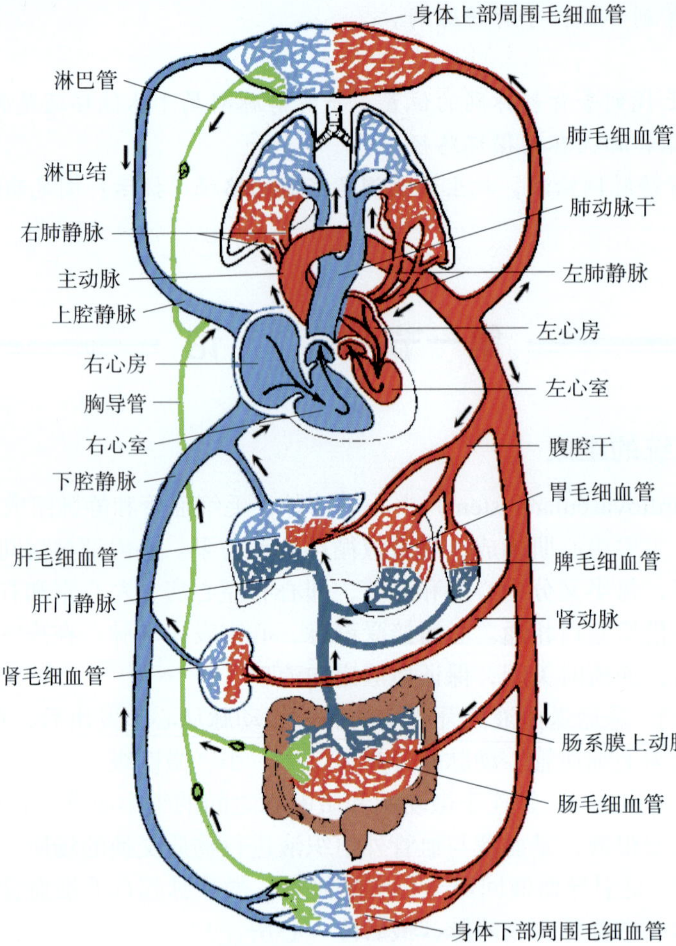

图 1-9-1　血液循环模式图

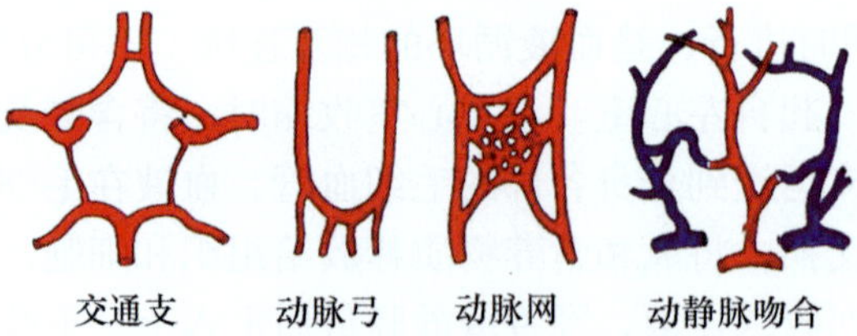

图 1-9-2　血管吻合示意图

合。两动脉末端或其分支可直接吻合形成动脉弓，如手的掌浅弓、掌深弓。邻近的多条动脉分支之间常可互相吻合成动脉网，如关节周围的动脉网。

2. 静脉间吻合　静脉吻合远比动脉丰富，常在脏器周围或脏器壁内吻合形成静脉丛或静脉网，以保证脏器扩张或腔壁受压时血流通畅。

3. 动静脉吻合　小动脉和小静脉间可借吻合支直接连通。这种吻合存在于指尖、趾端、鼻、唇、外耳皮肤和外生殖器的勃起组织等处。这种吻合具有缩短循环途径，调节局部血流量和体温的作用。

（二）侧支循环

较大血管在行程中常发出与主干平行的侧副管，发自主干不同高度的侧副管彼此吻合，形成侧支吻合（图 1-9-3）。当血管主干发生阻塞时，侧副管逐渐增粗，血流经增粗的侧支吻合到达阻塞以下的血管主干，使受阻区的血液循环得到一定的代偿恢复。这种通过侧支建立的循环称侧支循环（collateral circulation）或侧副循环。

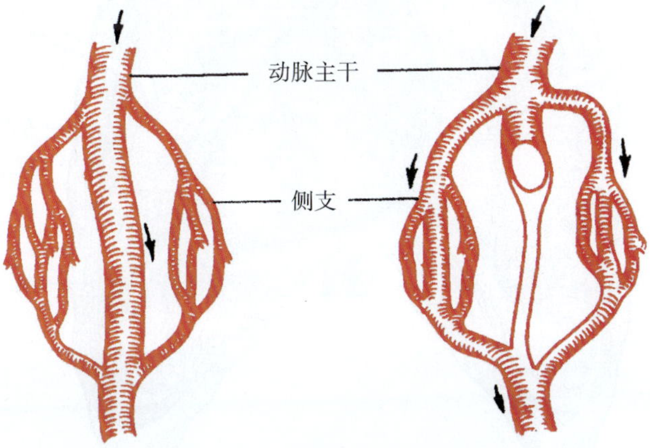

图 1-9-3　侧支吻合和侧支循环

第二节　心

案例导入

男性，66 岁，半年前经常在劳累后出现心前区压榨样疼痛，休息或舌下含服硝酸甘油后疼痛逐渐缓解，临床诊断为心绞痛型冠状动脉粥样硬化性心脏病。患者于 2 小时前无明显诱因出现乏力、胸闷、胸痛、气急、冷汗、颈部发紧、伴有恶心、呕吐数次，含服硝酸甘油无效，入院初步诊断为急性心肌梗死。

思考题：

1. 简述心的位置和外形。
2. 对心供血的动脉有哪些？简述其走行、分支和供血范围。
3. 分析冠状动脉粥样硬化性心脏病和心肌梗死的解剖学基础。

一、心的位置

心位于胸腔的中纵隔内，周围包有心包，约 2/3 在身体正中线左侧，1/3 在正中线右侧（图 1-9-4）。心的前方对向胸骨体和第 2~6 肋软骨；后方平对第 5~8 胸椎，与食管、迷走神经和胸主动脉等相邻；两侧与纵隔胸膜、胸膜腔和肺相邻，

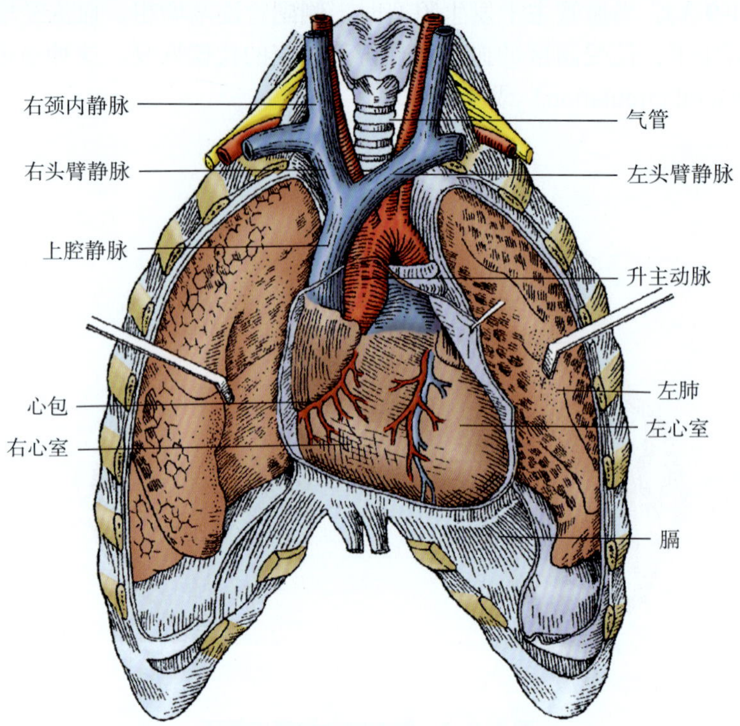

图 1-9-4 心的位置

知识链接

胸外心脏按压术的操作方法及其解剖学基础

胸外心脏按压术是适用于各种创伤、电击、溺水、窒息、心脏疾病或药物过敏等引起的心搏骤停的复苏措施。操作方法：患者仰卧在硬板上或地上。术者一手掌根部放于患者胸骨下 2/3 处，另一手重叠于其上，两臂伸直，依靠术者身体重力向脊柱方向做垂直而有节律的按压。按压时用力须适度，略带冲击性，每次按压使胸骨向下压陷 5~6 cm，随后放松，使胸骨复原，以利于心脏舒张。按压频率成人每分钟为 100~120 次 / 分钟，按压与放松时间大致相等。相关解剖学基础：在胸外按压时，心脏在胸骨和脊柱之间挤压，使左、右心室受压而泵出血液，流入主动脉和肺动脉；当按压放松时，胸廓因弹性扩张而复位，心脏恢复原状，静脉血被动吸回心房内。通过反复按压从而推动血液流动而建立人工循环，从而保持心、脑、肾等重要器官供血。同时，通过挤压刺激心，可促使其恢复自主节律。

二、心的外形

心似前后略扁、倒置的圆锥体，大小约与本人拳头相近。心的外形可分为一尖、一底、两面、三缘、四沟（图 1-9-5，6）。

1. 心尖（cardiac apex） 圆钝、游离，朝向左前下方，由左心室构成。体表位置在左侧第 5 肋间隙、左锁骨中线内侧 1~2 cm 处，活体在此处可摸到心尖的搏动。

2. 心底（cardiac base） 近似四方形，朝向右后上方，主要由左心房和小部分右心房构

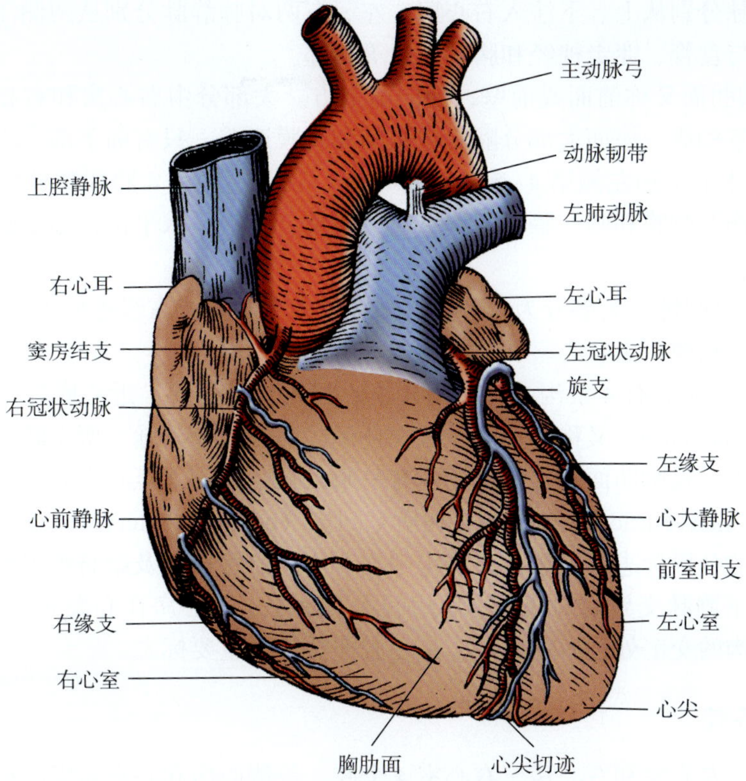

图 1–9–5　心的外形（前面观）

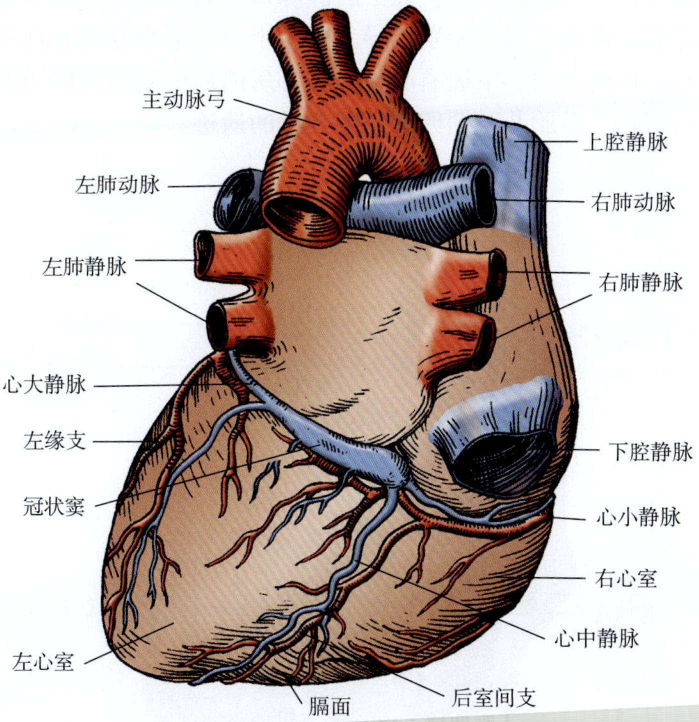

高频考点

心的外形

成。上、下腔静脉分别从上、下注入右心房；左、右两对肺静脉分别从两侧注入左心房。心底后面隔心包后壁与食管、迷走神经和胸主动脉等相邻。

3. 两面　胸肋面又称前面或前壁，朝向前上方。大部分由右心房和右心室构成，小部分由左心耳和左心室构成。该面大部分隔心包被肺和胸膜遮盖，只有前下部一小三角形区未被遮盖，直接与胸骨体下半和左侧第 4~5 肋软骨邻近。故在左侧第 4 肋间隙贴胸骨左缘处进行心内注射一般不会伤及胸膜和肺。膈面又称下面或下壁，几乎呈水平位，贴于膈上，由左、右心室构成。

4. 三缘　左缘圆钝，大部分为左心室，小部分为左心耳；右缘近似垂直，由右心房构成；下缘近似水平位，较锐，由右心室和心尖构成。

5. 四沟　心的表面有 4 条沟，可作为 4 个心腔的表面分界。近心底处，有一几乎呈冠状位的冠状沟（cardiac base）又称房室沟，近似环形，前方被肺动脉干所中断，是心房与心室在心表面的分界标志；在胸肋面和膈面上，各有一条自冠状沟向下至心尖右侧的纵沟，分别称前室间沟（anterior interventricular groove）和后室间沟（posterior interventricular groove），是左、右心室在心表面的分界标志。上述 3 条浅沟中均有心的血管行经及脂肪组织填充。在心底，右心房与右肺上、下静脉交界处的浅沟称后房间沟，是左、右心房在心表面的分界。后房间沟、后室间沟与冠状沟的交汇处称房室交点，是心表面的一个重要标志。

三、心的各腔

心有左心房、左心室和右心房、右心室 4 个腔。每侧心房和心室间借房室口相通。

（一）右心房

右心房（right atrium）（图 1-9-7）构成心的右上部，是心腔中最靠右侧的部分，壁薄腔大，其前上部向左突出的呈三角形盲囊，称右心耳（right auricle）。右心房前部的内面有许多平行的肌隆起，称梳状肌。右心房后部的内壁光滑，其上、下分别有上腔静脉口和下腔静脉口；在下腔静脉口的左前方有右房室口；在下腔静脉口与右房室口之间有冠状窦口。上、下腔静脉口和冠状窦口是右心房的入口，分别引导人体上半身、下半身和心自身的静脉血回流入右心房。右房室口是右心房的出口，下通右心室。右心房的后内侧壁为房间隔，在房间隔右侧面中下部有一浅窝称卵圆窝，是胎儿时期卵圆孔闭合后的遗迹。

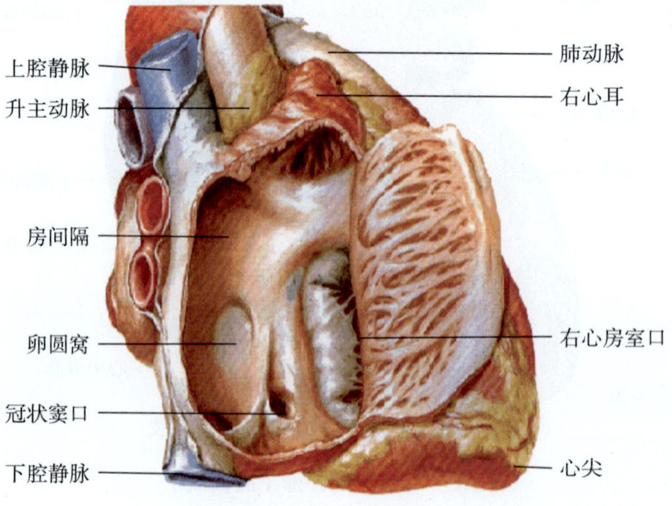

图 1-9-7　右心房

（二）右心室

右心室（right auricle）（图 1-9-8）位于右心房的左前下方，直接位于胸骨体下半和左侧第 4~5 肋软骨的后方。右心室的入口即右房室口，出口为肺动脉口，两口之间有一肌性隆起，称室上嵴。该嵴可将右心室腔分为流入道和流出道两部分。

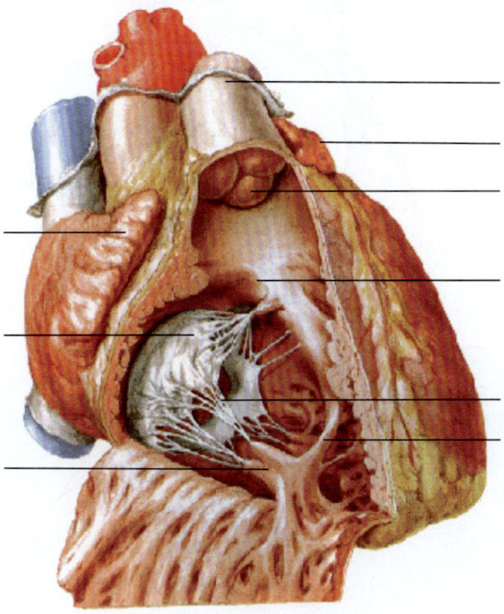

图 1–9–8　右心室

1. 流入道　是右心室的主要部分，自右房室口至心尖，内面有许多纵横交错的肌束隆起形成肉柱，因此腔面凹凸不平。流入道的入口即右房室口，口周缘有致密结缔组织构成的纤维环为三尖瓣环，环上附有 3 个三角形的瓣膜，称三尖瓣（tricuspid valve）（右房室瓣）。各尖瓣的游离缘和室面间借数条结缔组织索形成的腱索连于乳头肌。乳头肌是从心室壁突入室腔的锥状肌隆起。右心室内有 3 群乳头肌，即前乳头肌、后乳头肌、隔侧乳头肌。每群乳头肌借腱索与相邻的两个瓣膜相连。三尖瓣环、三尖瓣、腱索和乳头肌在结构和功能上是一个整体，称三尖瓣复合体，它们共同保证血液从右心房往右心室单向流动，其中任何一部分损伤都会导致血流动力学改变（图 1-9-9）。右心室前乳头肌根部至室间隔下部有一条横行肌束，称隔缘肉柱（节制索），有防止心室过度扩张的功能，其内有心传导系统房室束的右束支通过。

2. 流出道　位于右心室的左上部，室壁内面光滑无肉柱，形如倒置的漏斗，称动脉圆锥（conus arteriosus）。动脉圆锥的上端借肺动脉口通肺动脉干，是流出道的出口。肺动脉口周缘的纤维环为肺动脉瓣环，环上附有 3 个半月形的瓣膜，称肺动脉瓣（valve of pulmonary trunk）（图 1-9-8）。

当右心室收缩时，三尖瓣关闭，血流冲开肺动脉瓣流入肺动脉。当右心室舒张时，肺动脉瓣关闭，阻止血液返流至右心室；同时三尖瓣开放，右心房的血液流入右心室。

（三）左心房

左心房（left atrium）（图 1-9-10）位于右心房的左后方，是 4 个心腔中最靠后的一个，

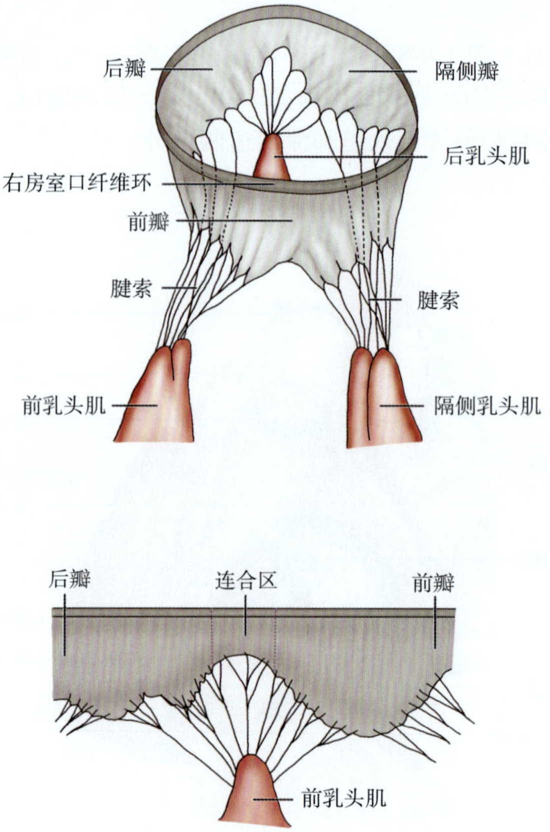

图 1-9-9　三尖瓣复合体示意图

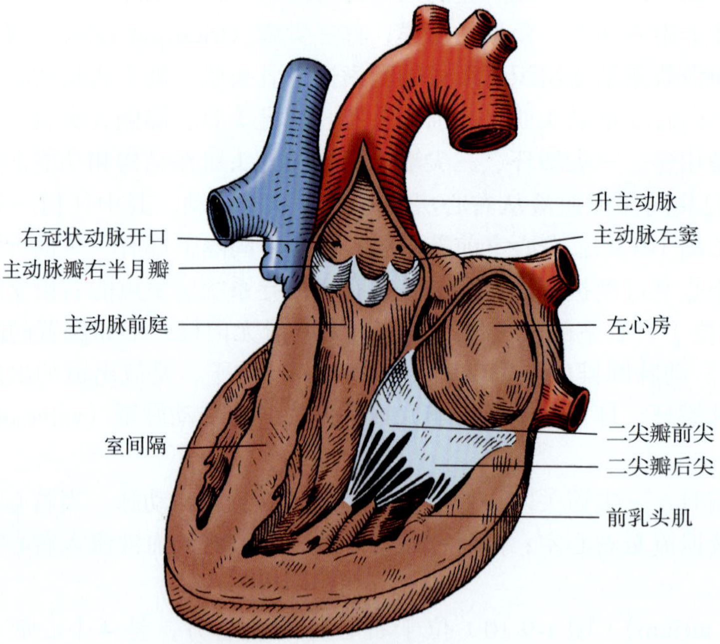

图 1-9-10　左心房和左心室

（四）左心室

左心室（left ventricle）（图 1-9-10）位于右心室的左后下方。左心室壁厚 9~12 mm，是右心室壁厚度的 3 倍。左心室的入口即左房室口，出口为主动脉口。左心室也分为流入道和流出道两部分，两者以二尖瓣前尖为界。

1. 流入道　左心室流入道的入口即左房室口，口周缘有致密结缔组织构成的纤维环为二尖瓣环，环上附有二尖瓣（mitral valve），按其位置分为前尖和后尖。各尖瓣的游离缘和室面间也借腱索连于乳头肌。左心室有前、后两组乳头肌，所发腱索也连于相邻的两个瓣膜上。二尖瓣环、二尖瓣、腱索和乳头肌在结构和功能上是一个整体，统称二尖瓣复合体，其功能是心室收缩时防止血液反流入左心房（图 1-9-10，11）。流入道室壁内面也有肉柱。

2. 流出道　左心室流出道是左心室的前内侧部分，室壁光滑无肉柱，称主动脉前庭（aortic vestibule）。其出口为主动脉口。主动脉口周缘的纤维环为主动脉瓣环，环上也附有 3 个半月形瓣膜，称主动脉瓣（aortic valve）（图 1-9-11）。每片瓣膜与主动脉壁之间的腔称主动脉窦（aortic sinus），与瓣膜的位置相应分为左、右、后 3 个窦。其中左、右窦的动脉壁上分别有左、右冠状动脉的开口。

当左心室收缩时，二尖瓣关闭，主动脉瓣开放，血液流入主动脉。当左心室舒张时，主动脉瓣关闭，阻止血液反流至左心室；同时二尖瓣开放，左心房的血液流入左心室。

四、心的构造

（一）心纤维性支架

心纤维性支架又称心纤维骨骼，位于左、右房室口和主、肺动脉口周围，由致密结缔组织构成，是心肌和心瓣膜的附着处。心纤维性支架主要包括左、右纤维三角（图 1-9-11）、4 个瓣膜环（肺动脉瓣环、主动脉瓣环、二尖瓣环和三尖瓣环）和室间隔膜部等。

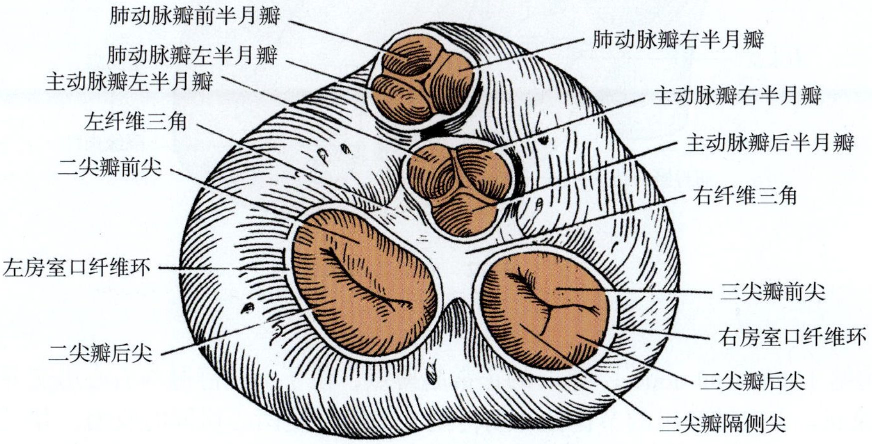

图 1-9-11　心瓣膜与心纤维环

高频考点
心的各腔

（二）心壁

心壁由心内膜、心肌层和心外膜 3 层组成。

1. 心内膜　是衬于心房和心室内面的一层光滑的薄膜，与血管内膜相延续。在房室口和

心室肌借纤维环彼此分开，故可以分别收缩。

3．心外膜 是心脏表面的一层光滑的浆膜，是浆膜性心包的脏层。

（三）心间隔

1. 房间隔（interatrial septum） 位于左、右心房之间，由两层心内膜和其间的肌纤维和结缔组织构成（图 1-9-7）。房间隔右侧面中下部有卵圆窝，是房间隔最薄弱处。

2. 室间隔（interventricular septum） 位于左、右心室之间，其前、后缘对应前、后室间沟（图 1-9-10）。室间隔由肌部和膜部两部分构成，肌部是室间隔的大部分，主要由肌质构成，较厚；膜部是室间隔上部一小卵圆形区域，位于心房与心室交界处，缺乏肌质，是室间隔缺损的好发部位。

五、心的传导系统

心传导系统（conduction system of heart）由特殊的心肌纤维构成，其功能是产生并传导冲动，维持心的正常节律性搏动。心传导系统包括窦房结、结间束、房室结、房室束，左、右束支和浦肯野（Purkinje）纤维网等（图 1-9-12）。

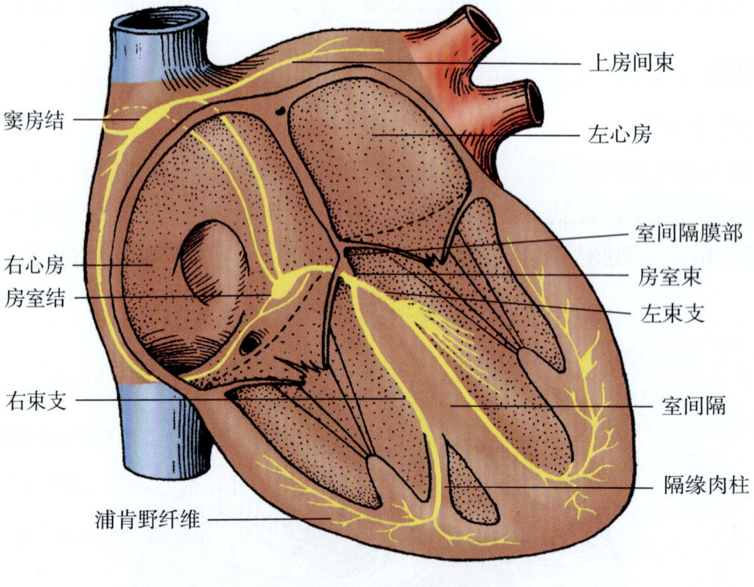

图 1-9-12 心的传导系统

1. 窦房结（sinuatrial node） 是心的正常起搏点，位于上腔静脉与右心房交界处的界沟上1/3 心外膜深面。窦房结发出的节律性冲动传至心房肌，使两心房同时收缩，并经结间束向下传至房室结。

2. 结间束 是窦房结与房室结之间的传导通路，分为前结间束、中结间束和后结间束 3 个传导束。

3. 房室结（atrioventricular node） 位于房间隔右侧面下部心内膜的深面。房室结呈扁椭圆形，其作用是将窦房结传来的冲动短暂延搁后下传至心室。正常情况下房室结不产生冲动，当窦房结冲动的产生和传导发生障碍时，也可产生冲动，但频率较慢。

4. 房室束及其左、右束支和浦肯野纤维 房室束（atrioventricular bundle）又称 His 束，起自房室结，穿右纤维三角下行，经室间隔膜部的后下缘至室间隔肌部上缘分为左束支和右束支，分别沿室间隔左、右侧心内膜深面下行，再分支形成浦肯野（Purkinje）纤维网，最后与一般心肌纤维相连。

六、心的血管

心的血液供应来自升主动脉发出的左、右冠状动脉（图 1-9-5，6，13），心的静脉血绝大部分经冠状窦回流入右心房，心本身的血液循环称为冠状循环。

（一）心的动脉

1. 左冠状动脉（left coronary artery） 起自左主动脉窦，主干较短，为 5~10 mm，向左行于左心耳与肺动脉干之间，然后分为前室间支和旋支。

（1）前室间支：也称前降支，沿前室间沟下行，末梢多绕过心尖切迹达后室间沟下部。前室间支分支分布于左室前壁、右室前壁的一小部分、室间隔前 2/3 部（内含有心传导系统的右束支和左束支前半）。

（2）旋支：自主干分出后，沿冠状沟左行，绕心左缘至左心室膈面，沿途分支主要分布于左心室侧壁、后壁的大部分和左心房，少数人（约占 40%）还发出分支至窦房结。

2. 右冠状动脉（right coronary artery） 起自右主动脉窦，经右心耳与肺动脉干根部之间入冠状沟右行至膈面，一般在房室交点附近分为后室间支和左室后支。右冠状动脉沿途分支分布于右心房、右心室前壁大部和后壁全部、室间隔的后 1/3 部（内含有左束支后半）及左心室后壁的一部分，此外多数人还有分支供应窦房结（60%）和房室结（93%）。右冠状动脉的主要分支有：

（1）后室间支：也称后降支，沿后室间沟下行达其下部，供应邻近的左、右心室后壁，并有分支供应室间隔后 1/3 部。

（2）左室后支：自房室交点处向左行，分支分布于左室后壁。

（3）右缘支：粗大、恒定，冠状动脉造影时可作为确定心右缘的标志。

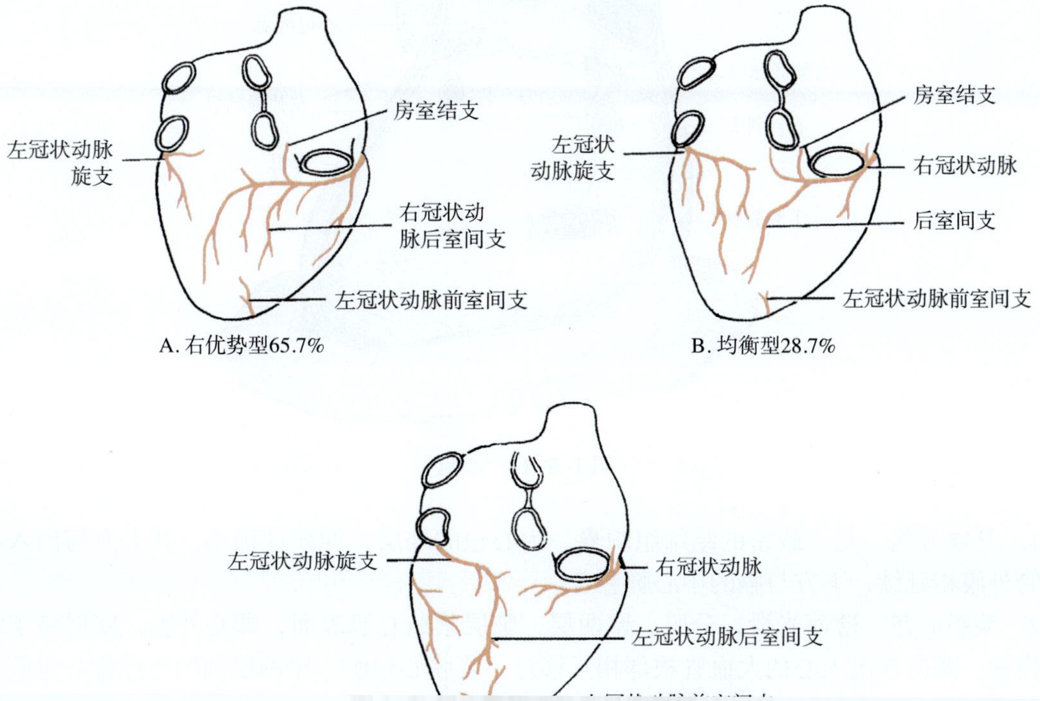

（4）房室结支：右冠状动脉经过房室交点时常形成一倒“U”形弯曲，自该弯曲的顶部发出房室结支，营养房室结。

（5）窦房结支：常自右冠状动脉起始段发出，营养窦房结。

左、右冠状动脉在心的胸肋面分布范围变异不大，而在心膈面的分布范围变异较大，常见分布范围有3个主要类型（图1-9-13）。

（二）心的静脉

心的静脉血大部分通过冠状窦回流入右心房（图1-9-5，6）。冠状窦（coronary sinus）位于心的膈面，左心房与左心室之间的冠状沟内，以冠状窦口开口于右心房。冠状窦的主要属支有：①心大静脉，沿前室间沟上行，进入冠状沟绕心左缘至心膈面注入冠状窦；②心中静脉，沿后室间沟上行，注入冠状窦的末端；③心小静脉，起自心的下缘，上行至右侧冠状沟，向左注入冠状窦。

七、心包

心包（pericardium）（图1-9-14）是包裹心及出入心的大血管根部的纤维浆膜囊。可分为浆膜心包和纤维心包两部分。

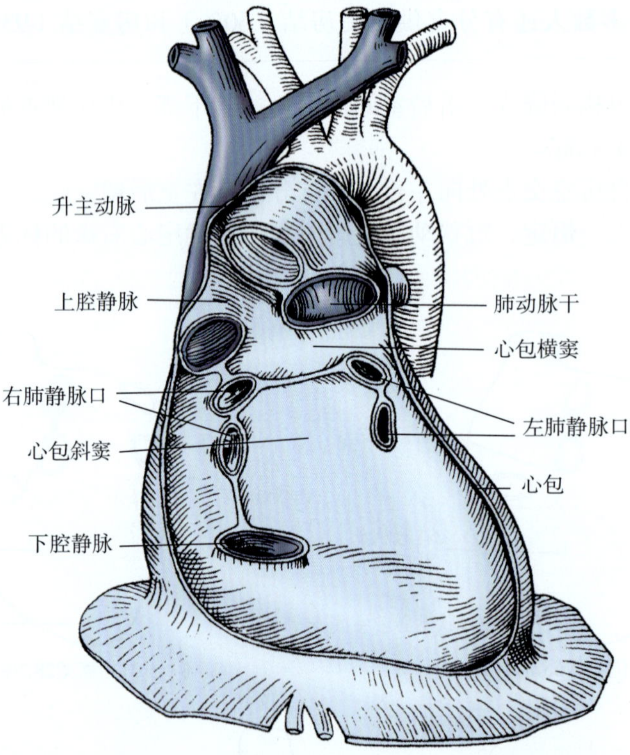

图1-9-14 心包

1. 纤维心包 是一致密的结缔组织囊，为心包的外层，伸缩性很小，其上方与出入心的大血管外膜相延续，下方与膈的中心腱愈着。

2. 浆膜心包 薄而光滑，分脏、壁两层，脏层紧贴心肌表面，即心外膜；壁层贴于纤维心包内面。两层在出入心的大血管根部相互移行。浆膜心包脏、壁两层间的腔隙称心包腔，腔内含少量浆液，起润滑作用，以减少心搏动时的摩擦。

在心包腔内，浆膜心包脏、壁两层反折处的间隙，称心包窦。心包腔在升主动脉、肺动脉干后方和上腔静脉、左心房前方之间的间隙称为心包横窦。在心包后壁与左心房、左右肺静脉、下腔静脉之间的间隙称为心包斜窦。心包前下窦位于心包腔的前下部，心包腔的前壁与膈之间的交角处。心包正常时可防止心的过度扩张，对心具有保护作用等。

知识链接

心包穿刺术及其解剖学基础

心包穿刺术是借助穿刺针直接刺入心包腔抽取心包积液、积血或者注射药物的诊疗技术，此技术既可作为确诊的措施，又是解除心包压塞的紧急治疗措施。常用穿刺途径有以下 2 种：①胸骨旁途径。只宜用于大量心包积液的病例。患者坐位或半卧位，用心包穿刺针经胸骨旁左第 5 肋间隙，心浊音界内侧 1~2 cm 处垂直刺入心包腔，抽吸积液。②剑突旁途径。该方法多用于少量及中等量积液。患者平卧位或半卧位，以心包穿刺针经剑突与左侧肋弓下缘的夹角处刺入皮肤，然后针尖与皮肤成 45° 角斜行向上、向后稍向内徐徐进入。当穿刺针进入心包腔时有落空感，即可试行抽吸积液。

八、心的体表投影

心在胸前壁的体表投影可用下列四点连线来表示（图 1-9-15）：①左上点，在左侧第 2 肋软骨的下缘，距胸骨左缘 1.2 cm。②右上点，在右侧第 3 肋软骨的上缘，距胸骨右缘 1.0 cm。③右下点，在右侧第 7 胸肋关节处。④左下点，在左侧第 5 肋间隙，距前正中线 7~9 cm（或左锁骨中线内侧 1~2 cm 处）。左、右上点的连线为心的上界。左、右下点的连线为心的下界。右上点与右下点之间微向右凸的弧形连线为心的右界。左上点与左下点之间微向左凸的弧形连线为心的左界。

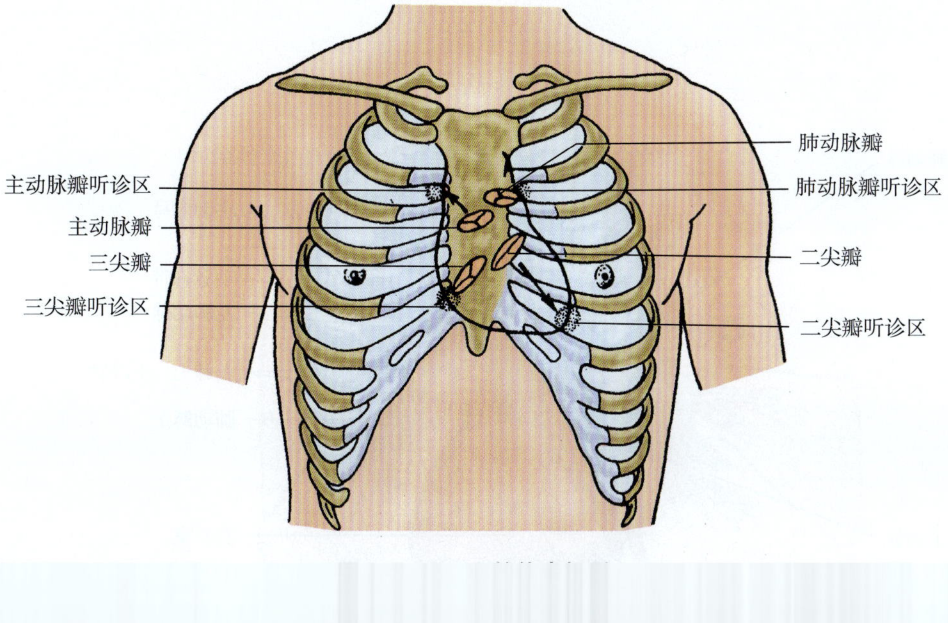

第三节 动 脉

案例导入

男性，46 岁，一年前诊断为腹主动脉瘤。今日在劳动中突发腹部疼痛，随即由家人送到当地医院。查体：患者神志淡漠、面色苍白、手足湿冷、腹部膨胀、腹肌紧张有压痛及反跳痛。BP 70/50 mmHg，P 120 次 / 分，R 30 次 / 分。腹部穿刺抽出不凝血。初步诊断为腹主动脉瘤破裂。

思考题：

1. 试述主动脉的起止、行程、分部。
2. 患者血压 70/50 mmHg 正常吗？正常的血压范围是多少？解释量血压的解剖学基础。
3. 患者腹部穿刺抽出不凝血，解释其原因。

一、概述

动脉（artery）是运送血液离心的血管。肺循环的动脉是从右心室发出的肺动脉干及其分支，输送含二氧化碳较多的静脉血；体循环的动脉是从左心室发出的主动脉及其各级分支，输送的是含氧丰富的动脉血。

二、肺循环的动脉

肺动脉干（pulmonary trunk）（图 1-9-16）短而粗，起自右心室的肺动脉口，经主动脉起始部的前方，斜向左后上方，至主动脉弓下方分为左、右肺动脉。左肺动脉（left pulmonary artery）较短，横行向左，在左肺门处分为 2 支，进入左肺的上、下叶。右肺动脉（right pulmonary artery）较长，横行向右，在右肺门处分为 3 支，进入右肺的上、中、下叶。

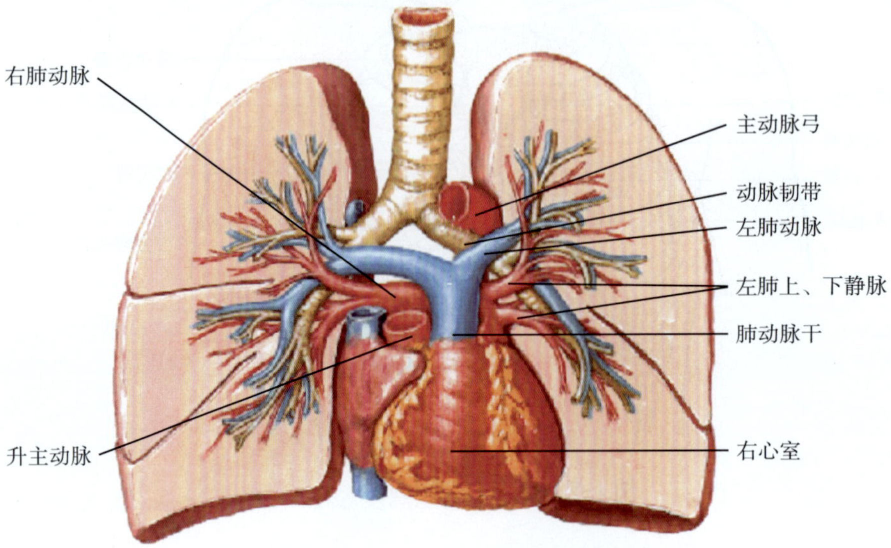

图 1-9-16 肺循环的血管

在肺动脉干分为左、右肺动脉的分叉处偏左侧与主动脉弓下缘之间有1个结缔组织索，称动脉韧带，是胎儿时期动脉导管闭锁后的遗迹。

知识链接

动脉导管未闭发生的解剖学基础

胎儿在出生前，肺泡萎陷，肺血管阻力较大，故右心室泵出的静脉血，大都不能进入肺内循环进行气体交换，由于肺动脉压力高于主动脉，因此进入肺动脉的大部分血液将经动脉导管流入主动脉。胎儿出生后，肺泡膨胀，肺血管阻力下降，肺动脉血流开始直接进入肺，建立正常的肺循环，而不流经动脉导管，从而促进其闭合，一般在出生后10~15小时内完成。动脉导管出生后6个月未能闭合，将终生不能闭合，称持续动脉导管闭锁不全，临床上简称动脉导管未闭，属先天性心脏病的一种。

三、体循环的动脉

主动脉（aorta）起自左心室，按其行程分为升主动脉、主动脉弓和降主动脉，其中降主动脉又以膈的主动脉裂孔为界，分为胸主动脉和腹主动脉。腹主动脉下行至第4腰椎体下缘处分为左、右髂总动脉（图1-9-17）。

（一）升主动脉

升主动脉（ascending aorta）起自左心室的主动脉口，向右前上方斜行，达右侧第2胸肋关节处，移行为主动脉弓。升主动脉的分支有左、右冠状动脉，分布于心脏。

（二）主动脉弓

主动脉弓（aortic arch）（图1-9-17）接续升主动脉，在胸骨柄后面，弓形弯向左后方，至第4胸椎体下缘左侧延续为降主动脉。主动脉弓壁内含有压力感受器，具有调节血压的作用。主动脉弓下方，近动脉韧带处有2~3个粟粒状小体，称主动脉小球，属化学感受器。主动脉弓的凸侧自右向左发出3个分支，依次为头臂干（brachiocephalic trunk）、左颈总动脉和左锁骨下动脉。头臂干短而粗，向右上方斜行，至右侧胸锁关节后方，分为右颈总动脉和右锁骨下动脉。

1. 颈总动脉（common carotid artery）　右侧起自头臂干，左侧直接发自主动脉弓，出胸廓上口至颈部，沿气管和喉的外侧上升，至甲状软骨上缘水平分为颈内动脉和颈外动脉（图1-9-18）。颈总动脉位于颈部的气管和胸锁乳突肌之间，位置较表浅，活体上可摸到颈总动脉的搏动，如头颈部出血，可以从平对环状软骨处向后内将其压在第6颈椎横突上而达到止血的目的（图1-9-19）。

颈动脉窦为颈总动脉末端和颈内动脉起始处的膨大部，窦壁上有压力感受器，当血压升高时，刺激感受器可反射性地引起心跳减慢，末梢血管扩张，血压下降（图1-9-18）。

颈动脉小球为位于颈总动脉分叉处后方的椭圆形小体，为化学感受器，可感受血液中二氧化碳分压、氧分压和氢离子浓度变化。当血液中二氧化碳含量增高时，反射性地促进呼吸加深、加快。

（1）颈内动脉（internal carotid artery）：自颈总动脉分出后，沿咽两侧上升达颅底，经颈动脉管入颅腔（图1-9-18）。颈内动脉在颈部无分支，入颅后主要分支分布于脑和视器。

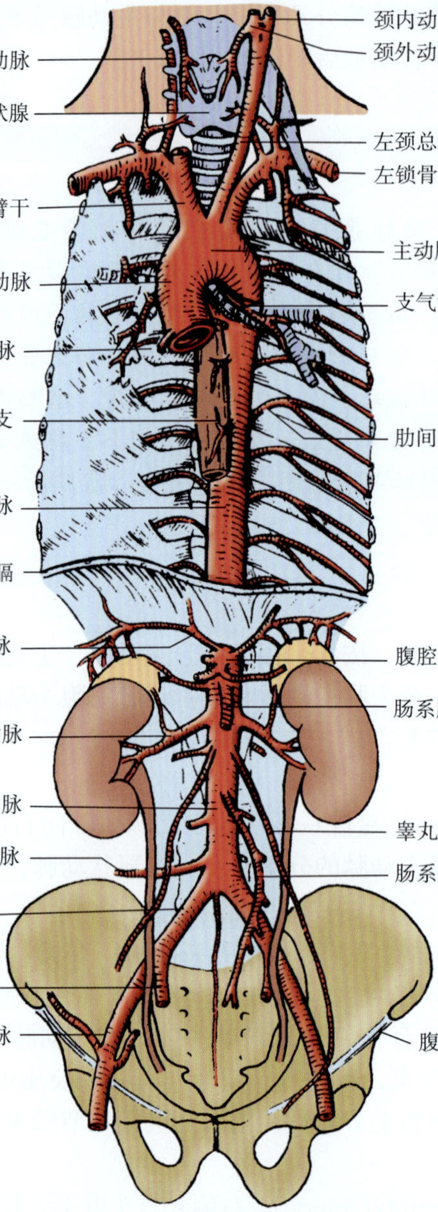

图 1-9-17　主动脉分部及其分支

1）甲状腺上动脉（superior thyroid artery）：自颈外动脉起始处发出，行向前下至甲状腺侧叶上端，主要分支分布于甲状腺和喉。

2）舌动脉（lingual artery）：在甲状腺上动脉稍上方起自颈外动脉，行向前内，经舌骨舌肌深面至舌，分支营养舌和舌下腺等。

3）面动脉（lingual artery）：约平下颌角起始，然后向前，经下颌下腺深面，在咬肌前缘处绕过下颌骨下缘至面部，经口角和鼻翼外侧，上行至眼内眦更名为内眦动脉。面动脉分支分布于面部软组织、下颌下腺和腭扁桃体等处。面动脉在下颌骨下缘与咬肌前缘交界处，位置表浅，为摸脉点和压迫止血点（图 1-9-20）。

4）颞浅动脉（superficial temporal artery）：经外耳门前方上行至颞部。分支分布于腮腺和颞、顶、额部软组织。在外耳门前方其位置表浅，为摸脉点和压迫止血点（图 1-9-20）。

5）上颌动脉（maxillary artery）：经下颌颈深面进入颞下窝，在翼内、外肌之间向前内至翼腭窝，主要分支分布于咀嚼肌、硬脑膜、牙及牙龈、腭、鼻腔、外耳道和鼓室等处。其中分布于硬脑膜者称脑膜中动脉（middle meningeal arety）（图 1-9-18），在下颌颈深部发出，上行穿棘孔入颅腔，分前、后 2 支紧贴颅骨内面走行，主要分布于硬脑膜，其前支经过翼点内面，颞部骨折时易受损伤，引起硬膜外血肿。

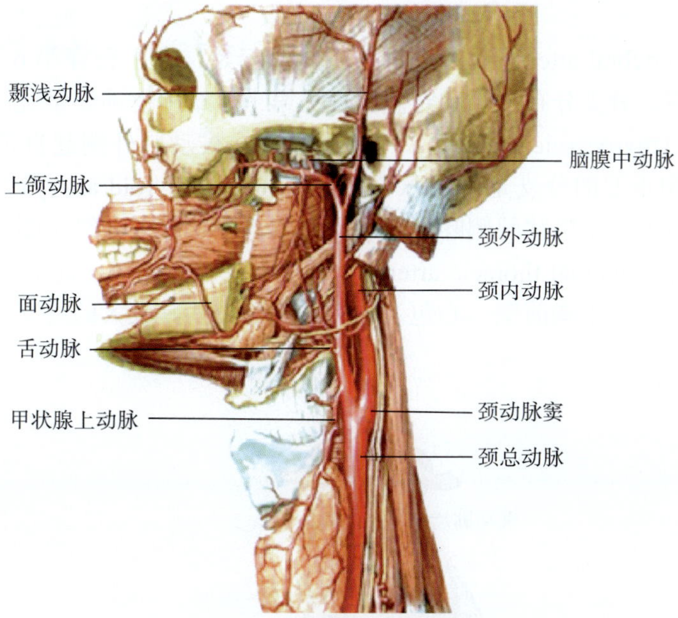

图 1–9–18　颈总动脉、颈外动脉及其分支

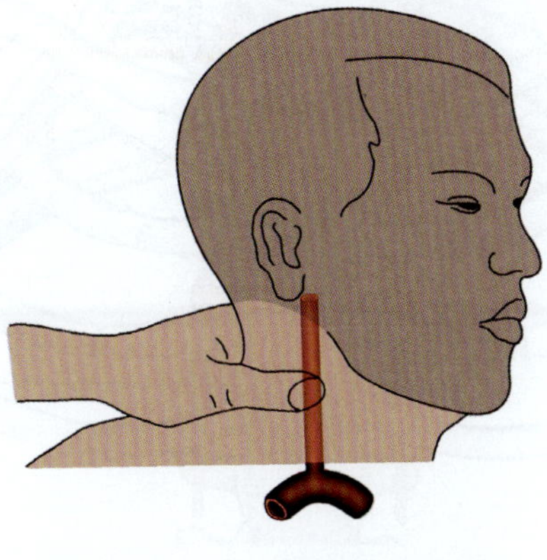

图 1–9–19　颈总动脉压迫止血点

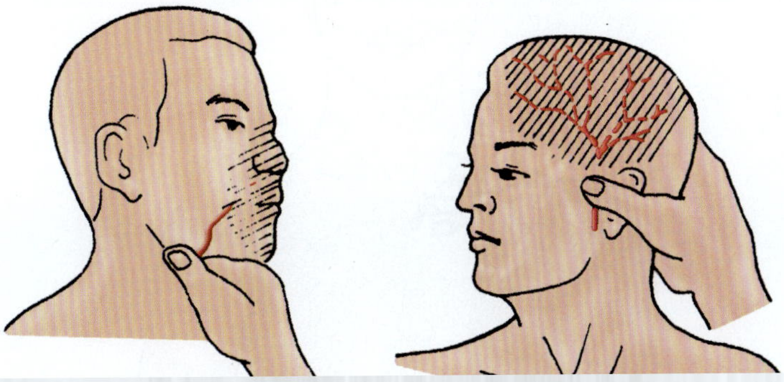

2. 锁骨下动脉（subclavian artery） 右侧起自头臂干，左侧起自主动脉弓，从胸锁关节后方斜向外至颈根部，弓形向外，经胸膜顶前方穿斜角肌间隙，至第1肋外缘延续为腋动脉（图1-9-21）。锁骨下动脉主要运送血液到上肢，也有分支至头部器官和胸壁等。当上肢外伤大出血时，可在锁骨中点上方向后下压迫此动脉至第1肋，以进行止血（图1-9-22）。锁骨下动脉主要分支有：

（1）椎动脉（vertebral artery）：在前斜角肌内侧起始，向上行穿第6至第1颈椎横突孔，再经枕骨大孔入颅腔，分支分布于脑和脊髓（详见第十四章中枢神经系统）。

（2）甲状颈干（thyrocervical trunk）：为一短干，在椎动脉外侧起自锁骨下动脉，起始后立即分为数支，其中重要的分支是甲状腺下动脉（inferior thyroid artery），发出后先向上，再向内横过颈总动脉后方，至甲状腺侧叶下极进入并营养甲状腺、喉等（图1-9-23）。

（3）胸廓内动脉（internal thoracic artery）：起点与椎动脉相对，向下入胸腔，沿第1~6肋软骨后面下降，分支分布于胸前壁、心包、膈和乳房等处。其较大的终支为腹壁上动脉，穿膈

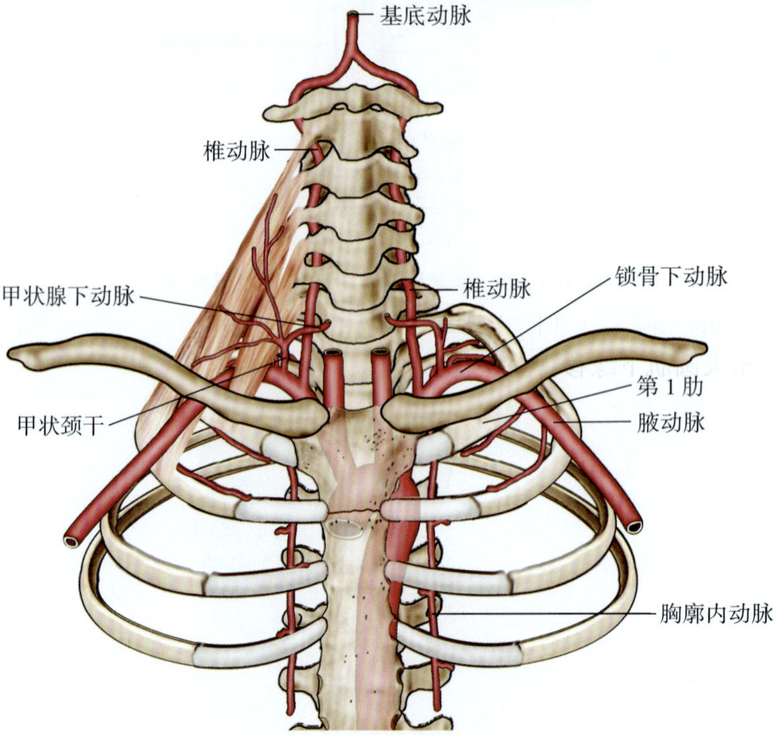

图1-9-21 锁骨下动脉及其分支

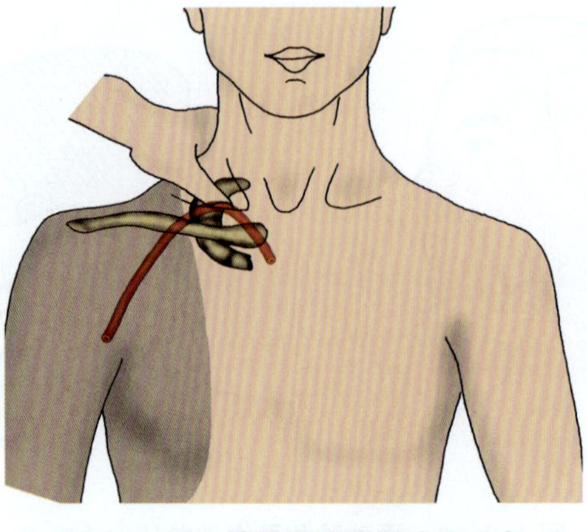

图1-9-22 锁骨下动脉压迫止血点

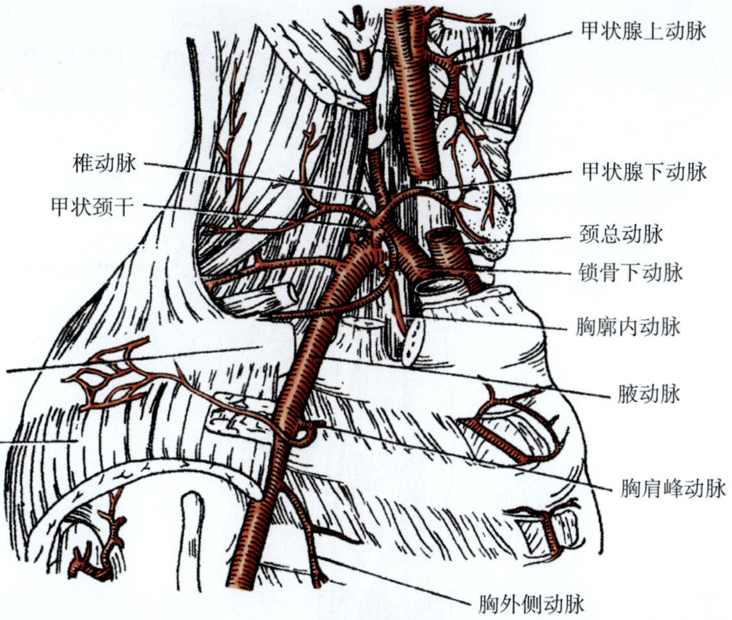

图 1–9–23　甲状腺的动脉

进入腹直肌鞘，分支主要营养腹直肌。

（三）上肢的动脉

上肢的动脉主干有腋动脉、肱动脉、桡动脉和尺动脉（图 1-9-24）。

1. 腋动脉（axillary artery）（图 1-9-23，24）续于锁骨下动脉，经腋窝深部下行（与腋静脉和臂丛伴行），至大圆肌下缘移行为肱动脉。腋动脉的主要分支有：

（1）胸肩峰动脉：以短干起自腋动脉，随即分为数支，分布于肩峰、三角肌和胸大、小肌等。

（2）胸外侧动脉：沿胸小肌下缘走行，分支至胸肌、前锯肌和乳房。

（3）旋肱后动脉：伴随腋神经绕肱骨外科颈后方，分支分布于三角肌和肩关节。

2. 肱动脉（brachial artery）（图 1-9-24）续于腋动脉，伴正中神经，沿肱二头肌内侧沟下行至肘窝，平桡骨颈处分为桡动脉和尺动脉。肱动脉的分支分布于臂肌，其主要分支为肱深动脉，在大圆肌下缘处分出后，伴桡神经行于桡神经沟内，分支分布于肱三头肌，并参与肘关节动脉网。

肱动脉全长位置表浅，当前臂或手部出血时，可以在肱二头肌内侧沟向肱骨压迫肱动脉进行止血（图 1-9-25）。在肘窝，肱二头肌腱内侧可触及肱动脉搏动，常为测量血压时的听诊和触诊部位。

3. 桡动脉（radial artery）（图 1-9-24）自肱动脉分出后，与桡骨平行下降，走行于肱桡肌与桡侧腕屈肌之间，沿途发分支营养前臂桡侧诸肌，至桡腕关节处，分出掌浅支入手掌；本干行向后，绕桡骨茎突至手背，再穿第 1 掌骨间隙入手掌深部，在此处发出较大的拇主要动脉，分为 3 支，分布到拇指两侧缘和示指桡侧缘。

桡动脉下段在桡骨下端前方，桡侧腕屈肌腱外侧位置表浅，是重要的摸脉点。

4. 尺动脉（ulnar artery）（图 1-9-24）自肱动脉分出后，斜向内下，在指浅屈肌与尺侧腕屈肌之间伴尺神经下行，沿途发分支营养前臂尺侧诸肌，经豌豆骨外侧入手掌，入手掌前在腕

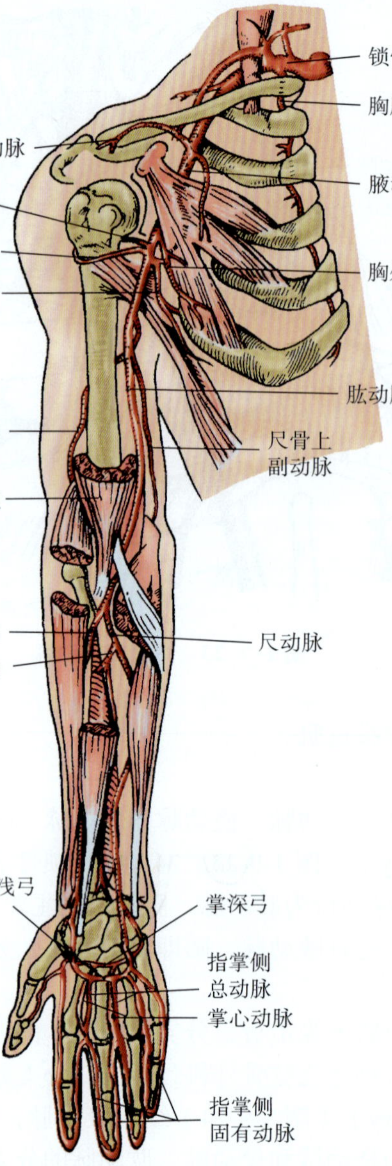

图 1–9–24 上肢的动脉

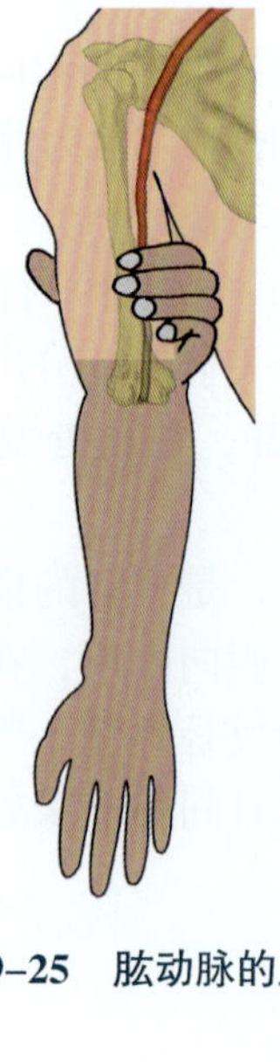

图 1–9–25 肱动脉的止血点

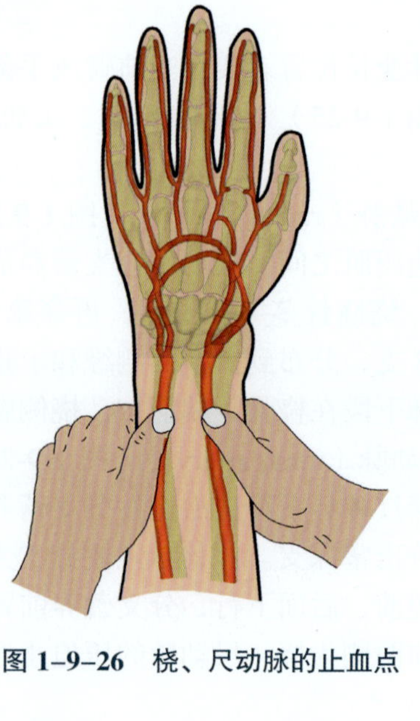

图 1–9–26 桡、尺动脉的止血点

5. 掌浅弓和掌深弓

（1）掌浅弓（superficial palmar arch）：由尺动脉末端与桡动脉的掌浅支吻合而成（图 1-9-27）。位于掌腱膜（手掌深筋膜的加厚）深面、指浅屈肌腱的浅面。从弓的凸侧发出 4 条分支，1 支为小指尺掌侧动脉，分布于小指尺侧缘；另 3 支为指掌侧总动脉，行至掌指关节附近，再

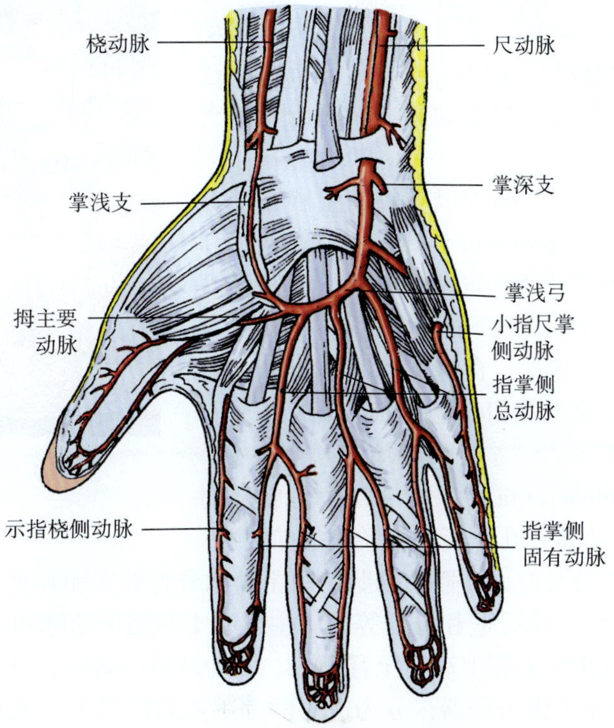

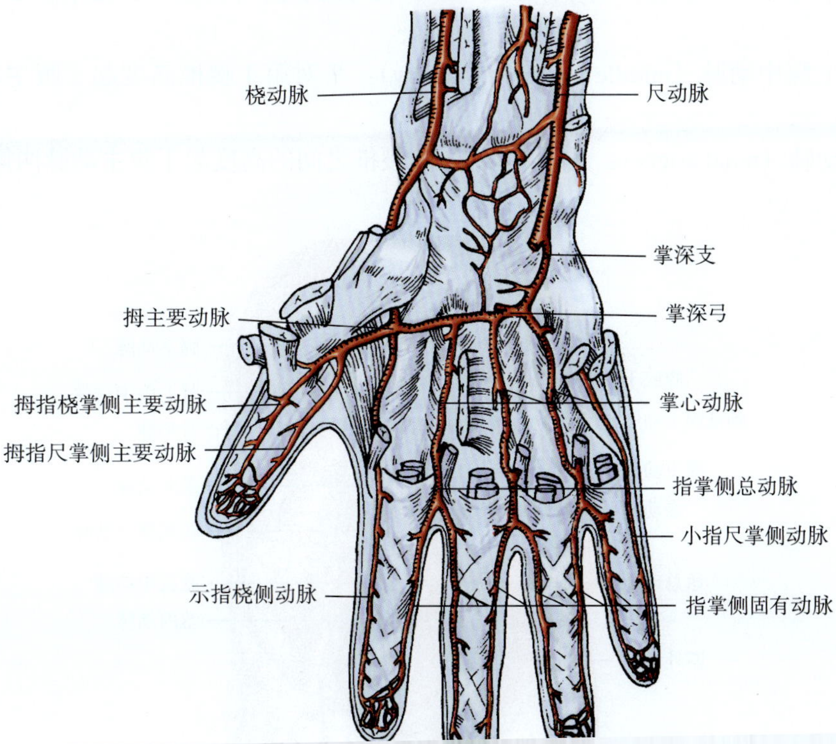

高频考点 主动脉弓的分支

各分为 2 支供应第 2~5 指的相对缘。

（2）掌深弓（deep palmar arch）：由桡动脉末端与尺动脉的掌深支吻合而成（图 1-9-27）。位于屈指肌腱与骨间掌侧肌之间。自弓的凸侧发出 3 支掌心动脉行至掌指关节附近，分别注入相应的指掌侧总动脉。

（四）胸部的动脉

胸主动脉（thoracic aorta）（图 1-9-28）是胸部的动脉主干，下行于脊柱胸段的左前方，逐渐转至前方，达第 12 胸椎高度穿膈，移行为腹主动脉。沿途分出脏支和壁支。

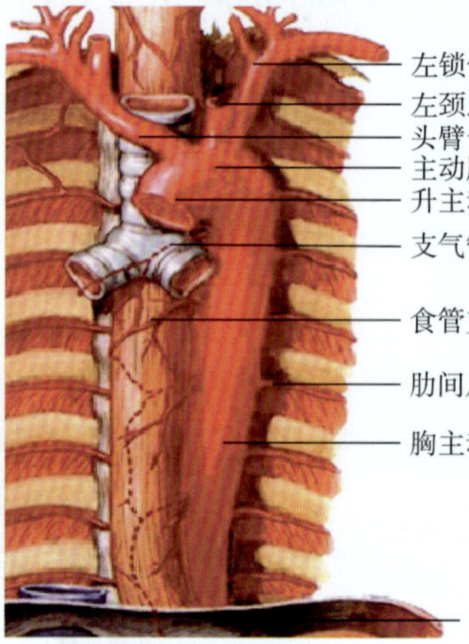

图 1-9-28 胸主动脉及其分支

1. 壁支 分布于第三肋间隙以下的胸壁和腹壁上部，主要为肋间后动脉（posterior intercostal artery）和肋下动脉。肋间后动脉主干伴肋间后静脉和肋间神经沿肋沟走行，肋下动脉 1 对沿第 12 肋下缘走行。

2. 脏支 包括支气管支、食管支和心包支，为一些分布于食管、气管、支气管和心包的细小分支。

（五）腹部的动脉

腹主动脉（abdominal aorta）（图 1-9-29）是腹部的动脉主干，从膈的主动脉裂孔下行，沿脊柱左前侧下降，至第 4 腰椎体高度分为左、右髂总动脉。腹主动脉分为壁支和脏支。

1. 壁支 分布于膈、腹后壁和脊髓等处，主要有 1 对膈下动脉和 4 对腰动脉。膈下动脉分布于膈的下面，并发出肾上腺上动脉至肾上腺。腰动脉横行向外，分布于腰部和脊髓。

2. 脏支 主要分布于腹内脏器，分为成对的和不成对的两类。成对的脏支主要有肾上腺中动脉、肾动脉和睾丸动脉（或卵巢动脉）。不成对的脏支有腹腔干、肠系膜上动脉和肠系膜下动脉。

（1）肾上腺中动脉（middle suprarenal artery）：平对第 1 腰椎高度起于腹主动脉，分布到肾上腺。

（2）肾动脉（renal artery）：约平对第 1、2 腰椎之间的高度起于腹主动脉两侧，横行向外，

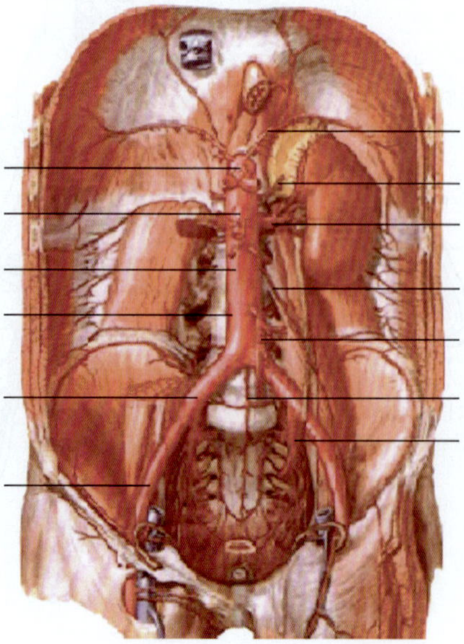

图 1-9-29 腹主动脉及其分支

分数支经肾门入肾。右肾动脉较左侧略长，位置也较低。左、右肾动脉入肾门之前发出肾上腺下动脉。

（3）睾丸动脉（testicular artery）：细而长，在肾动脉发出部稍下方起自腹主动脉前壁，沿腰大肌前面斜向外下走行，穿入腹股沟管，参与精索的组成（又称精索内动脉），分布于睾丸和附睾。在女性为卵巢动脉（ovarian artery），行至小骨盆上缘处，进入卵巢悬韧带下行入盆腔，分布于卵巢和输卵管。

（4）腹腔干（coeliac trunk）：为一短粗的动脉干，在主动脉裂孔稍下方起自腹主动脉前壁，并立即分为胃左动脉、肝总动脉和脾动脉（图 1-9-30）。

1）胃左动脉（left gastric artery）：发出后沿腹后壁行向左上至胃的贲门处，急转向右，在小网膜两层之间沿胃小弯右行与胃右动脉吻合，沿途分支分布于食管腹段、贲门和胃小弯附近胃壁。

2）肝总动脉（common hepatic artery）：向右行至十二指肠上部的上方进入肝十二指肠韧带，分为 2 支：①肝固有动脉（proper hepatic artery），在肝十二指肠韧带内上行，至肝门附近分为左、右两支入肝，右支在入肝门前分出胆囊动脉（cystic artery），分布于胆囊；肝固有动脉起始部尚发出胃右动脉（right gastric artery），与胃左动脉吻合。②胃十二指肠动脉（gastroduodenal artery），经幽门后方下行，至幽门下缘分为胃网膜右动脉和胰十二指肠上动脉。胃网膜右动脉在大网膜两层之间沿胃大弯左行，其终末支与胃网膜左动脉吻合；胰十二指肠上动脉分为前、后两支，分布于十二指肠和胰头，并与胰十二指肠下动脉吻合。

3）脾动脉（splenic artery）：在胃后方沿胰上缘蜿蜒左行达脾门，分为数条脾支入脾，沿途发出多条胰支至胰；在近脾门处还发出胃短动脉和胃网膜左动脉。胃短动脉（short gastric artery）有 3~5 支经胃脾韧带分布于胃底。胃网膜左动脉沿胃大弯右行，沿途分支分布于胃大

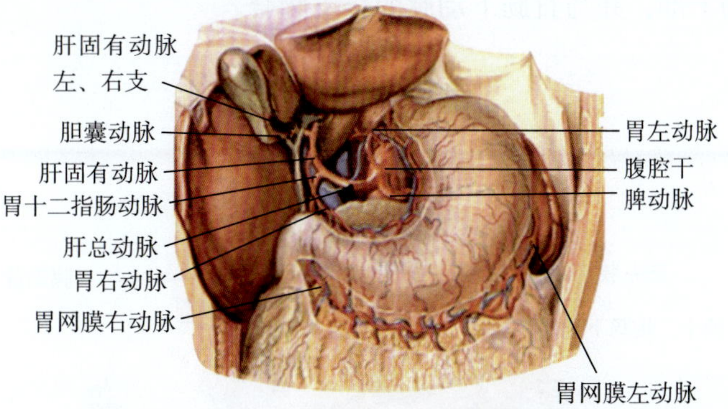

A

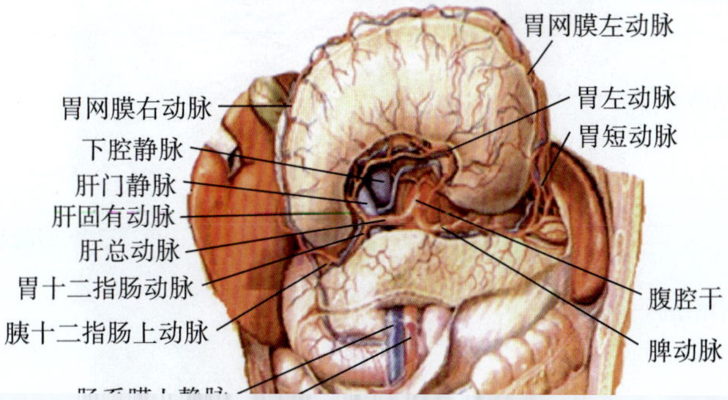

高频考点
腹主动脉的分支

弯侧胃壁和大网膜，其终末支与胃网膜右动脉吻合。

（5）肠系膜上动脉（superior mesenteric artery）：在腹腔干起点稍下方（平第1腰椎高度）起自腹主动脉前壁，经胰头与胰体交界处后方下行，越过十二指肠水平部的前面向下入肠系膜根，斜向右下至右髂窝，主要分支有（图1-9-31）：

1）胰十二指肠下动脉：分为前、后两支，在胰头和十二指肠降部之间的前、后面上行，与胰十二指肠上动脉吻合，分支营养胰和十二指肠。

2）空肠动脉（jejunal arteries）和回肠动脉（ileal arteries）：有13~18支，行于肠系膜内，反复吻合形成多级动脉弓，分支营养空肠和回肠。

3）回结肠动脉（ileocolic artery）：为肠系膜上动脉右侧壁发出的最下一条分支，行向右下至回盲部分数支营养回肠末段、盲肠和升结肠。此外，还发出阑尾动脉（appendicular artery），经回肠后方进入阑尾系膜游离缘内，分支营养阑尾。

4）右结肠动脉（right colic artery）：在回结肠动脉上方发出，向右行，分升、降支，与中结肠动脉和回结肠动脉的分支吻合，分支至升结肠。

5）中结肠动脉（middle colic artery）：发出后进入横结肠系膜，分为左、右支，分别与右结肠动脉和左结肠动脉的分支吻合，分支营养横结肠。

（6）肠系膜下动脉（inferior mesenteric artery）：约在第3腰椎水平起于腹主动脉前壁，沿腹后壁行向左下，主要分支有（图1-9-32）：

1）左结肠动脉（left colic artery）：横行向左至降结肠附近，分为升、降支，分别与中结肠动脉和乙状结肠动脉的分支吻合，分支分布于降结肠。

2）乙状结肠动脉（sigmoid arteries）：有2~3支，行向左下进入乙状结肠系膜内，各分支间相互吻合成动脉弓，分支营养乙状结肠。

3）直肠上动脉（superior rectal artery）：为肠系膜下动脉的终末支，在乙状结肠系膜内下行，分支分布于直肠上部，并与直肠下动脉的分支吻合。

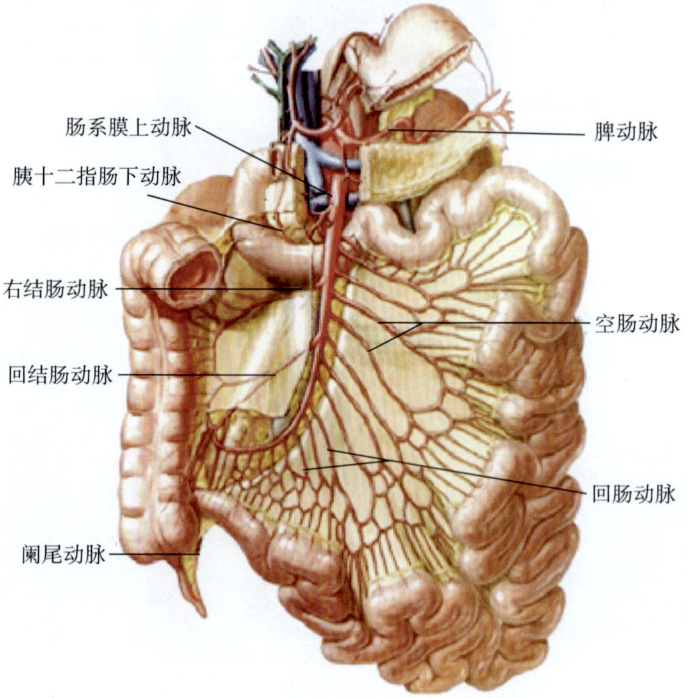

图1-9-31 肠系膜上动脉及其分支

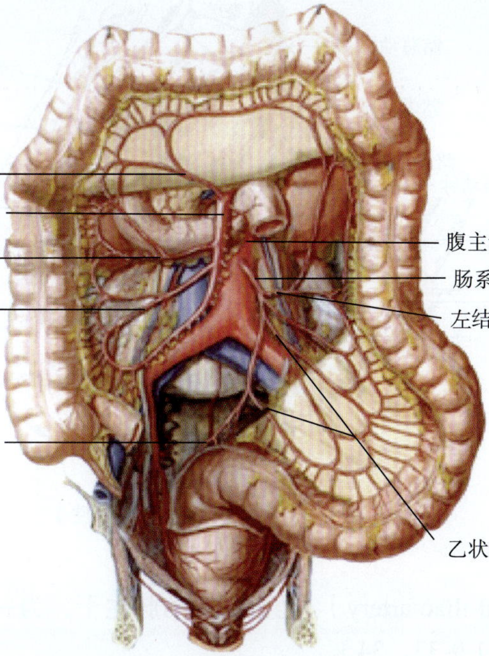

图 1-9-32 肠系膜下动脉及其分支

（六）盆部的动脉

髂总动脉（common iliac artery）（图 1-9-33，34）左右各一，在第 4 腰椎高度自腹主动脉分出后斜向外下，至骶髂关节前方分为髂内动脉和髂外动脉。

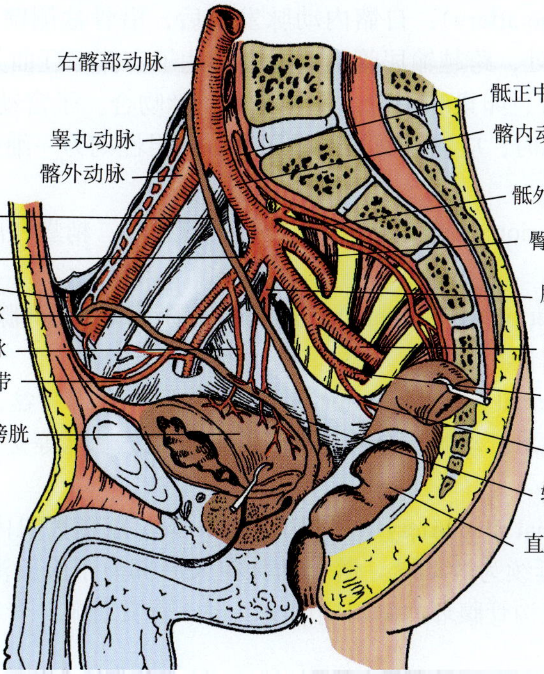

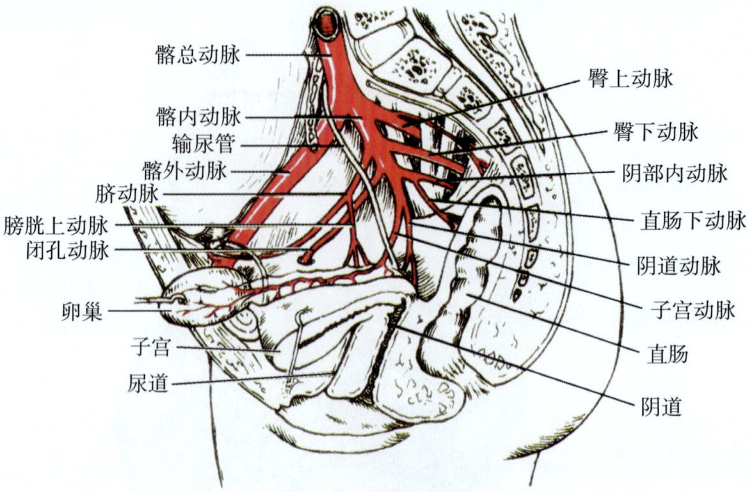

图 1–9–34 盆腔的动脉（女性）

1. 髂内动脉（internal iliac artery） 是盆部的动脉主干，为一短干，沿骨盆侧壁下降入盆腔，分为脏支和壁支（图 1-9-33，34）。

（1）壁支：

1）闭孔动脉（obturator artery）：沿骨盆侧壁行向前下，伴随闭孔神经穿闭膜管至大腿内侧部，分布到大腿内收肌群和髋关节。

2）臀上、下动脉（superior and inferior gluteal artery）：分别经梨状肌上、下孔出骨盆，分布到臀肌和髋关节。

（2）脏支：

1）脐动脉（umbilical artery）：是胎儿时期的动脉干，出生后大部闭锁，形成脐内侧韧带，其根部未闭锁，发出膀胱上动脉（superior vesical artery），分布于膀胱中、上部。

2）子宫动脉（uterine artery）：自髂内动脉发出后，沿骨盆侧壁向下进入子宫阔韧带内，在距子宫颈外侧约 2 cm 处，跨越输尿管的前上方，达子宫侧缘迂曲上升至子宫底。子宫动脉分支分布于子宫、输卵管、卵巢和阴道，并与卵巢动脉吻合。子宫动脉与输尿管的交叉关系，在妇科手术结扎子宫动脉时，应注意勿损伤输尿管。在男性则为一细长的输精管动脉，分布于输精管。

3）膀胱下动脉（inferior vesical artery）：分布于膀胱底、精囊和前列腺。在女性分布于膀胱和阴道。

4）直肠下动脉（inferior rectal artery）：分布于直肠下部、前列腺（男）或阴道（女），并与直肠上动脉和肛动脉吻合。

5）阴部内动脉（internal pudendal artery）：经梨状肌下孔出骨盆，绕坐骨棘后方，再经坐骨小孔达坐骨肛门窝，发出肛动脉、会阴动脉、阴茎（蒂）动脉等支，分布于肛门、会阴和外生殖器。

2. 髂外动脉（external iliac artery）（图 1-9-33，34）沿腰大肌内侧缘下行，经腹股沟韧带中点深面入股前部，延续为股动脉。髂外动脉在入股部前于腹股沟韧带上方发出腹壁下动脉，贴腹前壁内面、腹股沟管腹环内侧斜向内上，进入腹直肌鞘，营养腹直肌，并与腹壁上动脉吻合。

（七）下肢的动脉

下肢的动脉主干有股动脉、腘动脉、胫前动脉和胫后动脉（图 1-9-35）。

1. 股动脉（femoral artery）（图 1-9-35）续于髂外动脉，在大腿上部位于缝匠肌与长收

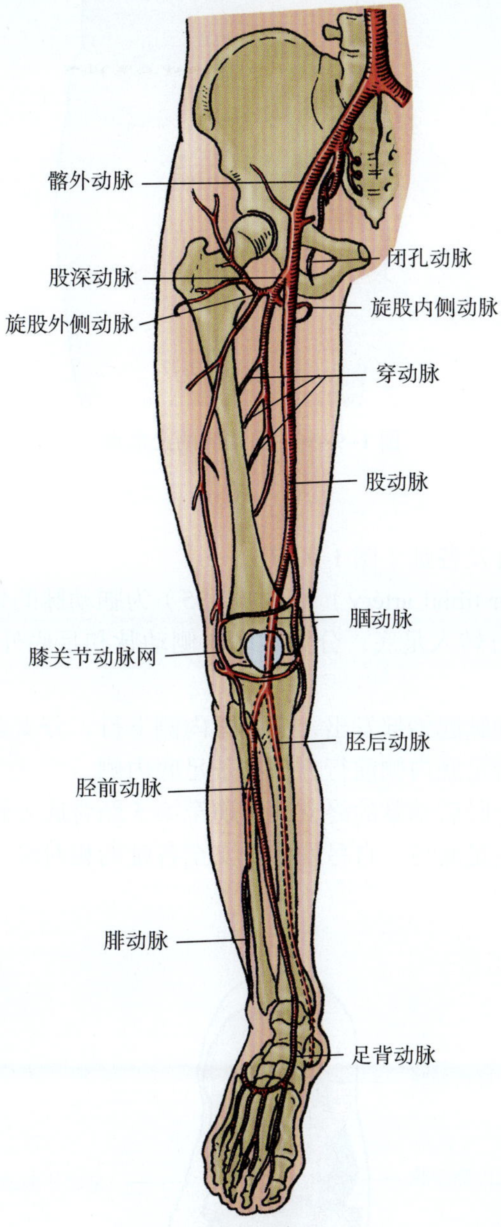

图 1–9–35　下肢的动脉

肌之间，向下向后经收肌腱裂孔入腘窝改称腘动脉。在腹股沟韧带中点下方，股动脉位置表浅，活体上可摸及其搏动。当下肢出血时，可在该处将股动脉压向耻骨下支进行压迫止血（图 1-9-36）。股动脉主要分支为股深动脉，分布于大腿肌和股骨等处。

2. 腘动脉（popliteal artery）（图 1-9-35）在腘窝深部下行，至腘窝下部，分为胫前动脉和胫后动脉。腘动脉分支分布于膝关节及邻近诸肌，并参与膝关节网的构成。

3. 胫前动脉（anterior tibial artery）（图 1-9-35）由腘动脉发出后，穿小腿骨间膜至小腿前面，在小腿前群肌之间下行，至踝关节前方移行为足背动脉。胫前动脉分支主要分布于小腿

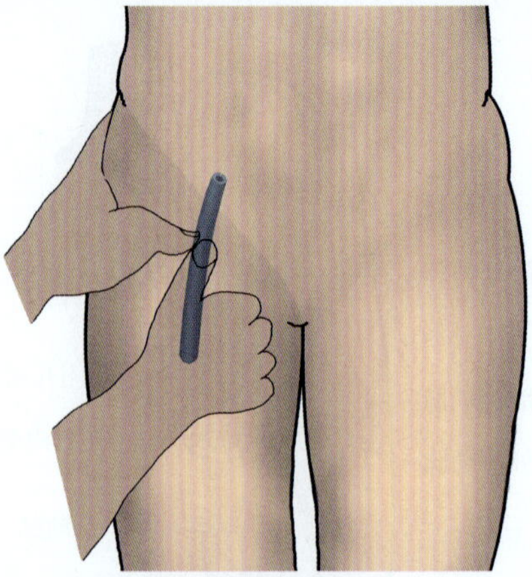

图 1-9-36 股动脉的止血点

外呈弓形，并发分支至足背及各趾（图 1-9-37）。

5. 胫后动脉（posterior tibial artery）（图 1-9-35）为腘动脉的延续，在小腿肌后群浅、深两层之间下行，经内踝后方转入足底，分为足底内侧动脉和足底外侧动脉（图 1-9-37）。胫后动脉的主要分支为腓动脉。

（1）腓动脉：自胫后动脉起始部发出，沿腓骨内侧下行，分支营养附近诸肌和胫、腓骨。

（2）足底内侧动脉：沿足底内侧前行，分布于足底内侧。

（3）足底外侧动脉：为胫后动脉的终支，向前至第 5 跖骨底处转向第 1 跖骨间隙，与足背动脉的足底深支吻合，形成足底弓，自弓发出分支至各趾的相对缘。

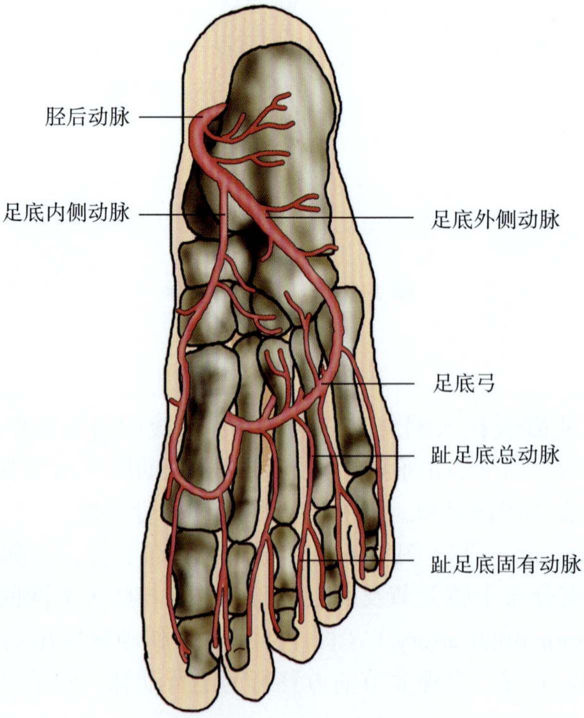

图 1-9-37 足底的动脉

附：体循环动脉分支表

- 升主动脉 → 左、右冠状动脉
- 主动脉弓
  - 头臂干
    - 右颈总动脉
    - 右锁骨下动脉
  - 左颈总动脉
    - 颈内动脉
    - 颈外动脉
      - 甲状腺上动脉
      - 舌动脉
      - 面动脉
      - 颞浅动脉
      - 上颌动脉
  - 左锁骨下动脉
    - 椎动脉
    - 胸廓内动脉
    - 甲状颈干 → 甲状腺下动脉
    - ↓ 肱动脉 → 肱深动脉
      - → 桡动脉
        - 掌浅支（参与掌浅弓）
        - 终末支（参与掌深弓）
      - → 尺动脉
        - 掌深支（参与掌深弓）
        - 终末支（参与掌浅弓）
        - 骨间总动脉
      - 掌深弓
      - 掌浅弓
- 胸主动脉
  - 壁支
    - 肋间后动脉
    - 肋下动脉
  - 脏支
    - 支气管支
    - 食管支
    - 心包支
- 腹主动脉
  - 壁支
    - 膈下动脉 → 肾上腺上动脉
    - 腰动脉
  - 脏支
    - 腹腔干
      - 胃左动脉
      - 肝总动脉
      - 脾动脉
    - 肠系膜上动脉
      - 空肠动脉、回肠动脉
      - 回结肠动脉
      - 右结肠动脉
    - 肠系膜下动脉
      - 中结肠动脉
      - 左结肠动脉
      - 乙状结肠动脉
      - 直肠上动脉
    - 肾上腺中动脉
    - 肾动脉 → 肾上腺下动脉
    - 睾丸动脉（卵巢动脉）
- 左、右髂总动脉
  - → 髂内动脉
    - 壁支
      - 闭孔动脉
      - 臀上、下动脉
    - 脏支
      - 膀胱上、下动脉
      - 子宫动脉或输精管动脉
      - 直肠下动脉
      - 阴部内动脉
  - → 髂外动脉 → 髂壁下动脉
    - 股动脉
      - 腘动脉
        - → 胫前动脉 → 足背动脉 → 足底深支（参与足底弓）
        - → 胫后动脉
          - 足背内侧动脉
          - 足背外侧动脉（参与足底弓）
          - 腓动脉
        - 足底弓

第四节 静 脉

案例导入

男性，62岁，无明显诱因呕血、黑便2天，3小时前，呕鲜血1000 ml。患者既往有长期大量饮酒史。体格检查：患者血压低，心率快，皮肤、结膜微黄，腹部触诊发现肝、脾大，叩诊有移动性浊音，脐周静脉曲张。初步诊断为酒精性肝硬化并发上消化道出血。

思考题：

1. 试述肝门静脉系的组成和属支。
2. 试述肝门静脉系和上下腔静脉系的吻合。
3. 解释患者出现“呕血、黑便、脾大、腹部叩诊有移动性浊音、脐周静脉曲张”等表现的原因。

静脉（vein）是运送血液回心的血管，起始于毛细血管，终止于心房。静脉与相应动脉比较，管腔较大，管壁较薄，属支多，血容量大。在结构和配布方面，静脉有下列特点：①静脉管腔内有血管内膜形成向心开放的半月形袋状皱襞称静脉瓣（图1-9-38），是防止血液逆流或改变血流方向的装置。受重力影响较大的四肢静脉瓣较多，而躯干较大的静脉少或无静脉瓣。静脉瓣功能不全时常会引起静脉曲张。②体循环的静脉可分浅静脉和深静脉。浅静脉又名皮下静脉，行于浅筋膜内。浅静脉不与动脉伴行，最终注入深静脉。浅静脉因位置表浅，临床上常作为静脉注射、输液、采血和插管的部位。深静脉位于深筋膜深面或体腔内，多数与动脉伴行，又称伴行静脉。深静脉名称和行程与伴行动脉基本相同，引流范围与伴行动脉分布范围大体一致。③静脉的吻合比较丰富。浅静脉间常吻合成静脉网，如手背静脉网，深静脉在某些脏器周围或壁内常吻合形成静脉丛，如膀胱、子宫、直肠静脉丛等。浅、深静脉间存在有丰富的交通支，这些都有利于血液回流和侧支循环的建立。

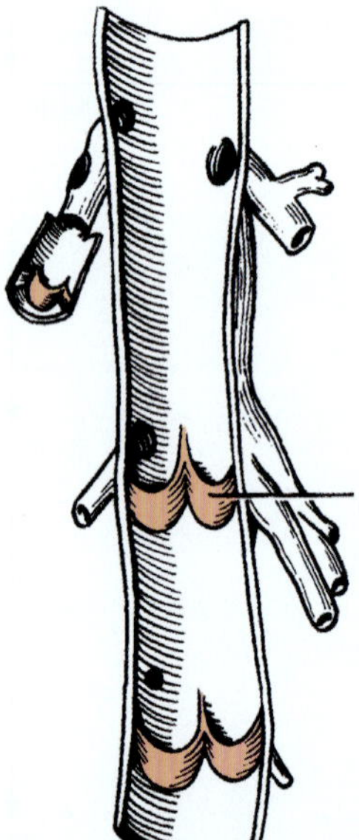

图1-9-38 静脉瓣

全身的静脉分为肺循环的静脉和体循环的静脉。

一、肺循环的静脉

肺静脉（pulmonary veins）（图1-9-16）左、右各一对，分别称左上、左下肺静脉和右上、右下肺静脉。它们起自肺门，向内穿过心包，注入左心房，输送含氧较丰富的动脉血回心。

二、体循环的静脉

体循环的静脉包括上腔静脉系、下腔静脉系和心静脉系（在心的血管中已叙述）。

（一）上腔静脉系

上腔静脉系由上腔静脉及其属支组成，收集头颈部、上肢和胸部（心和肺除外）等上半身的静脉血。

上腔静脉（superior vena cava）（图 1-9-39）是上腔静脉系的主干，由左、右头臂静脉汇合而成，沿升主动脉右侧垂直下降，注入右心房。上腔静脉在注入右心房之前，有奇静脉汇入。

头臂静脉（brachiocephalic vein）又称无名静脉（图 1-9-39），左、右各一，由同侧颈内静脉和锁骨下静脉于胸锁关节后方汇合而成，汇合处的夹角称静脉角，是淋巴导管汇入静脉的部位。头臂静脉除收集颈内静脉和锁骨下静脉的血液外，还收纳甲状腺下静脉、椎静脉、胸廓内静脉等的血液。

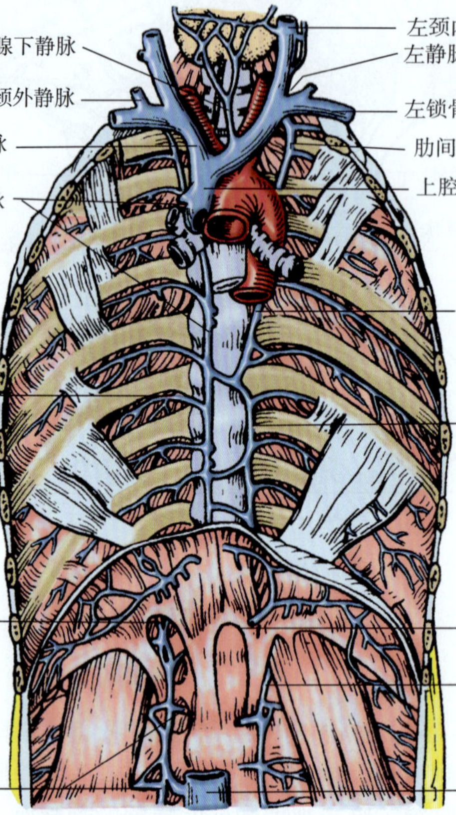

图 1-9-39　上腔静脉及其属支

1. 头颈部的静脉　浅静脉主要有面静脉、下颌后静脉和颈外静脉；深静脉主要是颈内静脉和锁骨下静脉（图 1-9-40）。

（1）面静脉（facial vein）：起自内眦静脉，在面动脉后方与之伴行，至下颌角下方与下颌后静脉前支汇合，在舌骨大角高度注入颈内静脉。面静脉通过内眦静脉、眼上和眼下静脉与颅内海绵窦相交通。面静脉在口角平面以上一般无静脉瓣，因此，面部（尤其在口角以上）发生化脓性感染时，若处理不当（如挤压等），有沿上述途径向颅内蔓延导致颅内感染的可能。故临床上将鼻根至两侧口角的三角区称为“危险三角”。

（2）下颌后静脉（retromandibular vein）：由颞浅静脉和上颌静脉在腮腺实质内汇合而成，下行到下颌角处分为前、后两支，前支汇入面静脉，后支与耳后静脉和枕静脉汇合成颈外静脉。上颌静脉起自翼静脉丛（位于颞下窝内），翼静脉丛经眼下静脉或卵圆孔处的导血管与颅内的海绵窦交通。

（3）颈外静脉（external jugular vein）：为颈部最大的浅静脉，由下颌后静脉的后支与耳后静脉及枕静脉汇合而成，沿胸锁乳突肌表面下降，至锁骨中点上方穿深筋膜注入锁骨下静脉（图 1-9-40）。当心脏病或上腔静脉阻塞时可引起颈外静脉怒张。临床儿科也常把此作为抽血部位。

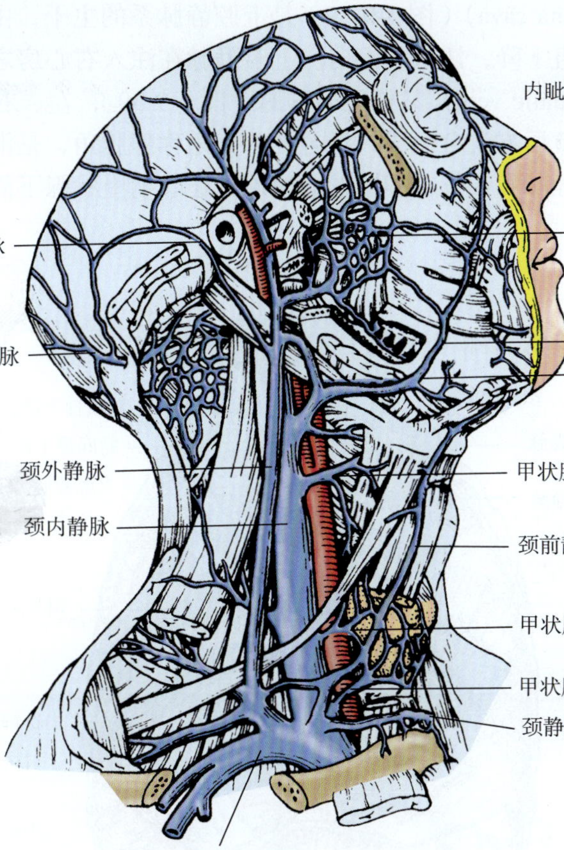

图 1-9-40 头颈部的静脉

（4）颈内静脉（internal jugular vein）：在颅底颈静脉孔处续接颅内的乙状窦。在颈动脉鞘内沿颈内动脉和颈总动脉外侧下行，在胸锁关节后方与锁骨下静脉汇合成头臂静脉。颈内静脉的颅内属支主要收集颅骨、脑膜、脑、视器和前庭蜗器的静脉血。颈内静脉的颅外属支主要是面静脉和下颌后静脉。

（5）锁骨下静脉（subclavian vein）：在第 1 肋外侧缘续于腋静脉，向内横过前斜角肌前方，至胸锁关节后方与颈内静脉汇合成头臂静脉。锁骨下静脉的主要属支是腋静脉和颈外静脉。锁骨下静脉位置恒定，管腔较大，临床上常经锁骨上或锁骨下入路做锁骨下静脉导管插入。

2. 上肢的静脉　上肢的静脉分深静脉和浅静脉两类。

（1）上肢深静脉：与同名动脉伴行，最后汇入腋静脉。腋静脉（axillary vein）位于腋动脉的前内侧，收集上肢浅、深静脉血，在第 1 肋外侧缘处移行为锁骨下静脉。

（2）上肢浅静脉：手指的静脉上行在手背形成手背静脉网，继续向心回流途中逐渐汇成 3 条较为恒定的静脉主干，即头静脉、贵要静脉和肘正中静脉（图 1-9-41）。临床上常通过上肢浅静脉进行采血、输液或药物注射。

1）头静脉（cephalic vein）：起于手背静脉网的桡侧，渐绕至前臂前面并沿其桡侧上行，通过肘窝继续沿肱二头肌外侧上行，最后经三角肌胸大肌间沟，穿深筋膜注入腋静脉或锁骨下静脉。

2）贵要静脉（basilic vein）：起自手背静脉网尺侧，沿前臂后面尺侧上行，在肘部转至前面，再沿肱二头肌内侧上行，在臂中部穿深筋膜注入肱静脉或上行注入腋静脉。

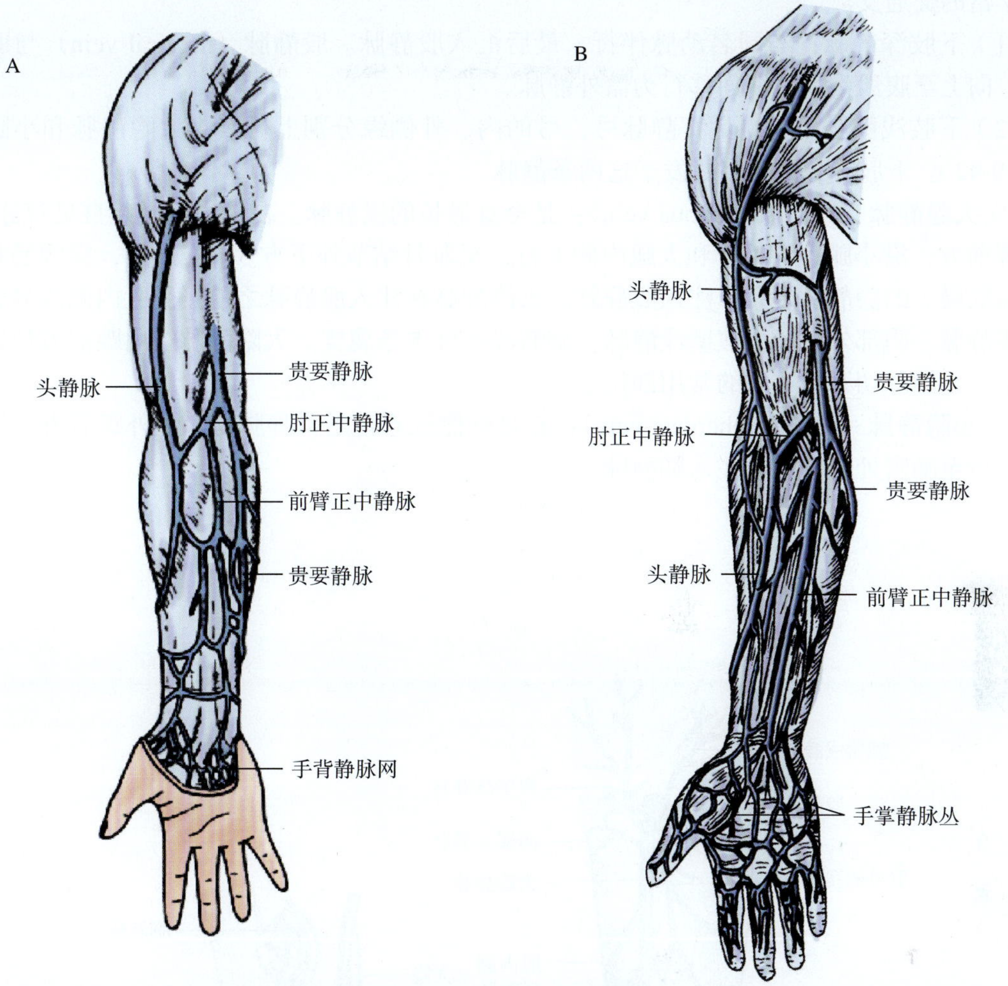

图 1–9–41　上肢的浅静脉

3）肘正中静脉（median cubital vein）：位于肘窝前部，是一条斜行短静脉干，连接于头静脉与贵要静脉之间。

3. 胸部的静脉　胸部的主要静脉有头臂静脉、上腔静脉和奇静脉及其属支（图 1-9-39）。

（1）奇静脉（azygos vein）：起自右腰升静脉，沿胸椎体右侧上升至第 4 胸椎高度，勾绕右肺根上方注入上腔静脉。奇静脉主要收集右侧肋间后静脉、食管静脉、支气管静脉和半奇静脉的血液。由于奇静脉下端借右腰升静脉起自下腔静脉，上端直接注入上腔静脉，因而构成了上、下腔静脉系的重要通道之一。当上腔静脉或下腔静脉阻塞时，该通道可成为重要的侧副循环途径。

（2）半奇静脉：起自左腰升静脉，沿胸椎体左侧上升，约到第 8 胸椎高度横过脊柱前面，汇入奇静脉。半奇静脉收集左侧下部肋间后静脉、食管静脉和副半奇静脉的血液。

（3）副半奇静脉：沿胸椎体左侧下行汇入半奇静脉或奇静脉。副半奇静脉收集左侧上部肋间后静脉的血液。

（二）下腔静脉系

下腔静脉系由下腔静脉及其属支组成，收集下肢、盆部和腹部等下半身的静脉血，最后注入右心房。

1. 下肢的静脉　下肢的静脉分深静脉和浅静脉两类，均有丰富的静脉瓣，深、浅静脉之间有丰富的交通支。

（1）下肢深静脉：与同名动脉伴行，最后汇入股静脉。股静脉（femoral vein）与股动脉伴行，向上至腹股沟韧带深面移行为髂外静脉。

（2）下肢浅静脉：起自足背静脉弓，弓的内、外侧缘分别上行续为大隐静脉和小隐静脉（图 1-9-42）。下肢静脉曲张多好发于这两条静脉。

1）大隐静脉（great saphenous vein）：是全身最长的浅静脉。在足内侧缘起自足背静脉弓，经内踝前方，沿小腿、膝关节和大腿内侧上行，至耻骨结节外下方 3~4 cm 处，穿阔筋膜（大腿的深筋膜）的隐静脉裂孔，注入股静脉。大隐静脉在注入股静脉之前接受股内侧浅静脉、股外侧浅静脉、阴部外静脉、腹壁浅静脉、旋髂浅静脉 5 条属支。大隐静脉在内踝前方位置表浅而恒定，是静脉切开或穿刺的常用部位。

高频考点

上、下肢浅静脉的名称和走行

2）小隐静脉（small saphenous vein）：在足外侧缘起自足背静脉弓，经外踝后方，沿小腿后面上行至腘窝处穿深筋膜注入腘静脉。

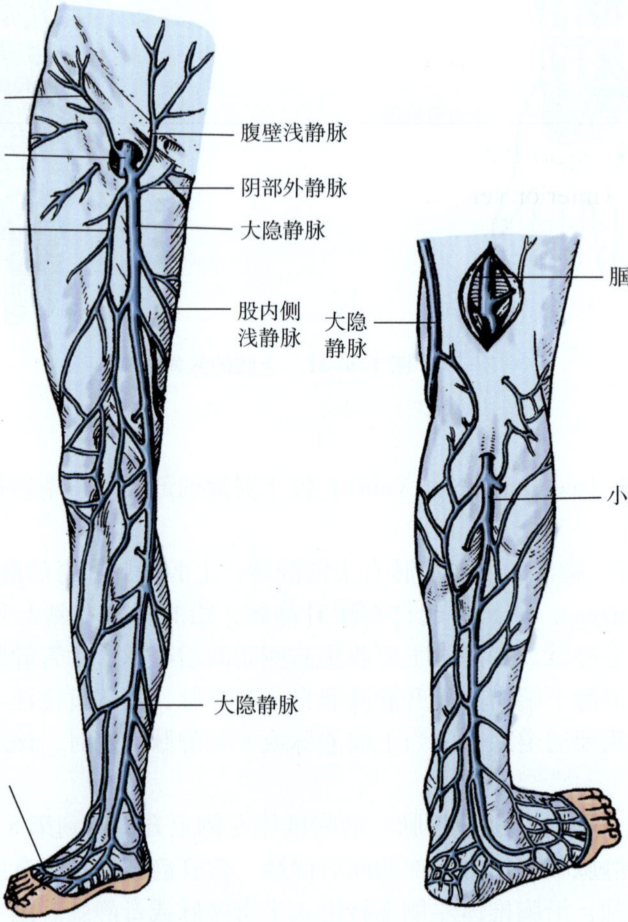

图 1-9-42　下肢浅静脉

知识链接

下肢静脉曲张的临床表现

下肢静脉曲张常因下肢静脉瓣膜功能不全等所致。其病变范围主要包括大隐静脉、小隐静脉及其属支。多发生于持久从事站立工作和体力劳动的人群。发病早期，多为下肢酸胀不适及钝痛感，多在久站后上述感觉加重，通过平卧、肢体抬高则可缓解。病变中后期，静脉壁受损，静脉隆起、扩张、迂曲，呈蚯蚓样外观，以小腿内侧大隐静脉走行区明显。病程长者，肢体皮肤则出现营养性改变，如脱屑、瘙痒、色素沉着等，甚至形成湿疹及溃疡。

2. 盆部的静脉　盆部的静脉与同名的动脉伴行（图 1-9-43）。主干包括髂内静脉和髂外静脉，二者在骶髂关节前方汇成髂总静脉（common iliac vein）。

（1）髂内静脉（internal iliac vein）：收集盆腔脏器、盆壁、会阴和外生殖器的静脉血。盆部的静脉在盆腔脏器壁内或周围形成丰富的静脉丛，如膀胱静脉丛、直肠静脉丛、子宫静脉丛和阴道静脉丛等。

（2）髂外静脉（external iliac vein）：是股静脉的直接延续，收集下肢和腹前壁下部的静脉血。

3. 腹部的静脉　包括下腔静脉及其属支和肝门静脉系（图 1-9-43，44）。

（1）下腔静脉（inferior vena cava）：由左、右髂总静脉在第 4、5 腰椎间右前方汇合而成。沿腹主动脉右侧上行，经肝的腔静脉沟，穿膈的腔静脉孔入胸腔，注入右心房。下腔静脉的属支分为壁支和脏支两种。

1）壁支：有膈下静脉和 4 对腰静脉，它们均与同名动脉伴行。每侧腰静脉的纵支连成腰升静脉，左、右腰升静脉向上分别延续为半奇静脉和奇静脉，向下注入髂总静脉。

2）脏支：①睾丸静脉（testicular vein），细而长，起自睾丸和附睾，伴同名动脉上行，左侧以直角汇入左肾静脉；右侧则以锐角注入下腔静脉。在女性，此静脉称卵巢静脉（ovarian vein），起自卵巢，在卵巢悬韧带内上行，注入部位与男性相同。②肾静脉（ovarian vein），在

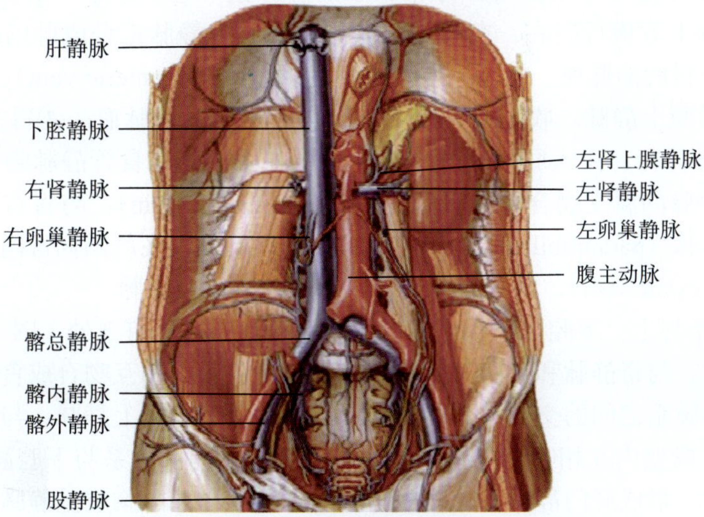

图 1-9-43　下腔静脉及其属支（女性）

肾门处，在肾动脉前方横行向内，注入下腔静脉。左肾静脉比右肾静脉长，跨越腹主动脉前面，并接纳左肾上腺静脉和左睾丸（卵巢）静脉。③肾上腺静脉（suprarenal vein），起自肾上腺，左侧注入左肾静脉，右侧注入下腔静脉。④肝静脉（hepatic vein），有肝左静脉、肝右静脉和肝中静脉，包埋在肝实质内，收集肝血窦回流的血液，在肝的腔静脉沟处注入下腔静脉。

（2）肝门静脉系：是下腔静脉系的一部分，由肝门静脉及其属支组成，主要收集腹腔内除了肝以外不成对器官的静脉血。

肝门静脉（hepatic portal vein）（图 1-9-44）为一短干，长 6~8 cm，多由肠系膜上静脉与脾静脉汇合而成，经十二指肠上部后方进入肝十二指肠韧带内，沿肝固有动脉和胆总管后方上行至肝门，分为左、右两支入肝。在肝内反复分支最终注入肝血窦。肝血窦含有来自肝门静脉和肝固有动脉的血液，最后汇合成肝静脉注入下腔静脉。

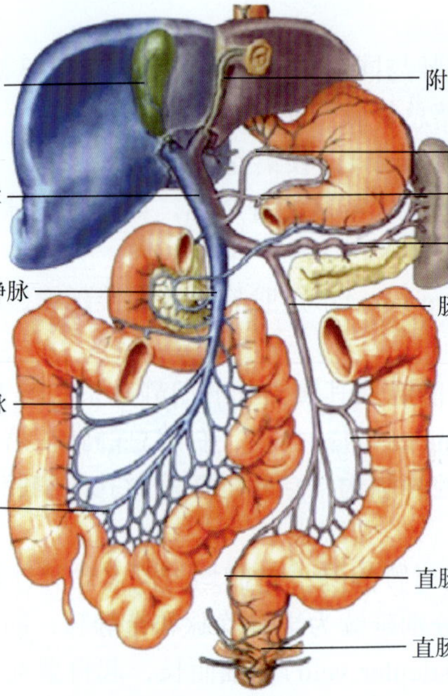

图 1-9-44 肝门静脉及其属支

1）肝门静脉的主要属支：①肠系膜上静脉（superior mesenteric vein），与同名动脉伴行，收集肠系膜上动脉和胃十二指肠动脉分布区域的静脉血。②脾静脉（splenic vein），出脾门，沿胰后面、脾动脉下方横行向右，在胰头后方与肠系膜上静脉汇合成肝门静脉。脾静脉主要收集脾、胰及部分胃的静脉血。③肠系膜下静脉（inferior mesenteric vein），沿同名动脉上行，注入脾静脉或肠系膜上静脉。收集肠系膜下动脉分布区域的静脉血。④胃左静脉（left gastric vein），与同名动脉伴行，注入肝门静脉。胃左静脉在贲门处与食管静脉吻合，并经食管静脉与奇静脉和半奇静脉的属支吻合。⑤胃右静脉（right gastric vein），与胃右动脉伴行，注入肝门静脉。⑥附脐静脉（paraumbilical vein），起自脐周静脉网，在肝圆韧带内上行，注入肝门静脉。⑦胆囊静脉（cystic vein），收集胆囊的静脉血，注入肝门静脉。

2）肝门静脉系与上、下腔静脉系之间的吻合与交通：主要有 3 处（图 1-9-45）：①通过胃左静脉、食管静脉，与奇静脉和半奇静脉的属支在食管黏膜下相互吻合成食管静脉丛，形成肝门静脉系与上腔静脉系之间的交通；②通过肠系膜下静脉的直肠上静脉，与髂内静脉的直肠下静脉和肛静脉在直肠壁内互相吻合成直肠静脉丛，形成肝门静脉系与下腔静脉系之间的交通；③通过脐周静脉网，形成肝门静脉系的附脐静脉与上腔静脉系的胸腹壁静脉、腹壁上静脉和下腔静脉系的腹壁浅静脉、腹壁下静脉之间的交通。

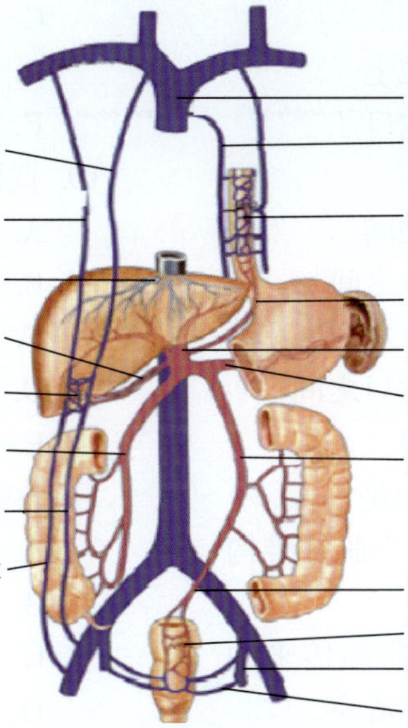

图 1-9-45 肝门静脉的吻合及其交通

高频考点

肝门静脉系

知识链接

肝门静脉系的解剖学特点及其临床意义

肝门静脉系的解剖学特点：①起始端和终末端均是毛细血管。一端起自腹腔内肝以外不成对脏器的毛细血管，另一端在肝内再不断分支形成肝血窦（毛细血管）；②肝门静脉及其属支内没有静脉瓣，血液可发生逆流。③肝门静脉系与上、下腔静脉系之间存在吻合与交通。在正常情况下，肝门静脉系与上、下腔静脉系的吻合支细小，血流量少。而当肝门静脉回流受阻（如肝硬化致肝门脉高压）时，肝门静脉系的血液可通过吻合支，经上、下腔静脉系回流入心。在这种情况下，由于血流量增多，吻合支变得粗大和弯曲，可引起食管静脉丛、直肠静脉丛和脐周静脉网的静脉曲张。如果在食管、直肠等处曲张的静脉破裂，则会出现呕血或便血。同时还可引起脾肿大和腹水等。

（田荆华 郭新庆）

自测题

一、A 型选择题

1. 关于心血管系统的描述，正确的是
   A. 动脉是导血回心的管道
   B. 静脉在走行中逐渐分支，管径渐细
   C. 毛细血管是血液与组织液进行物质交换的场所
   D. 心有 4 个腔，由瓣膜分隔，互不相通
   E. 动脉内均流动着氧饱和的动脉血
2. 关于肺循环的描述，正确的是
   A. 起于左心室
   B. 终于右心房
   C. 较体循环流程短
   D. 肺动脉干分为左上、右上、左下、右下共 4 支动脉
   E. 肺静脉左、右各一
3. 关于心腔的描述，正确的是
   A. 左、右心室借室间孔相通
   B. 右心房有 4 个肺静脉口

C. 左房室瓣又称三尖瓣
D. 腱索连于心室壁的肉柱上
E. 左心室的出口为主动脉口

4. 冠状窦口位于
A. 下腔静脉口与右心耳之间
B. 下腔静脉口与右房室口之间
C. 上腔静脉口与右房室口之间
D. 上腔静脉口与下腔静脉口之间
E. 上腔静脉口与界嵴之间

5. 关于心的传导系统，**错误**的是
A. 位于心壁内，由特殊的心肌纤维构成
B. 房室结的作用是将窦房结传来的冲动短暂延搁后下传至心室
C. 窦房结是心的正常起搏点
D. 房室结位于上腔静脉与右心耳交界处心外膜深面
E. 房室束分为左、右束支

6. 关于心的动脉，正确的是
A. 左、右冠状动脉均来源于升主动脉
B. 左冠状动脉分旋支和后室间支
C. 右冠状动脉分前室间支和左室后支
D. 室间隔前 2/3 由右冠状动脉分支营养
E. 心的胸肋面全由右冠状动脉营养

7. 关于心包和心包腔，正确的是
A. 心包为纤维黏膜囊
B. 纤维心包分脏、壁二层
C. 心包腔内有心脏
D. 浆膜心包脏层即心外膜
E. 纤维心包壁层与脏层围成的密闭腔是心包腔

8. 颈总动脉
A. 均起于主动脉弓
B. 均起于头臂干
C. 沿途发出许多分支
D. 无静脉伴行
E. 上行至甲状软骨上缘高度分为颈内、外动脉

9. 锁骨下动脉
A. 左侧起自头臂干
B. 右侧起于主动脉弓
C. 延续为肱动脉
D. 发出椎动脉
E. 发出胸外侧动脉

10. 直接发自腹腔干的动脉有
A. 胃右动脉
B. 胃十二指肠动脉
C. 肝固有动脉
D. 肝总动脉
E. 胃网膜左动脉

11. 直接分布到胃的动脉有
A. 脾动脉
B. 肝总动脉
C. 胃短动脉
D. 胃十二指肠动脉
E. 胆囊动脉

12. 子宫动脉
A. 进入子宫阔韧带两层之间
B. 仅对子宫供血
C. 起自髂外动脉
D. 在输尿管下方经过
E. 起自肠系膜下动脉

13. 左结肠动脉营养
A. 盲肠
B. 空、回肠
C. 升结肠
D. 降结肠
E. 阑尾

14. 关于静脉的说法正确的是
A. 浅静脉与浅动脉伴行
B. 管壁相对较动脉厚
C. 所有的静脉都有静脉瓣
D. 体循环静脉分深、浅两种
E. 管腔比相应动脉小

15. 静脉角
A. 由两侧头静脉汇合而成
B. 位于胸锁关节的前方
C. 由两侧头臂静脉汇合而成
D. 有浅静脉注入
E. 由同侧颈内静脉和锁骨下静脉汇合而成

16. 颈内静脉
A. 直接注入上腔静脉
B. 与颈外动脉伴行

C. 注入头臂静脉
D. 注入锁骨下静脉
E. 是浅静脉

17. 上腔静脉
A. 由左、右头臂静脉汇合而成
B. 在升主动的左侧下降
C. 注入左心房
D. 入心前,有右锁骨下静脉注入
E. 上腔静脉及其分支组成上腔静脉系

28. 下肢的静脉
A. 大、小隐静脉均注入股静脉
B. 浅、深静脉伴行
C. 大隐静脉起于足背静弓的外侧缘
D. 小隐静脉行经外踝前方
E. 大隐静脉行经内踝前方,最后穿隐静脉裂孔注入股静脉

19. **不属于**上肢浅静脉的是
A. 头静脉
B. 肘正中静脉
C. 头臂静脉
D. 贵要静脉
E. 手背静脉网

20. 关于肝门静脉的属支,**不包括**
A. 脾静脉
B. 肝静脉
C. 肠系膜上静脉
D. 肠系膜下静脉
E. 胃左静脉

21. 关于肝门静脉的描述,**错误**的是
A. 肝门静脉系收集肝及不成对腹腔脏器的血液
B. 肝门静脉回流的始端和末端均为毛细血管
C. 肝门静脉最终注入肝血窦
D. 肝门静脉系一般无瓣膜
E. 肝门静脉由肠系膜上静脉和脾静脉汇合而成

22. 导致门静脉高压患者出现便血,最可能扩张的静脉丛是
A. 食管静脉丛
B. 子宫静脉丛
C. 直肠静脉丛
D. 脐周静脉网
E. 膀胱静脉丛

二、名词解释

1. 三尖瓣复合体
2. 动脉韧带
3. 掌浅弓
4. 静脉角
5. 危险三角

三、问答题

1. 试述经左侧桡动脉入路进行冠状动脉造影所经过的路径。
2. 某患者因急性阑尾炎而静脉滴注抗生素。试述抗生素从左头静脉注入,依次经何途径到阑尾。
3. 试述下肢大隐静脉内血栓脱落后,依次经何途径最后栓塞于肺。

四、绘图题

1. 绘出"心外形及血管(前面观)"示意图,并标注下列结构:左冠状动脉、右冠状动脉、肺动脉干、主动脉、上腔静脉、心尖、左心室、右心室。
2. 绘出"主动脉及其主要分支"示意图,并标注下列结构:升主动脉、主动脉弓、胸主动脉、腹主动脉、头臂干、左颈总动脉、左锁骨下动脉、肾动脉、睾丸动脉、腹腔干、肠系膜上动脉、肠系膜下动脉、髂总动脉。
3. 绘出"上肢浅静脉"示意图,并标注下列结构:头静脉、贵要静脉、肘正中静脉、手背静脉网。

系统解剖学
第十章数字资源

思政之光

第十章

淋巴系统

学习目标

学习本章内容的学生能够：

思政：

具有科学防癌抗癌意识，牢固树立为人民群众健康服务的决心。

识记：

1. 复述淋巴系统的组成。
2. 复述淋巴干及淋巴导管的组成、位置和收集范围。
3. 复述全身各主要淋巴结的位置及收集范围。
4. 复述胸腺、脾的位置和形态特点。

理解：

1. 解释淋巴的产生过程及癌变易发生淋巴转移的原因。
2. 解释局部淋巴结的概念及其临床意义。

运用：

1. 依据解剖学知识，分析乳腺癌的临床表现及转移途径。
2. 在活体上找到体表各部浅淋巴结的位置，具有对淋巴系统相关疾病的诊疗意识。

淋巴系统（lymphatic system）由淋巴管道、淋巴器官和淋巴组织组成（图 1-10-1）。淋巴管道内流动的无色透明的淋巴液，简称淋巴（lymph）。血液经动脉运行到毛细血管动脉端后，部分血浆成分经毛细血管壁渗出，进入组织间隙，形成组织液。组织液与细胞进行物质交换后，大部分物质经毛细血管静脉端回流入静脉，小部分水分及大分子物质进入毛细淋巴管，形成淋巴。淋巴沿各级淋巴管向心流动，经过若干淋巴结的滤过，最后流入静脉。故淋巴系统可协助静脉回收组织液，被看作静脉系统的辅助部分。此外，淋巴器官和淋巴组织具有产生淋巴细胞、过滤淋巴和进行免疫应答等作用，是人体重要的防御装置。

知识链接

人体的淋巴液引流

在安静状态下，每小时约有 120 ml 淋巴流入血液，每天回流的淋巴相当于全身血浆总量，经淋巴管引流入血液的蛋白质 75~200 g。淋巴流动缓慢，流量是静脉 1/10。相邻两对瓣膜之间的淋巴管段构成“淋巴管泵”，通过淋巴管壁平滑肌的收缩和瓣膜的开闭，推动淋巴向心流动。淋巴管周围的动脉搏动、肌肉收缩和胸腔负压对于淋巴回流有

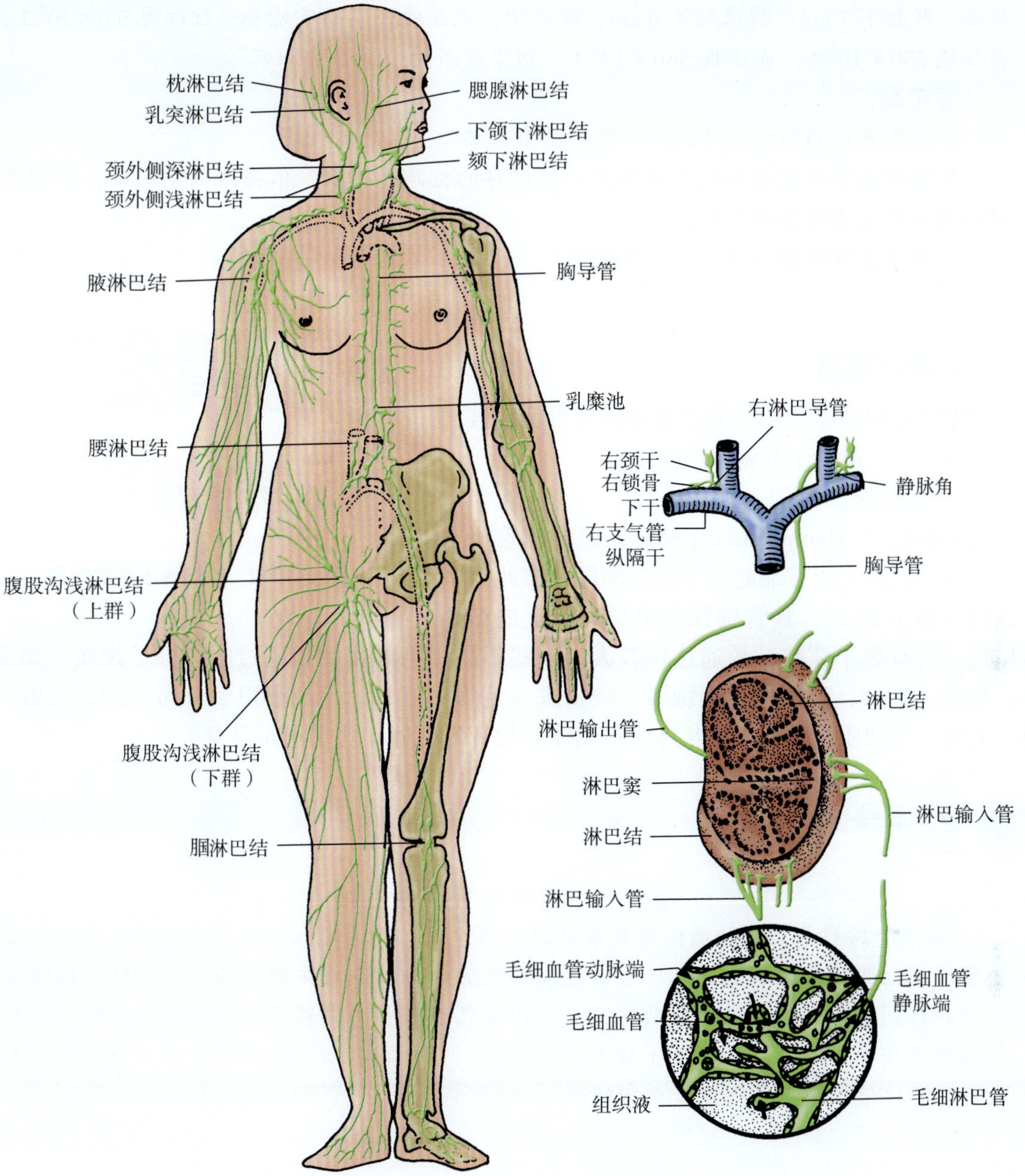

图 1–10–1　全身的淋巴管和淋巴结

促进作用。运动和按摩有助于改善淋巴回流的作用。如果淋巴回流受阻，组织液和蛋白质不能及时吸收，可导致淋巴水肿。

第一节　淋巴系统的组成和结构特点

案例导入

女性，42 岁，左上腹坠胀不适，伴乏力、消瘦 3 个月而入院。体格检查：胸骨下段压痛；肝肋下 7 cm；脾缘肋下 6 cm，质较硬，无压痛。实验室检查：红细胞 5.0×10^9/L，白细胞 250×10^9/L，血小板 560×10^9/L。初步诊断为“慢性白血病”。

思考题：

1. 淋巴系统的组成是什么？淋巴器官有哪些？

2. 脾的正常位置在何处？临床上，触诊脾的标志是什么？依据解剖学基础，分析患者为何出现左上腹坚胀不适？

3. 为什么慢性白血病可以导致脾大？

一、淋巴管道

根据结构和功能特点，淋巴管道可分为毛细淋巴管、淋巴管、淋巴干和淋巴导管。

（一）毛细淋巴管

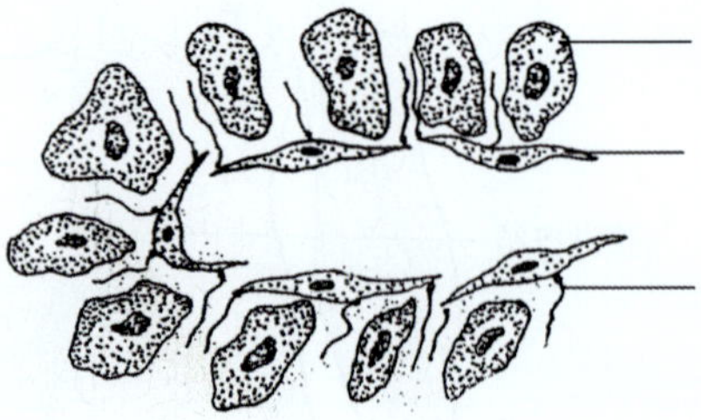

图 1-10-2 毛细淋巴管的结构

毛细淋巴管（lymphatic capillary）是淋巴管道的起始部，以膨大的盲端起始于组织间隙，彼此吻合成网（图 1-10-2）。其管壁仅由单层扁平上皮细胞构成，且基膜不完整，故通透性较大，一些不易经毛细血管壁通过的大分子物质，如蛋白质、细菌、病毒、异物和癌细胞等，较易进入毛细淋巴管。毛细淋巴管分布广泛，除脑、脊髓、上皮、牙釉质、角膜、晶状体、玻璃体和软骨等处外，几乎遍布全身。

知识链接

癌转移与扩散的解剖学基础

淋巴管转移是恶性肿瘤细胞最常见的转移途径，因为毛细淋巴管的通透性大于毛细血管，癌细胞较易进入毛细淋巴管。侵入淋巴管的癌细胞首先到达局部淋巴结，继续发展可转移到附近部位或者远处的淋巴结。例如乳腺癌首先转移至同侧腋窝淋巴结，之后再转移至锁骨下淋巴结，甚至至锁骨上淋巴结。当含有癌细胞的淋巴液注入血液后或者癌细胞直接侵入小血管则发生血行转移。

高频考点

胸导管及右淋巴导管的注入和收受范围

（二）淋巴管

淋巴管（lymphatic vessel）由毛细淋巴管逐渐汇合而成，外观呈串珠状。淋巴管管壁较薄，管壁结构与小静脉相似，具有大量向心方向的瓣膜防止淋巴逆流。全身淋巴管可分为浅淋巴管和深淋巴管两组，两者之间有广泛的吻合交通。在向心行程中，淋巴管穿过一个或多个淋巴结，以便滤掉淋巴液中的有害成分，防止其进入血液。

（三）淋巴干

人体各部淋巴管通过一系列淋巴结群后，其最后一群淋巴结的输出管汇合成较大而短的淋巴干（lymphatic trunk）。全身共有九条淋巴干（图 1-10-3）：①头颈部的淋巴管汇合成左、右颈干；②上肢及部分胸壁的淋巴管汇合成左、右锁骨下干；③胸腔脏器及部分胸、腹壁的淋巴管汇合成左、右支气管纵隔干；④腹腔不成对脏器的淋巴管汇合成一条肠干；⑤下肢、盆部、腹腔成对脏器及部分腹壁淋巴管汇合成左、右腰干。

（四）淋巴导管

淋巴干最后汇合成两条淋巴导管，即胸导管和右淋巴导管（图 1-10-3），分别注入左、右

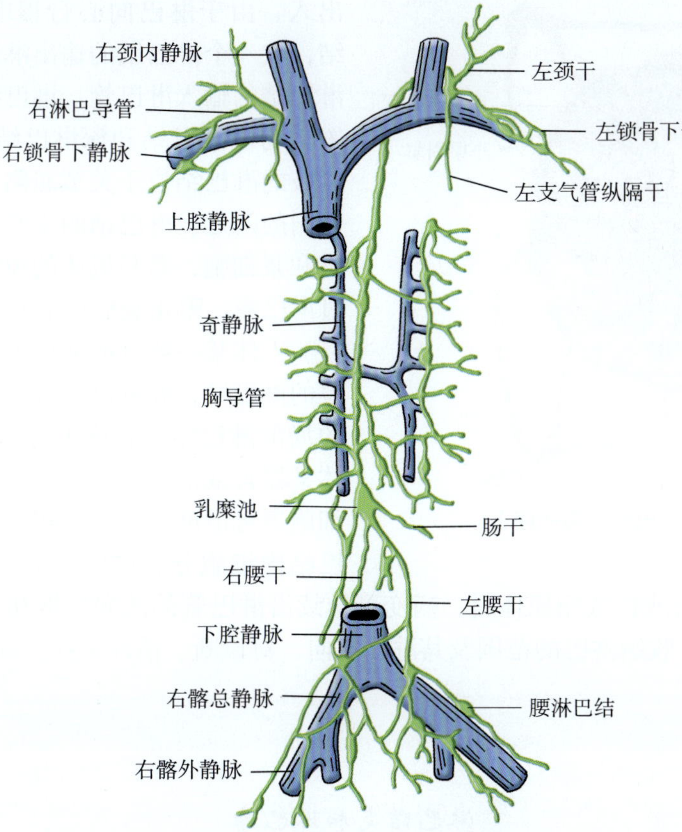

图 1-10-3 淋巴干和淋巴导管

静脉角。

1. 胸导管（thoracic duct）（图 1-10-3）是全身最大的淋巴管，长 30~40 cm，管径 2~5 mm。起始部膨大，称乳糜池（cisterna chyli），位于第 1 腰椎前方，由左、右腰干和肠干汇合而成。胸导管经膈的主动脉裂孔入胸腔，初行于胸主动脉与奇静脉之间，继而在食管后方上行至第 4 或第 5 胸椎高度向左侧偏斜，沿脊柱左前方上行，出胸廓上口达左颈根部，呈弓状弯向前下，注入左静脉角。在注入左静脉角之前，还接纳左颈干、左支气管纵隔干和左锁骨下干。胸导管通过 6 条淋巴干收集下肢、盆部、腹部、左半胸部、左上肢和左侧头颈部的淋巴，即下半身和左侧上半身的淋巴，约占全身 3/4 部位的淋巴。

2. 右淋巴导管（right lymphatic duct）（图 1-10-3）为一短干，位于右颈根部，长约 1.5 cm。由右颈干、右锁骨下干和右支气管纵隔干汇合而成，注入右静脉角。右淋巴导管主要收纳右侧头颈部、右上肢和右半胸部的淋巴，即全身右上 1/4 部位的淋巴。

二、淋巴组织

淋巴组织分为弥散淋巴组织和淋巴小结两类。除存在于淋巴器官的淋巴组织外，还广泛分布于消化道和呼吸道的黏膜内以及皮肤等处，起着防御屏障的作用。

三、淋巴器官

淋巴器官包括淋巴结、扁桃体、胸腺和脾等。

（一）淋巴结

淋巴结（lymph node）（图 1-10-4）为灰红色、质软的卵圆形小体，大小不等。淋巴结一侧隆凸，有数条输入淋巴管进入；另一侧凹陷，称门，有 2~3 条输出淋巴管、神经、血管等

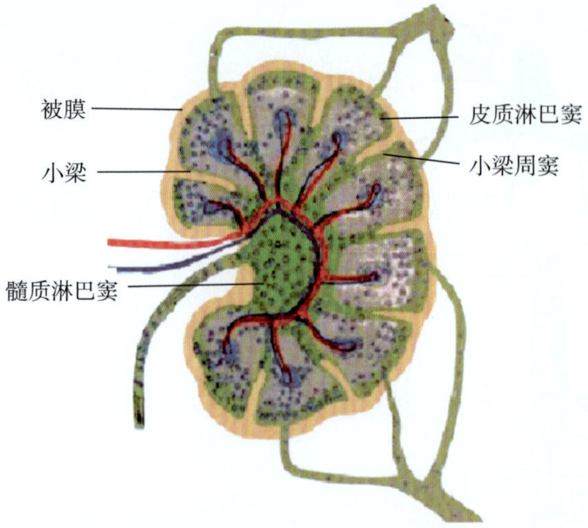

图 1-10-4 淋巴结（模式图）

出入。由于淋巴向心行程中要经过数群淋巴结，故一个淋巴结的输出淋巴管，也是另一个淋巴结的输入淋巴管。淋巴结数目较多，按位置分为浅淋巴结和深淋巴结，多沿血管排列。四肢的淋巴结位于关节屈侧，在内脏多位于器官门的附近。淋巴结的主要功能是产生淋巴细胞和浆细胞，参与机体的免疫反应，并且有滤过淋巴液，阻止炎症扩散的作用。

人体某一器官或部位的淋巴常汇至一定部位的淋巴结，此淋巴结被称为这个器官或部位的局部淋巴结（临床上称哨位淋巴结）。当身体某器官或部位发生病变时，细菌、病毒或癌细胞等可沿淋巴管到达相应的局部淋巴结，淋巴结内细胞分裂增殖，引起局部淋巴结肿大。当该淋巴结不能消灭或拦截病原体时，病变可继续沿淋巴管的流向扩散和转移。因此，了解局部淋巴结的位置、收纳淋巴的范围及其淋巴流向，对诊断、治疗某些疾病有重要意义。

知识链接

淋巴结炎和淋巴瘤

淋巴结炎是致病菌（常见为金黄色葡萄球菌和溶血性链球菌）从局部破损的黏膜、皮肤或附近病灶处沿淋巴管侵入淋巴结所致，常在头颈部、腋下或腹股沟区等处出现淋巴结肿大、红肿、坚硬和疼痛，婴幼儿和免疫力低下的人群是淋巴结炎的高发群体。淋巴瘤是原发于淋巴结或淋巴组织的恶性肿瘤，发病年龄高峰在 31~40 岁，临床以无痛性、进行性淋巴结肿大为主要表现，根据病变累及范围、组织、器官的不同可出现不同的临床体征。

（二）脾

高频考点
脾的位置、形态特点和体表投影

脾（spleen）（图 1-10-5）是人体最大的淋巴器官，具有造血、储血、滤血、清除衰老血细胞和参与机体免疫应答等功能。

脾位于左季肋区，胃底与膈之间，左侧第 9~11 肋的深面，长轴与第 10 肋基本一致，正常人在左肋弓下不能被触及。活体脾呈暗红色，质较软而脆，故左季肋区受暴力打击时易造成脾破裂。

脾呈椭圆形，分为膈、脏两面，前、后两端和上、下两缘。膈面平滑隆凸，朝向外上，与膈相贴；脏面凹陷，朝向内下，近中央处有脾门，是神经、血管出入之处。上缘锐利，前部有 2~3 个脾切迹。脾大时，脾切迹为触诊脾的标志。

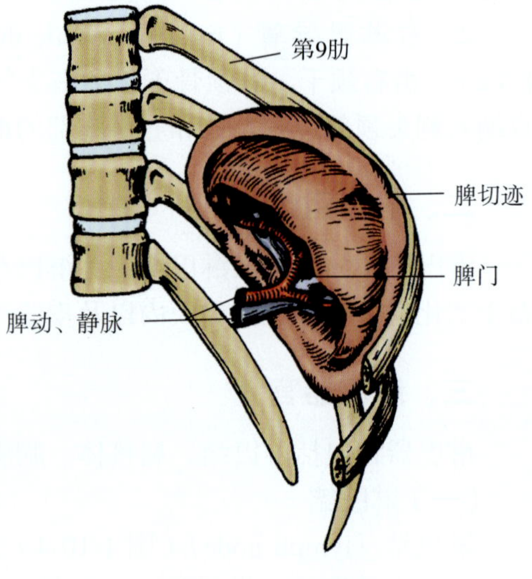

图 1-10-5 脾

知识链接

副脾

副脾是指正常脾以外存在的、一个或多个与脾结构相似、有一定功能的脾组织，发生率10%～30%。副脾多位于脾门附近，约1/4位于脾血管及胰尾周围。副脾的大小从数毫米到数厘米不等。副脾一般对身体无影响，但偶可发生自发性破裂、栓塞和蒂扭转等。

（三）胸腺

胸腺（thymus）位于胸骨柄后方、心包上部和主动脉弓的前方（图1-10-6）。分为左、右不对称的两叶，两叶间借结缔组织相连，呈长扁条状，质地软。胸腺有明显的年龄变化：新生儿和幼儿的胸腺相对较大，为10～15 g，随年龄增长继续发育，至青春期达25～40 g，此后逐渐退化、萎缩，成人胸腺常被脂肪组织代替。

胸腺是淋巴器官，兼有内分泌功能，分泌胸腺素，可使骨髓的淋巴细胞转化成T淋巴细胞，并促其成熟，提高其免疫能力，参与机体免疫反应。

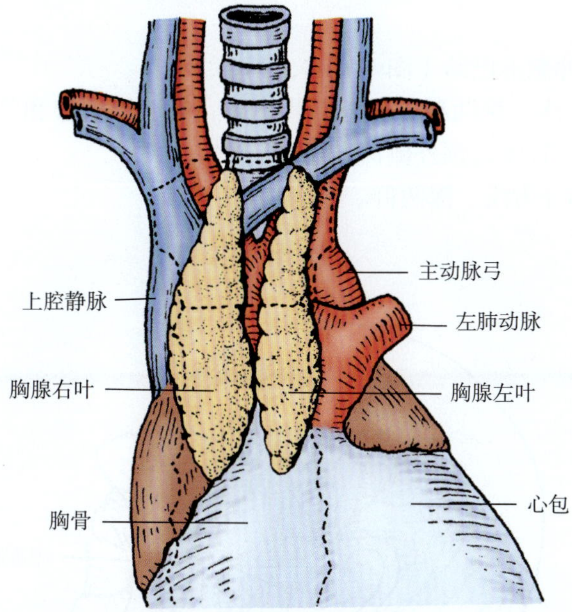

图1-10-6　胸腺

第二节　人体各部的主要淋巴管和淋巴结

案例导入

女性，48岁，发现右侧乳房有小肿块2个月，无疼痛，近期肿块不断增大，乳房皮肤肿胀。检查发现：右侧乳房皮肤出现橘皮样改变，触诊可触到一3 cm×4 cm大小肿块，质硬，表面不光滑，与周围组织分界不清，活动差，无压痛。右腋窝可触诊到两个较硬的淋巴结，无触痛。活检病理检查报告为乳腺癌。

思考题：

1. 何谓局部淋巴结？腋窝淋巴结有哪些？
2. 为什么癌的淋巴转移常早于血液转移？
3. 乳腺癌可经哪些淋巴途径转移？
4. 患者出现乳房橘皮样改变的原因是什么？
5. 若行乳腺癌手术根治术，应注意避免损伤哪些结构？

一、头颈部的淋巴管和淋巴结

（一）头部的淋巴结

多分布于头、颈交界处呈环状排列，包括枕淋巴结、乳突淋巴结、腮腺淋巴结、下颌下淋巴结和颏下淋巴结，主要收纳头面部浅层的淋巴，直接或间接注入颈外侧深淋巴结（图1-10-7，8）。

1. 乳突淋巴结　位于耳后，胸锁乳突肌上端的表面，也称耳后淋巴结，收集颅顶及耳郭后面的淋巴。

2. 下颌下淋巴结　位于下颌下腺附近，收纳颜面、口腔和下颌下腺等处的淋巴。

3. 颏下淋巴结　位于颏下部，收纳颏部、下唇中部和舌尖等处的淋巴。

（二）颈部的淋巴结

分为颈前淋巴结和颈外侧淋巴结（图1-10-7，8）。

1. 颈前淋巴结　分为浅、深两群，位于舌骨下方，喉、甲状腺和气管等结构的前方，收纳上述器官的淋巴，其输出管注入颈外侧深淋巴结。

2. 颈外侧淋巴结　亦分为浅、深两群。

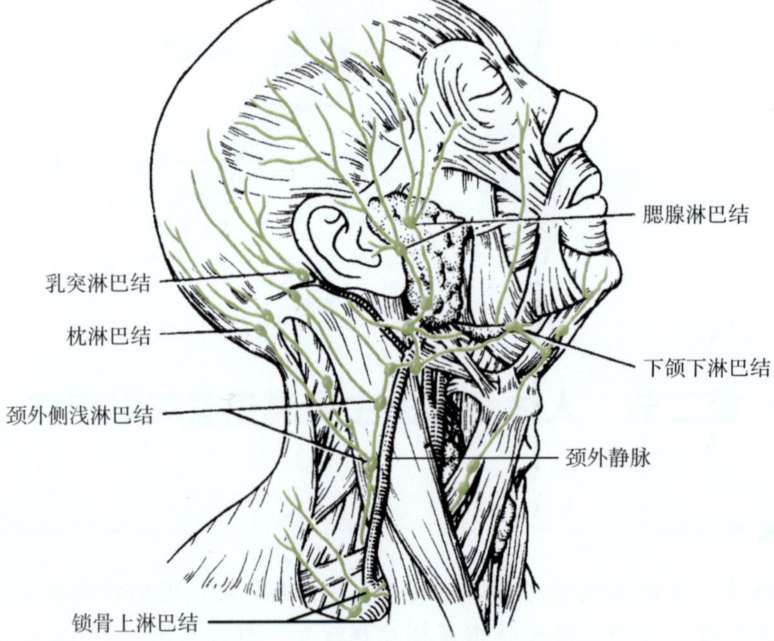

图1-10-7　头部淋巴结和颈部淋巴结（Ⅰ）

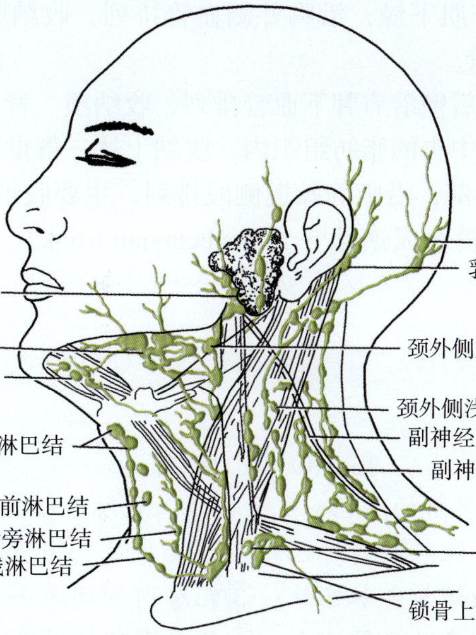

图 1-10-8 头部淋巴结和颈部淋巴结（Ⅱ）

（1）颈外侧浅淋巴结：位于胸锁乳突肌表面，沿颈外静脉排列，收纳颈部浅层淋巴管以及枕淋巴结、腮腺淋巴结、乳突淋巴结的输出淋巴管，其输出管注入颈外侧深淋巴结。

（2）颈外侧深淋巴结：主要沿颈内静脉排列，直接或间接收纳头颈部、胸壁上部、乳房上部等处的淋巴管的淋巴，其输出淋巴管汇入颈干。颈外侧深淋巴结的下端部分淋巴结，沿锁骨下动脉排列，称锁骨上淋巴结。由于颈干汇入淋巴导管处通常缺乏瓣膜，故胃癌或食管癌后期，癌细胞可通过胸导管，再经左颈干逆行转移到左锁骨上淋巴结，引起该淋巴结肿大。

二、上肢的淋巴管和淋巴结

上肢的浅淋巴管多伴浅静脉走行，而深淋巴管则与深部的血管伴行，二者都直接或间接注入腋淋巴结（axillary lymph nodes）。腋淋巴结位于腋窝疏松结缔组织内，沿腋血管及其分支排列，分为 5 群（图 1-10-9）。乳腺癌常转移至腋淋巴结。

1. 外侧淋巴结　沿腋静脉排列，收纳上肢的浅、深淋巴管。

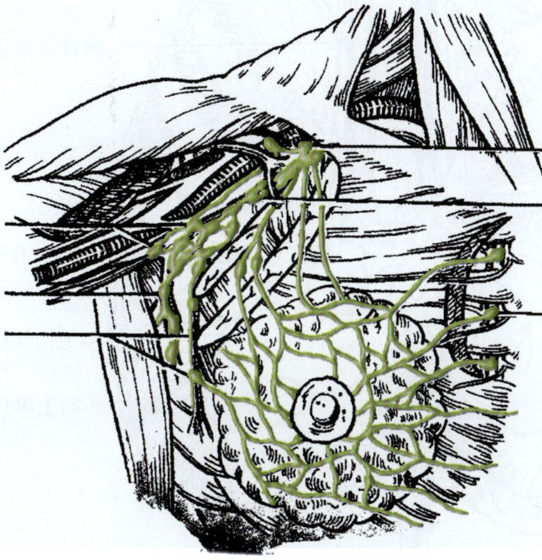

图 1-10-9 乳腺的淋巴回流

2. 胸肌淋巴结　位于胸小肌下缘，沿胸外侧血管排列，收纳胸、腹前外侧壁（脐以上）和乳房外侧部和中央部的淋巴管。

3. 肩胛下淋巴结　在腋窝后壁沿肩胛下血管排列，收纳项、背部的淋巴管。

4. 中央淋巴结　位于腋窝中央的脂肪组织内，收纳上述三群淋巴结的输出管。

5. 尖淋巴结　位于腋窝尖部，沿腋静脉近侧段排列，主要收纳上述四群淋巴结的输出管和乳房上部的淋巴管。其输出管组成锁骨下干（subclavian trunk），左侧注入胸导管，右侧注入右淋巴导管。

知识链接

乳房的淋巴回流

女性乳房淋巴管丰富，乳房的淋巴回流主要注入腋淋巴结，引流方向有5个：①乳房外侧部和中央部的淋巴管注入胸肌淋巴结，是乳房淋巴回流的主要途径；②乳房上部的淋巴管注入尖淋巴结和锁骨上淋巴结；③乳房内侧部的一部分淋巴管注入胸骨旁淋巴结，另一部分与对侧乳房淋巴管吻合；④乳房深部的淋巴管注入胸肌间淋巴结或尖淋巴结；⑤乳房内下部的淋巴管注入膈上淋巴结。并通过腹壁和膈下的淋巴管与肝淋巴管交通。

高频考点

腋淋巴结的位置、分群和收受范围

三、胸部的淋巴管和淋巴结

胸部的淋巴结主要分布于胸壁内和胸腔脏器的周围（图1-10-10，11）。

（一）胸壁的淋巴结

胸壁的淋巴管分为浅、深淋巴管。其中浅淋巴管大部分注入腋淋巴结；深淋巴管注入沿肋间后血管排列的肋间淋巴结和沿胸廓内血管排列的胸骨旁淋巴结。

（二）胸腔脏器的淋巴结

胸腔脏器的淋巴结主要有位于肺门处的支气管肺门淋巴结（肺门淋巴结），主要引流肺的

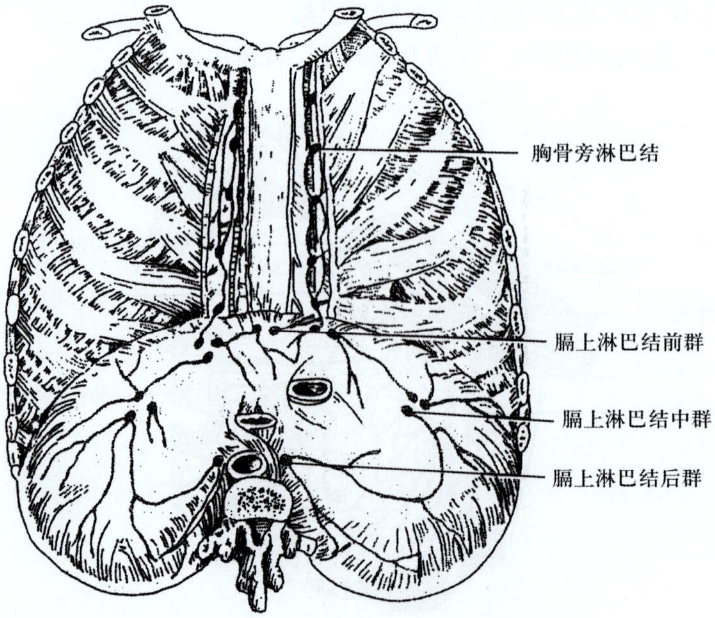

图1-10-10　胸骨旁淋巴结和膈上淋巴结

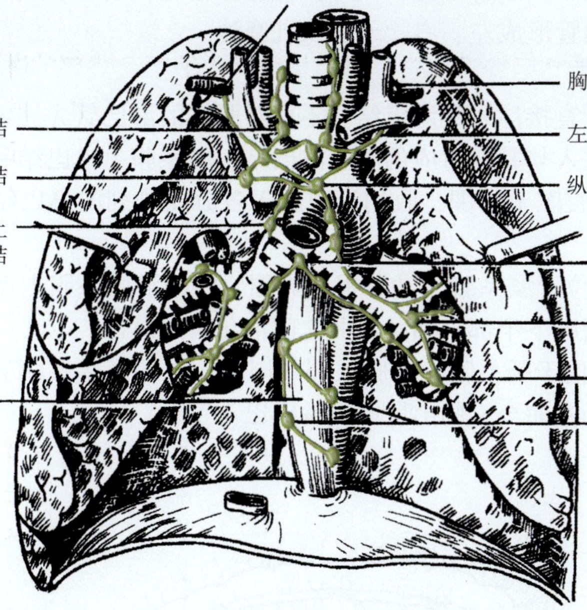

图 1-10-11 胸腔脏器淋巴结

淋巴。其输出淋巴管注入位于气管杈周围的气管支气管淋巴结，气管支气管淋巴结的输出淋巴管再注入气管周围的气管旁淋巴结。气管旁淋巴结的输出淋巴管与位于纵隔前部的纵隔前淋巴结的输出淋巴管汇合成左、右支气管纵隔干，再分别注入胸导管和右淋巴导管。

四、腹部的淋巴管和淋巴结

腹部的淋巴结主要位于腹后壁和腹腔脏器的周围，沿腹腔血管排列（图 1-10-12，13）。

（一）腹壁的淋巴结

腹前外侧壁位于脐平面以上的浅、深淋巴管分别注入腋淋巴结群和胸骨旁淋巴结；位于脐平面以下的浅、深淋巴管分别注入腹股沟浅、深淋巴结。腹后壁的淋巴管注入位于腹主动脉和

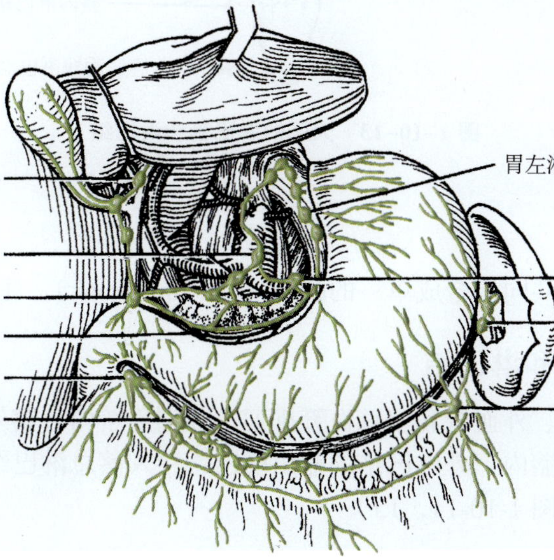

图 1-10-12 沿腹腔干及其分支排列的淋巴结

下腔静脉周围的腰淋巴结（lumbar lymph nodes）。腰淋巴结还收纳腹腔成对脏器的淋巴管及髂总淋巴结的输出管，其输出管形成左、右腰干注入乳糜池。

（二）腹腔脏器的淋巴结

腹腔成对脏器的淋巴管直接注入腰淋巴结。不成对脏器的淋巴管先注入各脏器附近的淋巴结，其输出淋巴管再分别注入与其相对应的腹腔淋巴结、肠系膜上淋巴结和肠系膜下淋巴结。

1. 腹腔淋巴结　位于腹腔干周围，收纳沿腹腔干各分支排列的淋巴结的输出管，即收纳腹腔干分布区域的淋巴。

2. 肠系膜上淋巴结　位于肠系膜上动脉根部周围，收纳沿肠系膜上动脉分支分布的淋巴结的输出管，即收纳十二指肠下半部至结肠左曲之间消化管的淋巴。

3. 肠系膜下淋巴结　位于肠系膜下动脉根部的周围，收纳沿肠系膜下动脉分支分布的淋巴结的输出管，即收纳结肠左曲至直肠上段肠管的淋巴。

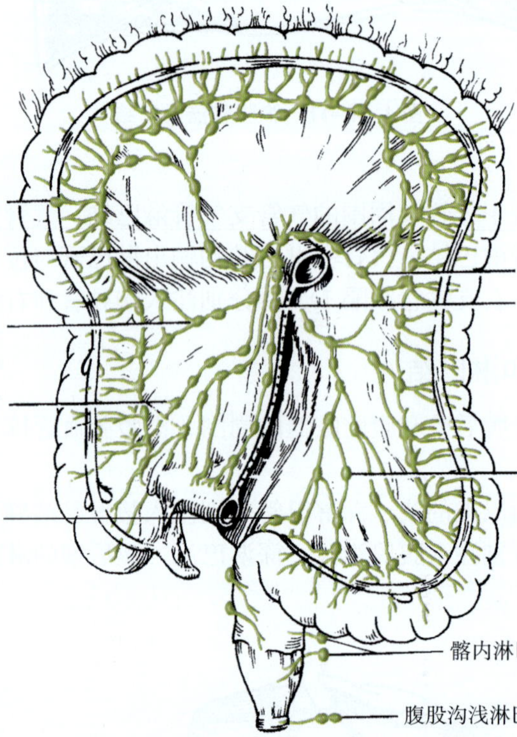

图 1-10-13　大肠的淋巴管和淋巴结

以上淋巴结的输出管共同汇合成单一的肠干（intestinal trunk），注入乳糜池。

五、盆部的淋巴管和淋巴结

盆部的淋巴结沿髂内、外血管和髂总血管排列，分别称髂内、髂外和髂总淋巴结，收纳同名动脉分布区域的淋巴，髂内、外淋巴结的输出淋巴管注入髂总淋巴结，再经髂总淋巴结的输出淋巴管注入腰淋巴结（图 1-10-14，15）。

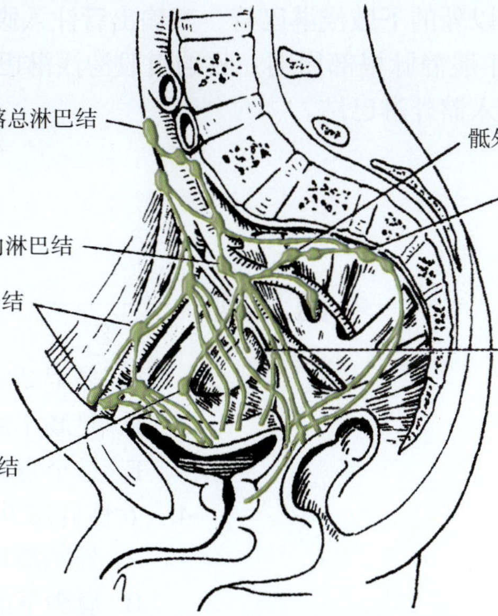

图 1–10–14　男性盆部淋巴管和淋巴结

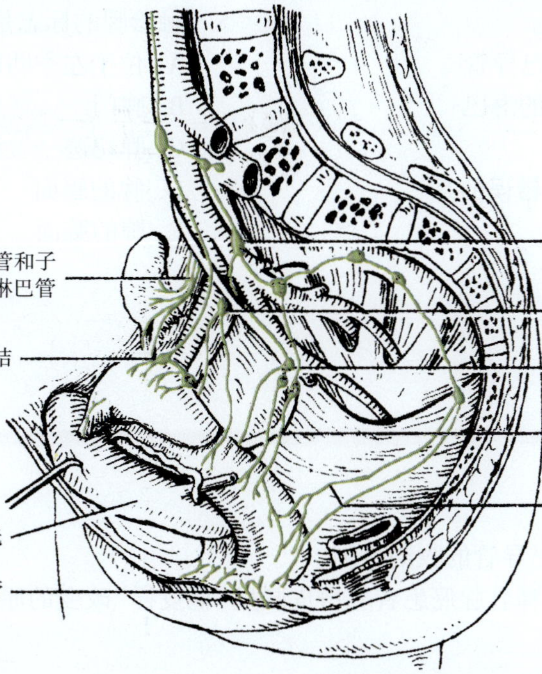

图 1–10–15　女性盆部淋巴管和淋巴结

六、下肢的淋巴管和淋巴结

下肢的浅淋巴管行于皮下，深淋巴管多与深部血管伴行，最后注入腹股沟深淋巴结。

1. 腘淋巴结　位于腘窝脂肪组织内，分浅、深两组，收纳足外侧缘和小腿后外侧部的浅淋巴管及足和小腿的深淋巴管，其输出管注入腹股沟深淋巴结。

2. 腹股沟浅淋巴结　位于腹股沟韧带下方，分为上、下两群，上群与腹股沟韧带平行排列，收纳腹前壁下部、臀部、会阴部和外生殖器的淋巴管；下群沿大隐静脉上端纵行排列，收纳除足外侧缘和小腿后外侧部以外的下肢浅淋巴管，其输出管注入腹股沟深淋巴结。

3. 腹股沟深淋巴结 位于股静脉根部周围，收纳腹股沟浅淋巴结和腘淋巴结的输出管及下肢的深淋巴管，其输出管注入髂外淋巴结。

（陈 静 郭新庆）

自测题

一、A型选择题

1. 淋巴系统不包括
   A. 淋巴管道
   B. 毛细血管
   C. 脾
   D. 胸腺
   E. 淋巴组织
2. 关于右淋巴导管的描述，正确的是
   A. 是全身最大的淋巴导管
   B. 起于乳糜池
   C. 右颈干汇入右淋巴导管
   D. 收集人体右半身的淋巴
   E. 注入颈外静脉
3. 关于胸导管的描述，错误的是
   A. 起自乳糜池
   B. 注入左静脉角
   C. 经主动脉裂孔入胸腔
   D. 是肠干的起始段
   E. 是全身最大的淋巴管
4. 女性乳房外侧部的淋巴管注入
   A. 外侧淋巴结
   B. 肩胛下淋巴结
   C. 胸肌淋巴结
   D. 胸骨旁淋巴结
   E. 膈下淋巴结
5. 触诊脾的标志是
   A. 位于左季肋区
   B. 脾门
   C. 脾切迹
   D. 脾的膈面
   E. 脾的脏面

二、名词解释

1. 乳糜池
2. 脾门

三、问答题

1. 试述胸导管和右淋巴导管的收纳范围。
2. 依据解剖学知识，解释乳腺癌患者乳房皮肤呈“橘皮样”改变的原因。

四、绘图题

绘出“胸导管及右淋巴导管”示意图，并标注下列结构：胸导管、右淋巴导管、乳糜池、左颈干、右颈干、左锁骨下干、左支气管纵隔干、右锁骨下干、右支气管纵隔干、左腰干、右腰干、肠干、上腔静脉、头臂静脉、静脉角。

感觉器

感觉器（sensory organs）由感受器及其附属结构共同组成，是机体感受刺激的装置。感受器（receptor）是感觉神经末梢及其相连的特殊结构，它可接受机体内、外环境的各种刺激（在正常情况下，一种感觉器只能对某一适宜的刺激特别敏感），并把刺激转变为神经冲动，经感觉神经传入中枢神经，最后至大脑皮质，产生相应的感觉。

感受器种类繁多，遍布于人体各部，按其所在位置和接受刺激的来源，可分为三类：①外感受器，分布于皮肤、黏膜（包括嗅黏膜、味蕾）、眼和内耳，接受来自外环境的痛、温、触、压、光和声等刺激。②内感受器，分布于内脏、心血管壁等处，接受来自这些器官的化学和物理刺激，如压力、渗透压、温、痛觉、离子和化合物浓度等。③本体感受器，分布于肌、肌腱、关节和内耳等处，接受身体各部的运动觉、振动觉和位置觉等刺激。

根据感受器特化的程度，可分为两类：①一般感受器，分布于全身各部，如痛、温、触、压、肌、肌腱、关节、内脏和心血管的感受器。②特殊感受器，只分布在头部，包括嗅觉、味觉、视觉、听觉和平衡觉的感受器。

人体感觉器有视器、前庭蜗器、嗅器、味器和皮肤。以下只叙述视器（眼）和前庭蜗器（耳）。

系统解剖学
第十一章数字资源

思政之光

第十一章

视 器

学习目标

学习本章内容的学生能够：

思政：

发扬大爱无疆精神，具有器官捐献的大爱意识。

识记：

1. 复述眼球壁的层次、各层形态特点和功能。
2. 复述眼球内容物的组成、各部的形态特点和功能。
3. 复述眼球屈光系统的组成；房水的产生及循环途径。
4. 复述眼睑的层次；结膜的分部；泪器的组成；眼外肌的名称和作用。

理解：

1. 解释睫状肌与晶状体的调节关系，解释视近物和视远物的原理。
2. 对比眼球结构与照相机的相应部件，解释其相应功能。

运用：

1. 应用所学知识，分析近视、远视、老视、青光眼、白内障等眼科常见疾病的原因及解剖学基础。
2. 应用所学知识，开展近视、青光眼、白内障等疾病的预防宣教。

视器（visual organ）由眼球和眼副器两部分组成，能接受可见光的刺激。

第一节 眼 球

案例导入

男性，8 岁，以“眼睛痒感 5 天”为主诉就诊。眼科检查：①视力：右、左眼均 0.7，双眼 1.0。②验光：睫状肌麻痹前，右眼 +0.25D，左眼 +0.0D。0.5% 托吡卡胺点双眼，5 分钟 1 次，共 6 次后，右眼 +0.5D，左眼 +0.25D。③眼压：右眼 17 mmHg，左眼 15 mmHg。④眼底检查：正常。临床诊断为近视。

思考题：

1. 简述眼球的构成。
2. 检索资料回答，验光时滴托吡卡胺的目的。

3. 简述眼球屈光系统组成，并分析近视相关的解剖学基础。

4. 检索资料回答，近视如何预防。

眼球（eyeball）为视器的主要部分，由眼球壁与眼球内容物组成（图 1-11-1）。眼球位于眶内，近似圆形，后面以视神经连于间脑。眼球前面的正中点称前极，后面的正中点称后极。前、后两极之间的连线称眼轴。通过瞳孔的中央到视网膜中央凹的连线称视轴。视轴与眼轴成锐角交叉。

一、眼球壁

从外向内，由外膜、中膜和内膜三层组成（图 1-11-1，2）。

（一）外膜

外膜，又称纤维膜，由致密结缔组织构成，厚而坚韧，具有维持眼球形态和保护眼球内容物的作用。分为角膜和巩膜两部分。

1. 角膜（cornea） 占外膜的前 1/6，曲度较眼球其他部分大，无色透明，有折光作用。无血管但富有感觉神经末梢，故角膜的感觉十分敏锐，发生病变时疼痛也很剧烈。

2. 巩膜（sclera） 占外膜的后 5/6，为乳白色不透明的纤维膜。前缘与角膜相连，后方与视神经的鞘膜相连。巩膜与角膜交界处称角膜缘，是眼内手术常用的切口部位，其深面有一环形小管称巩膜静脉窦（sinus venosus sclerae），是房水回流的通道。

（二）中膜

中膜，又称血管膜或葡萄膜，含丰富的血管和色素细胞，呈棕黑色。中膜由前向后分为虹膜、睫状体和脉络膜三部分。

1. 虹膜（iris） 位于中膜的最前部，呈冠状位的圆盘状，中央有一圆孔称瞳孔（pupil），是光线进入眼球的通路。在活体，通过角膜可看见虹膜和瞳孔。虹膜的颜色取决于色素的多寡，因种族或个体而异，表现为黑、棕、蓝和灰色等。虹膜内有两种不同方向排列的平滑肌：一种环绕在瞳孔周围，称瞳孔括约肌（sphincter pupillae），收缩时使瞳孔缩小；另一种自瞳孔向周围呈辐射状排列，称瞳孔开大肌（dilator pupillae），收缩时使瞳孔开大。

知识链接

瞳孔的调节及其意义

正常人眼瞳孔的直径可于 1.5~8.0 mm 之间变动，瞳孔的大小可以调节进入眼内的光量。看近物时，可反射性地引起双侧瞳孔缩小，这就是瞳孔近反射或称瞳孔调节反射。瞳孔缩小可减少入眼的光线量并减少折光系统的球面像差和色像差，使视网膜成像更为清晰。瞳孔的大小可随光线的强弱而改变，弱光下瞳孔散大，强光下瞳孔缩小，称为瞳孔对光反射。瞳孔对光反射是眼的一种重要适应功能。这一反射的意义在于调节进入眼内的光量，强光下使视网膜不致因光量过强而受到损害；弱光下瞳孔扩大可增加进入眼的光量以产生清晰的视觉。

2. 睫状体（ciliary body） 为中膜最肥厚的部分，位于虹膜与脉络膜之间，其前部有向内突出呈放射状排列的皱襞，称睫状突。后部平坦，称睫状环。由睫状突发出睫状小带与晶状体相连（图 1-11-1，2）。睫状体内含有平滑肌，称睫状肌（ciliary muscle），有放射状和环状两

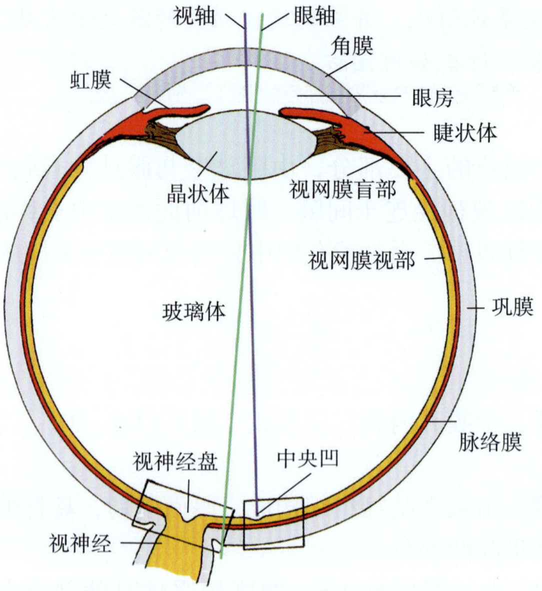

图 1-11-1 眼球的水平切面（右侧）

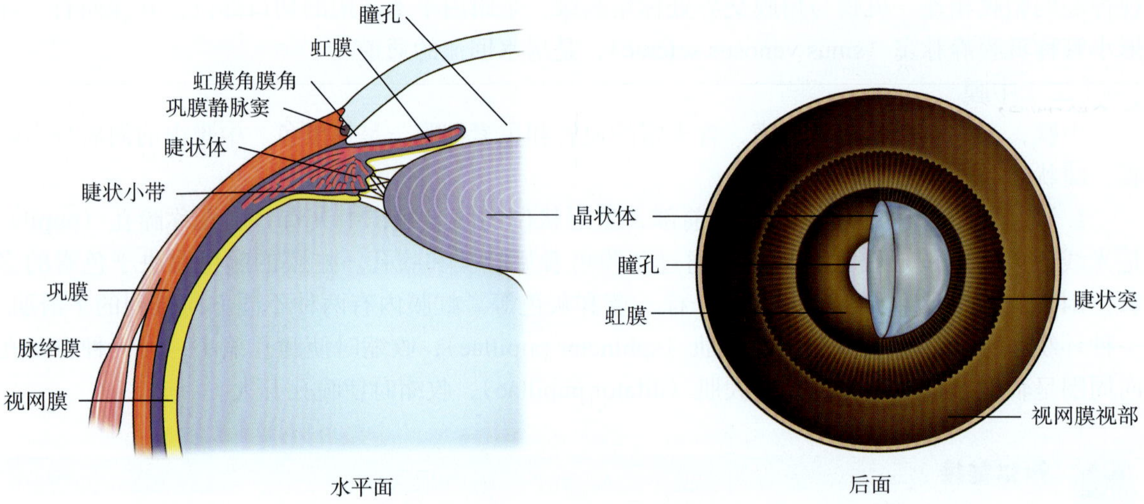

图 1-11-2 睫状体与晶状体

种。该肌收缩与舒张，牵动睫状小带，可调节晶状体的曲度。

3. 脉络膜（choroid） 连于睫状体的后方，占中膜的后 2/3，其外面与巩膜结合疏松，内面与视网膜色素层紧密相贴，含有丰富的血管和色素，具有营养眼球内组织及吸收眼内的分散光线以免扰乱视觉的作用。

（三）内膜

内膜，又称视网膜（retina），衬于中膜内面。其中贴在虹膜和睫状体内面的部分无感光作用，称视网膜盲部；贴在脉络膜内面的部分具有感光功能，称视网膜视部。视网膜后部偏内侧，可见一圆盘形隆起，称视神经盘（optic disc）（或称视神经乳头），此处是视神经纤维和视网膜中央动、静脉出入的部位，无感光细胞，不能感光，故又称盲点。在视神经盘颞侧稍下方约 3.5 mm 处有一黄色小区，称黄斑（macula lutea），其中央凹陷处称中央凹（fovea centralis），是强光下感光辨色最敏感的部位（图 1-11-3）。

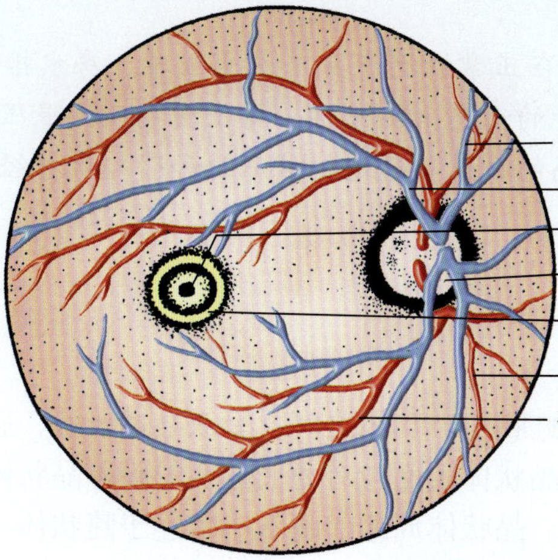

图 1-11-3 眼底（右侧）

视网膜结构可分为内、外两层（图 1-11-4）：外层为色素部，由单层色素上皮构成；内层为神经部，由神经细胞组成，两层间连接疏松。视网膜内层自外向内由三层神经细胞组成：①视细胞（视杆、视锥细胞）；②双极细胞；③节细胞。

高频考点 眼球壁的层次

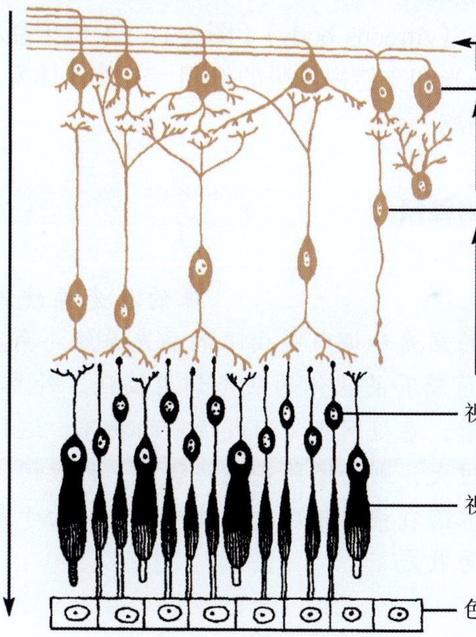

图 1-11-4 视网膜的神经细胞示意图

二、眼球内容物

眼球内容物包括房水、晶状体和玻璃体，均具有折光作用，它们与角膜一样均无色透明而无血管分布，合称为眼的屈光系统。

（一）房水

房水（aqueous humor）为无色透明的液体，充满于眼房中。眼房（图 1-11-1）为位于角膜与晶状体、睫状体之间的腔隙，被虹膜分隔成前房和后房，前房为虹膜与角膜之间的腔隙；后房为虹膜与晶状体、睫状体和睫状小带之间狭小的间隙。前房与后房借瞳孔相通。在前房的周边，虹膜与角膜交界处的环形区域称虹膜角膜角，又称前房角，是房水循环的必经之路。房水由睫状体产生，经眼后房、瞳孔到眼前房，再经虹膜角膜角，渗入巩膜静脉窦，最后汇入眼静脉。

知识链接

青光眼发生的解剖学基础

青光眼是一组以视神经盘萎缩及凹陷、视野缺损及视力下降为共同特征的疾病，分为三大类：原发性青光眼、继发性青光眼和先天性青光眼。眼球壁对眼球内容物所施加的压力称为眼内压（简称眼压）。在正常情况下，房水生成率、房水排出率及眼内容物的体积处于动态平衡，如果这三者的动态平衡失调，将出现病理性眼压。病理性眼压增高是青光眼的主要危险因素，增高的眼压可通过机械压迫和引起视神经缺血两种机制导致视神经损害。

（二）晶状体

晶状体（lens）（图 1-11-1）位于虹膜与玻璃体之间，呈双凸透镜状，后面较前面隆凸，不含血管和神经，无色透明而有弹性。晶状体表面包有薄而透明的膜称晶状体囊，周围部较软称晶状体皮质，中央部较硬称晶状体核。晶状体周缘借睫状小带连于睫状体。晶状体可因病变或创伤变混浊而影响视力，称白内障。

晶状体是眼球屈光系统的主要装置，类似变焦镜头。视近物时，睫状肌收缩，睫状环缩小，使睫状小带松弛，晶状体则由于本身的弹性回缩而变凸，特别是前面的曲度加大，屈光力加强，使物像能聚焦于视网膜上。视远物时，则与此相反。随着年龄的增长，晶状体逐渐失去弹性，睫状肌也逐渐萎缩，调节功能减退，从而出现老视。

（三）玻璃体

玻璃体（vitreous body）（图 1-11-1）位于晶状体和视网膜之间，由无色透明的胶状物质构成，具有折光和支持视网膜的作用。若玻璃体发生混浊，可影响视力；若支撑作用减弱，可导致视网膜剥离。

知识链接

眼的屈光系统及其临床意义

眼的屈光和调节是由眼的屈光系统（角膜、房水、晶状体和玻璃体）共同完成的，其中以角膜和晶状体的屈光作用较强。外界物体发射或反射出来的光线，经过眼的屈光系统后，在视网膜上形成清晰的物像，这种视力称为正视。若眼轴较长或屈光系统的屈光度过大，则物像落在视网膜前，称近视。反之，若眼轴较短或屈光系统的屈光度过小，物像落在视网膜后，则称为远视。由于角膜表面曲度的改变而造成的屈光障碍，临床上称为散光。

高频考点

眼的屈光系统

第二节 眼副器

眼副器包括眼睑、结膜、泪器、眼球外肌及筋膜和眶脂体等，对眼球有保护、支持、运动等作用。

一、眼睑

眼睑（eyelids）（图 1-11-5，6，7）俗称眼皮，遮盖在眼球的前部，为保护眼球的屏障。眼睑可分为上睑和下睑。上、下睑之间的裂隙称睑裂。睑裂的内侧端呈钝圆形称内眦，睑裂外侧端较锐利称外眦。眼睑的游离缘称睑缘。眼睑前缘处生有睫毛。睫毛根部的皮脂腺称睑缘腺（Zeis 腺）。

眼睑组织由浅至深分为 5 层（图 1-11-6，7，8）：皮肤、皮下组织、肌层、睑板和睑结膜。

眼睑的皮肤细薄，皮下组织疏松，心肾疾病时容易发生眼睑皮下水肿。肌层主要为眼轮匝肌，收缩时闭合睑裂。上睑内尚有上睑提肌，收缩时可上提眼睑，麻痹时则造成眼睑下垂。睑板由致密结缔组织构成，呈半月形，硬如软骨，是眼睑的支架。睑板内有许多分支变形的皮脂腺称睑板腺，与睑缘垂直排列，其导管开口于眼睑的后缘，睑板腺分泌油脂类物质，有润滑睑缘、防止泪液外溢的作用。

知识链接

睑腺炎和睑板腺囊肿发生的解剖学基础

睫毛根部的睑缘腺感染时，表现为眼睑、特别是睑缘肿胀，形成睑腺炎，俗称麦粒肿，为眼科常见病。睑板腺的排泄管阻塞时，分泌物潴留，形成睑板腺囊肿，亦称霰粒肿。

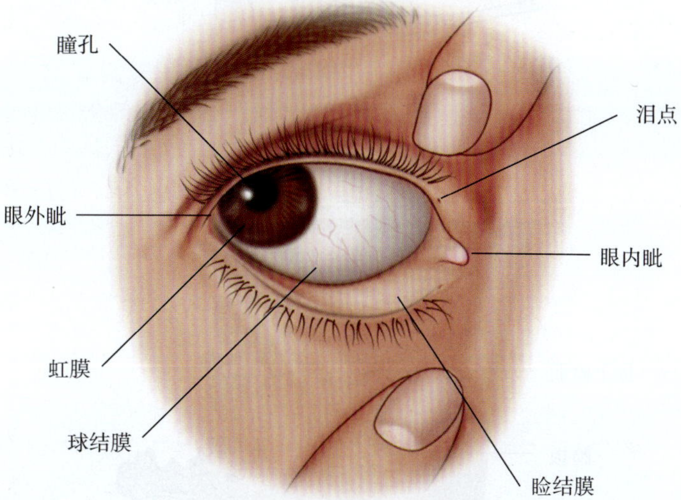

图 1-11-5 眼的前面观

二、结膜

结膜（conjunctiva）为富有血管的透明薄膜（图 1-11-5，6）。可分两部：覆盖在眼睑内面的部分称睑结膜；覆盖于眼球巩膜前面的部分称球结膜。上、下睑结膜与球结膜互相移行，其反折处分别形成结膜上穹和结膜下穹。闭眼时，全部结膜围成一个囊状腔隙，称结膜囊，通过眼睑与外界相通，滴眼药即滴入此囊内。沙眼和结膜炎是结膜的常见病。

三、泪器

泪器（lacrimal apparatus）由泪腺和泪道组成（图 1-11-9）。

（一）泪腺

泪腺（lacrimal gland）位于眶上壁外侧部的泪腺窝内，它分泌的泪液，借瞬眼活动涂抹湿润、清洁角膜和结膜，对眼球起保护作用。

（二）泪道

泪道（lacrimal passages）包括泪点、泪小管、泪囊和鼻泪管。

1. 泪点（lacrimal punctum） 为上、下睑缘内侧端一小的突起，其顶端有一针尖样的小

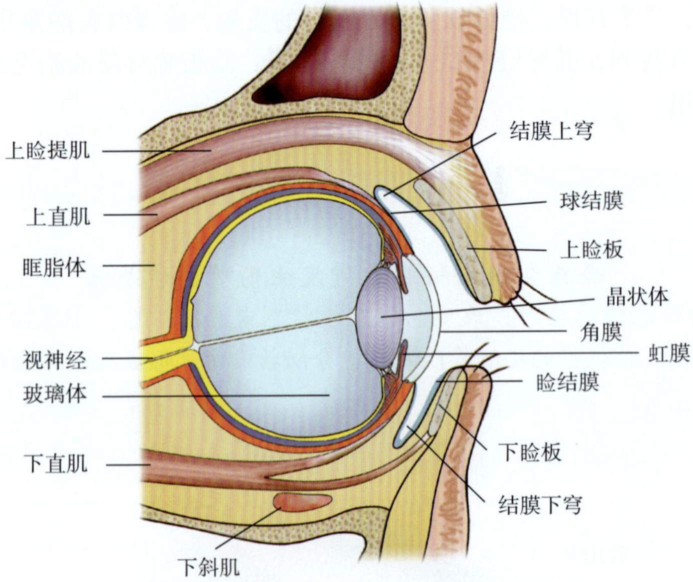

图 1-11-6 眼眶

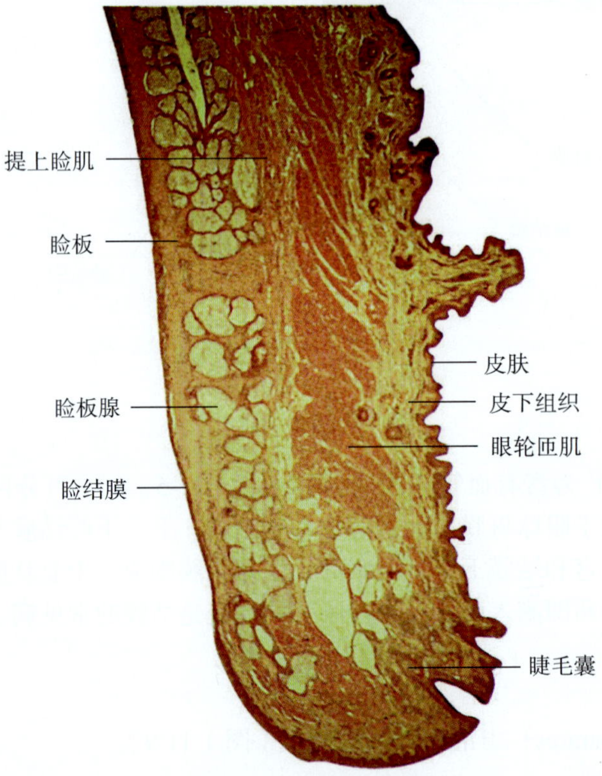

图 1-11-7 眼睑的结构

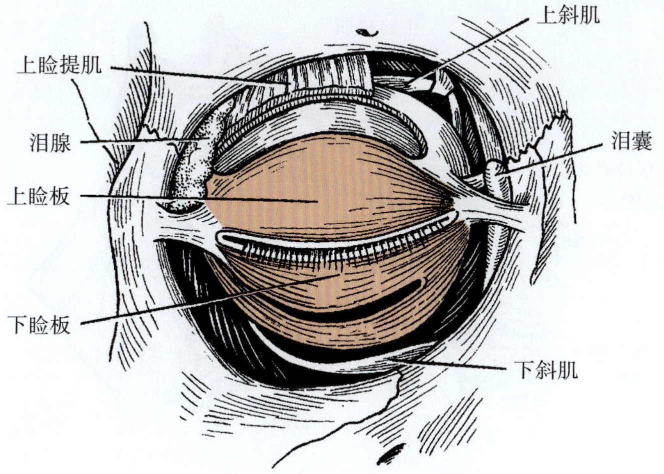

图 1-11-8 睑板示意图

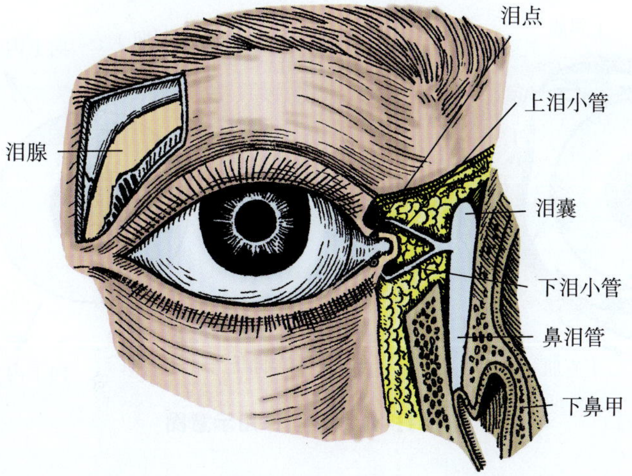

图 1-11-9 泪器

孔，是泪小管的入口。

2. 泪小管（lacrimal ductile）起于上、下睑缘的泪点，分为上、下泪小管。最初分别向上和向下与睑缘垂直走行一段，然后转向内侧与睑缘平行，两者汇合后开口于泪囊。

3. 泪囊（lacrimal sac）位于眶内侧壁前部的泪囊窝内，为一膜性囊，其上部为盲端，下端延续为鼻泪管。

4. 鼻泪管（nasolacrimal duct）位于骨性鼻泪管内，为一膜性管。上连泪囊，下端开口于下鼻道。

四、眼球外肌

眼球外肌（extraocular muscles）包括 6 块运动眼球的肌和一块上睑提肌（图 1-11-10，11），均为骨骼肌，统称为视器的运动装置。

高频考点
眼外肌

（一）上、下、内、外直肌

运动眼球的有四块直肌，均起于视神经孔周围的总腱环。上、下、内、外直肌向前分别止于眼球前部巩膜（中纬线前方）的上面、下面、内侧面和外侧面，分别可使瞳孔转向上内、下

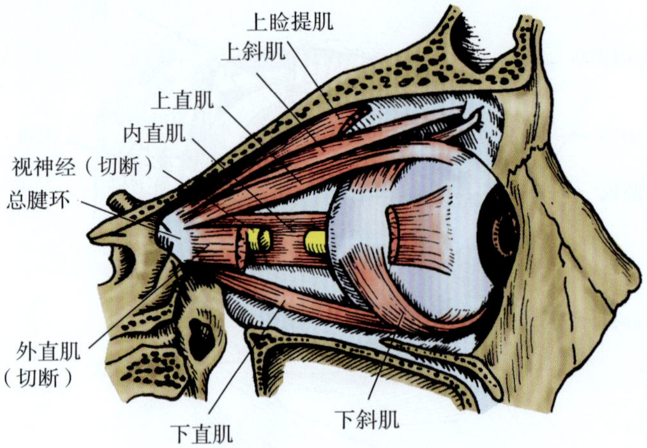

图 1-11-10 眼球外肌

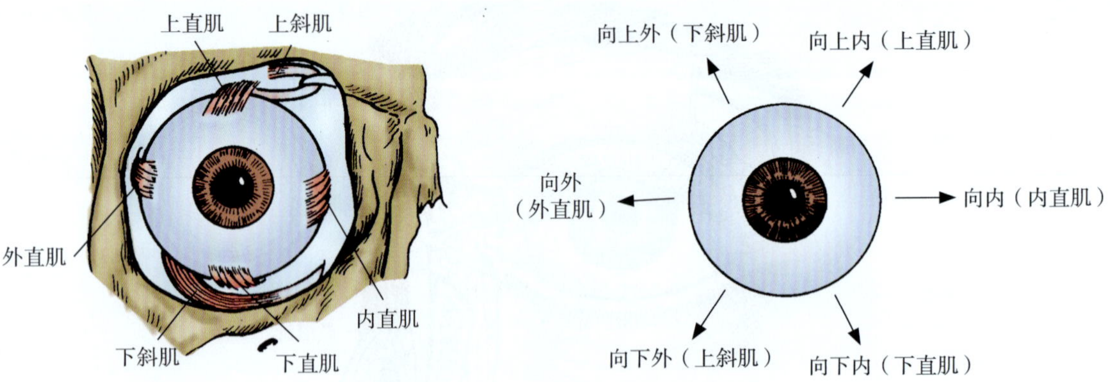

图 1-11-11 眼肌作用示意图

内、内侧和外侧。

（二）上斜肌和下斜肌

上斜肌也起自总腱环，在上直肌和内直肌之间前行，以细腱通过附于眶内侧壁前上方的纤维滑车，然后转向后外，经上直肌下方，止于眼球后外侧面上部（中纬线后方），其作用是使眼球转向下外方。下斜肌起于眶下壁内侧近前缘处，于下直肌下方斜向后外，止于眼球外侧面（中纬线之后），可使眼球转向上外方。

（三）上睑提肌

上睑提肌起于视神经孔上方，向前止于上睑，可提上睑。

五、眶脂体和眼球筋膜

眶脂体为充填于眶内各结构之间的脂肪组织，对眶内各结构起支持保护作用。眼球筋膜又称眼球鞘，包裹眼球的大部，为介于眼球与眶脂体之间的纤维组织薄膜，它与眼球间存有间隙，以利于眼球的灵活转动。

第三节 眼的血管和神经

一、眼的动脉

眼动脉（ophthalmic artery）起于颈内动脉，与视神经一起经视神经管入眶，分支营养眼球、眼球外肌、眼睑等，其中最重要的分支是视网膜中央动脉（图 1-11-12）。

视网膜中央动脉（central artery of retina）最初走在视神经下方，后穿入视神经行于视神经中央，在出神经盘处分为四支，即视网膜鼻侧上、下小动脉和视网膜颞侧上、下小动脉（图 1-11-3），营养视网膜内层。

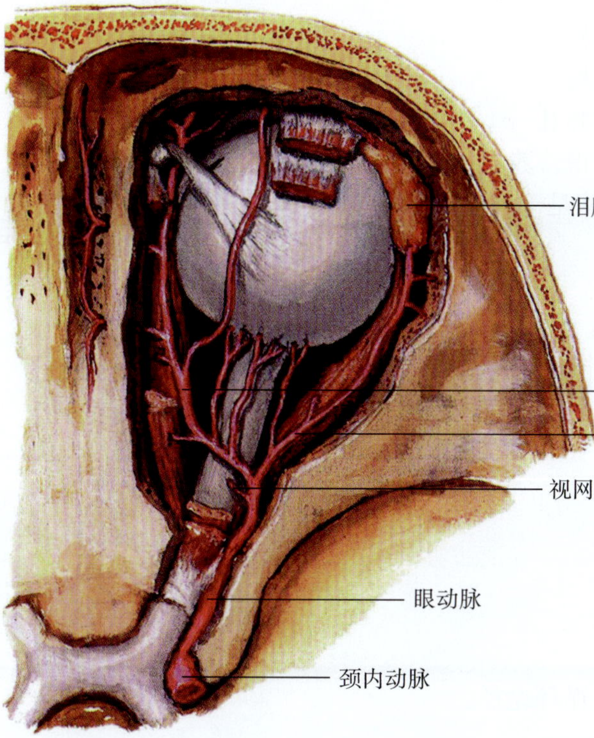

图 1-11-12 眼的动脉

二、眼的静脉

眼球的静脉主要有视网膜中央静脉和涡静脉，前者收集视网膜的静脉血，与同名动脉伴行，穿出视神经后注入眼上静脉；涡静脉有 4~6 条，收集虹膜、睫状体和脉络膜的静脉血，穿出巩膜后注入眼上和眼下静脉。

眼上和眼下静脉无静脉瓣，向后注入海绵窦，向前与面静脉吻合，因此，面部感染可经此路径侵入颅内。

（郑立宏 周 逵）

自测题

一、A 型选择题

1. 关于角膜的描述,正确的是
   A. 占外膜前 1/3
   B. 占外膜前 2/3
   C. 富含血管
   D. 富含神经末梢
   E. 没有屈光作用
2. 关于虹膜的描述,正确的是
   A. 位于睫状体的后方
   B. 属于眼球外膜结构
   C. 属于眼球内膜结构
   D. 中央有一圆形的瞳孔
   E. 完全依赖房水获得营养
3. 属于眼球外膜的结构是
   A. 虹膜
   B. 脉络膜
   C. 巩膜
   D. 视网膜
   E. 血管膜
4. 属于眼球中膜的结构是
   A. 角膜
   B. 巩膜
   C. 睫状体
   D. 视网膜
   E. 纤维膜
5. 下列结构中无屈光作用的是
   A. 玻璃体
   B. 角膜
   C. 房水
   D. 虹膜
   E. 晶状体
6. 房水
   A. 由眼房产生
   B. 由巩膜静脉窦产生
   C. 由虹膜产生
   D. 由睫状体产生
   E. 由玻璃体产生

二、名词解释

1. 视神经盘
2. 黄斑

三、问答题

试述房水的产生部位及循环途径。

四、绘图题

绘出“眼球水平切面”示意图,并标注下列结构:角膜、巩膜、睫状体、虹膜、瞳孔、视网膜、脉络膜、眼前房、眼后房、睫状小带、晶状体、玻璃体、视神经盘。

第十二章

前庭蜗器

系统解剖学
第十二章数字资源

思政之光

学习目标

学习本章内容的学生能够：

思政：

发扬中医文化，弘扬中医国粹，坚定文化自信。

识记：

1. 复述前庭蜗器的分部。
2. 复述外耳道的位置、分部；鼓膜的位置和分部。
3. 复述中耳的组成。
4. 复述听小骨的名称和排列；咽鼓管的位置、分部以及幼儿咽鼓管的特点。
5. 复述骨迷路的位置、分部；膜迷路的分部；听觉感受器和位置觉感受器的名称和功能。

理解：

1. 归纳鼓室的壁及各壁的毗邻和主要结构。
2. 对比骨迷路和膜迷路的组成。
3. 对比骨传导和空气传导的异同。

运用：

1. 应用所学知识，分析幼儿上呼吸道感染易引起中耳炎，继而引起脑膜炎和乳突炎的解剖学基础。
2. 应用所学知识，解释声音的传播途径以及鼓膜穿孔引起听力下降的原因。
3. 具有对前庭蜗器相关疾病的诊疗意识，运用所学知识开展科学宣教。

前庭蜗器（vestibulocochlear organ）又称位听器，包括前庭器（位觉器）和听器两部分。前庭蜗器包括外耳、中耳和内耳三部分（图 1-12-1）。

第一节　外　　耳

案例导入

男性，20 岁，被人用手掌重重打在右耳上。患者当即觉得耳内剧痛，听力立即减退伴耳鸣，外耳道少量出血并且耳内有闷胀感。急诊入院进行耳内窥镜检查，发现右耳鼓膜上有一裂隙状孔。诊断：右耳鼓膜外伤性穿孔。

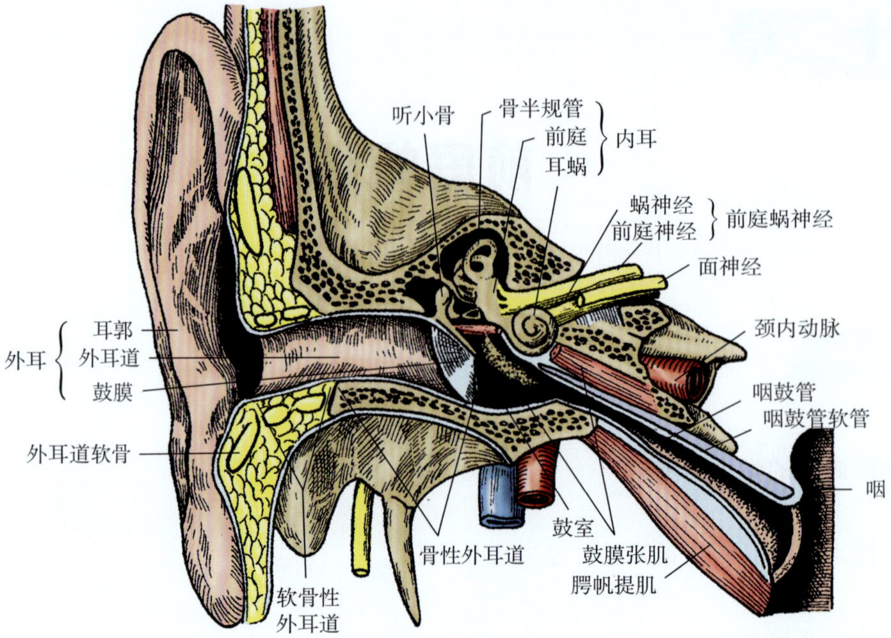

图 1–12–1 耳的结构

思考题：

1. 简述外耳的组成。简述鼓膜的结构。
2. 分析鼓膜穿孔为何会导致听力下降。
3. 检索资料回答，除外伤外，鼓膜穿孔还有哪些病因？鼓膜穿孔如何治疗？

外耳（external ear）包括耳郭、外耳道和鼓膜三部分，具有收集和传导声波的作用。

一、耳郭

耳郭（auricle）（图 1-12-2）位于头部两侧，大部分以弹性软骨为支架，表面覆盖皮肤，皮下组织很少，但含有丰富的血管神经。耳郭下部向下垂的一小部分称耳垂，内无软骨，由皮

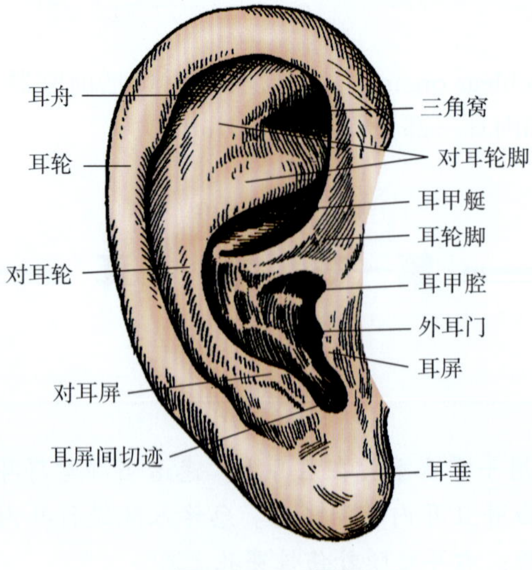

图 1–12–2 耳郭

肤和皮下组织构成，有丰富的血管，是临床采血的常用部位。

二、外耳道

外耳道（external acoustic meatus）（图 1-12-1）为外耳门至鼓膜间的弯曲管道，成人外耳道长 2.5~3.5 cm。其外侧 1/3 以软骨为基础，为软骨部，朝向内后上方；内侧 2/3 位于颞骨内，为骨部，朝向内前下方。

外耳道皮肤较薄，皮下组织稀少，皮肤与软骨膜及骨膜结合紧密，故外耳道发生疖肿时，因张力较大而疼痛剧烈。外耳道皮肤除含有毛囊、皮脂腺外，还含有丰富的耵聍腺，其分泌的黏稠液体称耵聍，干燥后结痂成块。

知识链接

鼓膜检查的解剖学基础

因外耳道软骨部可牵动，检查鼓膜时应将耳郭向后上牵拉，即可拉直外耳道观察到鼓膜。婴儿外耳道骨部和软骨部发育未完全，故外耳道较短且平直，鼓膜近水平位，检查时应将耳郭向后下方牵拉。

三、鼓膜

鼓膜（tympanic membrane）为椭圆形半透明薄膜，位于外耳道底与中耳的鼓室之间，呈倾斜位，其外侧面向前、下、外倾斜。鼓膜中心向内凹陷称鼓膜脐，为锤骨柄末端附着处。鼓膜的上 1/4 部分薄而松弛称松弛部；下 3/4 部分较坚实紧张称紧张部。在活体检查鼓膜时，鼓膜脐前下方可见一个三角形反光区称光锥（图 1-12-3）。当鼓膜异常时，此光锥可变形或消失。

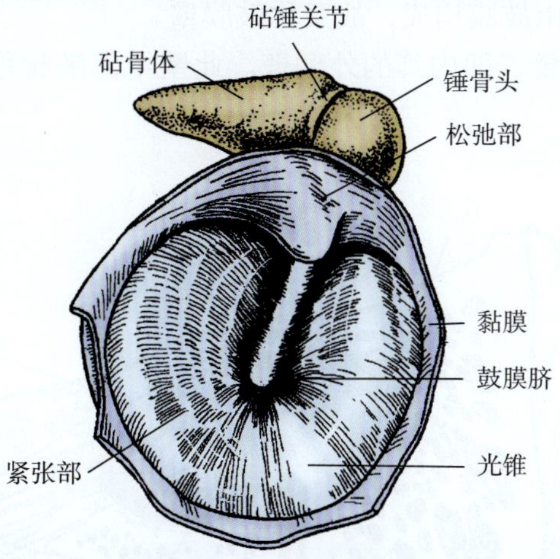

图 1-12-3　鼓膜

第二节 中 耳

案例导入

男性，2岁，左耳流脓疼痛3天。患儿2个月前出现上呼吸道感染，服药后有所减轻，近3天突然高烧，并从左耳外耳道流出黄色脓液。检查：耳后淋巴结肿大，压痛，脓液充满中耳。诊断：急性中耳炎。

思考题：

1. 简述中耳的解剖结构。
2. 幼儿的咽鼓管有什么特点？为什么上呼吸道感染会引发中耳炎？
3. 依据中耳鼓室的解剖学特点，分析中耳炎可以引起哪些并发症？

中耳（middle ear）包括鼓室、咽鼓管、乳突窦和乳突小房。

一、鼓室

鼓室（tympanic cavity）为颞骨岩部内形态不规则的一个含气小腔，位于鼓膜与内耳之间（图1-12-1），室腔内面覆有黏膜，向前经咽鼓管通咽，向后借乳突窦通乳突小房。鼓室内有听小骨、韧带、肌、血管和神经等。

（一）鼓室的壁

鼓室有6个壁（图1-12-1，4）。

1. 上壁　为盖壁，即鼓室盖，为分隔鼓室与颅中窝的薄层骨板。
2. 下壁　为颈静脉壁，为分隔鼓室与颈内静脉起始部的薄层骨板。
3. 前壁　为颈动脉壁，即颈动脉管的后壁，此壁上部有咽鼓管的开口。
4. 后壁　为乳突壁，此壁上部有乳突窦开口，向后通入乳突小房。乳突窦开口的下方有一锥状突起，称锥隆起，内藏镫骨肌。
5. 外侧壁　大部分由鼓膜构成，故又称鼓膜壁。
6. 内侧壁　为迷路壁，即内耳的外侧壁。此壁中部隆起称岬。岬的后上方有一卵圆形孔

高频考点
鼓室的壁

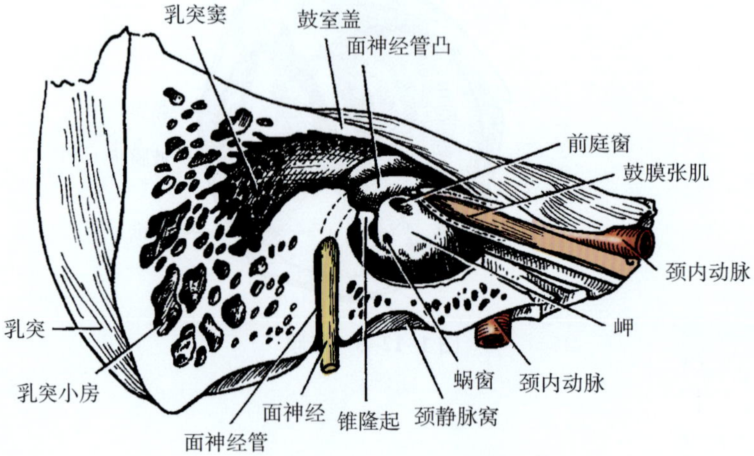

图1-12-4　鼓室内侧壁

称前庭窗，为镫骨底封闭。岬的后下方有一圆形孔称蜗窗，活体时有第二鼓膜封闭。前庭窗的后上方有一弓形隆起，称面神经管凸，内有面神经通过。

（二）听小骨

位于鼓室内，共有3块（图1-12-5），自外向内依次为锤骨（malleus）、砧骨（incus）和镫骨（stapes）。锤骨下部附于鼓膜，镫骨的底以韧带连于前庭窗边缘。3块听小骨借关节相连构成听小骨链，将鼓膜振动传至内耳。

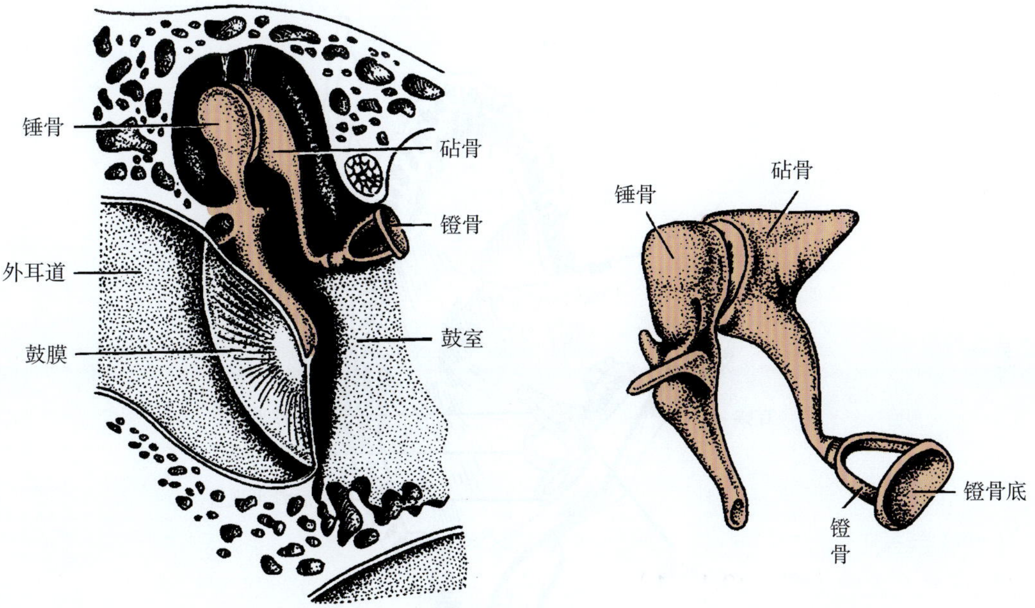

图1-12-5 听小骨

（三）运动听小骨的肌

鼓室内有两块肌与听小骨运动有关。

1. 鼓膜张肌 位于咽鼓管上方的小管内，止于锤骨柄的上端，可紧张鼓膜。

2. 镫骨肌 位于锥隆起内，以细腱止于镫骨头，可牵拉镫骨底向外方，以调节声波引起的对内耳的压力。

二、咽鼓管

高频考点 咽鼓管

咽鼓管（auditory tube）（图1-12-1）为连通咽与鼓室之间的管道，外侧1/3为骨部，内侧2/3为软骨部。管的外侧端开口于鼓室前壁的咽鼓管鼓室口；内侧端开口于鼻咽部侧壁的咽鼓管咽口，此口平时闭合。咽鼓管管腔内面覆有黏膜，并与鼓室和咽的黏膜相延续。幼儿的咽鼓管较成人宽、短、直，上呼吸道感染易侵及鼓室，引起中耳炎。

三、乳突窦和乳突小房

乳突窦（mastoid antrum）（图1-12-4）是一个介于鼓室与乳突小房之间的腔，向前开口于鼓室后壁的上部，向后下与乳突小房相通连。

乳突小房为颞骨乳突内的许多含气小腔，互相连通。乳突小房和乳突窦内衬以黏膜，并与鼓室的黏膜相延续。

第三节 内 耳

内耳（internal ear）位于颞骨岩部内（图 1-12-6），介于鼓室与内耳道底之间，它由一系列构造复杂的弯曲管道组成，故又称迷路，是位、听觉感受器的所在部位。迷路分为骨迷路和膜迷路。骨迷路与膜迷路之间的腔隙充满着外淋巴，膜迷路内充满着内淋巴，内、外淋巴互不相通。

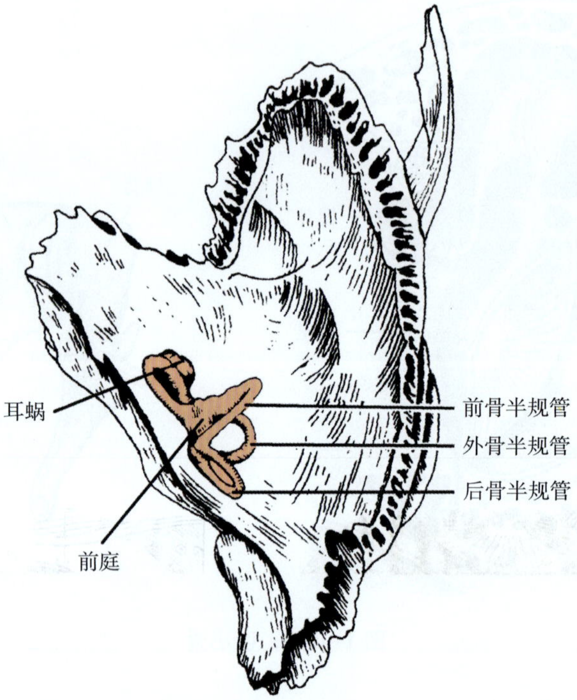

图 1-12-6 内耳在颞骨岩部的投影

一、骨迷路

骨迷路（bony labyrinth）是由骨密质构成的管道，由后外向前内依次为骨半规管、前庭和耳蜗三部分（图 1-12-6，7）。它们互相通连，沿颞骨岩部长轴排列。

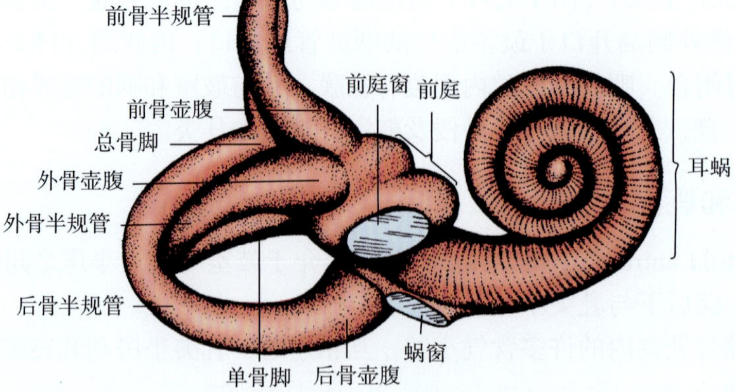

图 1-12-7 骨迷路

（一）前庭

前庭（vestibule）位于骨迷路中部，呈椭圆形空腔。前下方借一大孔与耳蜗相通，后上方以 5 个小孔与 3 个骨半规管相通，前庭的外侧壁（即鼓室内侧壁）上有前庭窗和蜗窗，前庭窗连结镫骨底，蜗窗有第二鼓膜封闭，内侧壁为内耳道底。

（二）骨半规管

骨半规管（bony semicircular canals）是由 3 个相互垂直的半环形小管组成，按其位置分别称前骨半规管、后骨半规管和外骨半规管。每管都有两脚，一脚较细称单骨脚；另一脚膨大称壶腹骨脚，其膨大的部分称骨壶腹。前、后骨半规管的单骨脚合成一个总骨脚，因此 3 个骨半规管只有 5 个开口通于前庭。

（三）耳蜗

耳蜗（cochlea）位于前庭的前方。蜗底朝向内耳道底，蜗顶朝向前外方。耳蜗的中央是骨松质组成的蜗轴。耳蜗实为一个骨性的蜗螺旋管（骨蜗管）环绕骨性的蜗轴约两圈半构成（图 1-12-8），蜗轴发出骨片伸入蜗螺旋管内称骨螺旋板，此板与膜迷路的蜗管相连，从而将蜗螺旋管分成上、下两半，上半（即蜗顶侧）称前庭阶，下半（即蜗底侧）称鼓阶。前庭阶与鼓阶内充满外淋巴，两者只有在蜗顶处借蜗孔彼此相通。前庭阶一端与前庭窗相接，鼓阶一端与蜗窗相接。

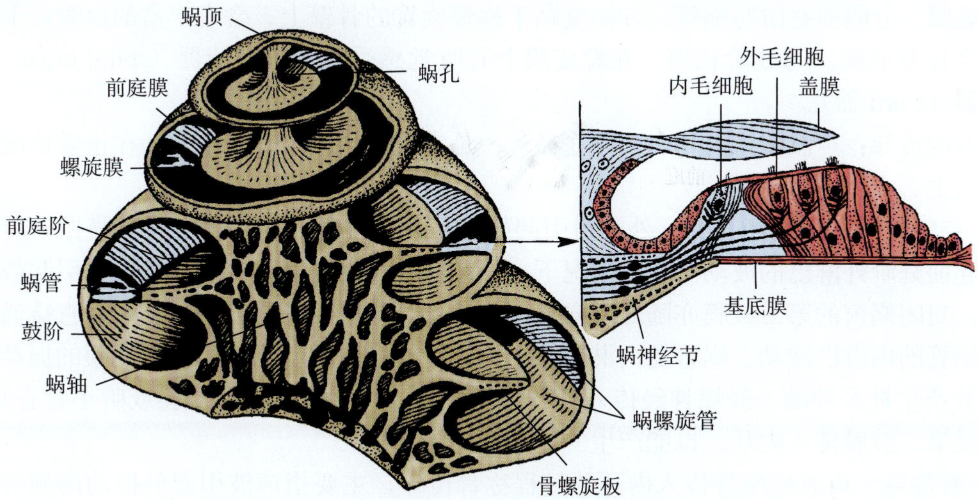

图 1-12-8　耳蜗纵切示意图

二、膜迷路

膜迷路（membranous labyrinth）（图 1-12-9）位于骨迷路内，由膜性小管及囊组成，与骨迷路形态相似但略小。膜迷路可分为椭圆囊及球囊、膜半规管和蜗管。

（一）椭圆囊和球囊

椭圆囊（utricle）和球囊（saccule）位于前庭内，两囊之间以椭圆球囊管相连。椭圆囊居后上方，其后壁有 5 个小孔通膜半规管；球囊居前下方，以连合管与蜗管相通。椭圆囊底壁和球囊前壁上有略隆起的小斑，分别称椭圆囊斑（macula utriculi）和球囊斑（macula sacculi），均为位觉感受器，能接受直线加速和减速运动的刺激。

（二）膜半规管

膜半规管（semicircular ducts）有 3 个，位于同名骨半规管内，形态、位置与骨半规管相似，但管径较小。每个膜半规管有一端膨大，称膜壶腹。在膜壶腹壁上有嵴状的隆起，称壶腹

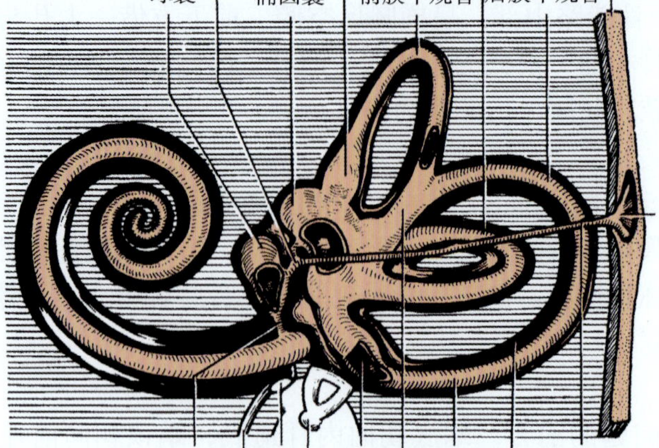

图 1-12-9　膜迷路模式图

嵴（crista ampullaris）。它也是位觉感受器，能接受旋转运动开始和终止时的刺激。

（三）蜗管

蜗管（cochlear duct）套在蜗螺旋管内。横切面上呈三角形，有上、下和外 3 个壁，其上壁称前庭膜，分隔前庭阶与蜗管；外侧壁贴于蜗螺旋管的骨壁上，含有丰富的血管；下壁称螺旋膜，又称基底膜，与鼓阶相隔。在螺旋膜上有听觉感受器，称螺旋器（spiral organ），也称科尔蒂器（Corti 器）。

高频考点
位置觉感受器和听觉感受器

声音的传导：声波传入内耳有两条途径，一是空气传导；二是骨传导。在正常情况下以空气传导为主。

1. 空气传导　声波经耳郭、外耳道引起鼓膜振动，中耳的听小骨链将鼓膜振动传至前庭窗，引起前庭阶外淋巴的波动。正常情况下，外淋巴的波动经蜗孔传导至鼓阶，引起鼓阶外淋巴波动，封闭蜗窗的第二鼓膜亦随之反向振动。此外，前庭阶外淋巴的波动可以直接通过前庭膜引起蜗管的内淋巴波动。蜗管的内淋巴波动和鼓阶外淋巴波动均能引起螺旋膜的振动，刺激螺旋器并产生神经冲动，经蜗神经传入脑的听觉中枢，产生听觉。当鼓膜或听小骨有缺损时，声波可经第二鼓膜传入内耳，也能产生一定程度的听觉。

2. 骨传导　声波经颅骨传入内耳的过程称骨传导。主要指声波引起的振动由颅骨经骨迷路传入，使耳蜗内的淋巴液产生波动，刺激螺旋膜上的螺旋器而产生神经冲动。

知识链接

传导性耳聋和神经性耳聋的解剖学基础

听力的减退，程度轻者为重听，程度重者为聋。传导性耳聋是由外耳和中耳的疾患引起空气传导途径阻断而引起的耳聋。但因骨传导可以部分地代偿，所以不会产生完全性耳聋。神经性耳聋是由内耳、蜗神经、听觉传导通路和听觉中枢的疾患而引起的耳聋。此时，空气传导和骨传导的途径虽正常，但不能引起听觉。临床上，可采用将击响音叉的柄底直接压置于颅面（如将音叉柄底放在耳后乳突部）以检查骨传导的情况，从而鉴别传导性耳聋和神经性耳聋。

（王　卿　周　逮）

自测题

一、A 型选择题

1. 关于鼓膜的描述，**错误**的是
   A. 位于中耳与内耳之间
   B. 呈半透明的薄膜
   C. 前下部的反光区称光锥
   D. 下 3/4 部为紧张部
   E. 与外耳道下壁成 45° 角
2. 鼓室内的结构有
   A. 鼓膜
   B. 咽鼓管
   C. 乳突小房
   D. 听小骨
   E. 前庭窗
3. 关于咽鼓管的描述，**错误**的是
   A. 是鼓室与咽的通道
   B. 外侧 1/3 为骨部
   C. 小儿咽鼓管较成人弯曲
   D. 维持鼓室内外气压平衡
   E. 小儿咽部感染时易通过该管引起中耳炎
4. 构成鼓室内侧壁的是
   A. 鼓室盖
   B. 前庭窗
   C. 鼓膜
   D. 迷路壁
   E. 乳突壁
5. 关于迷路的描述，正确的是
   A. 骨迷路位于膜迷路内
   B. 膜迷路内有外淋巴
   C. 内、外淋巴在蜗顶相通
   D. 膜迷路和骨迷路之间有内淋巴
   E. 膜迷路内有听觉感受器
6. 关于前庭蜗器的描述，**错误**的是
   A. 分外耳、中耳和内耳三部分
   B. 外耳和中耳是收集和传导声波的结构
   C. 包括前庭器和蜗器两部分结构
   D. 听觉感受器位于中耳
   E. 内耳有听觉感受器和位置觉感受器
7. 关于膜迷路的描述，正确的是
   A. 有 2 个膜半规管
   B. 位于骨迷路外
   C. 螺旋器为位觉感受器
   D. 内含内淋巴
   E. 球囊斑为听觉感受器
8. 听觉感受器位于
   A. 前庭膜
   B. 基底膜
   C. 膜壶腹
   D. 椭圆囊
   E. 球囊

二、名词解释

1. 咽鼓管
2. 螺旋器

三、问答题

1. 声波由外界传导到听觉感受器要经过哪些结构？
2. 试述鼓室的壁。

四、绘图题

绘出“前庭蜗器”示意图，并标注下列结构：耳郭、外耳道、鼓膜、听小骨、骨迷路、前庭蜗神经、鼓室、咽鼓管。

神经系统

神经系统（nervous system）是整个机体的主导系统，由位于颅腔内的脑和椎管内的脊髓，以及遍布全身的周围神经所组成。人类有九大系统，每个系统都具有特定的功能。神经系统有别于其他各系统，是机体主要的功能调节系统，它控制和调节其他各系统的活动，使人体成为一个有机统一的整体。

系统解剖学
第十三章数字资源

思政之光

第十三章

神经系统总论

学习目标

学习本章内容的学生能够：

思政：

树立乐观向上、自强不息、终身学习理念。

识记：

1. 复述神经系统的区分。
2. 复述神经元的结构和分类。

理解：

1. 分析反射弧的组成及其与神经反射检查的关系。
2. 归纳与中枢神经系统相关的常用术语。
3. 归纳与周围神经系统相关的常用术语。

运用：

通过对复杂的神经系统结构的学习，构建空间想象能力和常见神经系统疾病的临床思维能力。

案例导入

男性，56岁。有高血压病史5年。突感左侧肢体麻木、无力，伴随头痛眩晕，口苦咽干，休息无好转。次日感左侧肢体无力加重，来医院就诊。X线检查：右侧基底核高密度灶。临床诊断：脑出血。

思考题：

1. 依据神经系统的划分，脑属于哪一类？
2. 依据神经系统的划分，分析与肢体麻木、无力相关的周围神经名称是什么。
3. 依据神经系统常用术语，基底核属于哪个术语名称？

一、神经系统的区分

神经系统分为中枢神经系统（central nervous system，CNS）和周围神经系统（peripheral nervous system，PNS）（图1-13-1，表1-13-1）。中枢神经系统包括颅腔内的脑和椎管内的脊髓。周围神经系统包括与脑相连的脑神经（cranial nerves）和与脊髓相连的脊神经（spinal nerves）。脑神经共 12 对，主要分布于头颈部，但也有远至胸、腹腔脏器的。脊神经共 31 对，主要分布于躯干和四肢。

根据周围神经的分布部位，又可将周围神经系统分为躯体神经（somatic nerves）和内脏神经（visceral nerves）。躯体神经分布于体表、骨、关节和骨骼肌；内脏神经分布于内脏、心血管、平滑肌和腺体。内脏神经和躯体神经都有感觉神经（sensory nerve）和运动神经（motor nerve）。感觉神经是将感受器的冲动传向中枢部，故又称传入神经（afferent nerve）；运动神经是将中枢部的冲动传向周围的效应器，故又称传出神经（efferent nerve）。内脏神经的传出神经即内脏运动神经（visceral motor nerve）支配心肌、平滑肌的运动和腺体的分泌，因其不受人的主观意志控制，故又称自主神经（autonomic nerves）或植物神经（vegetative nerves），根据形态结构和功能的不同，又可将内脏运动神经分为交感神经（sympathetic nerve）和副交感神经（parasympathetic nerve）。

高频考点
神经系统的区分

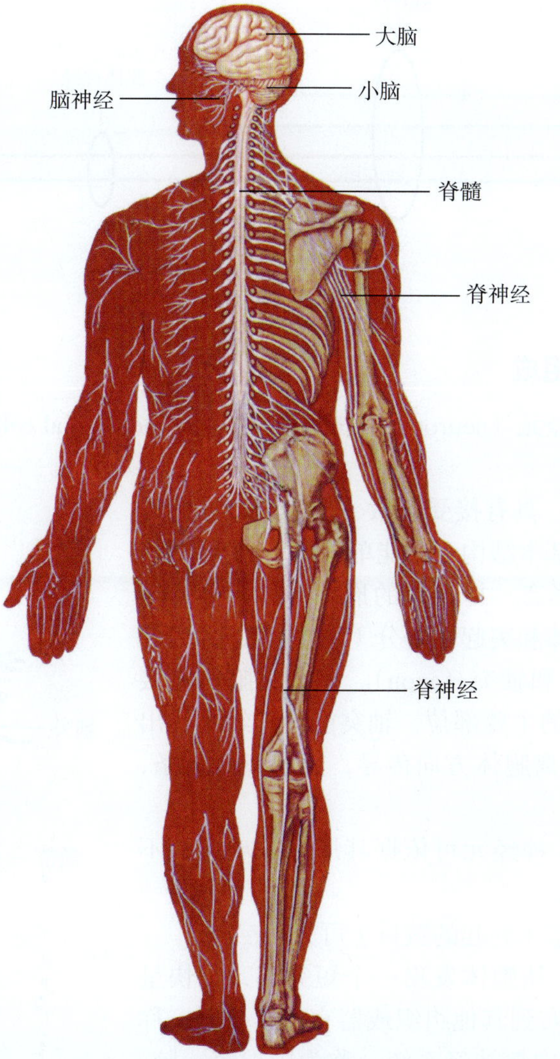

图 1-13-1　神经系统概况

表 1-13-1　神经系统的区分

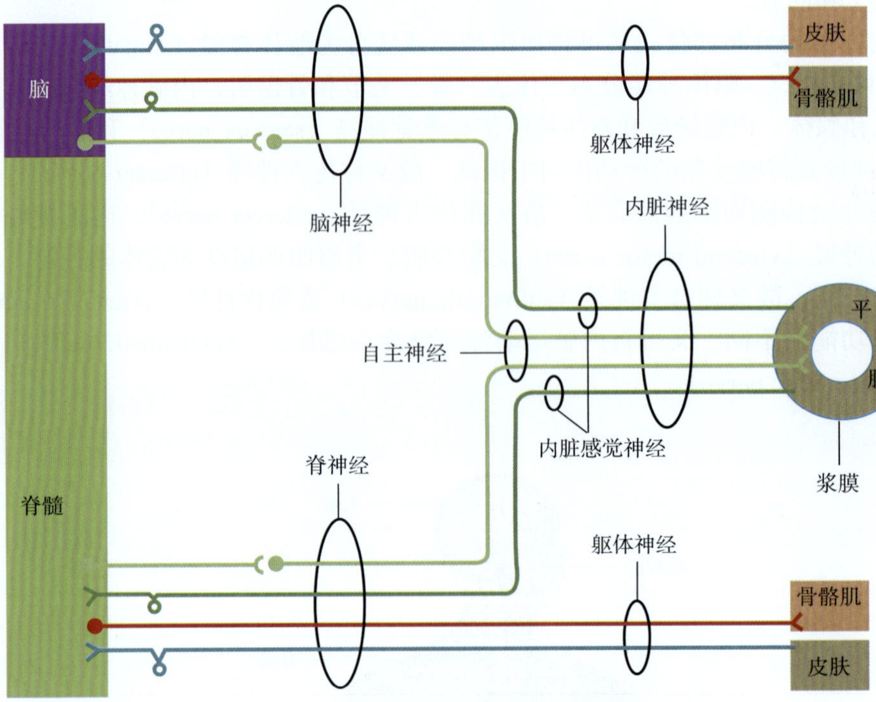

二、神经系统的组成

神经系统主要由神经元（neuron）和神经胶质细胞（neuroglial cell）组成。

（一）神经元

神经元即神经细胞，具有接受刺激、产生和传导冲动等功能，是神经系统的基本结构和功能单位。

1. 神经元的基本形态　神经元的形态多种多样，但每一个神经元都包括胞体和突起两部分（图 1-13-2），突起又分为树突（dendrite）和轴突（axon）。树突和胞体是接受其他神经元传来冲动的主要部位。轴突能将神经元发出的冲动沿其轴突朝向远离胞体方向传导，通常只有一条，可发出侧支。

2. 神经元的分类　神经元可依据其形态和功能的不同进行分类（图 1-13-3）。

（1）依据神经元形态（突起的数目）可分为三类：

1）假单极神经元：从胞体发出一个短突起，很快呈“T”字形分叉，一支分布到其他组织或器官的感受器，称为周围突；另一支进入中枢神经系统，称为中枢突。脑、脊神经节中的一级感觉神经元多数属于此类。

2）双极神经元：有两个突起。一个为树突，伸向感受器为周围突；另一个为轴突，伸向中枢为中枢突。鼻黏膜内的嗅细胞、视网膜内的双极细胞、内耳的前庭神

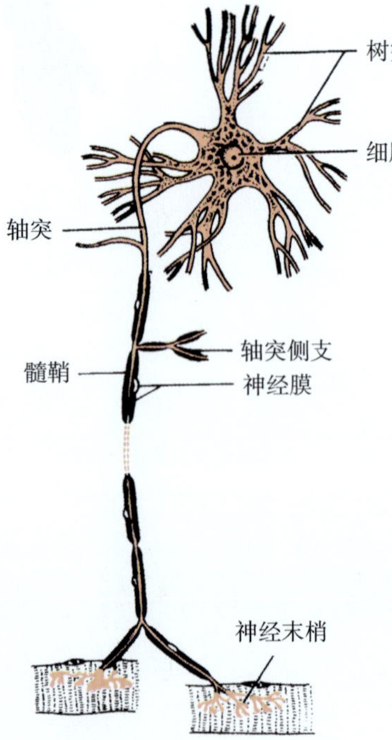

图 1-13-2　神经元模式图

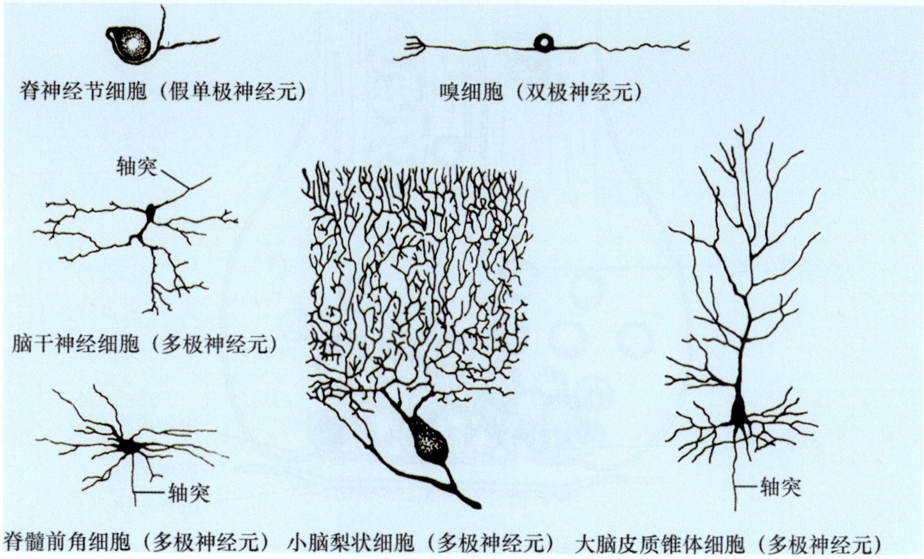

图 1-13-3 不同类型神经元模式图

经节和蜗神经节内的感觉神经元属于此类。

3）多极神经元：有多个树突和一个轴突，中枢内的神经元绝大多数属于此类。

（2）依据神经元的功能也可分为三类：

1）感觉神经元：又称传入神经元，假单极和双极神经元属此类，其周围突接受刺激，并将刺激信息经中枢突传向中枢。

2）运动神经元：又称传出神经元，属多极神经元，将神经冲动自中枢传向周围，轴突支配骨骼肌、心肌、平滑肌和腺体。

3）联络神经元：又称中间神经元，属多极神经元，分布于感觉神经元和运动神经元之间，起联络作用。数量很大，约占神经元总数的 99%。

此外，还可依据神经元所含化学递质的不同，分为胆碱能神经元、去甲肾上腺素能神经元、多巴胺能神经元和五羟色胺能神经元等。

3. 突触　突触（synapse）是位于神经元与神经元之间或神经元与非神经元（效应器及感受器细胞）之间的一种特化的细胞连接方式，是神经元传导信息的重要结构。

大部分突触是化学突触，即冲动的传递需借助于化学递质的作用。但也有一些是电突触。一个典型的化学突触包括突触前部、突触间隙和突触后部三部分（图 1-13-4）。突触前部是轴突终末的膨大部分，内含突触小泡。突触前、后部彼此相对的细胞膜称突触前膜和突触后膜，两者之间的狭小间隙为突触间隙。当神经冲动传至突触前部，此部的突触小泡释放神经递质到突触间隙并影响突触后部，从而完成神经元间的冲动传递。突触传递都是单方向的。最多见的突触是轴 - 树或轴 - 体突触。此外，还有体 - 体、体 - 树、轴 - 轴和树 - 树突触等不同类型突触。

（二）神经胶质细胞

神经胶质细胞又称神经胶质（neuroglia），其数量是神经元的 10~50 倍，广泛分布于中枢神经系统和周围神经系统（图 1-13-5）。神经胶质细胞不能传导神经冲动，它主要对神经元起支持、营养、保护、修复和绝缘等作用。

三、神经系统的活动方式

神经系统的基本活动方式是反射（reflex）。神经系统对内、外环境的刺激做出适宜的反应过程，称为反射。完成反射活动的形态结构基础是反射弧（reflex arc）（图 1-13-6），包括 5 个

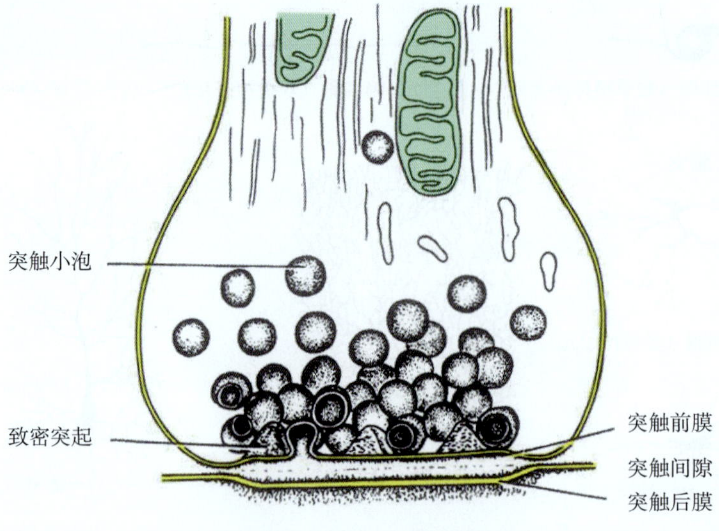

图 1–13–4 化学突触

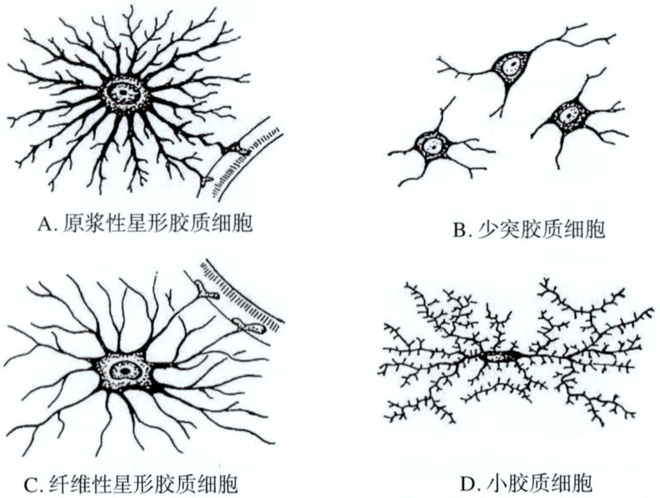

图 1-13-5 神经胶质细胞

环节：感受器→传入（感觉）神经→中枢→传出（运动）神经→效应器。神经系统通过与它相连的各种感受器接受机体内、外环境的各种刺激，并将这些刺激转换为神经信息由传入神经传至脑和脊髓的各级中枢；中枢将传入的信息整合后，发出相应的神经冲动，经传出神经传至相应的效应器，产生各种反应，控制和调节其他各系统的活动。

知识链接

反射的分类

在正常生理状态下，依据感受器的位置，反射可分为浅反射和深反射两类。浅反射感受器的位置浅表，如角膜反射（以棉絮轻触角膜，引起眨眼）；深反射感受器的位置较深，如髌反射（叩打髌韧带，引起伸小腿）（图 1–13–6）。

在神经系统患某些疾病时，可出现病理反射，如 Babinski 征（轻划患者足底，趾背屈；正常人为趾跖屈）。此外，依据反射建立的方式，还可分为先天性的非条件反射和后天获得的条件反射。

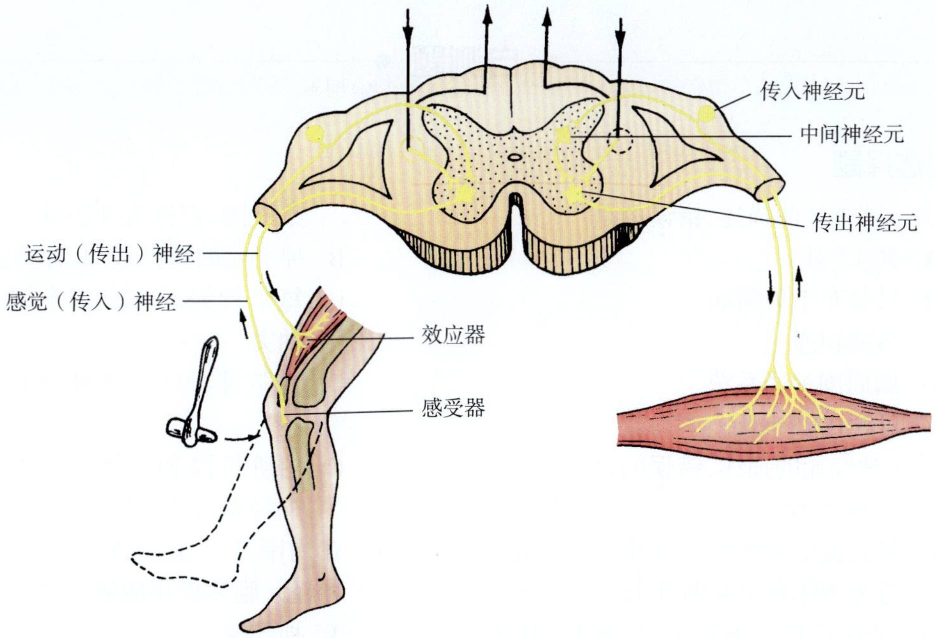

图 1-13-6　反射弧示意图

四、神经系统的常用术语

在神经系统中，不同部位的神经元胞体和突起有不同的聚集方式，因而有不同的术语名称。

1. 灰质和皮质　在中枢神经系统中，神经元胞体及树突的集聚处在新鲜标本上色泽灰暗称灰质（gray matter）。位于大脑和小脑表面的灰质称皮质（cortex）。

2. 白质和髓质　在中枢神经系统中，神经纤维的集聚处在新鲜标本上色泽白亮称白质（white matter）。位于大脑和小脑皮质深面的白质称髓质（medulla）。

3. 神经核和神经节　除皮质外，形态和功能相似的神经元胞体聚集成团，位于中枢神经系统的称神经核（nucleus）；位于周围神经系统的称神经节（ganglion）。

4. 神经纤维、神经和纤维束　神经元的轴突（或长突起）及其髓鞘统称为神经纤维（neurofibril）。在中枢神经系统中，起止、行程和功能相似的神经纤维聚集成束，称纤维束（tract）。在周围神经系统中，神经纤维聚集在一起并由结缔组织被膜包裹，称神经（nerve）。

5. 网状结构　在中枢神经系统中，若神经纤维纵横交织成网状，网眼内含有分散的神经元胞体或较小核团，称网状结构（reticular formation）。

（郭新庆　周　速）

自测题

一、A型选择题

1. 关于脑神经的描述，**错误**的是
   A. 共12对
   B. 只分布于头颈部
   C. 与脑相连
   D. 属周围神经系统
   E. 可含内脏神经
2. 关于神经元的描述，**错误**的是
   A. 即神经细胞
   B. 具有接受刺激和传导冲动等功能
   C. 分为胞体和突起两部分
   D. 通常只有一条轴突，较细长，且不发分支
   E. 是神经系统的结构和功能单位
3. 关于神经系统的描述，正确的是
   A. 形态和功能相似的神经元胞体聚集成团，都称为神经核
   B. 神经元的树突细长，称神经纤维
   C. 每个神经元均有多个树突和一个轴突
   D. 内脏神经即交感神经和副交感神经
   E. 内脏神经和躯体神经中都有感觉神经和运动神经
4. 在周围神经系统，形态和功能相似的神经元胞体聚集成团称为
   A. 神经核
   B. 神经节
   C. 灰质
   D. 皮质
   E. 神经胶质

二、名词解释

1. 灰质
2. 反射弧

三、问答题

简述周围神经系统的划分。

四、绘图题

绘出“神经系统概况”示意图，并标注下列结构：脑、脊髓、脑神经、脊神经。

第十四章

中枢神经系统

系统解剖学
第十四章数字资源

思政之光

学习目标

学习本章内容的学生能够：

思政：

传承大爱无疆，树立勇于创新、勇往直前的科学精神。

识记：

1. 复述脊髓的位置、分节和外形特点；脊髓横切面上灰、白质的配布及各部的名称。脊髓主要上行纤维束（薄束、楔束、脊髓丘脑束）和主要下行纤维束（皮质脊髓束）的位置、起止。
2. 复述脑干的组成、各部的分界、主要的外形特征；脑神经核团的名称和功能性质；脑干内主要上行纤维束的名称及其相关中继核团；锥体束的位置、起止及功能。
3. 复述小脑的位置、外形分部和小脑核的组成；间脑的位置及分部；背侧丘脑主要核团的名称及其特异性中继核团的主要纤维联系；后丘脑核团的主要纤维联系。
4. 复述大脑半球的主要沟、裂、回的名称、位置和分叶；大脑皮质各功能区的名称、位置；侧脑室的位置、形态分部；内囊的位置、分部；基底核的位置和组成。

理解：

1. 分析脊髓主要上行纤维束和主要下行纤维束损伤后的功能障碍及原因。
2. 分析脑干内主要上行纤维束和锥体束损伤后的功能障碍及原因。
3. 归纳与脑干相连的脑神经与脑神经核的关系。
4. 解释小脑扁桃体的位置及其临床意义。
5. 解释通过内囊的主要纤维束及其损伤后的临床表现。

运用：

1. 计算脊髓节段和椎骨的对应关系。
2. 应用所学知识，分析不同部位脊髓、脑损伤后可能出现的临床表现及相关的解剖学基础。
3. 具有对中枢神经系统相关疾病的诊疗意识，运用所学知识开展科学宣教。

中枢神经系统包括脊髓和脑（图 1-14-1）。脑可分为端脑、间脑、脑干和小脑 4 个部分，通常把中脑、脑桥和延髓合称为脑干，延髓向下经枕骨大孔连接脊髓。

第一节 脊 髓

案例导入

男性，35 岁，背部被人戳一刀，1 年后，左下肢完全瘫痪。检查发现：左下肢随意运动消失，腱反射亢进，肌肉无明显萎缩，Babinski 征阳性。在剑突水平以下，右侧肢体的痛、温觉丧失；左侧肢体的本体感觉和两点辨别觉丧失，触觉减弱。

思考题：

1. 推测损伤的脊髓部位和节段（参考周围神经章节的胸神经内容）。
2. 推测刀伤的椎骨位置。
3. 依据临床表现，推测脊髓的哪些纤维束发生损伤。

一、脊髓的位置和外形

高频考点 脊髓的位置和外形

脊髓（spinal cord）位于椎管内，上端平枕骨大孔处与延髓相连，下端在成年人约平第 1 腰椎体下缘，长 42~45 cm（图 1-14-1）。

脊髓呈圆柱形，前后稍扁，外包被膜。脊髓可借每对脊神经根的出入范围划分为 31 节：即 8 个颈节、12 个胸节、5 个腰节、5 个骶节和 1 个尾节。脊髓全长粗细不等，有两个膨大部：颈膨大（cervical enlargement）自第 4 颈节至第 1 胸节；腰骶膨大（lumbosacral enlargement）自第 2 腰节至第 3 骶节。膨大的形成分别与支配上肢和下肢的神经元数量较多有关。腰骶膨大以下逐渐变细，呈圆锥状，称脊髓圆锥（conus medullaris）。脊髓圆锥向下延伸为细长的、无神经组织的终丝（filum terminale），终丝向下止于尾骨的背面。

脊髓表面借前、后两条纵沟分为对称的两半，前面较深的是前正中裂，后面较浅的是后正中沟（图 1-14-2）。此外，脊髓的前外侧面有一对前外侧沟，由运动神经纤维组成的脊神经前根自此沟走出；后外侧面有一对后外侧沟，由感觉神经纤维组成的脊神经后根经此沟进入脊髓。每条脊神经后根上有一膨大，称脊神经节（spinal ganglion）。脊神经前、后根在椎间孔处合成一条脊神经，从相应的椎间孔穿出。因椎管长于脊髓，故脊神经根距相应椎间孔的距离自上而下逐渐增大。腰、骶、尾部的脊神经前、后根要在椎管内下行一段距离才能到达相应的椎间孔，脊髓圆锥以下这些神经根丝围绕终丝形成马尾（cauda equina）。在成年人一般第 1 腰椎体以下已无脊髓，只有马尾，故临床上常在第 3、4 或第 4、5 腰椎棘突之间进行蛛网膜下隙穿刺或麻醉，以避免损伤脊髓。

由于成人脊髓和脊柱的长度不等。所以脊髓的节段与脊柱的节段不完全对应。了解脊髓节段与椎骨的对应关系，对推测脊髓病灶的位置有临床应用意义（图 1-14-1，表 1-14-1）。

知识链接

腰椎穿刺术

腰椎穿刺术简称“腰穿”，是临床常用的一种诊疗操作。穿刺时，患者侧卧位，背部与床面垂直，头部向前胸尽量屈曲，两手抱膝紧贴胸部。屈髋抱膝，可使腰椎棘突间隙增宽，以利穿刺。穿刺针依次经过的结构为：皮肤、皮下组织、棘上韧带、棘间韧带、黄韧带、硬脊膜、蛛网膜。针尖进入蛛网膜下腔，将针芯慢慢抽出，即可见脑脊液滴出。

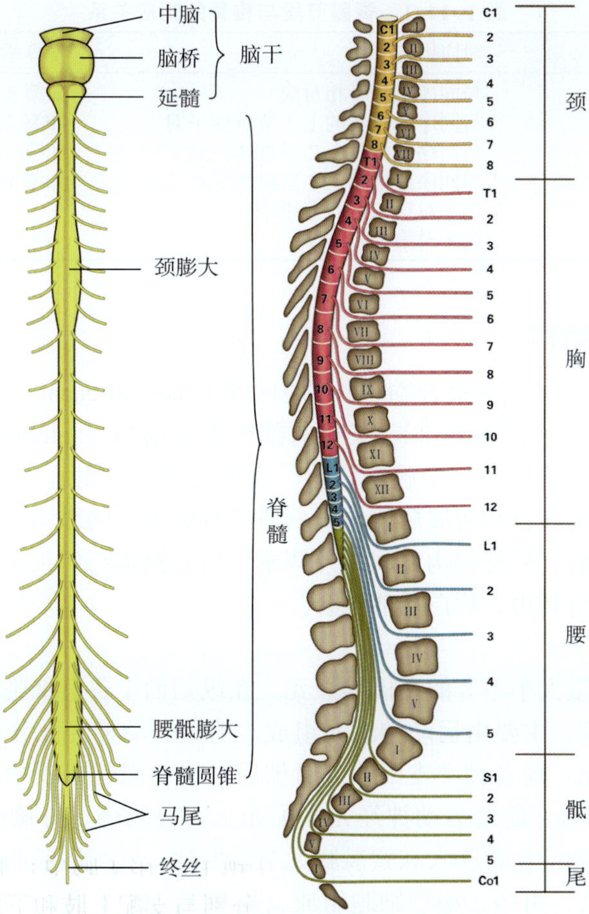

图 1-14-1 脊髓的外形和脊髓节段与椎骨的对应关系

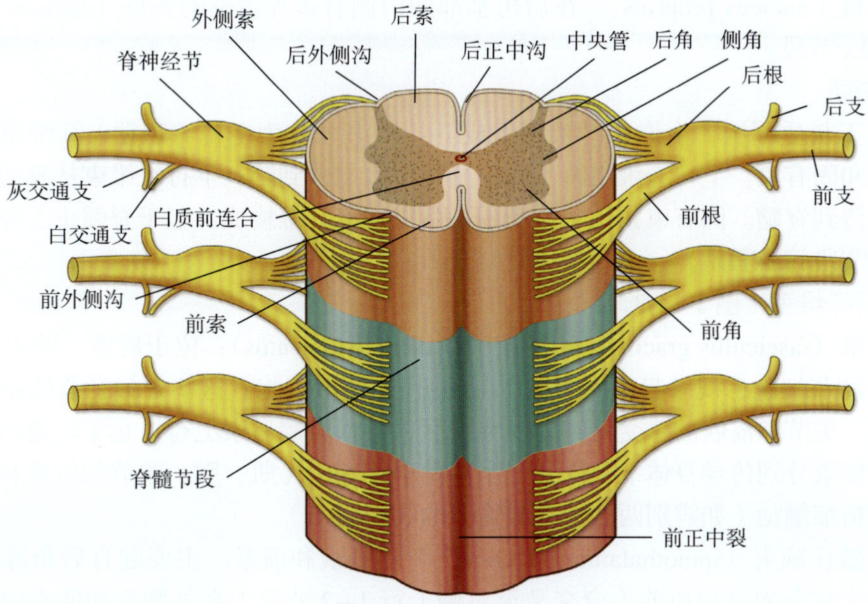

图 1-14-2 脊髓的结构

表 1-14-1 脊髓节段与椎骨的对应关系

脊髓节段	对应椎骨	推算举例
上颈髓 C_1~C_4	与同序数椎骨相对应	如第 3 颈节对应第 3 颈椎体
下颈髓 C_5~C_8 和上胸髓 T_1~T_4	与同序数椎骨的上 1 节椎体平对	如第 4 胸节对应第 3 胸椎体
中胸髓 T_5~T_8	与同序数椎骨上 2 节椎体平对	如第 6 胸节对应第 4 胸椎体
下胸髓 T_9~T_{12}	与同序数椎骨上 3 节椎体平对	如第 11 胸节对应第 8 胸椎体
腰髓 L_1~L_5	约平对第 10~12 胸椎体	
骶髓 S_1~S_5、尾髓 Co	约平对第 1 腰椎体	

二、脊髓的内部结构

在脊髓的横切面中央可见纵贯脊髓全长的中央管（central canal），管的周围是“H”形的灰质，灰质的外周是白质（图 1-14-2）。灰质前部扩大为前角（anterior horn），后部狭细为后角（posterior horn）；在胸髓和上 3 节腰髓，前、后角之间还有侧角（lateral horn）。中央管前、后的灰质分别称为灰质前连合和灰质后连合。白质借脊髓表面的纵沟分为 3 个索：前正中裂与前外侧沟之间为前索；前、后外侧沟之间为外侧索；后外侧沟与后正中沟之间为后索。在灰质前连合的前方有纤维横行越边，称白质前连合。

（一）灰质

脊髓灰质内含有大量大小不等的多极神经元。在纵切面上各群细胞纵贯成细胞柱。

1. 前角　又称前柱，主要由运动神经元组成。前角运动神经元分为大型的 α 运动神经元和小型的 γ 运动神经元：前者轴突支配梭外骨骼肌纤维，引起肌收缩；后者轴突支配梭内骨骼肌纤维，保持肌的张力。前角运动神经元在配布上可分为内、外侧两群：内侧群支配躯干肌，见于脊髓全长；外侧群在颈膨大和腰骶膨大节段发达，支配四肢肌。

2. 侧角　又称侧柱，由中、小型细胞组成，见于 T_1~L_3 节段，是交感神经的节前神经元胞体。在 S_2~S_4 节段的侧角位置，由小型神经元胞体组成的核团，是副交感神经的低级中枢，称为骶副交感核。

3. 后角　又称后柱，后角细胞主要接受后根纤维，分群较多。在后角浅层有纵贯脊髓全长的胶状质（substantia gelatinosa），参与脊髓节段间的联系。在胶状质的背方有缘层，其腹侧有后角固有核（nucleus proprius）。在后角基部的内侧有边界明确的胸核（nucleus thoracicus），仅见于 C_8~L_3 节段。

（二）白质

白质位于灰质周围，由许多纤维束组成。纤维束可分为上行（感觉）纤维束、下行（运动）纤维束和固有束。上行纤维束将不同的感觉信息上传到脑；下行纤维束从脑的不同部位将神经冲动下传到脊髓。固有束紧贴灰质周围，由短距离纤维构成，起于脊髓止于脊髓，完成脊髓节段内和节段间的联系。

1. 上行纤维束（图 1-14-3，4）

高频考点
薄束和楔束的位置和功能

（1）薄束（fasciculus gracilis）和楔束（fasciculus cuneatus）：位于后索。薄束起自同侧 T_4 以下的脊神经节细胞；楔束起自同侧 T_4 以上的脊神经节细胞。这些脊神经节细胞的周围突分布至肌、腱、关节和皮肤的感受器；中枢突经后根进入脊髓后索上行，止于延髓的薄束核和楔束核。薄、楔束分别传导身体下半部和上半部的本体感觉（肌、腱、关节的位置和运动觉以及振动觉）和精细触觉（如辨别两点距离和物体的纹理粗细）。

（2）脊髓丘脑束（spinothalamic tract）：位于外侧索和前索。主要起自后角缘层和后角固有核，纤维大部分斜经白质前连合交叉至对侧上行 1~2 节段，在外侧索和前索内上行，止于背侧丘脑。交叉至对侧外侧索上行的纤维束，称脊髓丘脑侧束，主要传导痛、温觉；交叉至对侧前索内上行的纤维束，称脊髓丘脑前束，主要传导粗触觉和压觉。

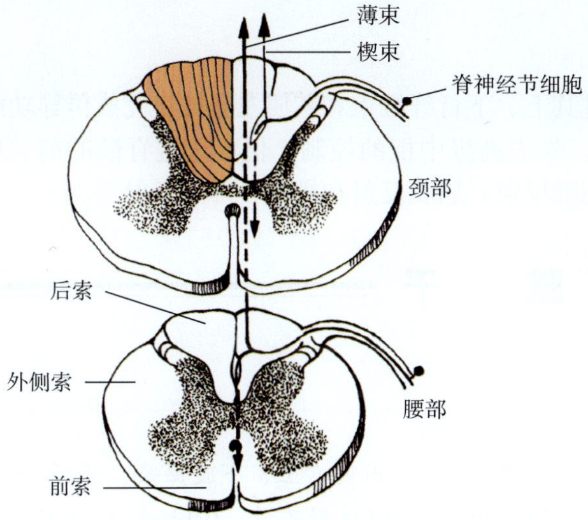

图 1-14-3　薄束和楔束

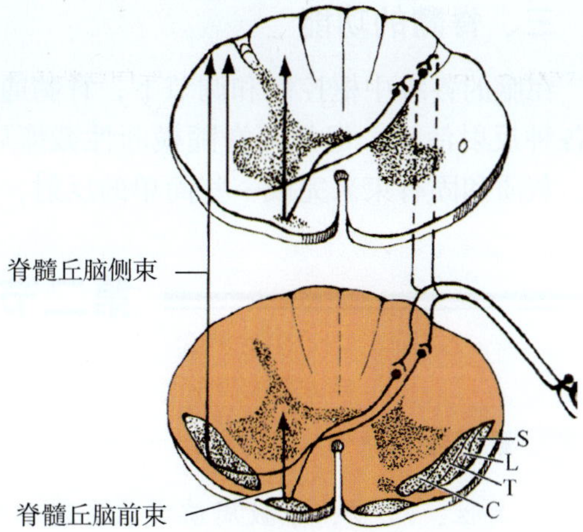

图 1-14-4　脊髓丘脑前束和侧束

（3）脊髓小脑后束（posterior spinocerebellar tract）和脊髓小脑前束（anterior spinocerebellar tract）：分别位于外侧索周边的后部和前部，主要传导下肢和躯干下部的非意识性（反射性）本体感觉。

2. 下行纤维束（图 1-14-5）

（1）皮质脊髓束（corticospinal tract）：起于大脑皮质运动中枢，下行至延髓下端，大部分纤维经锥体交叉越边，至对侧脊髓的外侧索下行，称为皮质脊髓侧束，止于其同侧前角运动神经元，支配四肢肌。没有交叉的小部分纤维在同侧前索下行，称为皮质脊髓前束，其纤维大部分经白质前连合越边至对侧，止于对侧前角运动神经元；小部分纤维不交叉止于同侧前角运动神经元，支配躯干肌。故支配四肢肌的前角运动神经元只接受对侧半球来的纤维，而支配躯干肌的运动神经元接受双侧皮质脊髓束的支配。

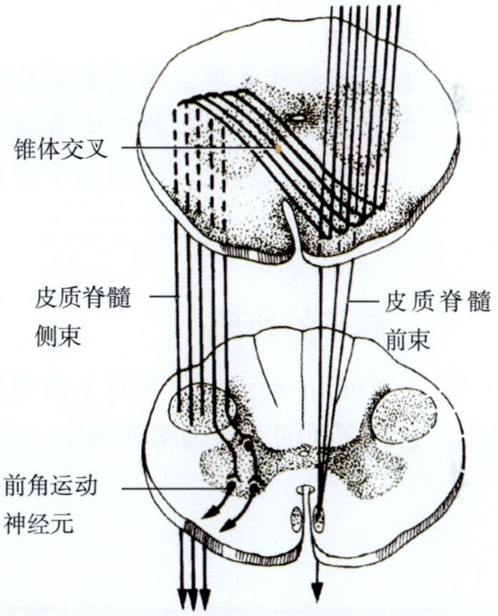

图 1-14-5　皮质脊髓侧束和前束

（2）其他的下行纤维束：均起自脑干，下行入脊髓，直接或间接止于前角运动神经元。如红核脊髓束、前庭脊髓束、顶盖脊髓束、网状脊髓束和内侧纵束，其主要参与完成与身体平衡有关的反射。

知识链接

脊髓不同部位损伤表现

脊髓灰质前角运动神经元的胞体或轴突受损时，所支配的骨骼肌失去随意运动，不能完成反射活动，肌张力降低，出现肌萎缩，为弛缓性瘫痪。脊髓若一侧皮质脊髓侧束受损，同侧伤面水平以下出现肌张力升高，腱反射亢进，肌不萎缩，并可有病理反射，如 Babinski 症等，为痉挛性瘫痪。后索病变损伤时，患侧伤面水平以下本体感觉和精细触觉丧失。脊髓内一侧脊髓丘脑束病变损伤时，患者对侧伤面水平 1~2 节以下痛、温觉丧失，因传导精细触觉的后索完好，触觉无严重障碍。

三、脊髓的功能

在脑的各级中枢控制和调节下，脊髓通过其上、下行纤维束和灰质及脊神经完成传导功能及各种反射活动。但是当脊髓横断性截瘫后，失去高级中枢的控制，仍可通过脊髓的前、后根，灰质和固有束来完成一些简单的反射，如腱反射、屈肌反射和排便、排尿反射等。

第二节 脑 干

案例导入

男性，51 岁，于数周前突然昏迷不醒，意识恢复后，出现右上、下肢瘫痪，舌活动不灵活。检查发现：右上、下肢痉挛瘫痪，肌张力增强，腱反射亢进，Babinski 征阳性，无肌萎缩。伸舌时舌尖偏向左侧，左侧舌肌明显萎缩。身体右侧（除了面部外）本体感觉和两点辨别觉完全丧失，全身痛、温觉正常。初步诊断为血管病变导致脑干损伤。

思考题：

1. 依据临床表现，推测脑干的哪些纤维束发生损伤。
2. 依据临床表现，推测哪条脑神经发生损伤。
3. 依据临床表现，推测脑干损伤的部位。

高频考点 脑干的外形

一、脑干的外形

脑干（brain stem）自下而上由延髓、脑桥和中脑三部分组成。延髓和脑桥的背面与小脑相连。它们之间的室腔为第四脑室（图 1-14-6）。

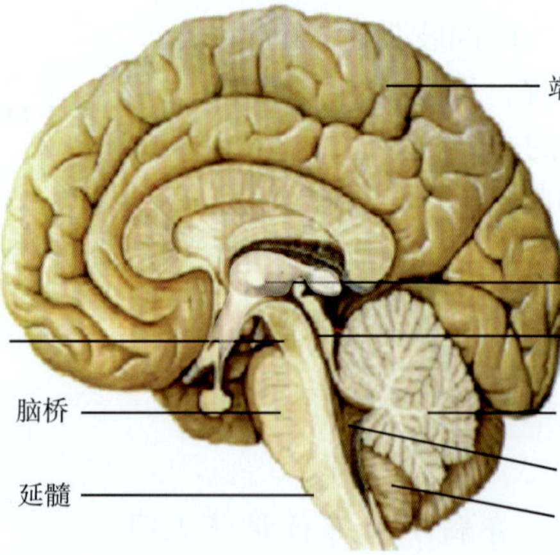

图 1-14-6 脑的正中矢状面

（一）脑干的腹侧面

1. 延髓（medulla oblongata） 位于脑干的下部，其下界平枕骨大孔处与脊髓相连；上界与脑桥之间有一横行的延髓脑桥沟。脊髓前面的前正中裂和前外侧沟均延伸到延髓腹侧面。前正中裂两侧有纵行隆起的锥体（pyramid），主要由皮质脊髓束构成。锥体下方有锥体交叉

(decussation of pyramid)。锥体外侧的卵圆形隆起称橄榄（olive)。橄榄与锥体之间的前外侧沟中有舌下神经（Ⅻ）根出脑。在橄榄的背方，自上而下可见依次排列的舌咽神经（Ⅸ)、迷走神经（Ⅹ）和副神经（Ⅺ）的根丝出入（图 1-14-7)。

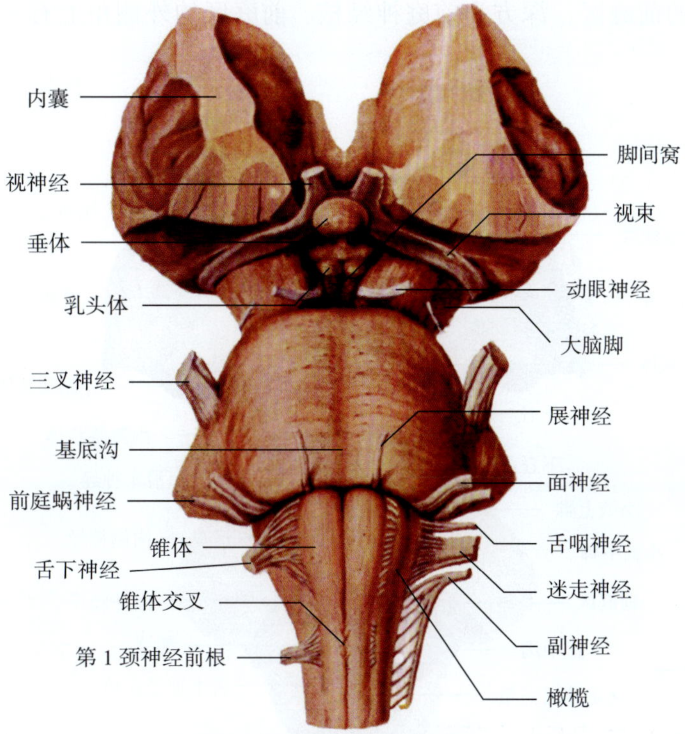

图 1–14–7　脑干腹侧面

2. 脑桥（pons） 腹侧面宽阔膨隆，上缘与中脑的大脑脚相接。下缘的延髓脑桥沟中有 3 对脑神经根，自内向外依次为展神经（Ⅵ)、面神经（Ⅶ）和前庭蜗神经（Ⅷ)。脑桥腹面正中线上有纵行的基底沟，容纳基底动脉；自基底沟向外逐渐变窄，移行为小脑中脚（middle cerebellar peduncle)，移行处有粗大的三叉神经（Ⅴ）根。

3. 中脑（midbrain） 上界是间脑的视束，下界为脑桥的上缘。两侧粗大的柱状结构为左、右大脑脚（cerebral peduncle)，两脚之间的凹陷为脚间窝，窝底有动眼神经（Ⅲ）根出脑。

（二）脑干的背侧面

1. 延髓　延髓背侧面的上部参与构成菱形窝，下部形似脊髓（图 1-14-8)。其后正中沟外侧有一对隆起，称为薄束结节（gracile tubercle)。再向外是一对楔束结节（cuneate tubercle)，它们的深面分别有薄束核和楔束核。楔束结节的外上方的隆起为小脑下脚（inferior cerebellar peduncle)。

2. 脑桥　脑桥背侧面的中部参与构成菱形窝，其两侧为小脑上脚（superior cerebellar peduncle）和小脑中脚。两侧小脑上脚间的薄层白质板，称上髓帆。

3. 中脑　中脑的背侧面有两对圆形隆起。上方的一对为上丘（superior colliculus)，下方的一对为下丘（inferior colliculus)。下丘的下方有滑车神经（Ⅳ）根出脑，是唯一自脑干背侧面出脑的脑神经。

4. 第四脑室底 即菱形窝（rhomboid fossa）（图 1-14-8）。由延髓背面的上部和脑桥背面构成。髓纹为延髓和脑桥在背面的分界线。在第四脑室底的正中线上有正中沟。正中沟的两侧各有一条与之相平行的界沟。正中沟与界沟之间，称为内侧隆起。在髓纹以上的内侧隆起上有一圆形隆凸，为面神经丘，内隐展神经核。在髓纹以下的内侧隆起上可见两个小三角区：靠内上方的为舌下神经三角，内隐舌下神经核；靠外下方的称迷走神经三角，内隐迷走神经背核。界沟外侧是三角形的前庭区，深方为前庭神经核。前庭区的外侧角上有一小隆起，称为听结节，内隐蜗神经核。

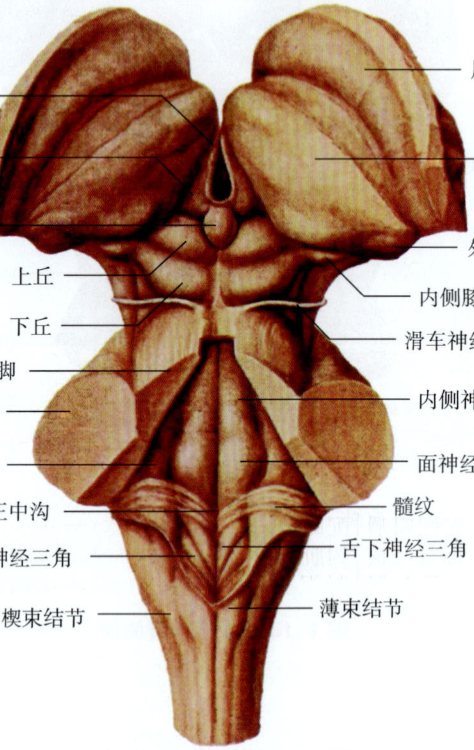

图 1-14-8 脑干背侧面

（三）第四脑室

第四脑室（fourth ventricle）是位于延髓、脑桥和小脑之间的室腔，向上经中脑水管与第三脑室相通，向下与延髓和脊髓的中央管相通（图 1-14-6，8）。第四脑室底为菱形窝。第四脑室顶朝向小脑，前部由小脑上脚及上髓帆形成；后部由下髓帆和第四脑室脉络组织形成。脉络组织中部分血管反复分支成丛，突入室腔形成第四脑室脉络丛，能产生脑脊液。第四脑室有成对的外侧孔和不成对的正中孔，与蛛网膜下隙相通。

二、脑干的内部结构

脑干内部结构由灰质、白质和网状结构组成。

（一）灰质

灰质主要位于脑干的背侧，分散成不连续的灰质团块，称为神经核。脑干的神经核分为脑神经核和非脑神经核。

1. 脑神经核 脑神经核直接与脑神经相连。第Ⅲ ~ Ⅻ对脑神经的核团都位于脑干内，排列成6个纵行的细胞柱。每一个柱并非纵贯脑干全长，多数是间断开的，可以包括数个核团（图1-14-9）。其中，脑干内的一般和特殊内脏感觉核是一个核，即孤束核。

第Ⅲ～Ⅻ对脑神经核在脑干内的排列、位置、所属功能柱、连属脑神经及其具体功能列表说明如下：

功能柱	躯体运动柱	特殊内脏运动柱	一般内脏运动柱		内脏感觉柱（一般和特殊）	一般躯体感觉柱	特殊躯体感觉柱
位置	在中线两侧	在躯体运动柱的腹外侧	在躯体运动柱的背外方		在一般内脏运动柱的外侧	在内脏感觉柱的外侧	在最外侧（前庭区深方）
中脑上丘下丘	动眼神经核*（Ⅲ）		动眼神经副核（Ⅲ）			三叉神经中脑核（Ⅴ）	
	滑车神经核(Ⅳ)						
中部脑桥中下部		三叉神经运动核（Ⅴ）				三叉神经脑桥核（Ⅴ）	
	展神经核（Ⅵ）	面神经核（Ⅶ）	上泌涎核（Ⅶ）		孤束核（Ⅶ、Ⅸ、Ⅹ）	三叉神经脊束核（Ⅴ、Ⅸ、Ⅹ）	前庭神经核（Ⅷ）蜗神经核（Ⅷ）
延髓橄榄上部		疑核（Ⅸ、Ⅹ、Ⅺ）	下泌涎核（Ⅸ）	界沟			
橄榄中部	舌下神经核(Ⅻ)		迷走神经背核（Ⅹ）				
内侧丘系交叉							
锥体交叉		副神经核（Ⅺ）					
功能	1.展神经核支配外直肌；滑车神经核支配上斜肌；其余的眼球外肌由动眼神经核支配 2.舌下神经核支配舌肌	1.三叉神经运动核支配咀嚼肌 2.面神经核支配面肌 3.疑核支配咽喉肌 4.副神经核支配胸锁乳突肌和斜方肌	1.动眼神经副核支配睫状肌和瞳孔括约肌 2.上泌涎核控制泪腺、舌下腺、下颌下腺和口鼻腔黏膜腺的分泌活动 3.下泌涎核控制腮腺的分泌活动 4.迷走神经背核控制大部分胸腹腔脏器的活动		1.核的上端接受来自味蕾的特殊内脏感觉冲动 2.其余大部接受胸腹腔脏器的一般内脏感觉冲动	1.三叉神经中脑核接受咀嚼肌、面肌和牙齿的本体感觉冲动 2.三叉神经脑桥核和脊束核接受颜面、口腔和鼻腔等处的一般感觉冲动	1.前庭神经核接受球囊斑、椭圆囊斑、壶腹嵴的平衡觉冲动 2.蜗神经核接受内耳螺旋器的听觉冲动

*表中每一脑神经核后括号内附注了其所连属的脑神经的序号。

2. 非脑神经核　非脑神经核不与脑神经直接相连，参与组成各种神经传导通路或反射通路（图1-14-10，11）。

（1）薄束核（gracile nucleus）和楔束核（cuneate nucleus）：分别位于延髓薄束结节和楔束结节深方，是薄束和楔束的终止核。

（2）红核（red nucleus）：位于中脑，呈圆柱形，接受大脑运动皮质发出的纤维和小脑的传出纤维。其传出纤维主要形成对侧的红核脊髓束，影响前角运动神经元的活动。

（3）黑质（substantia nigra）：位于中脑，是调节运动的重要中枢。黑质细胞大多含有黑色素，是脑内合成多巴胺的主要核团。临床上黑质病变，多巴胺合成减少，可引起震颤麻痹（Parkinson病）。

（4）上丘和下丘：上丘主要是视觉反射中枢，发出的纤维形成顶盖脊髓束，完成由光、声刺激所引起的反射活动。下丘是听觉传导通路上的重要中继核，发出纤维至内侧膝状体；也发出纤维至上丘，参与听觉反射活动。

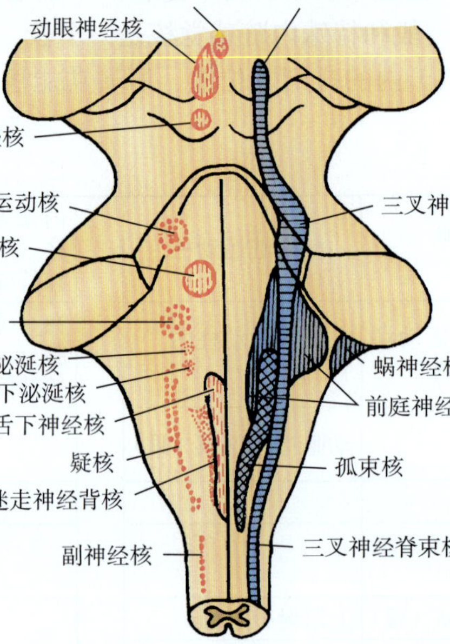

图 1-14-9 脑神经核在脑干背侧面的投影

高频考点

脑神经核的位置和功能

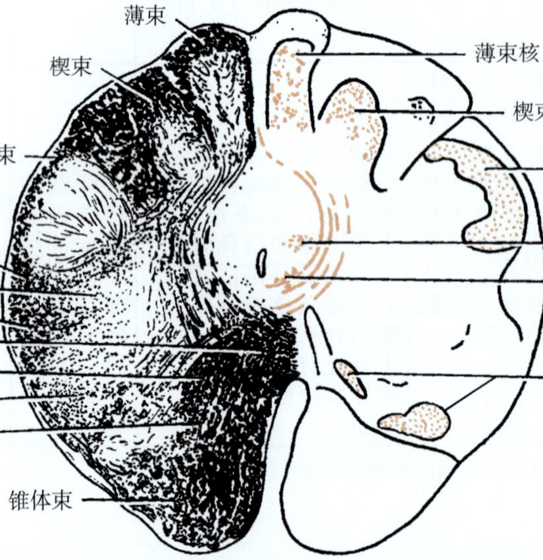

图 1-14-10 延髓下部代表切面（经内侧丘系交叉）

知识链接

帕金森病

帕金森病（Parkinson's disease，PD）是一种常见的神经系统变性疾病，老年人多见。帕金森病最主要的病理改变是中脑黑质多巴胺能神经元的变性死亡，由此而引起纹状体多巴胺含量显著性减少而致病。患者主要表现为肌肉强直、运动迟缓、随意运动减少和震颤等。典型患者可伴有面部表情呆板和手的静止震颤（搓丸样动作），同时还可伴有认知障碍及抑郁等精神症状。药物治疗是帕金森病最主要的治疗手段，手术治疗是一种

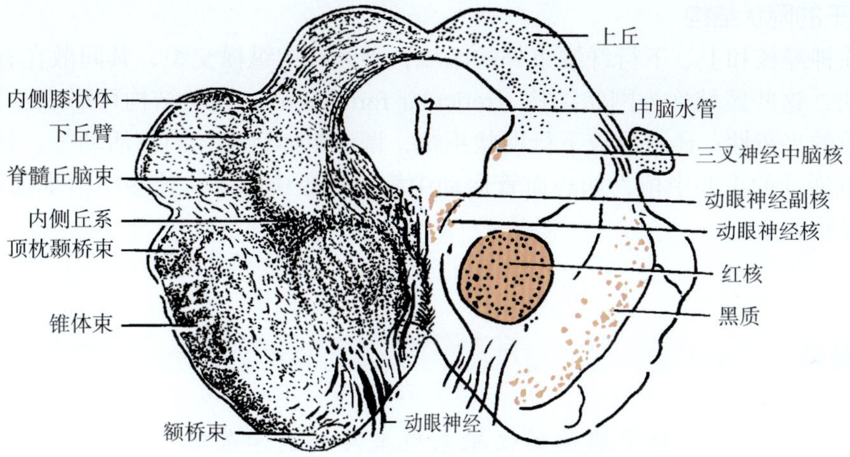

图 1-14-11　中脑代表切面（经上丘）

有效补充。目前应用的治疗手段虽然只能改善症状，不能阻止病情的进展，也无法治愈疾病，但有效的治疗能显著提高患者的生活质量。

（二）白质

主要是一些上、下行纤维束（图 1-14-10，11）。

1. 上行纤维束

（1）内侧丘系（medial lemniscus）：由薄束核和楔束核发出的纤维在中央管腹侧，呈弓形左、右交叉，称为内侧丘系交叉，交叉后的纤维在中线两侧上行成为内侧丘系，终止于背侧丘脑的腹后外侧核。传导身体对侧躯干、四肢的意识性本体感觉和精细触觉。

（2）三叉丘系（trigeminal lemniscus）：由三叉神经脊束核和三叉神经脑桥核发出的纤维交叉至对侧上行成为三叉丘系，向上止于背侧丘脑腹后内侧核。传导对侧头面部的痛、温觉和触、压觉。

（3）外侧丘系（lateral lemniscus）：由蜗神经核发出的纤维，大部分交叉至对侧上行形成外侧丘系，止于下丘；小部分不交叉纤维加入同侧外侧丘系。传导双侧的听觉冲动，以对侧为主。

（4）脊髓丘系（spinal lemniscus）：由脊髓丘脑侧束和脊髓丘脑前束进入脑干后合在一起组成，在脑干上行于内侧丘系的背外侧，终止于背侧丘脑的腹后外侧核。传导身体对侧躯干、四肢的痛、温觉和粗触觉、压觉。

2. 下行纤维束

（1）锥体束（pyramidal tract）：是自大脑皮质发出控制骨骼肌随意运动的下行纤维束。其中一部分纤维到脊髓，止于前角运动细胞，称皮质脊髓束；另一部分止于 8 对脑神经运动核（与骨骼肌有关的，下同），称皮质核束（corticonuclear tract）。

皮质脊髓束下行至延髓下部，其大部分纤维经锥体交叉越至对侧下行，形成皮质脊髓侧束；小部分不交叉纤维仍在同侧下行，形成皮质脊髓前束。皮质核束的纤维在脑干下行过程中，陆续终止于除面神经核下部和舌下神经核以外的双侧脑神经运动核，支配大部分双侧的头面部骨骼肌和对侧眼裂以下的表情肌及对侧舌肌

（三）脑干的网状结构

脑干内除神经核和上、下行纤维束外的区域，神经纤维纵横交织，其间散在有诸多大小不等的灰质团块，这些区域称为网状结构（reticular formation）。网状结构可形成上行网状系统，影响大脑皮质的兴奋性；还可形成下行网状系统，调节躯体运动、内脏活动等。延髓网状结构中有调节内脏活动的重要中枢，如心血管运动中枢、呼吸中枢等，这些中枢受损可造成呼吸、心跳停止，导致死亡。

知识链接

脑干损伤的临床表现及其解剖学基础

脑干损伤是指中脑、脑桥和延髓的损伤，是一种严重的颅脑损伤。其损伤原因及临床表现如下：

1. 一侧椎动脉的延髓支阻塞可引起德热里纳综合征，又称延髓内侧综合征。可引起锥体束、内侧丘系和舌下神经根的损伤。临床表现为对侧上、下肢硬瘫；对侧躯干和四肢的位置觉、运动觉和精细触觉消失；伸舌时，舌尖偏向患侧。

2. 一侧小脑下后动脉阻塞可引起 Wallenberg 综合征，又称延髓背外侧综合征。主要损伤的结构有三叉神经脊束及脊束核、脊髓丘脑束及疑核。临床表现为损伤同侧头面部及对侧躯干、肢体痛觉、温度觉减退或消失；同侧软腭、咽喉肌麻痹致吞咽困难、声音嘶哑。若伤及下丘脑投射到胸髓外侧核的交感神经下行通路时，可引起霍纳（Horner）综合征。表现为伤侧瞳孔缩小，上睑下垂，面部皮肤潮红，汗腺分泌障碍。

3. 损伤一侧脑桥中、下部，可伤及皮质脊髓束、展神经根，引起脑桥基底部综合征。临床表现为对侧上、下肢硬瘫；同侧眼球不能外展。

4. 损伤中脑脚底部而伤及皮质脊髓束、动眼神经根时，称 Weber 综合征。临床表现为对侧上、下肢硬瘫；同侧眼外肌除外直肌和上斜肌外均瘫痪，瞳孔散大。

第三节 小脑和间脑

一、小脑

小脑（cerebellum）（图 1-14-6）位于颅后窝，以上、中、下 3 对小脑脚连接于脑干的背面。

（一）小脑的外形和分叶

1. 小脑的外形　小脑的中间部比较狭窄，称为小脑蚓（vermis），两侧部膨大称为小脑半球（cerebellar hemisphere）。小脑上面比较平坦；下面近枕骨大孔处，小脑蚓两旁的膨出部分，称小脑扁桃体。小脑表面有许多大致平行的浅沟，将小脑分成许多小脑叶片。小脑上面前 1/3 与后 2/3 交界处有一横行深沟称原裂（图 1-14-12，13）。

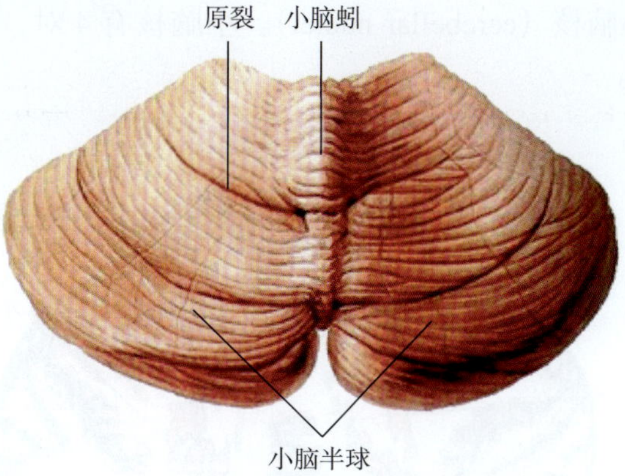

图 1-14-12　小脑上面

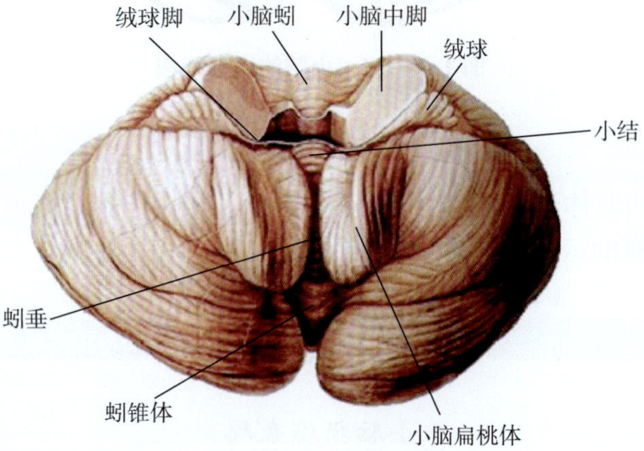

图 1-14-13　小脑下面

知识链接

小脑扁桃体疝

当颅脑外伤或颅内肿瘤等导致颅内压升高时，小脑扁桃体可移位嵌入枕骨大孔，形成小脑扁桃体疝，压迫延髓，危及生命（图 1-14-6）。

2. 小脑的分叶　小脑依其表面的沟裂可分为三叶：①绒球小结叶，位于小脑下面的前部，包括半球上的绒球和小脑蚓中的小结，两者间以绒球脚相连。②小脑前叶，位于小脑上面的原裂以前部分。③小脑后叶，为原裂以后的部分。

绒球小结叶在种系发生上最古老，称原小脑；小脑前叶及小脑蚓下部的蚓锥体和蚓垂，在种系发生上晚于绒球小结叶，称旧小脑；除原、旧小脑以外的其余部分，在种系发生上出现最晚，称为新小脑。

（二）小脑的内部结构

小脑表面的灰质称小脑皮质（cerebellar cortex）；皮质深面的白质，称小脑髓质；髓质内

高频考点 小脑的内部结构

又有若干灰质团块，称小脑核（cerebellar nuclei）。小脑核有 4 对，包括齿状核、栓状核、球状核和顶核（图 1-14-14）。

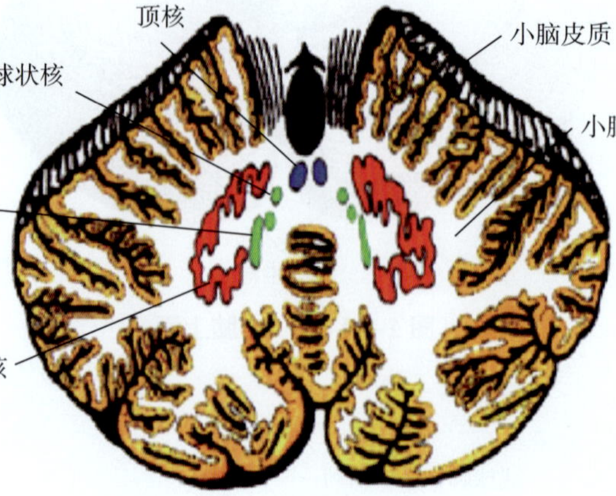

图 1-14-14 小脑的内部结构

（三）小脑的功能

小脑是一个重要的躯体运动调节中枢。其功能是维持身体平衡（原小脑）、调节肌张力（旧小脑）和协调骨骼肌的运动（新小脑）。

知识链接

小脑损伤表现

原小脑损伤，患者站立不稳，步态蹒跚。旧小脑病变，主要表现为肌张力降低。新小脑病变，表现为运动不协调（共济失调），如步行时抬足过高、手指不能准确指到鼻尖等。

二、间脑

间脑（diencephalon）位于中脑与端脑之间，除腹面的一小部分露于表面以外，其他部分被大脑半球所掩盖。间脑分为上丘脑、背侧丘脑、后丘脑、底丘脑和下丘脑 5 部分（图 1-14-6，15）。间脑的室腔为第三脑室（third ventricle），位于间脑的中线上，呈矢状位的裂隙状，向后通中脑水管，向前经两个室间孔与大脑半球内的侧脑室相通。

（一）丘脑

丘脑（dorsal thalamus）又称背侧丘脑，为两个卵圆形的灰质团块，借丘脑间粘合连接。丘脑外侧面邻接端脑的内囊，内侧面参与构成第三脑室侧壁；其下缘以下丘脑沟与其腹侧的下丘脑分界。

丘脑被其内部的"Y"字形内髓板分隔为 3 个主要的核群（图 1-14-16），即前核群、内侧核群和外侧核群。外侧核群可分为背、腹两层。腹层的核团由前向后分别称为腹前核、腹外侧核和腹后核。腹后核又分为腹后内侧核（ventral posteromedial nucleus）和腹后外侧核（ventral posterolateral nucleus）。腹后内侧核接受三叉丘系和来自孤束核的味觉纤维；腹后外侧核接受内侧丘系和脊髓丘脑束的纤维。上述两核均发出纤维（丘脑中央辐射）投射至大脑皮质躯体感觉区。

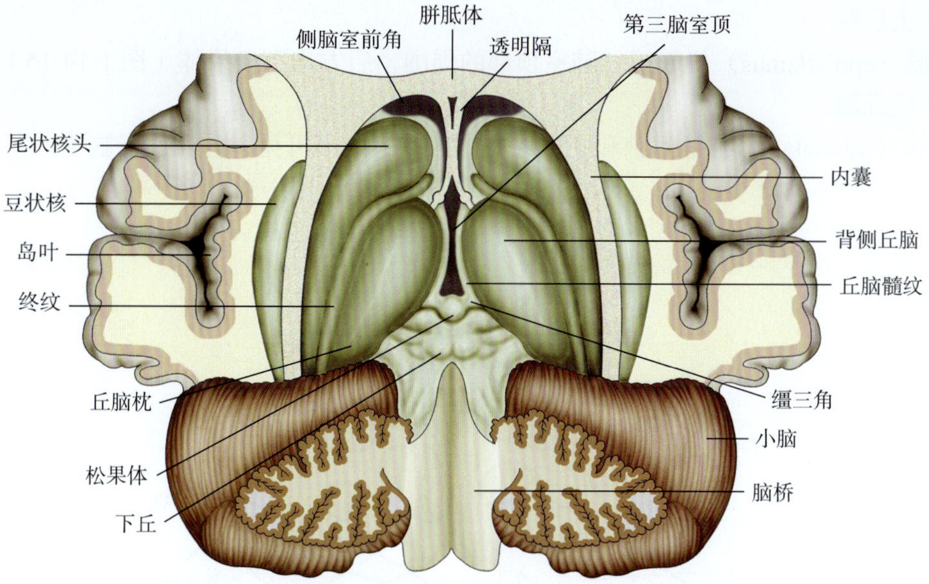

图 1-14-15　间脑的背侧面

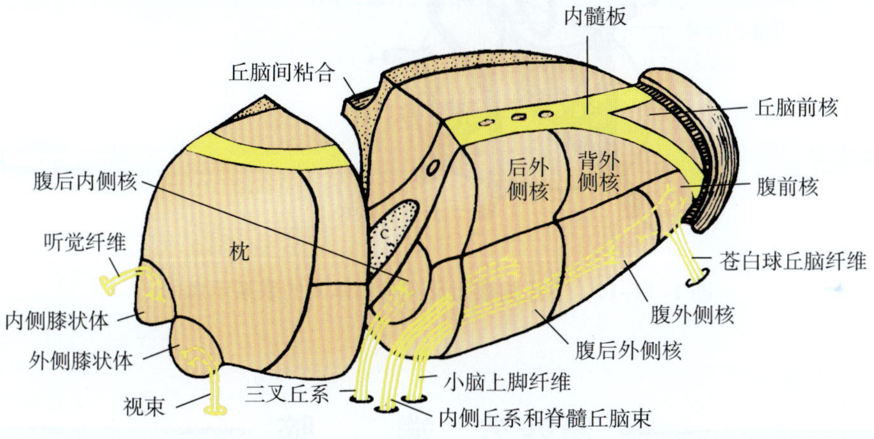

图 1-14-16　人右侧背侧丘脑核团的立体观模式图

（二）后丘脑

后丘脑（metathalamus）（图 1-14-16）位于背侧丘脑的后下方，包括内侧膝状体（medial geniculate body）和外侧膝状体（lateral geniculate body），分别借下丘臂和上丘臂连接下丘和上丘。内侧膝状体接受下丘来的听觉纤维，发出纤维形成听辐射，投射至颞叶的听觉皮质。外侧膝状体接受视束纤维，发出纤维形成视辐射，投射至枕叶的视觉皮质。

（三）下丘脑

下丘脑（hypothalamus）（图 1-14-17）位于下丘脑沟以下，构成第三脑室侧壁的下份和底壁。在脑底面，此部前方为视交叉，向后延续为视束。视交叉后方有灰结节，灰结节向下移行为漏斗与垂体相连。灰结节后方还有一对圆形隆起，称乳头体。

高频考点 间脑的分部

下丘脑的主要核团有视上核（supraoptic nucleus）和室旁核（paraventricular nucleus），此两核分泌催产素和加压素，经它们的轴突运送至垂体后叶并释放入血液，影响靶器官。下丘脑通过与垂体的联系，成为调节内分泌活动的重要中枢。同时，下丘脑也是调节内脏活动的高

（四）上丘脑

上丘脑（epithalamus）位于第三脑室顶部的周围，后方连有松果体（图 1-14-15）。

（五）底丘脑

底丘脑（subthalamus）是间脑和中脑的移行区，表面不可见，内含底丘脑核。

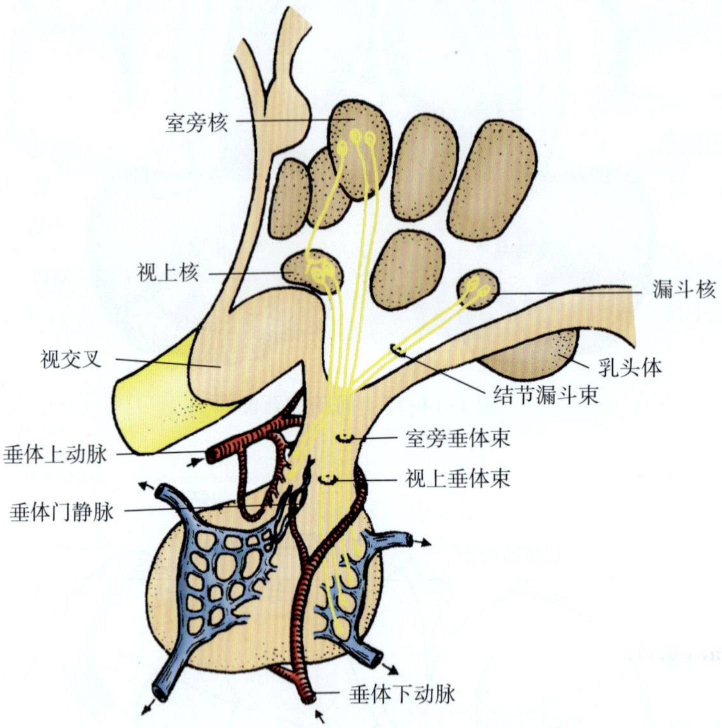

图 1-14-17 下丘脑核团及其与垂体间的联系示意图

第四节 端 脑

案例导入

女性，68 岁，在一次情绪激动时突然晕倒，不省人事。两天后意识恢复，但右侧肢体瘫痪。数周后检查发现：右上、下肢痉挛性瘫痪，肌张力增强，腱反射亢进。右侧眼裂以下面肌瘫痪，口角歪向左侧。右侧舌肌瘫痪，伸舌时舌尖偏向右侧，无舌肌萎缩。整个右半身的各种感觉丧失，但触觉仍存在。两眼视野右侧同向性偏盲。

思考题：

1. 依据临床表现，推测哪些纤维束发生损伤。
2. 依据临床表现，推测损伤的部位。

一、端脑的外形

端脑（telencephalon）（图 1-14-6）由左、右大脑半球借胼胝体相连而成。两侧大脑半球由大脑纵裂将其不完全分隔开；大脑半球与小脑之间的间隙，称大脑横裂。

（一）大脑半球的分叶

每个大脑半球有 3 个面，即膨隆的上外侧面、两半球相对的内侧面和下面（底面）（图 1-14-18，19，20）。大脑半球表面布满深浅不同的沟，沟与沟之间为隆起的回（gyri）。有 3 个深而恒定的沟作为分叶的标志：①外侧沟（lateral sulcus），是半球最深的沟，起自半球的前下面，转至上外侧面，行向后上。②中央沟（central sulcus），起自半球上缘中点的稍后方，斜向前下。③顶枕沟（parieto-occipital sulcus），位于半球内侧面的后部，自前下斜向后上。

高频考点
端脑的外形

借上述三沟可将半球分为五叶：中央沟以前，外侧沟以上的部分是额叶（frontal lobe）；中央沟以后，顶枕沟以前的部分为顶叶（parietal lobe）；外侧沟以下的部分为颞叶（temporal lobe）；顶枕沟以后的部分为枕叶（occipital lobe）；岛叶（insular lobe）藏于外侧沟的深部。

（二）大脑半球的重要沟回

1. 上外侧面（图 1-14-18）

（1）额叶：中央沟的前方有一条与其平行的中央前沟，两沟间为中央前回（precentral gyrus）。中央前沟的前方有上、下两条与大脑纵裂平行的沟，分别称额上沟和额下沟。两沟将额叶上外侧面余部分为额上回、额中回和额下回。

（2）顶叶：中央沟的后方有一条与其平行的中央后沟，两沟间为中央后回（postcentral gyrus）。中央后沟的后方有一与半球上缘大致平行的顶内沟，此沟以上部分为顶上小叶，以下部分为顶下小叶。顶下小叶又分为两部，包绕外侧沟后端的脑回称缘上回，围绕颞上沟末端的脑回为角回。

（3）颞叶：外侧沟的下方有两条与其平行的颞上沟和颞下沟。两沟将颞叶分为颞上回、颞中回和颞下回。自颞上回转入外侧沟的下壁上，有两个短小的横行脑回，称为颞横回（transverse temporal gyri）。

2. 内侧面（图 1-14-19） 可见连结两侧大脑半球的巨大纤维束的断面，称为胼胝体（corpus callosum），上方有与之平行的扣带沟，两者间为扣带回。扣带回外周部约中份处有中央旁小叶，它是中央前、后回上端延伸至内侧面的部分。在内侧面后部，有始于胼胝体后下方的距状沟（calcarine sulcus），呈弓形行至枕叶后端。距状沟与顶枕沟之间称楔叶，距状沟下方为舌回。

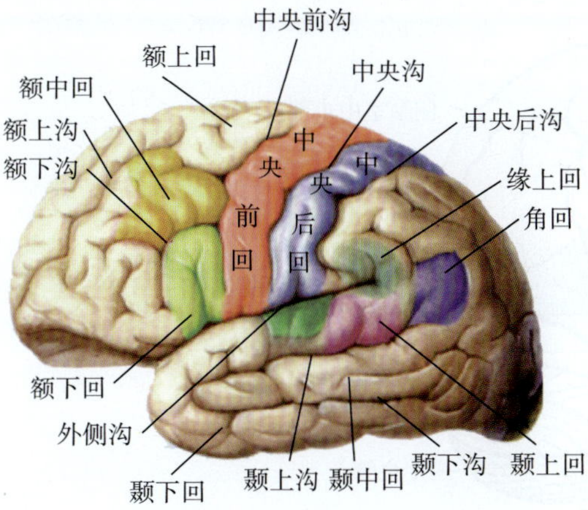

图 1-14-18　大脑半球的上外侧面

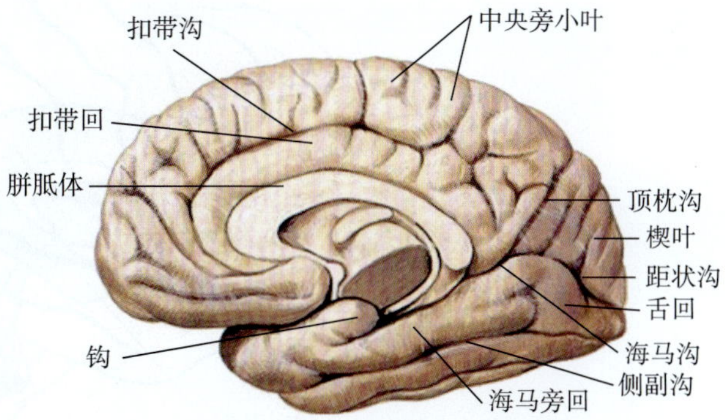

图 1-14-19　大脑半球的内侧面

3. 下面（图 1-14-20） 额叶下面靠内侧有一条嗅束，其前端膨大称嗅球，后端扩展为嗅三角。枕叶和颞叶下面内侧部有海马旁回，其前端膨大向后弯成钩形，称为钩。海马旁回的外侧以侧副沟为界，内侧以海马沟为界（图 1-14-19）。海马沟的上方，有呈锯齿状的齿状回。此

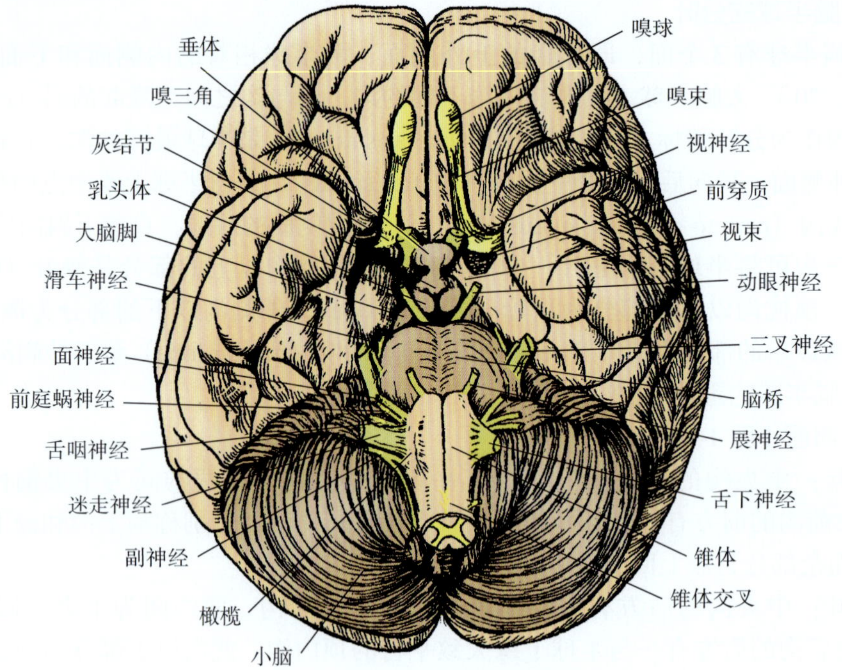

图 1-14-20 脑的底面

二、端脑的内部结构

大脑表面的灰质是大脑皮质，深方为髓质；深部髓质中包含有若干灰质团块，称基底核；半球内的室腔为侧脑室。

（一）侧脑室

侧脑室（lateral ventricle）（图 1-14-21）内含脑脊液。左、右各一，略呈“C”形，可分为四部：①中央部，位于顶叶内，发出 3 个角；②前角，向前伸入额叶；③后角，向后伸入枕叶；④下角，向前下伸入颞叶。左、右侧脑室分别经室间孔与第三脑室相通。侧脑室内有脉络丛，产生脑脊液。

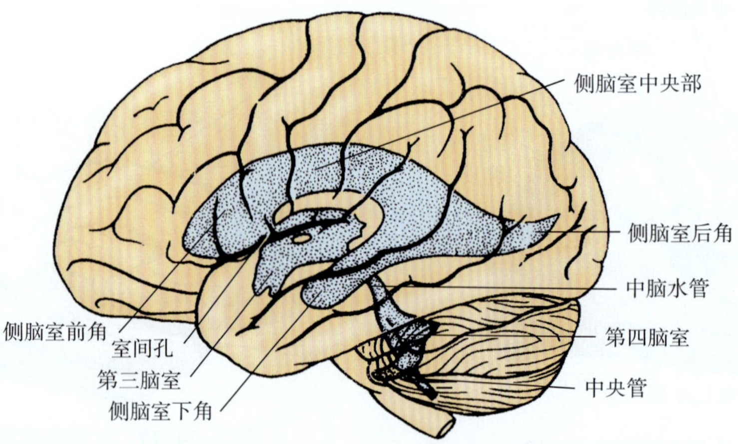

图 1-14-21 侧脑室

（二）基底核

基底核（basal nuclei）包括尾状核、豆状核、杏仁体和屏状核（图 1-14-22）。

1. 尾状核（caudate nucleus） 全长都与侧脑室相邻，可分头、体、尾部。尾部末端连接杏仁体。

2. 豆状核（lentiform nucleus）　位于背侧丘脑的外侧，两者间的白质为内囊（图 1-14-23）。豆状核被髓板分为两部：外侧部称壳（putamen）；内侧部称苍白球（globus pallidus）。尾状核和豆状核合称为纹状体（corpus striatum）。在种系发生上，尾状核和壳是较新的结构，称新纹状体；苍白球较古老，称旧纹状体。

3. 杏仁体　位于海马旁回钩的深面，与尾状核尾相连，属边缘系统。

4. 屏状核　为位于岛叶皮质和豆状核之间的一薄层灰质，功能不明。

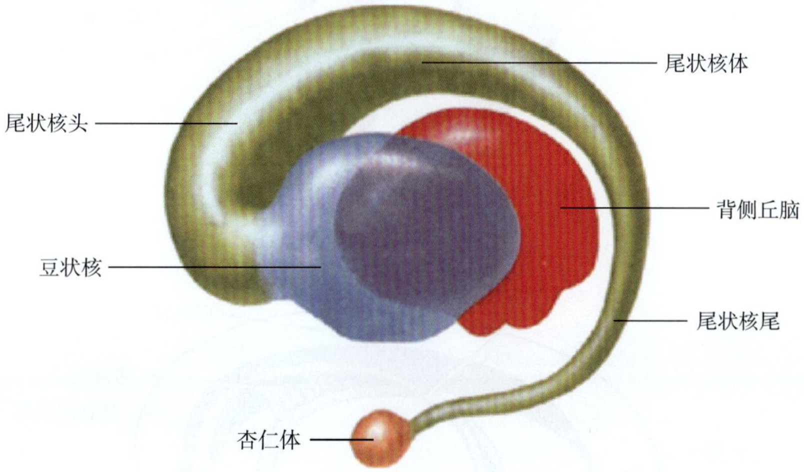

图 1-14-22　基底核和背侧丘脑

知识链接

纹状体病变表现

纹状体是躯体运动的一个主要调节中枢，病变后的主要表现是运动不正常和肌张力的改变。其中一类主要表现为运动减少，肌张力亢进，如震颤麻痹（Parkinson 病）患者，主要症状为震颤、肌张力过高、随意运动减少，运动缓慢、面部表情呆板。另一类表现为运动过多，肌张力低下，如舞蹈病，主要表现为上肢和头面部不自主和无目的动作。

（三）大脑髓质

大脑髓质由大量神经纤维组成。纤维可分为三类：

1. 连合纤维　是连接左右大脑半球的纤维，包括胼胝体（corpus callosum）、前连合和穹窿连合（图 1-14-23，24）。胼胝体位于大脑纵裂底，在脑的正中矢状切面上，呈弓形，由前向后分别为嘴、膝、干和压部 4 部分。

2. 联络纤维　是联系本侧半球内部回与回或叶与叶之间的纤维。短纤维联系相邻脑回，称弓状纤维；长纤维联系同侧半球各脑叶，如上纵束、下纵束、钩束和扣带等（图 1-14-25）。

3. 投射纤维　连接大脑皮质和皮质下中枢的上、下行纤维称为投射纤维。这些纤维绝大部分经过内囊。内囊（internal capsule）为一宽厚的白质层，位于尾状核、背侧丘脑与豆状核之间（图 1-14-23，26）。在端脑的水平切面上，内囊呈尖端向内侧的“>”形，可分为三部：①内囊前肢，位于豆状核与尾状核头之间；②内囊后肢，位于豆状核与背侧丘脑之间；③内囊膝，为前、后肢间的结合部。通过内囊各部的纤维束的名称和位置中比较重要的是，内囊膝

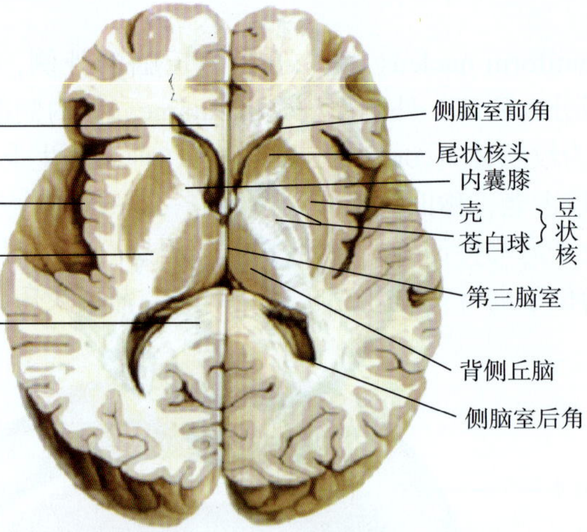

图 1-14-23 大脑半球的水平切面

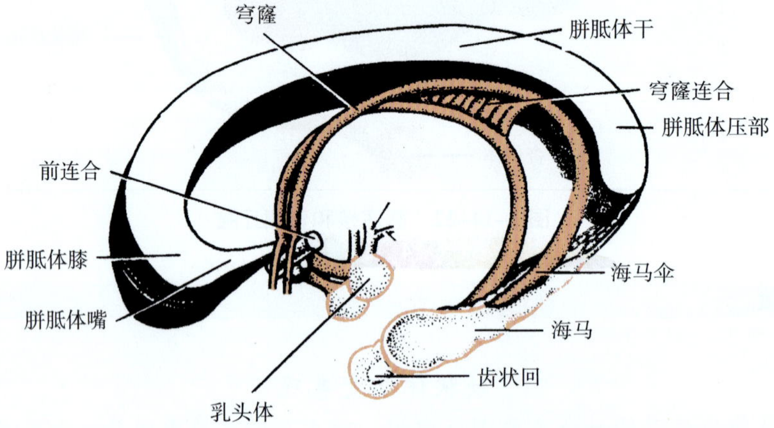

图 1-14-24 大脑半球髓质连合纤维示意图

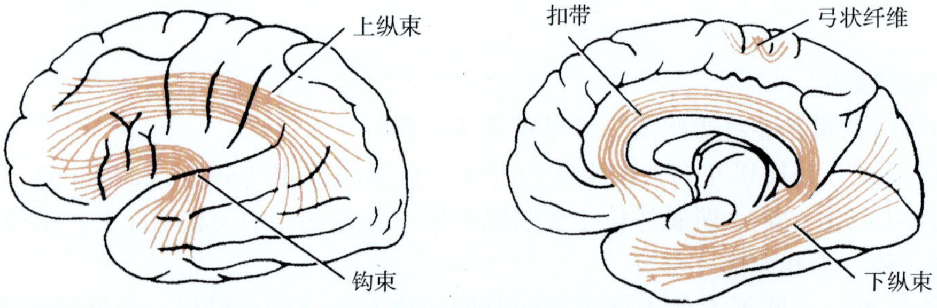

图 1-14-25 大脑半球髓质的联络纤维（外侧面和内侧面观）

损伤，患者可出现对侧半身浅、深感觉丧失；对侧半身痉挛性瘫痪；两眼视野对侧半偏盲，即“三偏症”。

（四）大脑皮质

大脑皮质（cerebral cortex）是神经系统的最高中枢。依据细胞和纤维构筑的不同，可将全

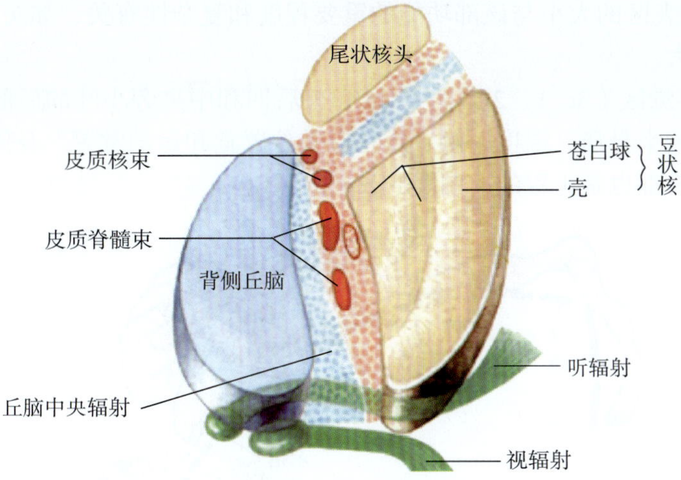

图 1-14-26　内囊模式图

部大脑皮质分为若干区，各区各有其不同的主要功能。目前应用最广的是将大脑皮层分为 52 个功能区的 Brodmann 分区法（图 1-14-27）。

1. 第Ⅰ躯体运动区（4、6 区）　主要位于中央前回和中央旁小叶的前部。自此区发出锥体束，控制骨骼肌随意运动。身体各部在此区的投影犹如倒置的人形，但头部仍然是正置的

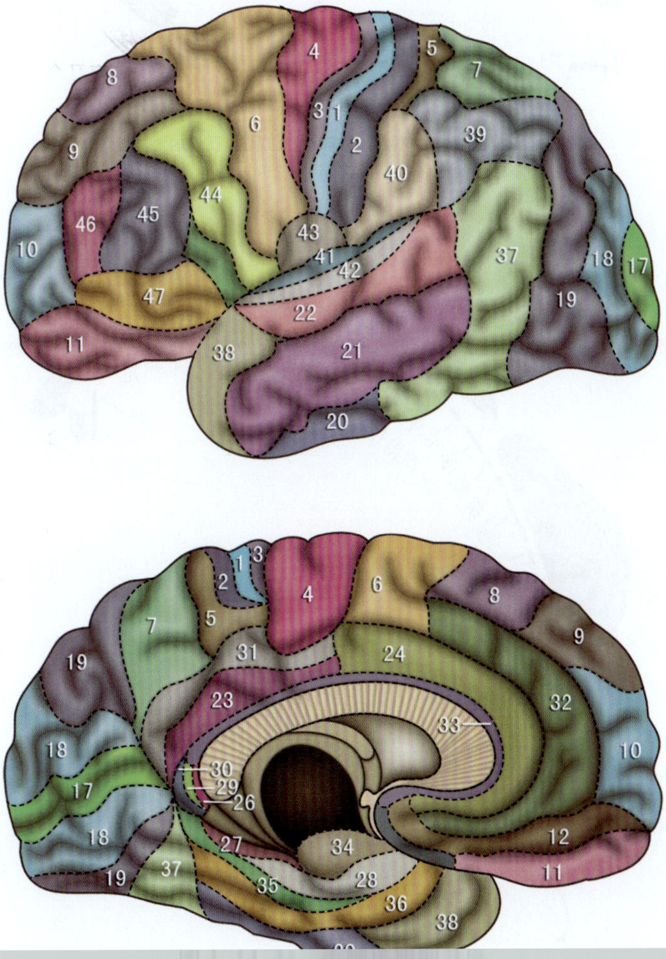

（图 1-14-28）。各代表区的大小与该部功能的重要程度和复杂性有关，如头和手的运动很精细，所以占的面积比较大。

2. 第Ⅰ躯体感觉区（3、1、2 区） 位于中央后回和中央旁小叶的后部。该区接受背侧丘脑腹后核传来的对侧半身痛、温度、触、压觉以及位置觉和运动觉等。身体各部在此区的投影也如倒置的人形，头部也是正置的（图 1-14-29）。

高频考点

大脑皮质的功能定位

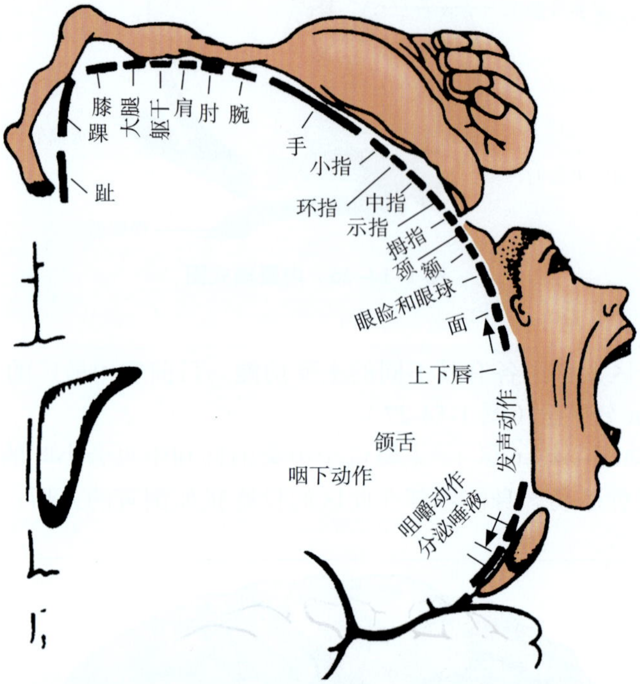

图 1-14-28 人体各部在第Ⅰ躯体运动区的定位

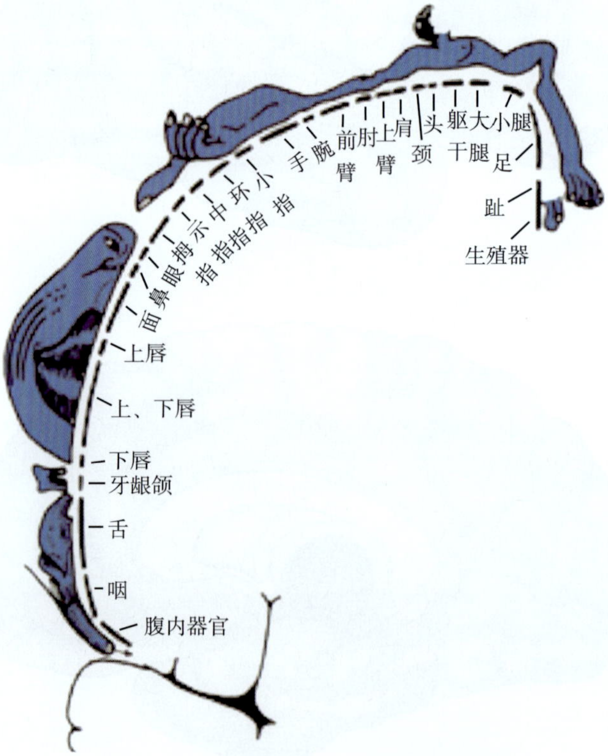

图 1-14-29 人体各部在第Ⅰ躯体感觉区的定位

3. 视区（17 区）　位于枕叶内侧面距状沟两侧的皮质，接受外侧膝状体发来的视辐射纤维。因视神经在视交叉处部分纤维交叉，一侧视区接受同侧视网膜颞侧半和对侧视网膜鼻侧半传来的信息，管理双眼对侧半视野的物象。

4. 听区（41、42 区）　位于颞横回，接受内侧膝状体发出的听辐射纤维。因一侧听区接受来自两耳的听觉冲动，故一侧听区受损，仅有轻度双侧听力障碍，不致引起全聋。

5. 语言中枢　优势半球有说话、听话、书写和阅读四个语言中枢（图 1-14-30）：

（1）运动性语言中枢（说话中枢）：位于额下回后部（又称 Broca 区）。此区受损，虽唇、舌、咽喉肌未瘫痪，但不能说出有意义的语言，称为运动性失语症。

（2）听觉性语言中枢（听话中枢）：位于颞上回后部。此区受损，虽然听觉正常，但听不懂别人讲话的意思，自己讲的话也同样不理解，称为感觉性失语症。

（3）书写中枢：在额中回后部。此区受损，虽然手部的运动没有障碍，但不能以书写方式表达意思，称为失写症。

（4）视觉性语言中枢（阅读中枢）：位于顶下小叶的角回。此区受损，视觉没有障碍，但不理解曾认识的文字的含意，称为失读症。

（五）边缘系统

在半球的内侧面，围绕胼胝体的隔区、扣带回、海马旁回、海马和齿状回等，合称为边缘叶（图 1-14-19）。边缘叶以及与它联系密切的皮质和皮质下结构共同组成边缘系统（limbic system）。边缘系统的功能与内脏调节、学习记忆、情绪反应和性活动等有关。

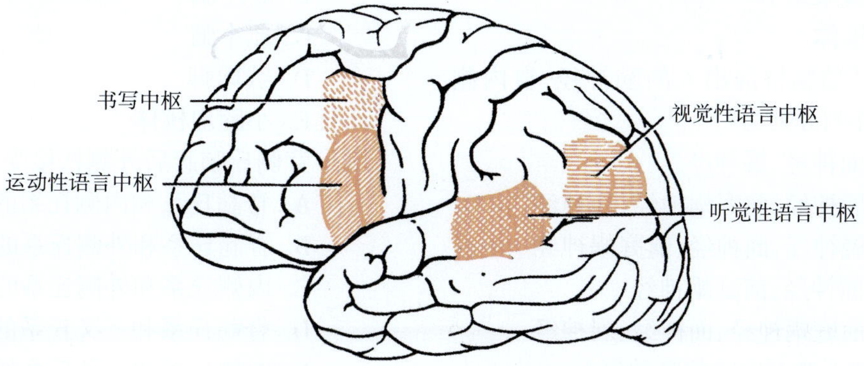

图 1-14-30　左侧大脑半球的语言中枢

（郭新庆　崔颜宏）

自测题

一、A 型选择题

1. 成人脊髓圆锥下端平齐
   A. 第 1 腰椎体下缘
   B. 第 2 腰椎体下缘
   C. 第 3 腰椎体下缘
   D. 第 1 骶椎体下缘

2. 脊髓第 6 颈节段平对
   A. 第 4 颈椎体
   B. 第 5 颈椎体
   C. 第 6 颈椎体
   D. 第 7 颈椎体
   E. 第 8 颈椎体

3. 前角运动神经元损伤导致骨骼肌失去随意运动,表现为
A. 不能完成反射活动
B. 肌张力增高
C. 不出现肌萎缩
D. 属痉挛性瘫痪
E. 伴有痛温觉丧失

4. 关于皮质脊髓束的描述,正确的是
A. 皮质脊髓前束纤维都经白质前连合越边止于对侧前角运动神经元
B. 皮质脊髓侧束纵贯脊髓全长
C. 皮质脊髓侧束支配躯干肌
D. 在脊髓节段损伤皮质脊髓侧束同侧伤面水平以下产生弛缓性瘫痪
E. 皮质脊髓前束支配四肢肌

5. 延髓前正中裂两旁的隆起是
A. 小脑下脚
B. 楔束结节
C. 橄榄
D. 薄束结节
E. 锥体

6. 从延髓脑桥沟出入的脑神经,自内侧向外侧分别为
A. 面神经、展神经
B. 展神经、前庭蜗神经、面神经
C. 展神经、面神经、前庭蜗神经
D. 面神经、前庭蜗神经
E. 前庭蜗神经、面神经、展神经

7. 自脑干背面出脑的脑神经是
A. 动眼神经
B. 滑车神经
C. 三叉神经
D. 展神经
E. 面神经

8. 在脑干内属于特殊内脏运动柱的核团是
A. 舌下神经核
B. 疑核
C. 展神经核
D. 滑车神经核
E. 动眼神副经核

9. **不属于**脑神经核的是
A. 疑核
B. 红核
C. 舌下神经核
D. 动眼神经核
E. 三叉神经运动核

10. 患者右侧舌肌萎缩,伸舌时舌尖偏向右侧,其病变累及
A. 左侧皮质核束
B. 右侧皮质核束
C. 左侧舌下神经
D. 右侧舌下神经核
E. 右侧舌神经

11. 属于原小脑的结构是
A. 绒球
B. 小脑前叶
C. 小脑扁桃体
D. 小脑叶片
E. 小脑后叶

12. 主要功能是调节骨骼肌运动协调的是
A. 旧小脑
B. 新小脑
C. 原小脑
D. 绒球脚
E. 小脑扁桃体

13. 背侧丘脑腹后外侧核接受
A. 脊髓丘系和内侧丘系的纤维
B. 脊髓丘系和外侧丘系的纤维
C. 内侧丘系和外侧丘系的纤维
D. 脊髓丘系和三叉丘系的纤维
E. 内侧丘系和三叉丘系的纤维

14. 下列结构中,属于上丘脑的是
A. 上丘
B. 内侧膝状体
C. 松果体
D. 丘脑枕
E. 外侧膝状体

15. 关于大脑半球外形的描述,**错误**的是
A. 左右大脑半球由大脑纵裂将其完全分隔开
B. 每个半球分为额叶、顶叶、颞叶、枕叶和岛叶
C. 岛叶位于外侧沟的深面
D. 顶枕沟位于半球外侧面后部
E. 顶下小叶分为缘上回和角回

16. 关于大脑髓质的描述，正确的是
    A. 又称大脑皮质
    B. 连接两侧大脑半球之间的纤维称联络纤维
    C. 连接同侧大脑半球的纤维称投射纤维
    D. 大脑皮质和皮质下结构的上、下行纤维称连合纤维
    E. 经过内囊的纤维是投射纤维
17. 新纹状体是指
    A. 尾状核
    B. 豆状核
    C. 尾状核和豆状核
    D. 尾状核和壳
    E. 尾状核和苍白球
18. 穿经内囊膝的纤维束是
    A. 皮质脊髓束
    B. 皮质核束
    C. 丘脑顶叶束
    D. 视辐射和听辐射
    E. 额桥束
19. 第Ⅰ躯体运动区中与下肢的运动有关的部位是
    A. 中央前回的下部和中央旁小叶前部
    B. 中央前回的下部和中央旁小叶后部
    C. 中央前回的上部和中央旁小叶前部
    D. 中央前回的上部和中央旁小叶后部
    E. 中央前回的中部和中央旁小叶后部
20. 关于语言中枢的描述，正确的是
    A. 常集中于左侧大脑半球，此半球称优势半球
    B. 阅读中枢位于额下回后部
    C. 说话中枢位于额中回后部
    D. 听话中枢在角回
    E. 运动性失语症是由于与说话有关的肌瘫痪所致

二、名词解释

1. 马尾
2. 骶副交感核
3. 内侧丘系
4. 小脑扁桃体
5. 基底核

三、问答题

1. 试述脊髓外伤或髓外肿瘤引起脊髓半横断损伤后出现的症状和原因。
2. 脑干内与骨骼肌随意运动有关的脑神经核有哪些？分别支配哪些骨骼肌？
3. 试述内囊的位置、分部、通过的纤维和损伤后的表现。

四、绘图题

1. 绘出“脊髓外形（前面）”示意图，并标注下列结构：颈膨大、腰骶膨大、前正中裂、前外侧沟、脊髓圆锥、终丝。
2. 绘出“脑干（腹侧面）”示意图，并标注下列结构：中脑、脑桥、延髓、视束、基底沟、三叉神经、面神经、舌下神经、动眼神经、展神经、延髓脑桥沟。
3. 绘出“大脑半球外侧面主要沟回”示意图，并标注下列结构：中央沟、中央前沟、中央后沟、额上沟、额下沟、顶内沟、额上回、额中回、额下回、中央前回、中央后回、颞上沟、颞下沟、颞上回、颞中回、颞下回、缘上回、角回。

系统解剖学
第十五章数字资源

思政之光

第十五章

周围神经系统

学习目标

学习本章内容的学生能够：

思政：

关爱病人，做仁心仁术好医生。

识记：

1. 复述颈丛、臂丛、腰丛和骶丛的组成、位置、主要分支及分布范围；胸神经前支的节段性分布规律。
2. 复述 12 对脑神经的名称、序号、连脑的部位和进出颅的部位；第Ⅲ～Ⅻ脑神经的功能性质和支配范围。
3. 复述内脏神经的区分及与躯体神经的区别；交感干的位置、组成、分部和腹腔神经节的位置和性质；交感神经与副交感神经的主要区别。

理解：

1. 归纳对比脊神经和脑神经所含纤维成分的异同点。
2. 分析脊神经损伤引起的肌肉瘫痪及临床表现。
3. 分析不同脑神经损伤出现的临床表现。
4. 解释牵涉性痛及其发生机制。

运用：

1. 应用所学知识，分析颈、肩、腰、腿痛的产生原因及其解剖学基础。
2. 应用所学知识，分析三叉神经痛、面瘫等产生原因及其解剖学基础。
3. 具有对周围神经系统相关疾病的诊疗意识，运用所学知识开展科学宣教。

周围神经系统是指脑和脊髓以外的神经成分，按其与中枢神经连接的部位不同，可分为脑神经和脊神经两部分；按其分布部位，又可分为躯体神经和内脏神经。

第一节　脊神经

案例导入

男性，21 岁，因与人斗殴致右肩部被刺伤。查体：右侧肩部开放性伤口，长约 4 cm，右臂运动障碍，右上肢呈下垂状态，前臂呈旋前位，右肩关节不能做屈曲、外展和旋外运动，肘关节不能屈曲，右上肢外侧皮肤感觉消失。

思考题：

1. 什么叫脊神经丛？脊神经丛包括哪些？

2. 依据临床表现，推测该病例中损伤的神经丛及其受损的分支有哪些。
3. 依据临床表现，推测可能瘫痪的肌肉有哪些。

脊神经（spinal nerve）与脊髓相连，共31对，包括颈神经（cervical nerve）8对（C_1~C_8）、胸神经（thoracic nerve）12对（T_1~T_{12}）、腰神经（lumbar nerve）5对（L_1~L_5）、骶神经（sacral nerve）5对（S_1~L_5）和尾神经（coccygeal nerve）1对（Co）。每对脊神经（图1-15-1）由与脊髓相连的前根和后根在近椎间孔处合成。前根属运动性，由运动纤维组成，其胞体位于脊髓的灰质内。后根属感觉性，其上有一椭圆形膨大，称脊神经节（spinal ganglion），是假单极神经元胞体聚集的部位。假单极神经元的中枢突组成后根与脊髓相连，周围突加入脊神经。

高频考点
脊神经的构成和分支

脊神经既含感觉纤维又含运动纤维，所以是混合性神经。脊神经含有4种纤维成分（图1-15-1）：①躯体感觉纤维，分布于皮肤、骨骼肌、腱和关节；②内脏感觉纤维，分布于内脏、心血管和腺体；③躯体运动纤维，支配骨骼肌；④内脏运动纤维，支配平滑肌、心肌和腺体。

脊神经出椎间孔后，主要分为前支和后支，均为混合性。后支较细小，主要分布于项、背部皮肤及深群肌，节段性明显；前支较粗大，主要分布于躯干前、外侧部和四肢的肌和皮肤。除胸神经前支保持明显的节段性外，其余均先交织成神经丛，即颈丛、臂丛、腰丛和骶丛，再由神经丛发出分支分布于相应的区域（图1-15-2，3，5）。

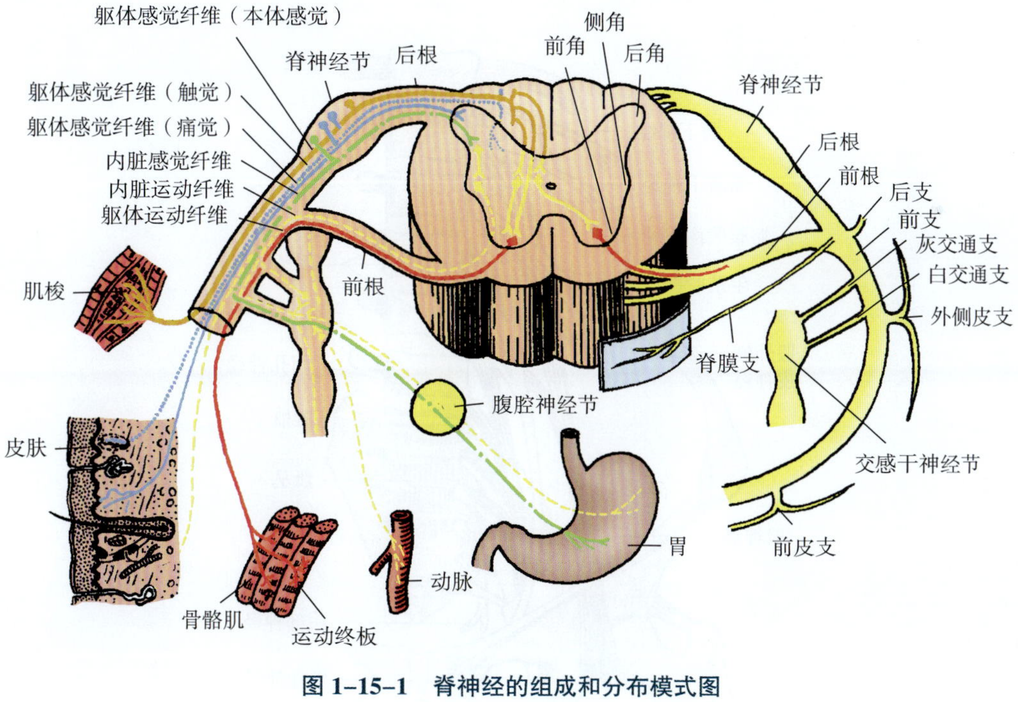

图1-15-1　脊神经的组成和分布模式图

一、颈丛

（一）颈丛的组成和位置

颈丛（cervical plexus）由第1~4颈神经前支组成，位于胸锁乳突肌上部的深面（图1-15-2）。

（二）颈丛的主要分支

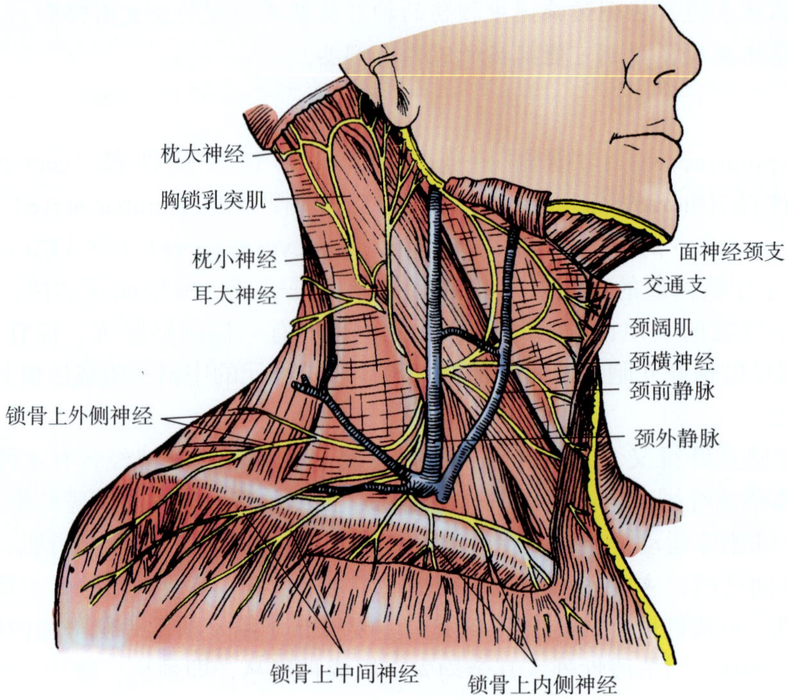

图 1-15-2 颈丛的皮神经（右侧）

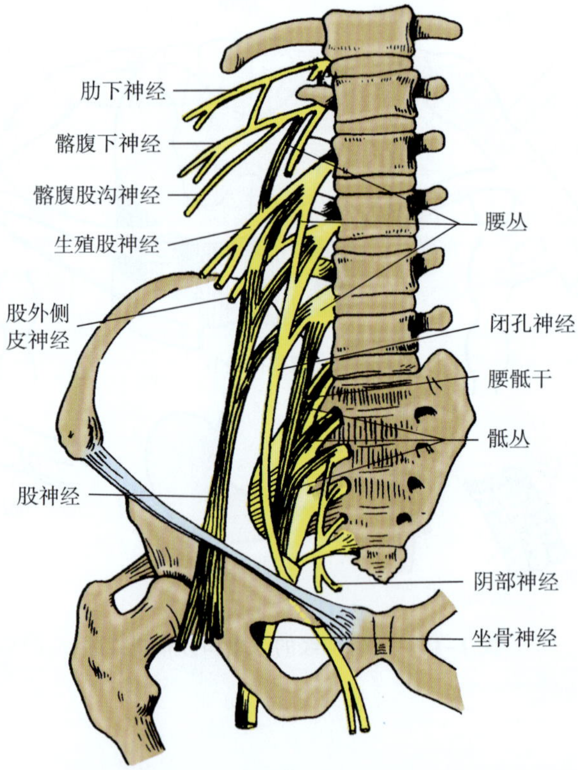

图 1-15-3 腰丛与骶丛及其分支模式图

小神经，行向后上至枕部及耳郭背面的皮肤。②耳大神经，行向前上至耳郭及其附近的皮肤。③颈横神经，行向前至颈前部皮肤。④锁骨上神经，分多支行向下外至颈外侧下部、胸壁上部和肩部的皮肤。颈部手术时麻醉颈丛皮支，注射部位即在胸锁乳突肌后缘中点处。

2. 肌支　膈神经（phrenic nerve）（图 1-15-4），为混合性神经，是颈丛的最重要分支，经胸廓上口入胸腔，再经肺根前方下行至膈。其运动纤维支配膈，感觉纤维分布于胸膜、心包和膈下的部分腹膜。膈神经受刺激时，可出现呃逆现象。膈神经受损，可引起膈肌瘫痪而致呼吸减弱。

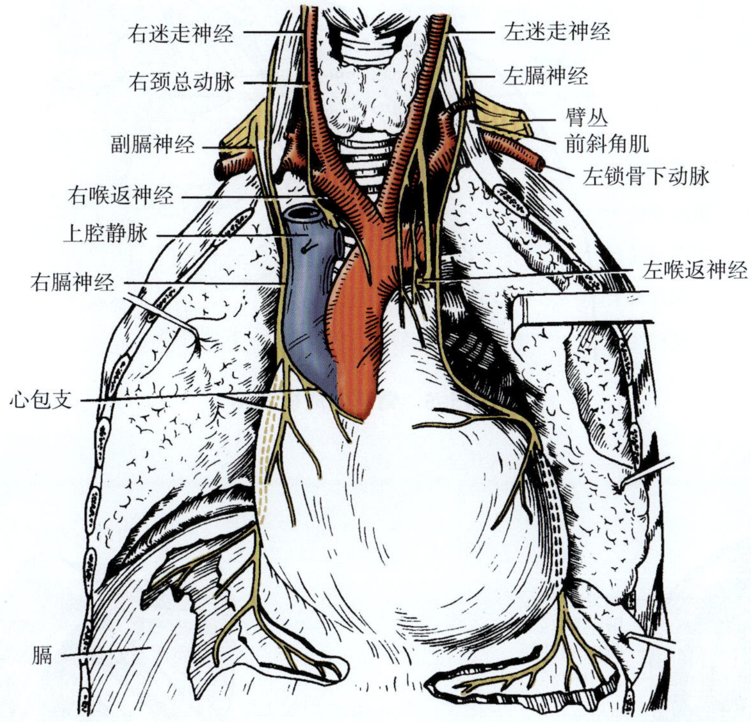

图 1-15-4　膈神经

二、臂丛

（一）臂丛的组成和位置

臂丛（brachial plexus）由第 5~8 颈神经前支和第 1 胸神经前支的大部分组成，自斜角肌间隙穿出，经锁骨后方进入腋窝（图 1-15-5）。臂丛的 5 个根在行程中反复分支、组合，最后围绕腋动脉中段形成内侧束、外侧束和后束。由此三束再分出若干神经。

（二）臂丛的主要分支

高频考点
臂丛的主要分支

臂丛的分支较多，主要分布于上肢的肌和皮肤，也支配部分背浅群肌和胸上肢肌，其中主要的分支有：

1. 胸长神经　（图 1-15-6）沿前锯肌表面下降并支配此肌。此神经损伤，前锯肌瘫痪，出现以肩胛骨内侧缘翘起为特征的“翼状肩”体征。

2. 胸背神经　（图 1-15-5）沿肩胛骨外侧缘下行，支配背阔肌。

3. 肌皮神经（musculocutaneous nerve）（图 1-15-5，6）自外侧束发出，向外下斜穿喙肱肌，经肱二头肌和肱肌间下行，发出分支支配上述三肌，其终支在肘关节稍上方的外侧浅出，延续为前臂外侧皮神经，分布于前臂外侧的皮肤。

4. 正中神经（median nerve）（图 1-15-5，6）由来自内、外侧束的两根合成，与肱动脉伴行，沿肱二头肌内侧沟下降至肘窝，继而在前臂前面沿正中线下行至手掌。正中神经在臂部

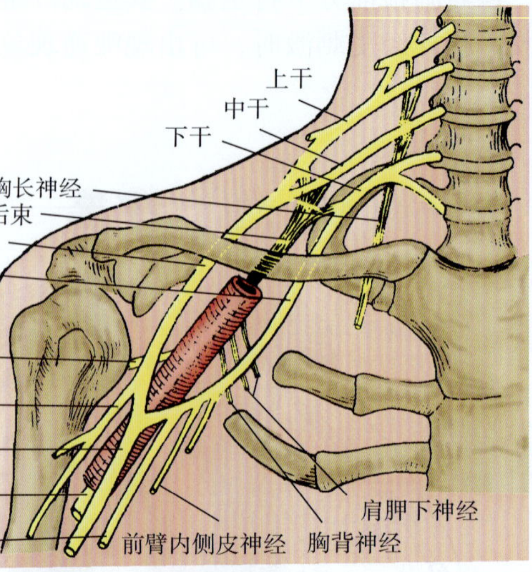

图 1-15-5 臂丛组成模式图

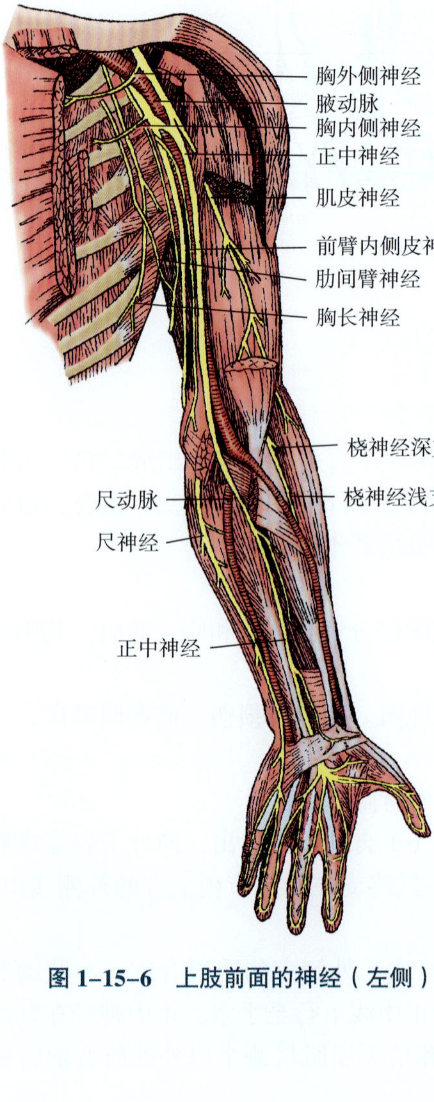

图 1-15-6 上肢前面的神经（左侧）

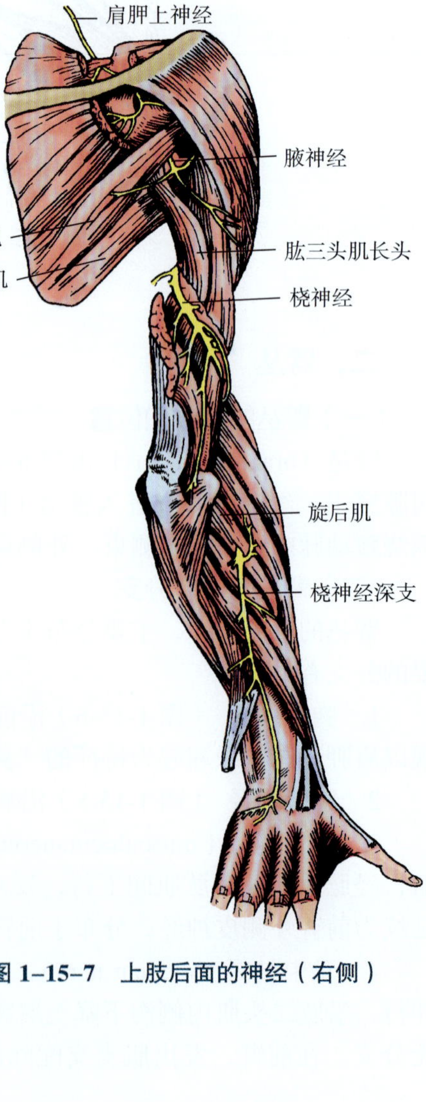

图 1-15-7 上肢后面的神经（右侧）

群肌。在手部，发出肌支支配鱼际肌（拇收肌除外）和第 1、2 蚓状肌；皮支分布于手掌桡侧 2/3、桡侧 3 个半指的掌面及其中节和远节背面的皮肤（图 1-15-8，10）。

正中神经损伤后，表现出其分布区域的运动障碍（屈腕能力减弱，前臂不能旋前等）和感觉障碍（以拇、示、中指末节皮肤最明显）。其损伤使鱼际肌群萎缩而手掌显平坦，形成“猿手”体征（图 1-15-11）。

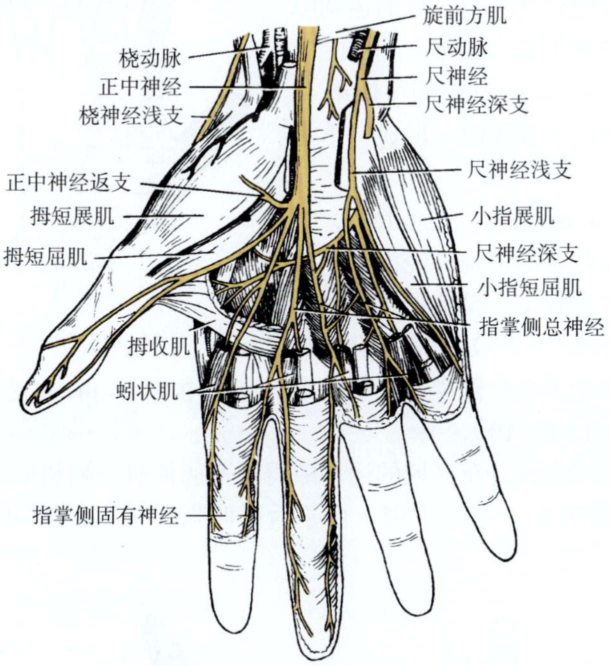

图 1-15-8　手掌面的神经

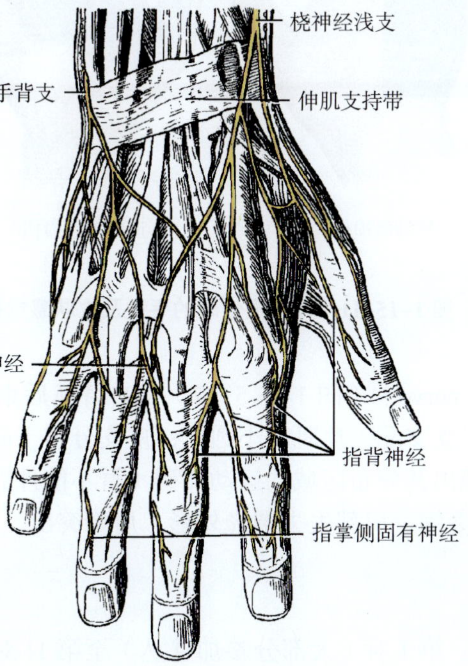

5. 尺神经（ulnar nerve）（图 1-15-5，6，8）发自臂丛内侧束，沿肱动脉内侧、肱二头肌内侧沟下行，经肱骨内上髁后方的尺神经沟，至前臂前面内侧，与尺动脉伴行至手掌。尺神经在臂部无分支。在前臂，发出肌支支配尺侧腕屈肌、指深屈肌尺侧半。在手部，发出肌支支配小鱼际肌、拇收肌、骨间肌及第 3、4 蚓状肌；皮支分布于手掌尺侧 1/3 及尺侧一个半指掌面和手背尺侧半及尺侧两个半指背面的皮肤（图 1-15-10）。

尺神经损伤后，表现出其分布区域的运动障碍（屈腕能力减弱，拇指不能内收等）和感觉障碍（以手内侧缘皮肤最明显）。其损伤可使第 4、5 指掌指关节过伸、指间关节屈曲，形成“爪形手”体征（图 1-15-11）。

6. 桡神经（radial nerve）（图 1-15-5，7）发自臂丛后束，紧贴肱骨背面的桡神经沟行向外下，达肱骨外上髁前上方分支，至前臂背侧和手背。桡神经粗大，支配整个上肢背侧的肌和皮肤，在手背的皮支分布于手背桡侧半及桡侧两个半指背面的皮肤（图 1-15-8，10）。

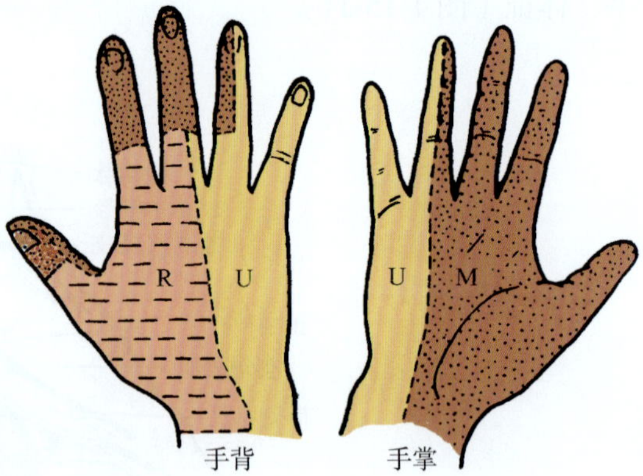

M. 正中神经　U. 尺神经　R. 桡神经

图 1-15-10　手皮肤的神经分布示意图

桡神经损伤后，表现出其分布区域的运动障碍（不能伸肘、腕和指等）和感觉障碍（以第 1、2 掌骨间背面皮肤最明显）。抬前臂时，由于后群伸肌瘫痪及重力作用，出现“垂腕”体征（图 1-15-11）。

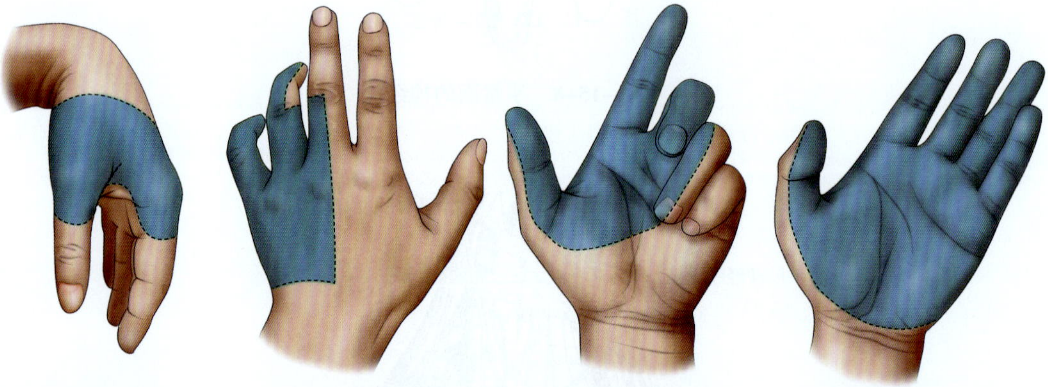

图 1-15-11　神经损伤时的手型及皮肤感觉丧失区

7. 腋神经（axillary nerve）（图 1-15-5，7）发自臂丛后束，伴旋肱后动脉绕肱骨外科颈后方至三角肌深面，其肌支支配三角肌和小圆肌；皮支分布于肩部和臂部外侧上部的皮肤。

腋神经损伤后，表现出其分布区域的运动障碍（臂不能外展等）和感觉障碍（以三角肌区皮肤最明显）。因三角肌萎缩，肩部失去圆隆外形，肩峰突出，呈现“方形肩”体征。

三、胸神经前支

胸神经前支共 12 对：第 1 对（大部分参加臂丛）至第 11 对位于相应肋间隙中，称肋间神经（intercostal nerve）（图 1-15-12）。；第 12 对（小部分参加腰丛）位于第 12 肋下方，称肋下神经。胸神经前支发出肌支支配肋间肌和腹前外侧肌群；皮支分布于胸腹壁皮肤和胸腹膜壁层。

胸神经前支在胸、腹壁皮肤的分布保持明显的节段性，呈环状的条带，由上向下按神经顺序依次排列。其规律是：T_2分布于胸骨角平面，T_4分布于乳头平面，T_6分布于剑突平面，T_8分布于肋弓下缘平面，T_{10}分布于脐平面，T_{12}分布于脐与耻骨联合连线的中点平面（图 1-15-13）。临床上常据此来测定麻醉平面的高低和检查感觉障碍的节段。

高频考点
胸神经前支的节段性分布

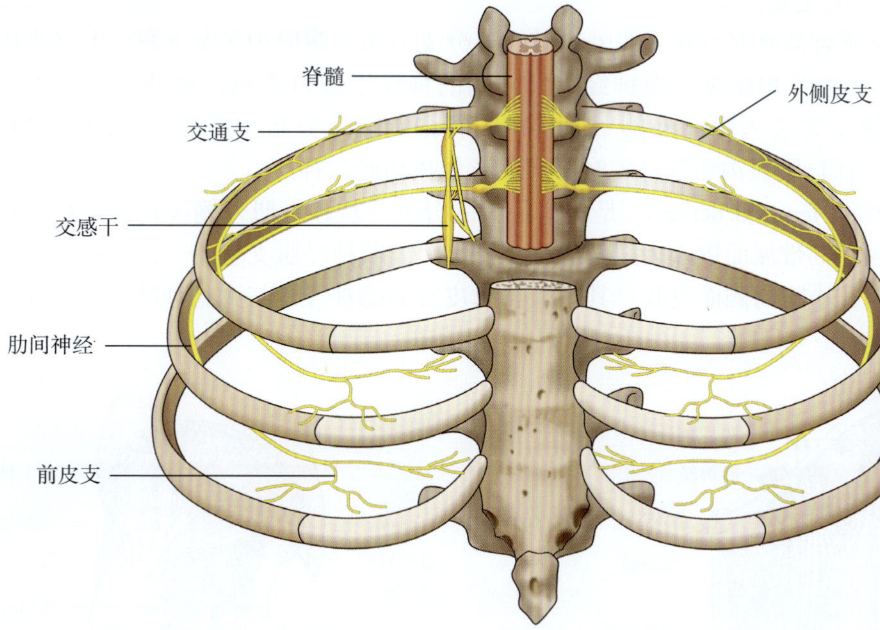

图 1-15-12　肋间神经

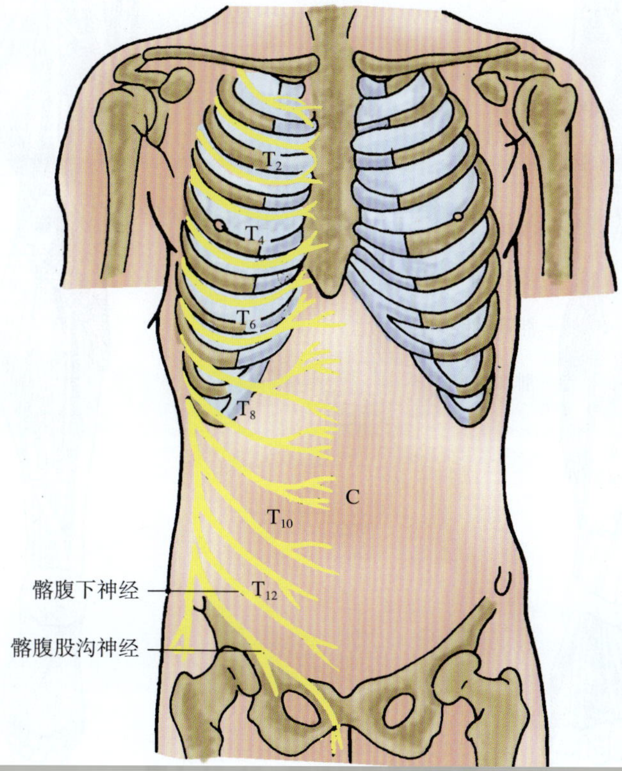

四、腰丛

（一）腰丛的组成和位置

腰丛（lumbar plexus）由第 12 胸神经前支的一部分、第 1~3 腰神经前支及第 4 腰神经前支的一部分组成（图 1-15-3），位于腰大肌的深面。

（二）腰丛的主要分支

除有肌支支配髂腰肌和腰方肌外，其主要分支分布于腹股沟区及大腿的前部和内侧部。

1. 髂腹下神经和髂腹股沟神经　以共同的神经干发自腰丛，再分为平行的上、下两条细支，在髂嵴上方进入腹前外侧壁肌层内，行向前内，分布于腹股沟区的肌肉和皮肤（图 1-15-3，13）。在行腹股沟疝修补术时，应注意勿损伤此二神经。

2. 股神经（femoral nerve）是腰丛最大的分支，从腰大肌外侧缘走出下行，在腹股沟韧带中点稍外侧经韧带深面进入大腿部（图 1-15-14）。股神经肌支主要支配大腿前群肌；皮支分布于大腿前面和小腿内侧面皮肤。其中最长的皮支为隐神经，与大隐静脉伴行，向下分布于小

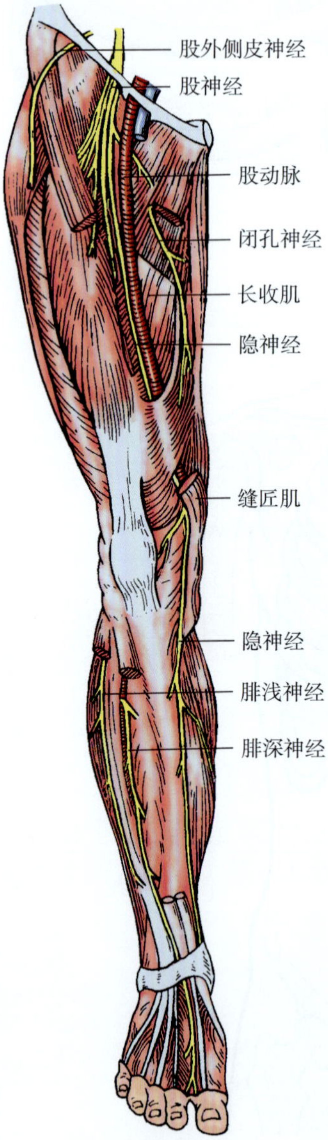

图 1-15-14　下肢前面的神经（右侧）

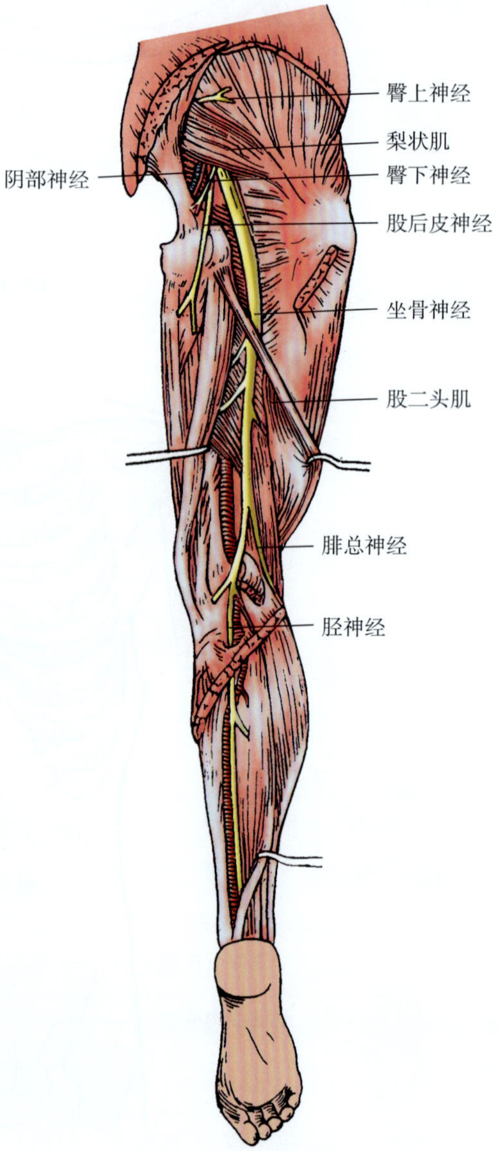

图 1-15-15　下肢后面的神经（右侧）

腿内侧面及足内侧缘皮肤。

股神经损伤后，表现出其分布区域的运动障碍（屈髋无力，坐位时不能伸膝，膝跳反射消失）和感觉障碍（主要在大腿前面和小腿内侧面皮肤）。

3. 闭孔神经（obturator nerve） 从腰大肌内侧缘走出，穿闭孔至大腿内侧（图 1-15-14）。肌支支配大腿内收肌群，皮支分布于大腿内侧皮肤。

4. 生殖股神经　自腰大肌前面穿出，肌支入腹股沟管支配提睾肌，皮支分布于阴囊（大阴唇）及其附近的大腿部皮肤（图 1-15-3）。

五、骶丛

（一）骶丛的组成和位置

骶丛（sacral plexus）由第 4 腰神经前支一部分和第 5 腰神经前支合成的腰骶干及全部骶神经和尾神经前支组成（图 1-15-3）。骶丛位于盆腔内，骶骨及梨状肌前面。

（二）骶丛的主要分支

骶丛分支主要分布于臀部、大腿后部、小腿和足的肌和皮肤（图 1-15-14，15），也有一些短支分布于盆壁和会阴，其中主要的分支有：

1. 臀上神经　（图 1-15-15）伴臀上血管经梨状肌上孔出骨盆，向后支配臀中肌、臀小肌和阔筋膜张肌。

2. 臀下神经　（图 1-15-15）伴臀下血管经梨状肌下孔出骨盆，向后支配臀大肌。

3. 阴部神经（pudendal nerve） 伴阴部血管经梨状肌下孔出骨盆，随即绕坐骨棘经坐骨小孔入坐骨肛门窝行向前，分布于会阴部、外生殖器、肛门的肌肉和皮肤（图 1-15-16，17）。

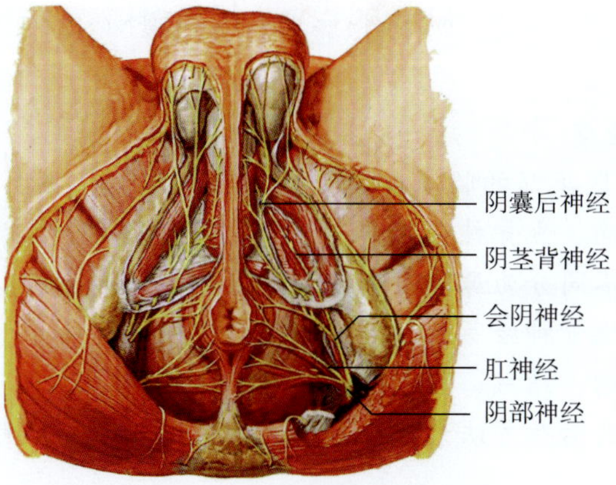

图 1-15-16　阴部的神经（男性）

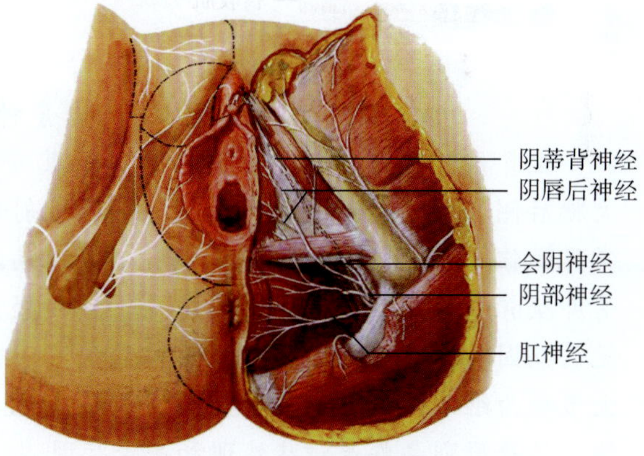

图 1-15-17　阴部的神经（女性）

4. 坐骨神经（sciatic nerve） 是全身最长、最粗大的神经，经梨状肌下孔出骨盆至臀大肌深面，在股骨大转子和坐骨结节之间降至股后区，继而行于股二头肌深面达腘窝，通常在腘窝上角分为胫神经和腓总神经两大终支（图 1-15-15）。坐骨神经在股后区发出分支支配大腿后群肌。

（1）胫神经（tibial nerve）：为坐骨神经本干的直接延续，沿腘窝中线与腘动脉伴随下行，至小腿后面在比目鱼肌深方伴胫后动脉下行，再经内踝后方至足底分为足底内、外侧神经。胫神经的肌支支配小腿后群肌和足底肌；皮支分布于小腿后面和足底的皮肤。

胫神经损伤后，表现出其分布区域的运动障碍（足不能跖屈，不能屈趾，内翻力减弱）和

失去拮抗肌而过度牵拉，致使足呈背屈和外翻位，出现“钩状足”畸形（图 1-15-18）。

（2）腓总神经（common peroneal nerve）：自腘窝上角沿股二头肌内侧缘走向外下，绕过腓骨颈，穿腓骨长肌达小腿前面分为腓浅神经和腓深神经（图 1-15-14）。腓浅神经下行于腓骨长、短肌之间，肌支支配此二肌，皮支分布于小腿外侧、足背和第 2~5 趾背的皮肤。腓深神经与胫前动脉伴行，其分支支配小腿前群肌和足背肌，并分布于第 1、2 趾相对缘的皮肤。

腓总神经损伤后，表现出其分布区域的运动障碍（足不能背屈，趾不能伸，行走时呈“跨阈步态”）和感觉障碍（主要在小腿前、外侧面及足背皮肤）。由于小腿前、外侧群肌收缩无力，小腿后群肌因失去拮抗肌而过度牵拉，致使足呈跖屈和内翻位，出现“马蹄内翻足”畸形（图 1-15-18）。

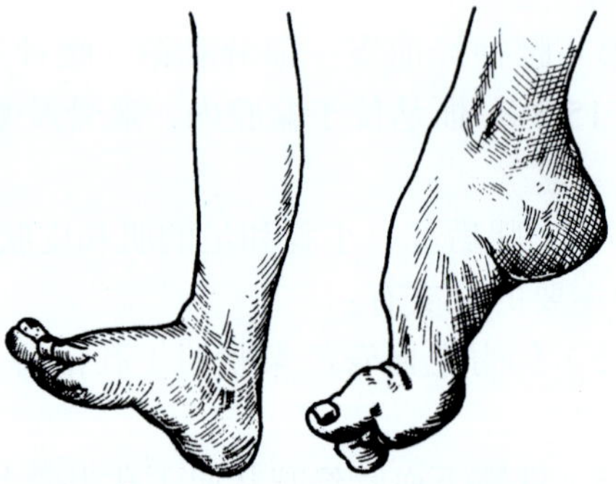

A. 钩状足　　B. 马蹄内翻足

图 1-15-18　胫神经和腓总神经损伤

知识链接

坐骨神经痛

坐骨神经痛是指沿坐骨神经通路及其分布区疼痛的临床综合征，即疼痛位于臀部、大腿后侧、小腿后外侧和足外侧，常为放射性痛。坐骨神经痛并不是一种病，而是一种常见的临床症状，可由多种疾病引起。按病因不同分为原发性和继发性坐骨神经痛，前者即坐骨神经炎，多由感染或中毒等直接损害坐骨神经所致；继发性坐骨神经痛，最常见的病因是腰椎间盘突出，还有椎管狭窄、肿瘤、结核、妊娠子宫压迫等。在临床上绝大多数为继发性坐骨神经痛，原发性极少见。其治疗方法大致分为手术疗法和非手术疗法，治疗原则主要是对症处理和去除病因。

第二节　脑神经

案例导入

男性，40 岁，因“右侧面部疼痛 6^+天，再发加重 4^+天入院”。6 天前患者饮冰水后出现右侧面部疼痛，呈持续性、烧灼样，门诊予以“阿莫西林、复方对乙酰氨基酚片（Ⅱ）”治疗未见好转。4 天前，上述症状加重，并牵扯右侧颞部疼痛而入院治疗。查体：右侧脸痛觉过敏，四肢刺痛觉对称存在，生理反射存在；腰穿检查：未见颅内感染。

思考题：

1. 三叉神经的分支包括哪些？

2. 分析三叉神经各分支分布的区域及受损后表现。

3. 根据临床表现，请查阅相关资料，如何鉴别原发性三叉神经痛与继发性三叉神经痛？

脑神经（cranial nerve）（图 1-15-19）共 12 对，主要分布于头颈部，也可远至胸腹腔脏器。其序号通常用罗马数字表示（表 1-15-1）。

表 1-15-1　各脑神经的序号、名称、性质、连接的脑部位和进出颅腔的部位

序号	名称	性质	连接脑的部位	出入颅腔的部位
Ⅰ	嗅神经	感觉性	端脑	筛孔
Ⅱ	视神经	感觉性	间脑	视神经管
Ⅲ	动眼神经	运动性	中脑	眶上裂
Ⅳ	滑车神经	运动性	中脑	眶上裂
Ⅴ	三叉神经	混合性	脑桥	眶上裂、圆孔、卵圆孔
Ⅵ	展神经	运动性	延髓脑桥沟	眶上裂
Ⅶ	面神经	混合性	延髓脑桥沟	内耳门→茎乳孔
Ⅷ	前庭蜗神经	感觉性	延髓脑桥沟	内耳门
Ⅸ	舌咽神经	混合性	延髓	颈静脉孔
Ⅹ	迷走神经	混合性	延髓	颈静脉孔
Ⅺ	副神经	运动性	延髓	颈静脉孔
Ⅻ	舌下神经	运动性	延髓	舌下神经管

脑神经有 7 种纤维成分：①一般躯体感觉纤维；②一般内脏感觉纤维；③一般躯体运动纤维；④一般内脏运动纤维；⑤特殊躯体感觉纤维，分布于前庭蜗器和视器，传导位、听和视觉冲动；⑥特殊内脏感觉纤维，分布于味蕾和嗅黏膜，传导味、嗅觉冲动；⑦特殊内脏运动纤维，分布于头颈部一些从腮弓衍化来的骨骼肌，如咀嚼肌、面肌、咽喉肌、胸锁乳突肌和斜方肌等。

脑神经中的感觉纤维的胞体位于其神经干上的感觉神经节内，感觉神经元的周围突分布至皮肤、黏膜或特殊的感受器，中枢突形成其感觉根，入脑后终止于脑内的感觉性核团；运动纤维的胞体位于脑干，聚集成脑神经运动性核团，发出纤维随相应脑神经出脑。就每对脑神经而言，有的只含一种纤维成分，有的则可达 5 种。根据所含纤维性质的不同，可将脑神经分为感觉性神经（Ⅰ、Ⅱ、Ⅷ）、运动性神经（Ⅲ、Ⅳ、Ⅵ、Ⅺ、Ⅻ）和混合性神经（Ⅴ、Ⅶ、Ⅸ、Ⅹ）。

一、嗅神经

嗅神经（olfactory nerve）（图 1-15-20）为感觉性神经，由特殊内脏感觉纤维组成，传导嗅觉冲动，始于鼻腔嗅黏膜中的嗅细胞。嗅细胞为双极神经元，其周围突分布于嗅黏膜上皮；中枢突聚集成 15~20 条嗅丝，即嗅神经，穿筛孔入颅，止于端脑的嗅球。颅前窝骨折时，可损伤嗅神经导致嗅觉障碍。

二、视神经

视神经（optic nerve）（图 1-15-21）为感觉性神经，由特殊躯体感觉神经纤维组成，传导视觉冲动，由视网膜节细胞的轴突先汇聚于视神经盘，然后向后穿出巩膜，形成视神经。视神经经视神经管入颅中窝，连于视交叉，再经视束连于间脑。

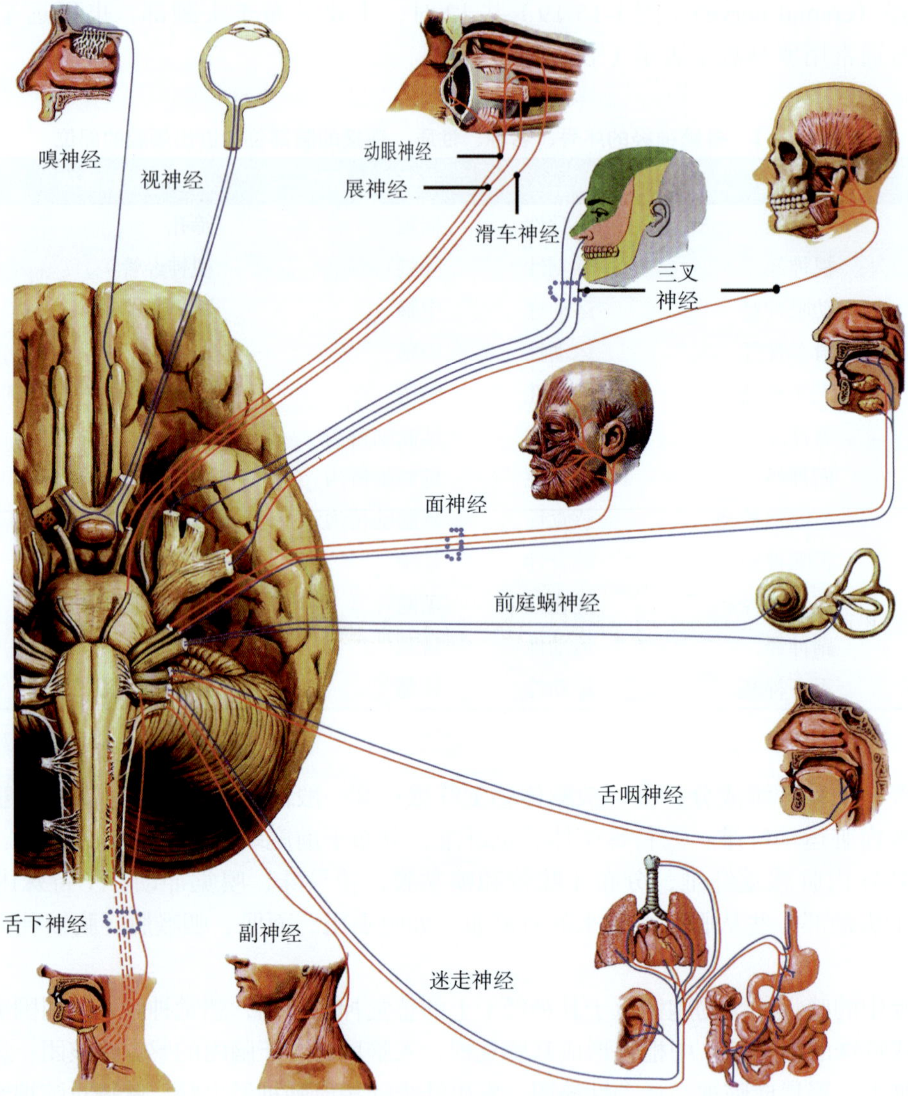

图 1-15-19　脑神经概况

三、动眼神经

动眼神经（oculomotor nerve）（图 1-15-21）为运动性神经，含有一般躯体运动和一般内脏运动两种纤维。发自中脑，出脑后向前穿过海绵窦的外侧壁，经眶上裂入眶，分成上、下两支。一般躯体运动纤维起自中脑的动眼神经核，支配除外直肌和上斜肌以外的全部眼球外肌，一般内脏运动纤维（副交感纤维）起自动眼神经副核，至睫状神经节处换元，节后纤维至眼球内的瞳孔括约肌和睫状肌，兴奋时可缩小瞳孔、使晶状体曲度加大。

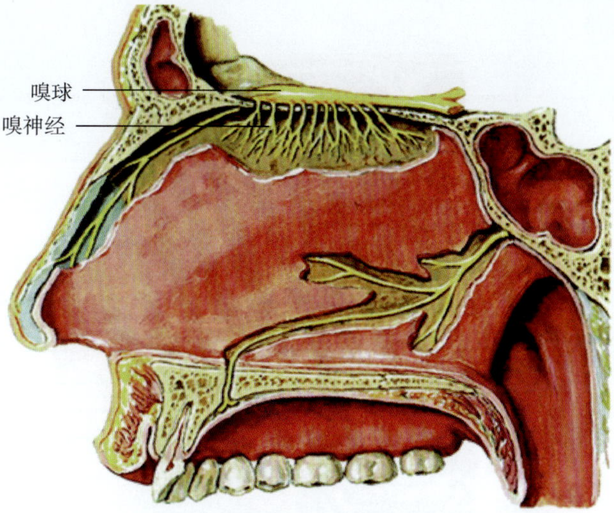

图 1-15-20　嗅神经

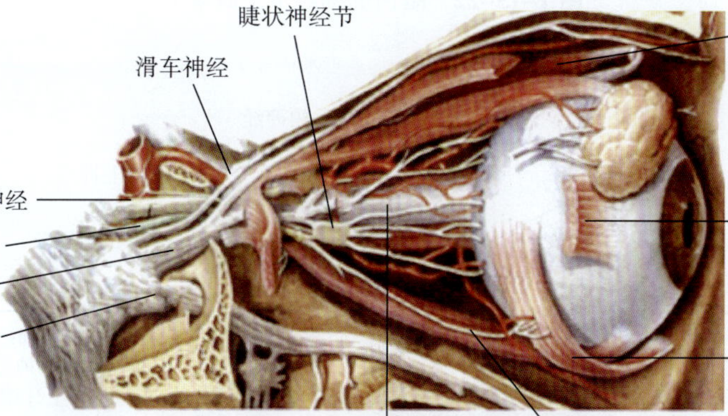

图 1-15-21　眶内神经（外侧面观）

动眼神经损伤的主要表现：①上睑下垂；②眼外斜视，眼球不能向内、向上和向下方运动；③瞳孔散大，患侧对光反射消失。

四、滑车神经

滑车神经（trochlear nerve）（图 1-15-22）为运动性神经，含有一般躯体运动纤维，起自中脑的滑车神经核，由中脑背面出脑，绕大脑脚外侧至腹侧，再向前穿过海绵窦外侧壁，经眶上裂入眶，支配上斜肌。滑车神经损伤时，患侧瞳孔不能转向下外方。

五、三叉神经

三叉神经（trigeminal nerve）（图 1-15-23，24）含有一般躯体感觉和特殊内脏运动两种纤维，为粗大的混合性神经。①一般躯体感觉纤维的胞体位于颞骨岩部前面的三叉神经节（trigeminal ganglion）内，为假单极神经元，其周围突形成三叉神经的三大分支，即眼神经

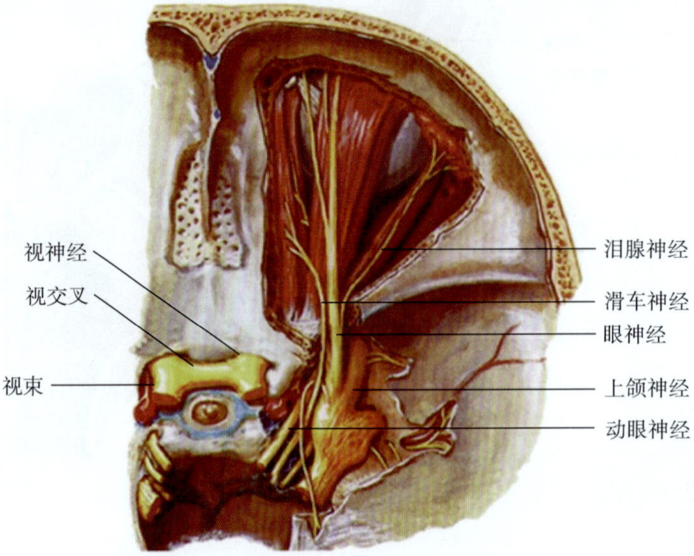

图 1-15-22　眶内的神经（上面观）

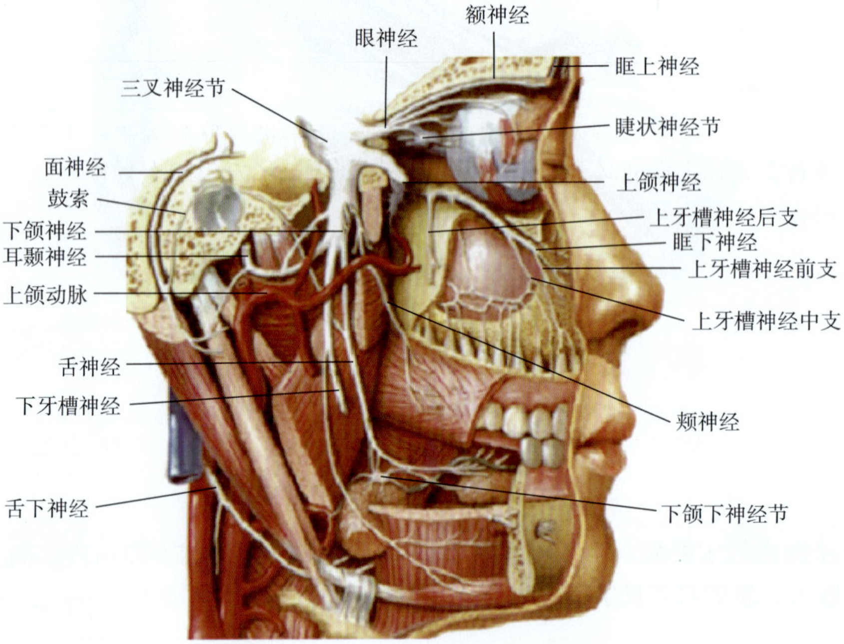

图 1-15-23　三叉神经及其分支

动纤维由三叉神经运动核发出，形成细小的运动根伴感觉根出脑，支配咀嚼肌。

（一）眼神经

眼神经（ophthalmic nerve）只含感觉纤维，自三叉神经节向前穿过海绵窦外侧壁，经眶上裂入眶。眼神经分支分布于睑裂以上面部、头皮前部和鼻背的皮肤（图 1-15-23，24），也分布于眼球、结膜、泪腺，以及部分鼻腔黏膜和鼻旁窦黏膜等，接受来自这些结构的一般感觉刺激。眼神经分支中最粗大的是额神经，在上睑提肌上方前行，分数支，其中眶上神经经眶上切迹（孔）浅出，分布于额部皮肤。

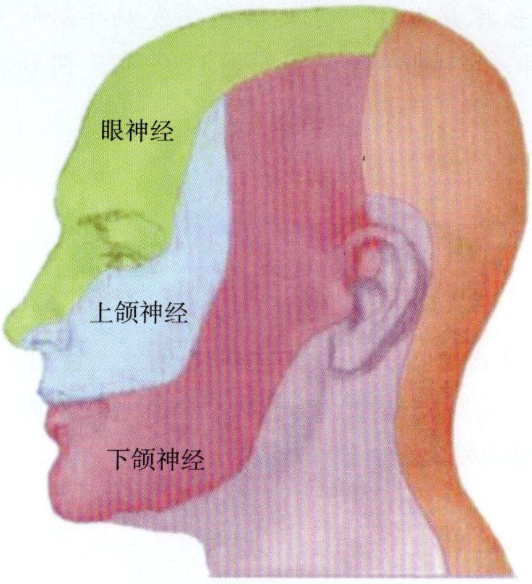

图 1-15-24 三叉神经皮支分布区模式图

（二）上颌神经

上颌神经（maxillary nerve）也只含感觉纤维，自三叉神经节向前穿过海绵窦外侧壁，经圆孔出颅，入翼腭窝上部，再经眶下裂入眶。上颌神经分支分布于睑裂与口裂之间的面部皮肤（图 1-15-23，24），以及上颌牙、牙龈和口、鼻腔黏膜等处。上颌神经的终末支为眶下神经，眶下神经经眶下沟和眶下管，出眶下孔至下睑、鼻翼、上唇的皮肤和黏膜。上颌神经在入眶前发出上牙槽神经后支，在上颌骨体后方穿入骨质，与眶下神经发出的上牙槽神经前、中支吻合在一起，分布于上颌牙及牙龈等。拔上颌后部牙时，可在上颌骨体后方麻醉上牙槽神经后支。

（三）下颌神经

下颌神经（mandibular nerve）为混合性神经，既含有一般躯体感觉纤维又含有特殊内脏运动纤维。自卵圆孔出颅后至颞下窝。下颌神经的运动纤维支配咀嚼肌；其感觉纤维分布于口裂以下的面部、耳前及颞部皮肤（图 1-15-23，24），以及硬脑膜、下颌牙、舌前 2/3 黏膜和口腔底及侧壁（颊）的黏膜，其中主要分支有：①耳颞神经，分布于耳前及颞部皮肤，并有分支至腮腺，传导感觉冲动；②颊神经，分布于颊部皮肤及口腔侧壁黏膜；③舌神经，分布于口腔底及舌前 2/3 黏膜，接受一般黏膜感觉冲动。④下牙槽神经，分布于下颌牙、牙龈、颏部及下唇的皮肤和黏膜。拔下颌牙时，常在下颌孔等处麻醉下牙槽神经。

三叉神经的常见病是三叉神经痛。临床上检查三叉神经时，常在眶上切迹、眶下孔和颏孔等处按压。

知识链接

三叉神经痛

三叉神经痛是指三叉神经分布区域内阵发性剧烈疼痛，包括前额、头皮、眼、鼻、唇、脸颊、上颌、下颌在内的面部神经痛。患者面部某个区域可能特别敏感，稍加触碰即引起疼痛发作，这些区域称之为“触发点”。此外，在三叉神经的皮下分支穿出骨孔处，常有压痛点。发作期间面部的机械刺激，如说话、进食、洗脸、剃须、刷牙、打呵欠，甚至微风拂面皆可诱致疼痛发作。三叉神经痛发病年龄较广，从 10~90 岁发病均有报告，最多为 40 岁以上中老年人。临床上对症状严重、药物控制无效的患者，可考虑行三叉神经阻断术。

六、展神经

展神经（abducent nerve）（图 1-15-21）为运动性神经，含有一般躯体运动纤维，起自展神经核，从延髓脑桥沟出脑，向前穿海绵窦外侧壁，经眶上裂入眶，支配外直肌。展神经损伤，患侧眼球不能转向外侧，呈现内斜视。

七、面神经

高频考点 脑神经的分支和分布

面神经（facial nerve）（图 1-15-25）为混合性神经，含有 4 种纤维成分：①特殊内脏运动纤维，起自面神经核，支配面肌；②一般内脏运动纤维（副交感纤维），起自上泌涎核，分布至下颌下腺、舌下腺、泪腺以及鼻、腭部的黏膜腺体，支配腺体的分泌；③味觉纤维，为特殊内脏感觉纤维，分布至舌前 2/3 的味蕾，传导味觉；④一般躯体感觉纤维，传导耳部的皮肤感觉。

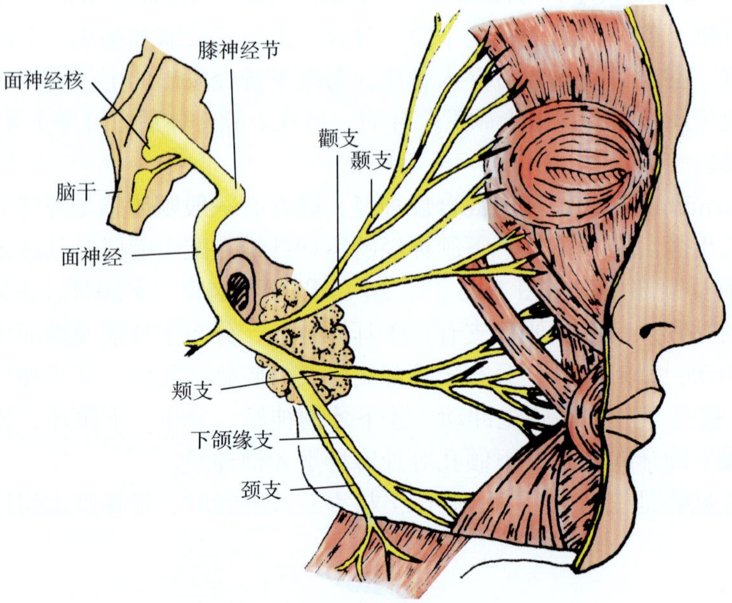

图 1-15-25 面神经在面部的分支

面神经的特殊内脏运动纤维从延髓脑桥沟出脑，经内耳门入内耳道，穿过颞骨内的面神经管，再经茎乳孔出颅，穿腮腺后在其前缘呈放射状分支分布，计有颞支、颧支、颊支、下颌缘支和颈支，支配面肌和颈阔肌，是面神经的主要成分。

面神经出茎乳孔之前，自主干分出部分纤维形成鼓索（图 1-15-26），鼓索内含有上述的一般内脏运动纤维（副交感纤维）和味觉纤维成分，经鼓室穿出颅底，向前下加入舌神经，随舌神经至分布区。

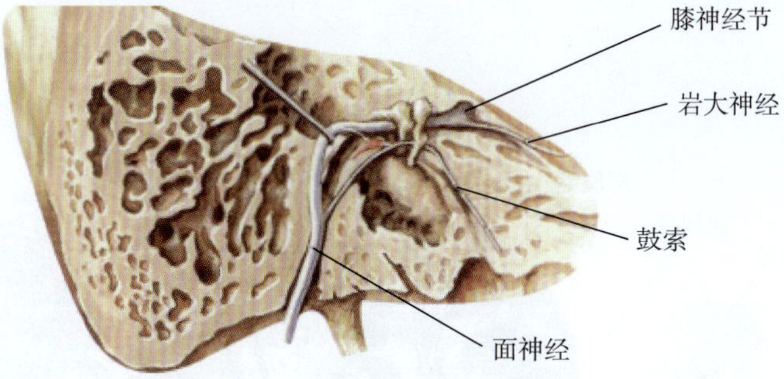

图 1–15–26　面神经管内段

知识链接

面神经的损伤表现及解剖学基础

面神经的行程较长，因损伤部位不同，可出现不同的临床表现：①出茎乳孔后的面神经主干损伤，由于面肌瘫痪，患侧额纹消失，不能皱眉，睑裂和口裂不能充分闭合，不能鼓腮，患侧鼻唇沟平坦，口角歪向健侧，患侧角膜反射消失；②面神经管内及其以上面神经干损伤，除有上述表现外，还可出现舌前 2/3 味觉障碍，泪腺、下颌下腺、舌下腺分泌障碍，结膜、口、鼻腔黏膜干燥等现象，也可出现听觉过敏。

八、前庭蜗神经

前庭蜗神经（vestibulocochlear nerve）（图 1-15-27）含特殊躯体感觉神经纤维，由前庭神经和蜗神经两部分组成。该神经起自内耳，经内耳道、内耳门入颅，进入脑干。

（一）前庭神经

前庭神经（vestibular nerve）其感觉神经元的胞体位于内耳道底，聚集成前庭神经节。此节由双极神经元组成，其周围突分布于内耳膜迷路的椭圆囊斑、球囊斑和壶腹嵴；中枢突聚成前庭神经，传导平衡觉（头部的位置觉和运动觉）冲动，止于前庭神经核。

（二）蜗神经

蜗神经（cochlear nerve）其感觉神经元的胞体位于耳蜗蜗轴内，聚成螺旋神经节。此节由双极神经元组成，其周围突分布于螺旋器；中枢突聚成蜗神经，传导听觉冲动，止于蜗神经核。

九、舌咽神经

舌咽神经（glossopharyngeal nerve）（图 1-15-28，29）连于延髓侧面，经颈静脉孔至颅外。舌咽神经为混合性神经，含有 5 种纤维成分：①特殊内脏运动纤维，起自疑核，支配茎突咽肌；②一般内脏运动纤维（副交感纤维），起自下泌涎核，支配腮腺分泌；③一般内脏感觉纤维，分布于舌后 1/3 黏膜、鼓室及咽黏膜、颈动脉窦和颈动脉小球等，中枢突止于孤束核；④特殊内脏感觉纤维，分布于舌后 1/3 味蕾；⑤一般躯体感觉纤维，分布于耳后皮肤。

舌咽神经主干先在颈内动、静脉之间下行，然后弓形向前，经舌骨舌肌深面至舌根，其主

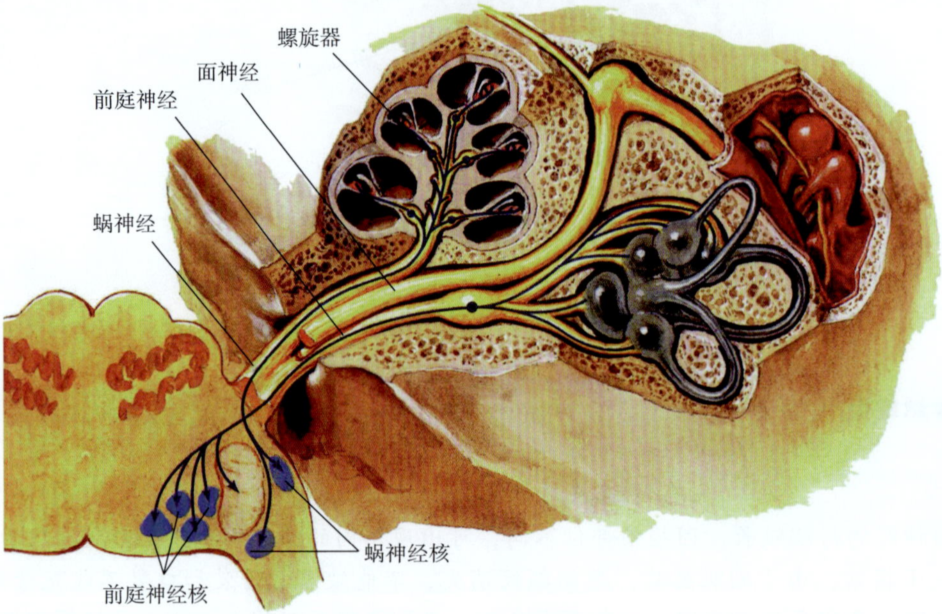

图 1-15-27　前庭蜗神经

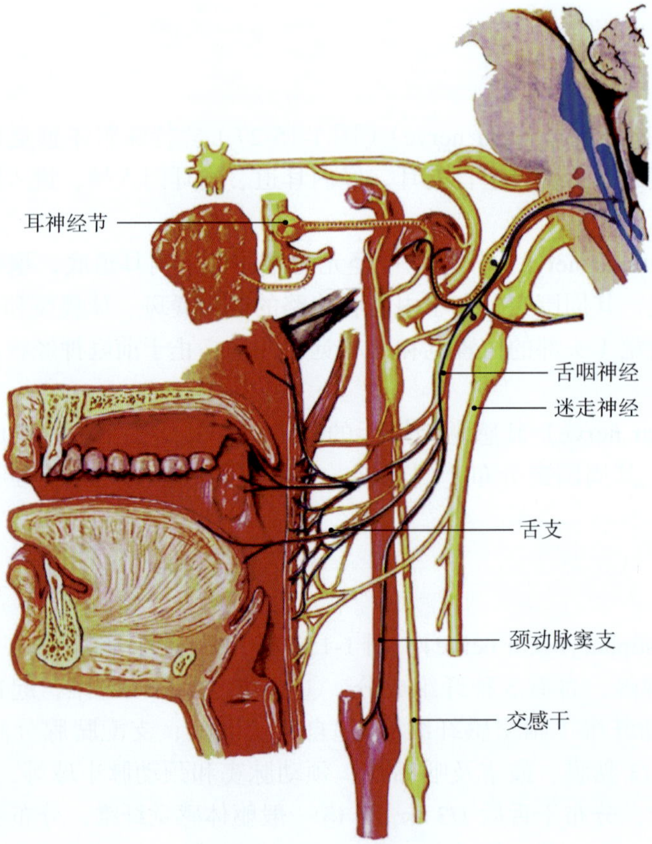

图 1-15-28　舌咽神经

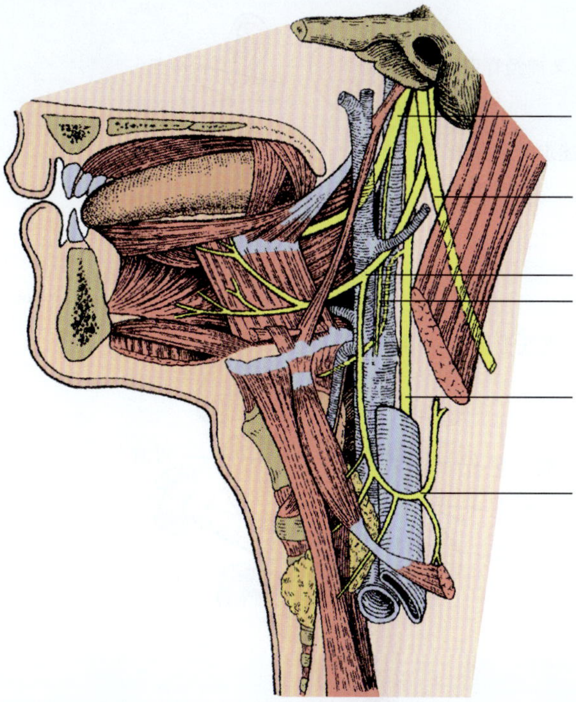

图 1-15-29　舌咽神经、迷走神经、副神经、舌下神经

觉。②咽支，分布于茎突咽肌和咽黏膜。③颈动脉窦支，为 1~2 条纤细的分支，沿颈内动脉下降，至颈总动脉分杈处，分布于颈动脉窦的压力感受器和颈动脉小球的化学感受器，传导来自这两个结构的冲动入脑，以调节血压和呼吸。

十、迷走神经

迷走神经（vagus nerve）（图 1-15-30，31，32）是脑神经中行程最长、分布最广的神经。它连于脑干的橄榄后沟，经颈静脉孔至颅外。迷走神经是混合性神经，含有 4 种纤维成分：①一般内脏运动纤维（副交感纤维），是迷走神经的最主要成分，起自迷走神经背核，分布于颈、胸、腹部的多种脏器，在相应脏器壁内或器官旁一些小的副交感神经节中换元后，节后纤维支配心肌、平滑肌的运动及腺体的分泌；②一般内脏感觉纤维，分布于颈、胸和腹部的多种器官；③一般躯体感觉纤维，分布于耳郭和外耳道皮肤等处；④特殊内脏运动纤维，起自疑核，支配喉肌及大部分咽肌的运动。

在颈部，迷走神经主干走在颈动脉鞘内，在颈内静脉与颈内动脉或颈总动脉之间的后方下行，经胸廓上口入胸腔。迷走神经在颈部的最主要分支是喉上神经（superior laryngeal nerve），分内、外两支，内支穿甲状舌骨膜入喉，分布于声门裂以上的喉黏膜；外支与甲状腺上动脉伴行，支配喉的环甲肌。迷走神经在颈部还发出心支，加入心丛。

在胸腔，左、右迷走神经行程稍异（图 1-15-31，32）：左迷走神经经主动脉弓前方，至肺根后方，再下行于食管前面，形成食管前丛；右迷走神经经由锁骨下动脉前方，至肺根后方，下行于食管后面，形成食管后丛。左、右迷走神经与食管一起经膈的食管裂孔入腹腔。迷走神经在胸部，除发心支、支气管支、食管支加入心丛、肺丛和食管丛外，主要的分支还有喉返神经。两侧喉返神经（recurrent laryngeal nerve）返回颈部部位不同，左侧绕主动脉弓返回；右侧绕右锁骨下动脉返回。喉返神经均沿气管与食管间的沟内上行入喉，其终支称喉下神经，运动

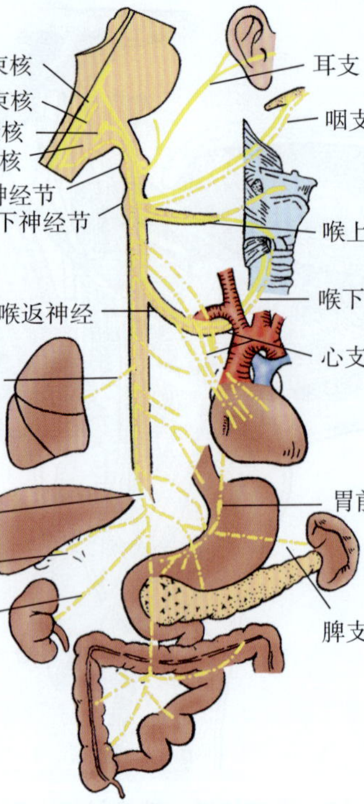

图 1-15-30　迷走神经纤维成分及分布模式图

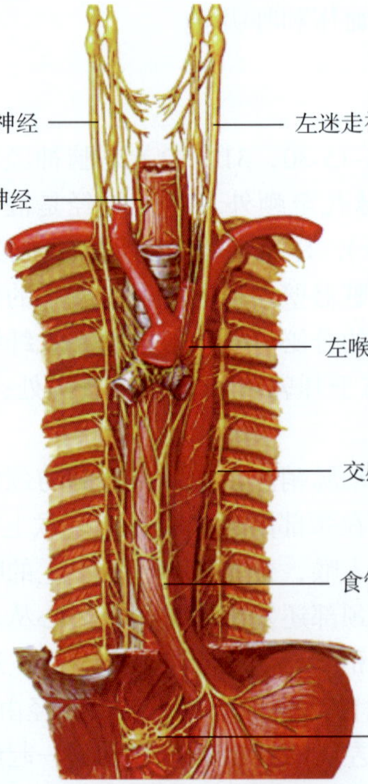

图 1-15-31　迷走神经

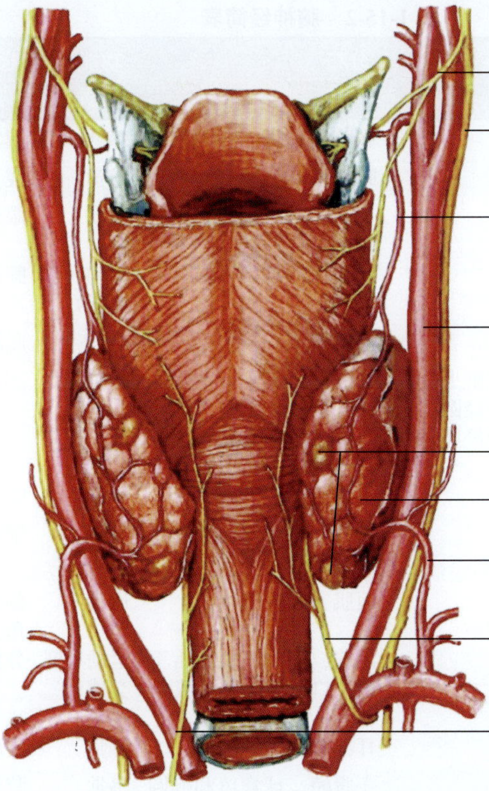

图 1-15-32 喉上神经和喉返神经

侧叶深面上行时，与甲状腺下动脉相交。甲状腺手术结扎甲状腺上、下动脉时，应注意勿损伤与其邻近的喉上神经和喉返神经。

在腹腔，左迷走神经分支至胃前壁和肝。右迷走神经主要发出腹腔支，加入腹腔丛，与交感神经一起，沿血管分支分布于肝、胆、胰、脾、肾、肾上腺及结肠左曲以上的消化管；还有分支至胃后壁（图 1-15-30，31）。

十一、副神经

副神经（accessory nerve）（图 1-15-29）为运动性神经，由起于脑（延髓）和脊髓的两根合成，经颈静脉孔出颅后，脑根起自疑核，纤维并入迷走神经，支配咽喉肌；脊髓根起自副神经核，纤维行向后下，支配胸锁乳突肌和斜方肌。

十二、舌下神经

舌下神经（hypoglossal nerve）（图 1-15-29）为运动性神经，由一般躯体运动纤维组成，起自延髓的舌下神经核，经舌下神经管出颅，弓形向前，沿舌骨舌肌外侧进入舌，支配舌内肌和舌外肌。一侧舌下神经损伤，患侧半舌肌瘫痪并萎缩，伸舌时舌尖偏向患侧。

脑神经简表详见表 1-15-2。

表 1-15-2 脑神经简表

序号	名称	连接脑的部位	出入颅腔的部位	分布	功能性质	损伤后的症状
Ⅰ	嗅神经	端脑	筛孔	鼻腔嗅黏膜	感觉	嗅觉障碍
Ⅱ	视神经	间脑	视神经管	眼球视网膜	感觉	视觉障碍
Ⅲ	动眼神经	中脑	眶上裂	上、下、内直肌，下斜肌，上睑提肌 瞳孔括约肌、睫状肌	运动 运动（副交感）	眼外斜视、上睑下垂 瞳孔散大、对光反射消失
Ⅳ	滑车神经	中脑	眶上裂	上斜肌	运动	眼不能向下外斜视
Ⅴ	三叉神经	脑桥	眼神经经眶上裂 上颌神经经圆孔 下颌神经经卵圆孔	头面部皮肤、口鼻腔黏膜、舌前 2/3 黏膜、头面部皮肤、黏膜、牙及牙龈、眶区结构 咀嚼肌	感觉 运动	感觉障碍角膜反射消失 咀嚼肌瘫痪
Ⅵ	展神经	延髓脑桥沟	眶上裂	外直肌	运动	眼内斜视
Ⅶ	面神经	延髓脑桥沟	内耳门→ 面神经管→ 茎乳孔	面肌、颈阔肌 泪腺、下颌下腺、舌下腺及口、鼻腔黏膜腺 舌前 2/3 味蕾 耳部皮肤	运动 运动（副交感） 感觉 感觉	额纹消失、眼不能闭合、口角歪向健侧、鼻唇沟变浅 分泌障碍 味觉障碍 皮肤感觉障碍
Ⅷ	前庭蜗神经	延髓脑桥沟	内耳门	壶腹嵴、球囊斑和椭圆囊斑 耳蜗螺旋器	感觉 感觉	眩晕等平衡觉障碍 听力障碍
Ⅸ	舌咽神经	延髓	颈静脉孔	部分咽肌 腮腺 咽、鼓室、舌后 1/3 的黏膜，咽与舌后 1/3 感觉、颈动脉窦、颈动脉小球 舌后 1/3 味蕾 耳后皮肤	运动 运动（副交感） 感觉 感觉 感觉	部分咽肌瘫痪 分泌障碍 咽反射丧失 舌后 1/3 味觉丧失 皮肤感觉障碍
Ⅹ	迷走神经	延髓	颈静脉孔	胸腹腔脏器平滑肌、心肌、腺体 咽、喉肌 胸腹腔脏器、咽喉黏膜 耳郭及外耳道皮肤	运动（副交感） 运动 感觉 感觉	内脏运动障碍、心率加快、腺体分泌障碍 发音困难、声音嘶哑、吞咽障碍 内脏感觉障碍 皮肤感觉障碍
Ⅺ	副神经	延髓	颈静脉孔	咽、喉肌 胸锁乳突肌、斜方肌	运动	侧胸锁乳突肌瘫痪头无力转向对侧；斜方肌瘫痪，肩下垂，提肩无力
Ⅻ	舌下神经	延髓	舌下神经管	舌内肌和部分舌外肌	运动	舌肌瘫痪、萎缩，伸舌时，舌尖偏向患侧

第三节　内脏神经

内脏神经（visceral nerve）是指主要分布于内脏、心血管、平滑肌和腺体的神经，按照纤维的性质分为感觉性和运动性两种神经。内脏运动神经调节内脏、心血管的运动和腺体的分泌，通常不受人的意志控制，因而又称自主神经（autonomic nerve）；又因它主要控制和调节动、植物共有的物质代谢活动，并不支配动物所特有的骨骼肌的运动，故也称植物神经（vegetative nerve）。内脏感觉神经将来自内脏、心血管等处的感觉冲动传递至各级中枢，通过反射调节这些器官的活动，以维持机体内、外环境的相对平衡。

高频考点
内脏神经的概念

一、内脏运动神经

内脏运动神经（visceral motor nerve）和躯体运动神经一样，同样受大脑皮质和皮质下各级中枢的控制和调节，但二者在形态结构、分布范围和功能上存在较大差异（图 1-15-33）：

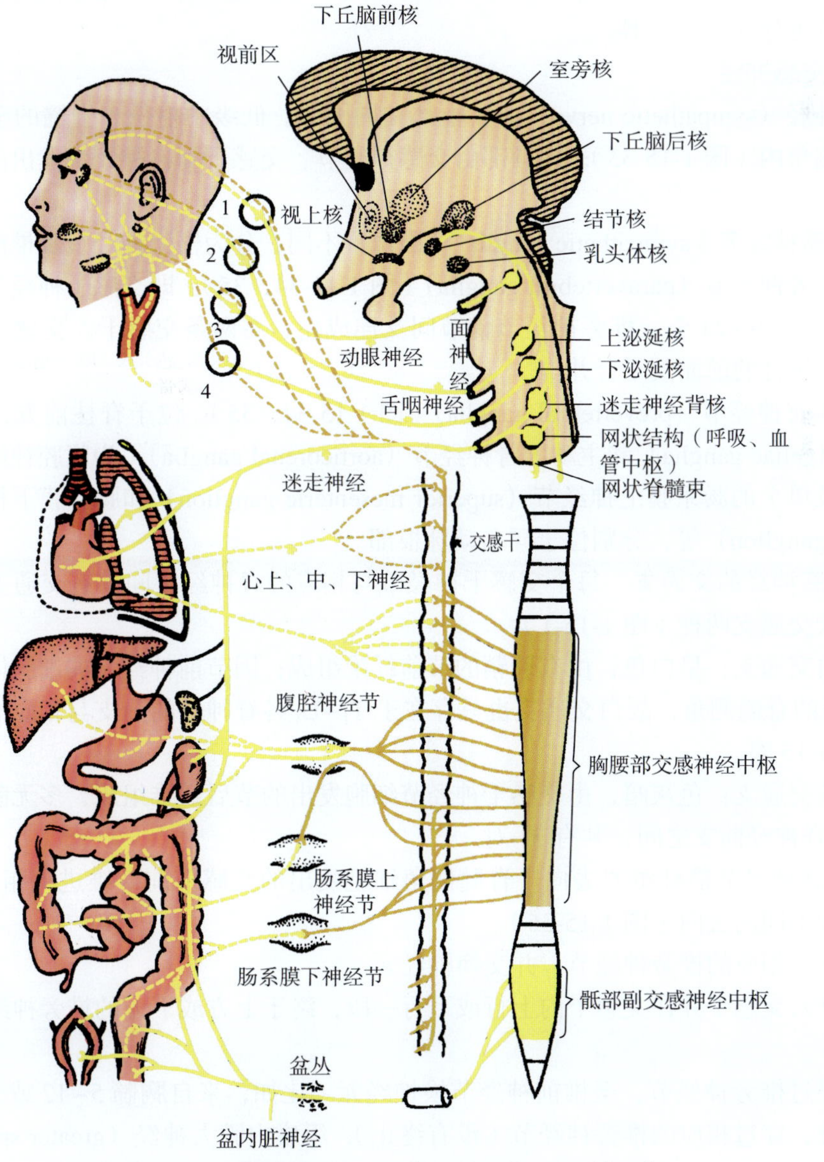

1. 支配的器官不同 躯体运动神经支配骨骼肌，受意志控制；内脏运动神经支配平滑肌、心肌和腺体，一定程度上不受意志直接控制。

2. 纤维粗细不同 躯体运动神经纤维一般是比较粗的有髓纤维，而内脏运动神经纤维则是薄髓（节前纤维）和无髓（节后纤维）的细纤维。

3. 神经元数目不同 躯体运动神经自低级中枢至骨骼肌只有一个神经元；而内脏运动神经自低级中枢发出后，须在内脏运动神经节（植物神经节）中交换神经元，再由此节内神经元发出纤维到达效应器。因此，内脏运动神经自低级中枢至效应器需经过两个神经元：位于脑干或脊髓内的内脏运动神经元称节前神经元，其轴突称节前纤维；内脏运动神经节内的神经元称节后神经元，其轴突称节后纤维，节后纤维直接支配效应器。

4. 纤维成分不同 躯体运动神经只有一种纤维成分；内脏运动神经却可根据其形态结构、功能和药理特点的不同，区分为交感神经和副交感神经两种；多数内脏器官同时接受交感和副交感两种神经纤维的双重支配。

5. 节后纤维分布形式不同 内脏运动神经的节后纤维的分布形式和躯体运动神经亦有不同，躯体运动神经以神经干的形式分布，而内脏运动神经的节后纤维常攀附脏器或血管形成神经丛，由丛再分支至效应器。

（一）交感神经

交感神经（sympathetic nerve）分中枢部和周围部。低级中枢位于脊髓的全部胸髓和腰髓1~3节段侧角内（图1-15-33）；周围部由交感神经节、交感干和自神经节发出的神经、神经丛组成。

1. 交感神经节（sympathetic ganglia） 因位置不同，分为椎旁神经节和椎前神经节。

（1）椎旁神经节（paravertebral ganglia）（图1-15-34，35）：即交感干神经节，位于脊柱的两旁，每侧有19~24个。椎旁神经节借节间支连成左、右两条交感干。交感干上至颅底，下至尾骨，于尾骨的前面两干合并。

（2）椎前神经节（prevertebral ganglia）（图1-15-34，35）：位于脊柱前方，包括成对的腹腔神经节（celiac ganglia）和主动脉肾神经节（aorticorenal ganglia）（为腹腔神经节下外侧的突出部）以及单个的肠系膜上神经节（superior mesenteric ganglion）和肠系膜下神经节（inferior mesenteric ganglion）等，分别位于同名动脉根部。

2. 交感神经的交通支 每个交感干神经节与相应的脊神经之间都有交通支相连，分为白交通支和灰交通支两种（图1-15-1）。

（1）白交通支：呈白色，由有髓鞘的节前纤维组成；因节前神经元的细胞体仅存在于脊髓T_1~L_3节段的脊髓侧角，故白交通支也只存在于T_1~L_3各脊神经的前支与相应的交感干神经节之间，共有15对。

（2）灰交通支：色灰暗，由交感干神经节细胞发出的节后纤维组成，多无髓鞘；连于交感干与31对脊神经前支之间，共有31对。

3. 交感神经节前纤维的去向 脊髓侧角细胞发出的交感节前纤维进入相应椎旁神经节，然后有3种不同的去向（图1-15-36）。

（1）终于相应的椎旁神经节，并交换神经元。

（2）进入交感干并在交感干内上行或下行一段，终于上方或下方的椎旁神经节并交换神经元。

（3）穿过椎旁神经节，至椎前神经节换神经元。比如，来自胸髓5~12或6~12节段的部分节前纤维，穿过相应的椎旁神经节（没有终止），组成内脏大神经（greater splanchnic nerve）和内脏小神经（lesser splanchnic nerve），向下穿过膈脚入腹腔后，内脏大神经终于腹腔神经节和主动脉肾神经节，换神经元；内脏小神经终于主动脉肾神经节和肠系膜上神经节，换神经

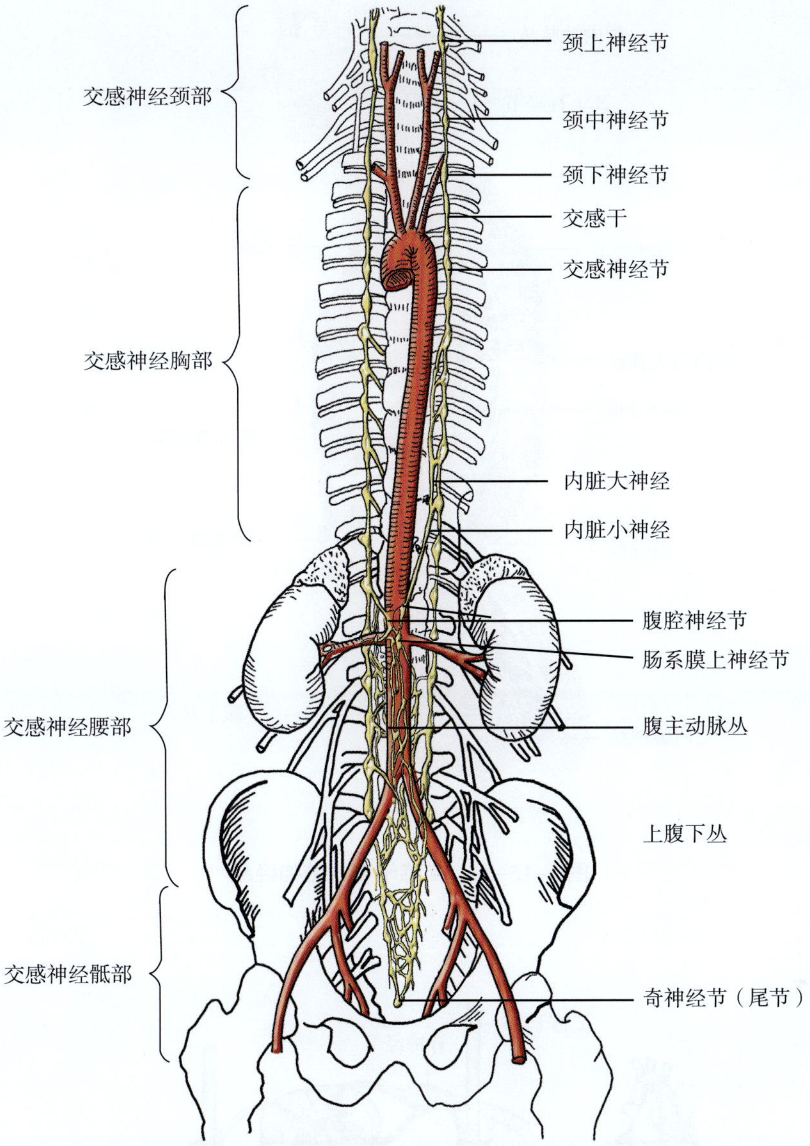

图 1-15-34　交感干全貌图

元。此外，来自腰髓 1~3 节段的部分节前纤维，也穿过相应的椎旁神经节，组成腰内脏神经(lumbar splanchnic nerve)，终于肠系膜下神经节，换神经元。

4. 交感神经节后纤维的去向和分布概况　交感神经节后纤维也有 3 种去向（图 1-15-36）。

（1）交感干上所有神经节均发出节后纤维，经灰交通支返回脊神经，并随脊神经分布于头颈部、躯干及四肢的血管、汗腺及竖毛肌。

（2）节后纤维攀附于动脉表面，形成神经丛，按所攀附的动脉命名，随动脉分支到达所支配的器官。

（3）节后纤维形成脏支，直接分布到所支配的器官，这些脏支多在脏器附近与副交感神经的分支交织成丛。

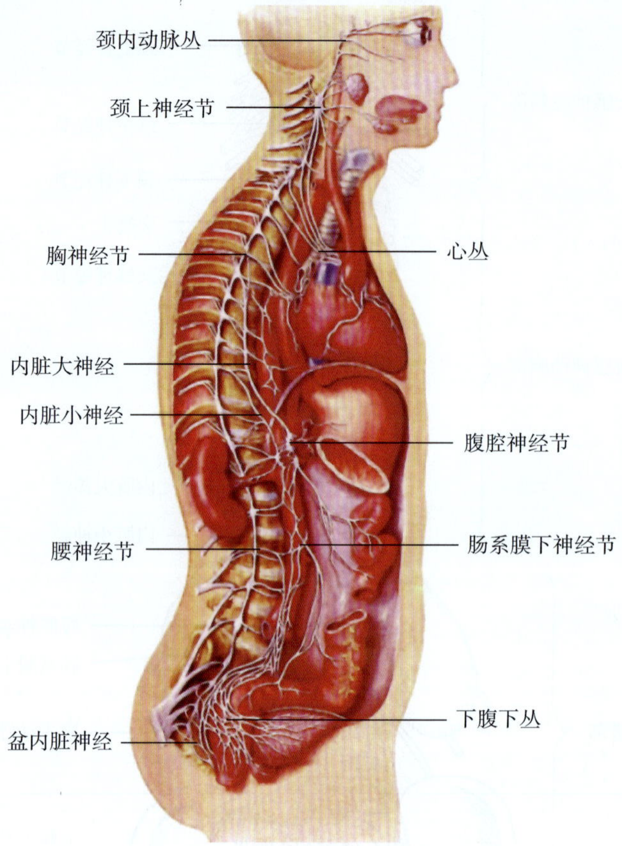

图 1-15-35　交感干与内脏神经丛

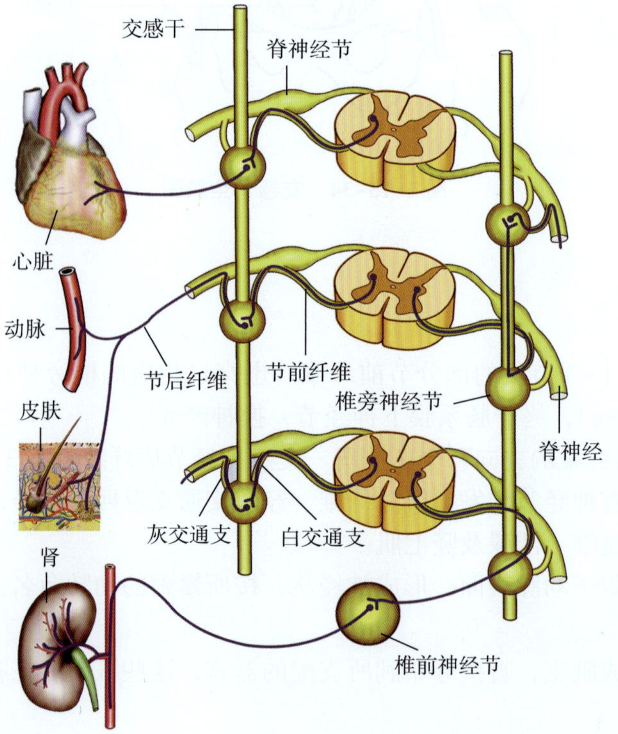

图 1-15-36　交感神经纤维走行模式图

知识链接

Horner 综合征

即颈交感神经麻痹综合征。凡可引起颈部及脑干部交感神经受损伤或压迫的原因，如外伤、手术、肿瘤、炎症和血管病变等因素均可引发此病征，少数病例可为先天性或无明显病因。如损害波及胸腔内的颈交感干，阻断了交感干至颈上神经节的通路，可使颈部交感神经麻痹，导致出现米勒肌、瞳孔开大肌功能障碍（上睑下垂，眼裂缩窄，外观似眼球内陷；瞳孔缩小）、支配面部汗腺分泌的交感神经受阻（面少汗）、支配面部血管收缩的交感神经抑制（血管扩张，面部发红）。

（二）副交感神经

副交感神经（parasympathetic nerve）也分为中枢部和周围部。低级中枢位于脑干一般内脏运动核和脊髓骶部 2~4 节段灰质的骶副交感核。周围部包括副交感神经节及进出此节的节前纤维、节后纤维。

1. 副交感神经节　副交感神经节大多位于器官附近或器官壁内，称器官旁节或器官内节（壁内节），一般均较小，但颅部的器官旁节较大，肉眼可见，有睫状神经节、翼腭神经节、下颌下神经节和耳神经节等，节内的细胞即为节后神经元。

2. 颅部的副交感神经　其节前纤维随第Ⅲ、Ⅶ、Ⅸ、Ⅹ对脑神经分布（图 1-15-33，37）。

（1）随动眼神经分布：行于动眼神经内的副交感节前纤维，起自中脑的动眼神经副核，入眶后，在睫状神经节交换神经元，节后纤维穿入眼球，分布于瞳孔括约肌和睫状肌。

（2）随面神经分布：行于面神经内的副交感节前纤维，起自脑桥的上泌涎核，一部分节前纤维经在翼腭神经节交换神经元，节后纤维分布于泪腺、鼻腔、口腔以及腭黏膜的腺体。另一

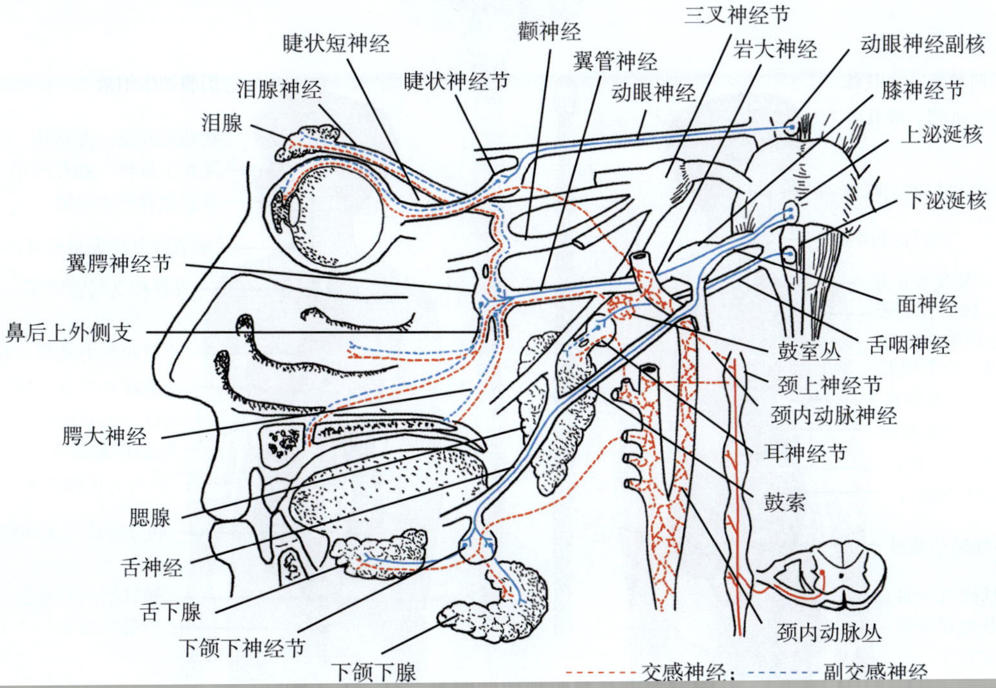

部分节前纤维在下颌下神经节交换神经元，节后纤维分布于下颌下腺和舌下腺。

（3）随舌咽神经分布：行于舌咽神经内的副交感节前纤维，起自延髓的下泌涎核，在耳神经节交换神经元，节后纤维分布于腮腺。

（4）随迷走神经分布：行于迷走神经内的副交感节前纤维，起自延髓的迷走神经背核，随迷走神经分支分布，在胸、腹腔脏器附近或壁内的副交感神经节（器官旁节或器官内节）交换神经元，节后纤维分布于胸、腹腔脏器（除降结肠、乙状结肠及盆腔脏器以外）的平滑肌以及心肌和腺体。

3. 骶部的副交感神经　其节前纤维起自脊髓骶 2~4 节段内的骶副交感核，随骶神经出骶前孔，最终加入盆丛，随盆丛分支分布到所支配的脏器的器官旁节或器官内节，其节后纤维支配结肠左曲以下的消化管和盆腔脏器的平滑肌和腺体（图 1-15-33）。

（三）交感神经和副交感神经的比较

交感神经和副交感神经都是内脏运动神经，人体绝大多数内脏器官受二者的双重支配，但二者在神经来源、形态结构、分布范围和功能上各有自身的特点（图 1-15-38）。

1. 低级中枢部位不同　交感神经的低级中枢位于脊髓侧角；副交感神经的低级中枢位于脑干一般内脏运动核和脊髓骶部的骶副交感核。

高频考点

交感和副交感神经的异同

2. 周围部神经节的位置不同　交感神经节位于脊柱两侧（椎旁神经节）和脊柱前方（椎前神经节）；副交感神经节位于所支配器官的附近（器官旁节），或位于器官壁内（器官内节）。因此副交感神经节前纤维比交感神经长，而其节后纤维则较短。

3. 节前神经元与节后神经元的比例不同　一个交感节前神经元的轴突可与许多个节后神经元形成突触，而一个副交感节前神经元的轴突却与较少的节后神经元形成突触。因此，交感

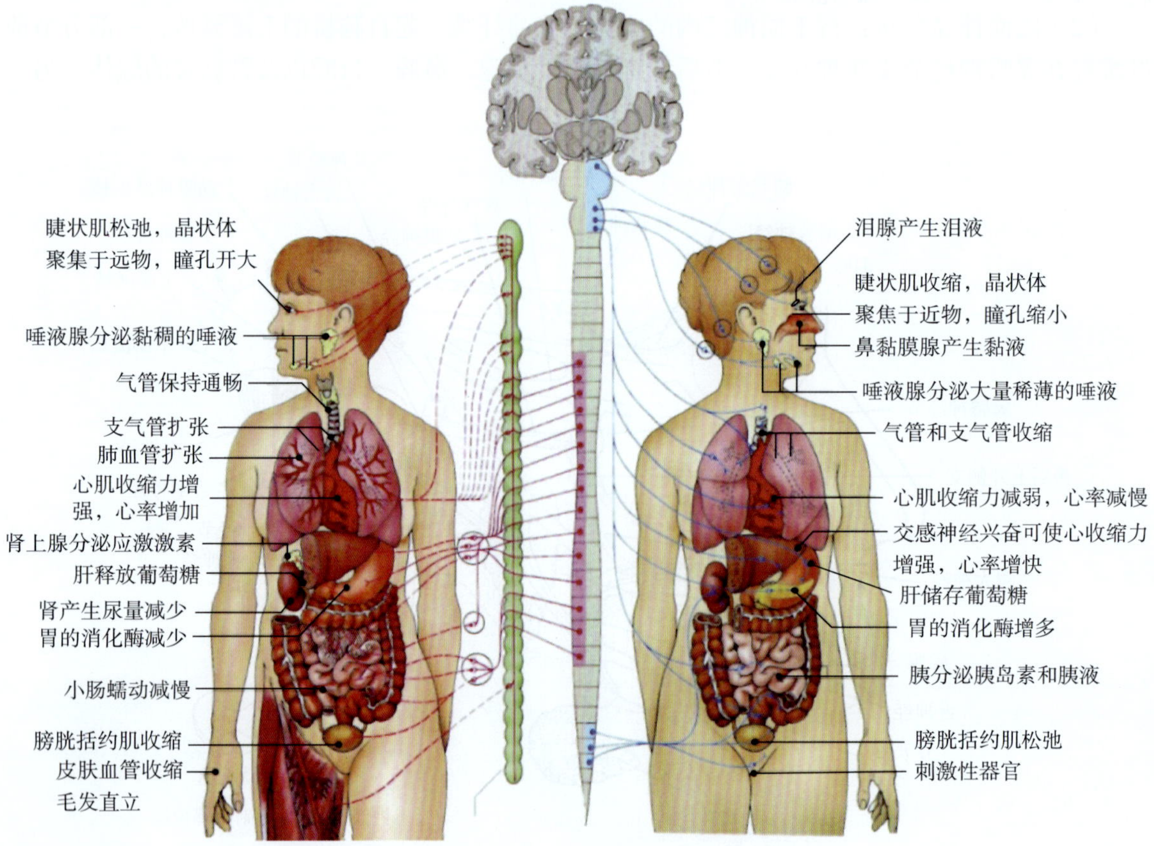

图 1-15-38　交感神经与副交感神经的比较

神经的作用范围比较广泛，而副交感神经作用则比较局限。

4. 分布范围不同　一般认为全身皮肤的血管、汗腺、竖毛肌以及肾上腺髓质，仅有交感神经而无副交感神经支配。

5. 对同一器官所起的作用不同　交感与副交感神经对同一器官的作用既互相拮抗又相互统一（表 1-15-3）。在应激条件下，交感神经兴奋性相对增强；在恢复体力和安静状态时，副交感神经活动占优势。二者功能的对立和统一，维持着机体内环境的动态平衡，使机体更好地适应内、外环境的变化。

表 1-15-3　交感神经和副交感神经对器官的作用

系统	器官	交感神经	副交感神经
脉管系统	心脏 冠状动脉 躯干、四肢的动脉	心率加快，收缩力增强 舒张 收缩	心率减慢，收缩力减弱 轻度收缩 无作用
呼吸系统	支气管平滑肌	舒张	收缩
消化系统	胃肠平滑肌 胃肠括约肌	抑制蠕动 收缩	增强蠕动 舒张
泌尿系统	膀胱	壁的平滑肌舒张、括约肌收缩（潴尿）	壁的平滑肌收缩、括约肌舒张（排尿）
视器	瞳孔 泪腺	散大 抑制分泌	缩小 增加分泌
皮肤	汗腺 竖毛肌	促进分泌 收缩	无作用 无作用

（四）内脏神经丛

交感神经、副交感神经和内脏感觉神经在分布到所支配脏器的过程中，常相互交织形成内脏神经丛（plexus of visceral nerve）（图 1-15-39，15-40），再由神经丛发出分支分布于相应器

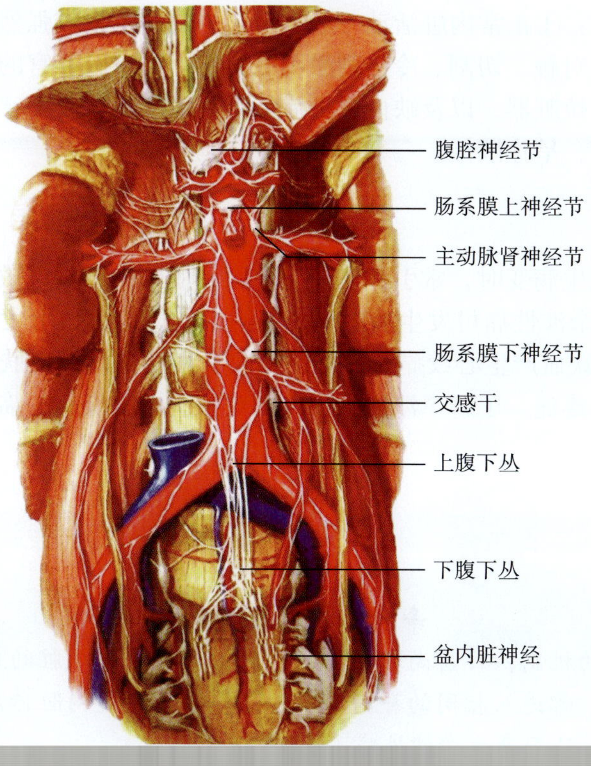

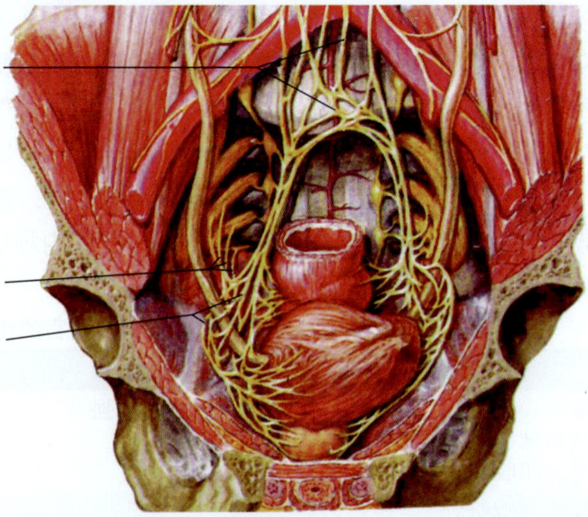

图 1-15-40 盆部内脏神经丛

官。这些神经丛有的位于脏器附近或器官之内，有的攀附于头、颈部和胸、腹腔内动脉的周围。主要的内脏神经丛有心丛、肺丛、腹腔丛、腹主动脉丛、上腹下丛（位于两侧髂总动脉之间）和下腹下丛（即盆丛）。

二、内脏感觉神经

内脏器官除有交感和副交感神经支配外，还有内脏感觉神经（visceral sensory nerve）分布，将来自内脏、心血管等的感觉冲动传入中枢，中枢则直接通过内脏运动神经或间接通过神经体液调节内脏器官的活动。内脏感觉神经元属假单极神经元，胞体位于脊神经节或脑神经节内。其中枢突随脊神经后根进入脊髓，或随脑神经进入脑干；其周围突分布于内脏器官和血管。

内脏感觉的特点是：①正常内脏活动一般不引起主观感觉，较强烈的内脏活动，则可产生内脏感觉；②内脏一般对触、切割、冷热刺激不敏感，而对空腔器官的扩张、平滑肌痉挛性收缩、突然且大幅度地牵拉脏器，以及缺血或炎症刺激较敏感；③内脏感觉传入途径较分散，内脏痛觉往往定位不确切，呈弥散性。

三、牵涉性痛

当某些内脏器官发生病变时，常引起体表一定区域皮肤的感觉过敏或疼痛，这种现象称牵涉痛（referred pain）。牵涉性痛可发生在患病内脏附近的体表，也可发生在较远处的体表（图 1-15-41）。例如，心肌缺血产生心绞痛时，常在胸前区和左臂内侧皮肤感到疼痛；肝、胆有病变时，常在右肩部感到疼痛。了解牵涉性痛现象，对某些内脏疾病的临床诊断有帮助。

知识链接

牵涉性痛的发生机制

牵涉性痛产生的机制，目前尚不清楚，一般认为，病变内脏的传入神经与牵涉性痛区皮肤的传入神经，都进入相同的脊髓节段。在脊髓内病变内脏传入冲动可能扩散到邻近的躯体感觉通路，从而产生牵涉性痛（图 1-15-42）。

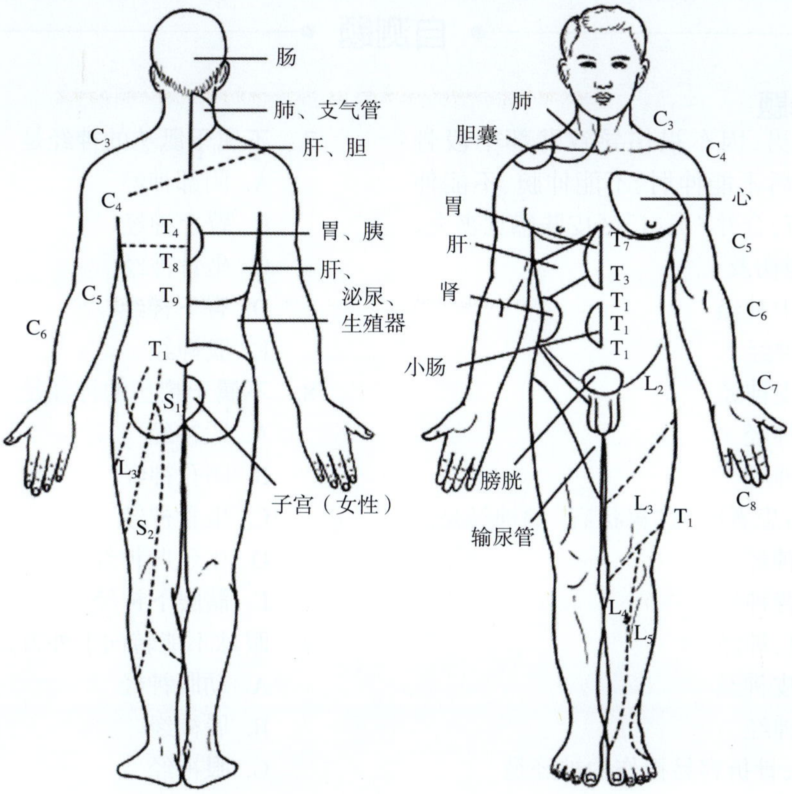

图 1-15-41　内脏器官疾病时的牵涉性痛区

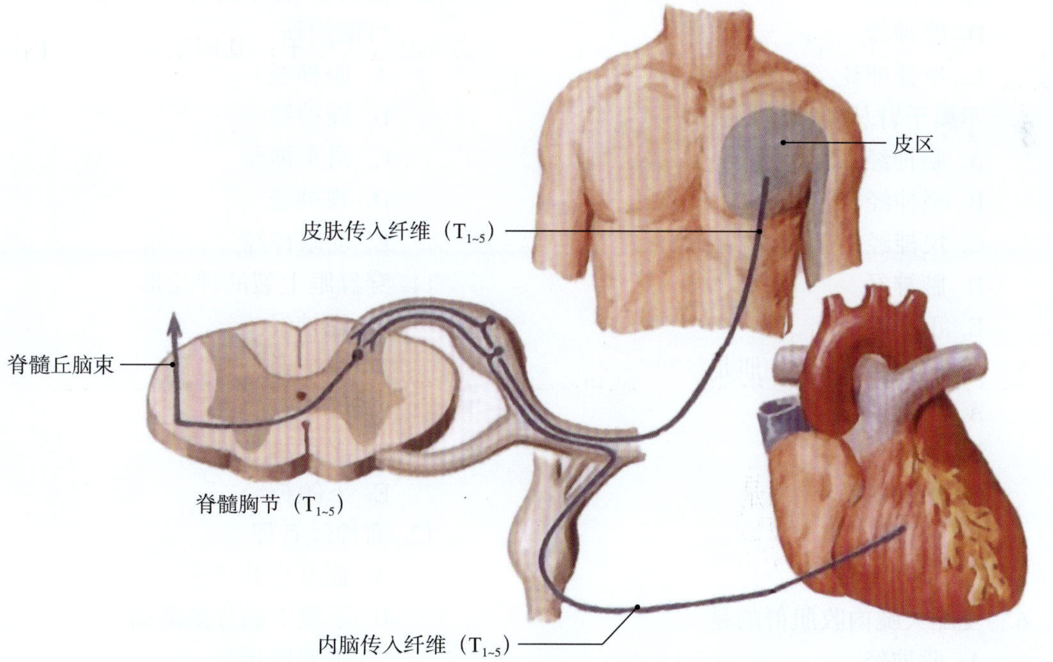

图 1-15-42　心传入神经与皮肤传入神经的投射联系

自测题

一、A型选择题

1. 患者，男，因车祸伤导致臂部中段骨折，伤后不能伸肘、不能伸腕、不能伸指关节，合并“虎口”区皮肤感觉丧失，最可能伤及
   A. 正中神经
   B. 尺神经
   C. 肌皮神经
   D. 桡神经
   E. 腋神经
2. 损伤后患者出现“翼状肩”的神经是
   A. 腋神经
   B. 胸背神经
   C. 胸长神经
   D. 肌皮神经
   E. 桡神经
3. 腓骨头骨折容易损伤的神经是
   A. 胫神经
   B. 腓总神经
   C. 股神经
   D. 隐神经
   E. 坐骨神经
4. 不属于臂丛的神经是
   A. 膈神经
   B. 桡神经
   C. 尺神经
   D. 腋神经
   E. 正中神经
5. 受肌皮神经支配的肌是
   A. 三角肌
   B. 肱三头肌
   C. 小圆肌
   D. 肱桡肌
   E. 肱二头肌
6. 支配大腿内收肌群的是
   A. 股神经
   B. 闭孔神经
   C. 坐骨神经
   D. 阴部神经
   E. 隐神经
7. 不属于骶丛的神经是
   A. 阴部神经
   B. 臀上神经
   C. 坐骨神经
   D. 臀下神经
   E. 股神经
8. 不属于腰丛的神经是
   A. 股神经
   B. 闭孔神经
   C. 坐骨神经
   D. 生殖股神经
   E. 髂腹下神经
9. 眼球不能转向下外方是由于损伤了
   A. 动眼神经
   B. 展神经
   C. 眼神经
   D. 滑车神经
   E. 视神经
10. 患者因眼部受伤后出现瞳孔散大，最可能损伤
   A. 眼神经
   B. 展神经
   C. 滑车神经
   D. 视神经
   E. 动眼神经
11. 穿经眶上裂的神经是
   A. 视神经
   B. 嗅神经
   C. 展神经
   D. 上颌神经
   E. 下颌神经
12. 面神经管理
   A. 面部皮肤感觉
   B. 下颌下腺分泌活动
   C. 咀嚼肌运动
   D. 全舌的味觉
   E. 舌前2/3黏膜痛、温感觉
13. 管理舌后1/3一般感觉与味蕾的神经是
   A. 舌咽神经
   B. 面神经

C. 迷走神经
D. 三叉神经
E. 舌下神经

14. 喉返神经
A. 与甲状腺下动脉交叉
B. 左侧绕左锁骨下动脉返回颈部
C. 支配环甲肌
D. 属于副交感神经
E. 只含支配喉肌的运动纤维

15. 支配腮腺分泌活动的神经是
A. 面神经
B. 舌咽神经
C. 迷走神经
D. 耳颞神经
E. 上颌神经

16. 下颌神经
A. 是面神经的分支
B. 只含感觉纤维
C. 经圆孔至颅外
D. 支配面肌
E. 有分支分布于舌前 2/3 黏膜

17. 直接支配瞳孔括约肌的神经纤维发自
A. 下颌下神经节
B. 翼腭神经节
C. 膝神经节
D. 睫状神经节
E. 耳神经节

18. 交感神经的低级中枢位于
A. 脑干内
B. 全部胸髓和上部腰髓的侧角
C. 骶髓 2~4 节段内
D. 椎旁神经节
E. 椎旁神经节和椎前神经节

19. 关于内脏运动神经的描述，**错误**的是
A. 不直接受意志控制
B. 受大脑皮质和皮质下中枢的控制
C. 支配心肌、平滑肌和腺体
D. 包括交感神经和副交感神经
E. 从中枢发出后直达所支配的器官

20. **不含**副交感神经节前纤维的神经是
A. 三叉神经
B. 面神经
C. 动眼神经
D. 舌咽神经
E. 迷走神经

二、名词解释

1. 脊神经节
2. 三叉神经节
3. 自主神经
4. 交感干

三、问答题

1. 肱骨中段骨折时容易损伤什么神经？分析该神经损伤后主要表现及解剖学基础。
2. 试述坐骨神经的起始、走行、分支分布及损伤后的表现。
3. 试述十二对脑神经出、入颅和连脑的部位。
4. 试述眼球外肌的神经支配。
5. 试述交感神经和副交感神的异同。

四、绘图题

1. 绘出“脊神经组成和分支”示意图，并标注下列结构：前根、后根、脊神经、脊神经节、前支、后支。
2. 绘出“下肢后面的神经”示意图，并标注下列结构：坐骨神经、胫神经、腓总神经、梨状肌下孔。

第十六章

神经系统的传导通路

系统解剖学
第十六章数字资源

思政之光

学习目标

学习本章内容的学生能够：

思政：

爱党爱国，坚守医者信仰，做大医精诚的传承者。

识记：

1. 复述躯干、四肢的深感觉传导通路和头面部、四肢的浅感觉传导通路的组成和走行。
2. 复述视觉传导通路的组成、走行及其不同部位损伤后的视野变化。
3. 复述皮质核束和皮质脊髓束的起始、走行及支配特点。

理解：

1. 比较躯干和四肢的浅感觉和深感觉传导通路的异同。
2. 分析上、下行传导通路不同部位损伤后的主要功能障碍。
3. 分析瞳孔对光反射的路径及其不同部位损伤后对光反射的变化。

运用：

1. 应用所学知识，分析内囊出血患者出现三偏综合征的原因。
2. 应用所学知识，分析皮质核束受损引起核上瘫与核下瘫的临床表现。
3. 具有对神经系统相关疾病的诊疗意识，运用所学知识开展科学宣教。

案例导入

男性，65岁，有高血压病史20年，与人激烈争吵时突然倒地，剧烈头痛，送医院途中呕吐两次。体格检查：痛苦面容，右侧鼻唇沟明显变浅，口角低垂并偏向左侧；右半身感觉障碍；右半身肌肉运动障碍，肌张力明显增高，右侧膝跳反射消失。

思考题：

1. 依据病史及临床表现，推测该患者的病变部位。
2. 依据临床表现，可以推测哪些神经传导束发生损伤？
3. 该患者的视野可能会发生什么变化？瞳孔对光反射可有何表现？

感受器接受人体内、外环境的各种刺激，并将其转换成神经冲动，经传入神经传入中枢，最后传递至大脑皮质的特定区产生感觉，这种由感受器到大脑皮质的神经通路称为上行或感觉传导通路（sensory pathway）。大脑皮质对传入的信息进行分析综合后，再发出冲动，经传出神经至效应器，引起反应活动。这种由大脑皮质至效应器的神经通路，称为下行或运动传导通路（motor pathway）。传导通路实际上是复杂反射弧的一部分（传入部和传出部）。不经过大脑皮质的上、下行传导通路称为反射通路。

一、感觉传导通路

（一）躯干和四肢的本体感觉和精细触觉传导通路

本体感觉又称深感觉，是指来自骨骼肌、肌腱、关节等运动器官本身在不同状态（运动或静止）时产生的感觉，包括位置觉、运动觉和振动觉。该传导通路还传导皮肤的精细触觉（如辨别两点距离、物体的纹理粗细等）。此通路由三级神经元组成（图 1-16-1）。

第一级神经元的胞体在脊神经节内，其周围突分布于肌、腱、关节等处的本体感受器和皮肤的精细触觉感受器。中枢突经脊神经后根入脊髓的后索直接上行，其中来自第 5 胸节以下的纤维形成薄束，来自第 4 胸节以上的纤维走在薄束的外侧形成楔束。两束分别终于延髓的薄束核和楔束核。

第二级神经元的胞体在薄束核和楔束核内。此两核发出的纤维经中央管腹侧交叉至对侧组成内侧丘系，上行终止于背侧丘脑的腹后外侧核。

高频考点
躯干和四肢的本体感觉传导通路

第三级神经元的胞体在背侧丘脑的腹后外侧核。此核发出的纤维（丘脑中央辐射）经内囊后肢主要投射到中央后回的中、上部和中央旁小叶的后部。

此通路若在内侧丘系交叉以下的部位受损，患者闭眼时，不能确定同侧各关节的位置和运动方向（身体易倾倒）及皮肤的两点距离等；若在内侧丘系或其以上部位受损，则功能障碍在对侧。

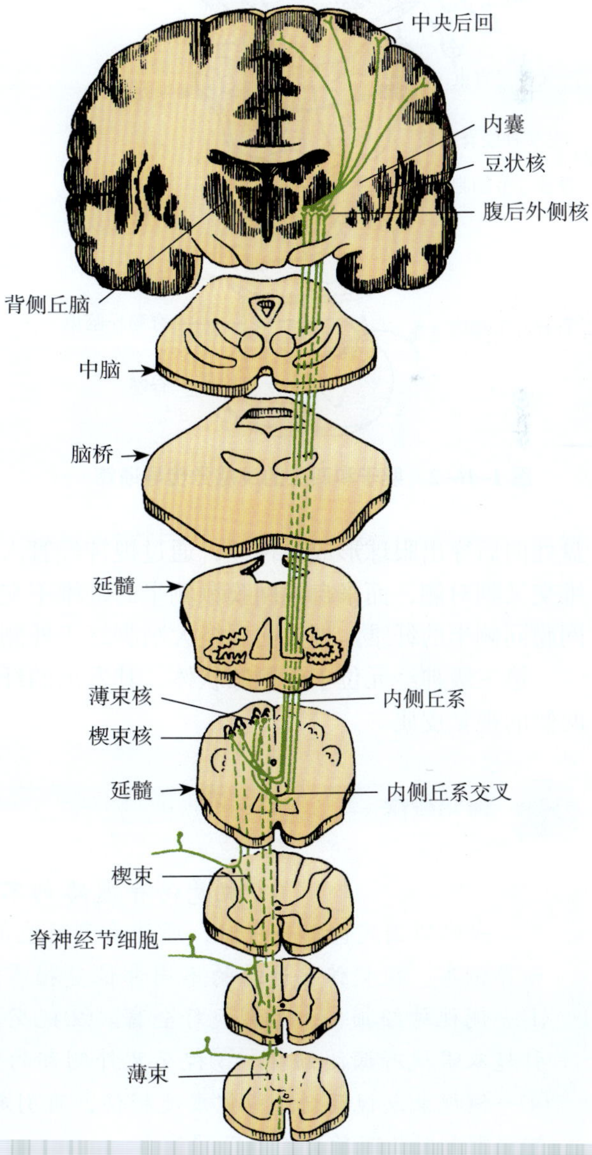

（二）痛、温觉和粗触觉、压觉传导通路

此通路又称浅感觉传导通路，由三级神经元组成（图 1-16-2）。

1. 躯干和四肢的浅感觉传导通路　第一级神经元的胞体在脊神经节内，其周围突分布于躯干和四肢皮肤内的感受器；中枢突经后根入脊髓。其中，传导痛、温觉的纤维经后根进入脊髓的背外侧束，上升 1~2 节后，止于脊髓灰质；传导粗触觉和压觉的纤维经后根入后索直接止于脊髓灰质。

第二级神经元胞体主要在脊髓灰质的第Ⅰ、Ⅳ ~ Ⅶ层中，这些神经元发出的纤维经白质前连合到对侧的外侧索和前索上行，组成脊髓丘脑侧束（传导痛、温觉）和脊髓丘脑前束（传导粗略触觉和压觉）。脊髓丘脑束向上终止于背侧丘脑的腹后外侧核。

第三级神经元的胞体在背侧丘脑的腹后外侧核，由此核发出的纤维（丘脑中央辐射）经内囊后肢，投射到中央后回中、上部和中央旁小叶的后部。

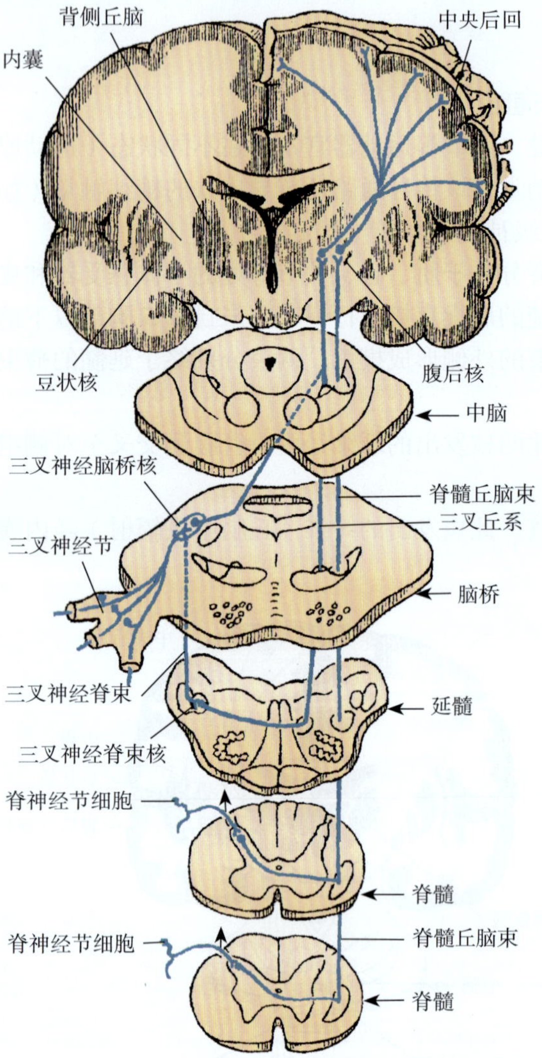

图 1-16-2　躯干和四肢的浅感觉传导通路

上损伤此通路，感觉障碍涉及整个对侧躯干和四肢。

2. 头面部的浅感觉传导通路　第一级神经元的胞体在三叉神经节内，其周围突经三叉神经分布于头面部皮肤、口和鼻腔黏膜的一般感受器，中枢突经三叉神经根入脑桥。其中传递痛、温觉的纤维入脑后下降为三叉神经脊束，止于三叉神经脊束核。传递触、压觉的纤维终止于三叉神经脑桥核。

第二级神经元的胞体在三叉神经脊束核和脑桥核内，此两核发出的纤维越边至对侧组成三叉丘系，止于背侧丘脑的腹后内侧核。此两核同时还发纤维至面神经核，参与完成角膜反射（以棉絮轻触角膜引起闭眼）。

第三级神经元的胞体在背侧丘脑的腹后内侧核内，此核发出的纤维（丘脑中央辐射）经内囊后肢，投射到中央后回的下部。

在此通路中，若三叉丘系或其以上的部分受损时，对侧头面部痛、温觉和触压觉障碍。若三叉丘系以下受损，则感觉障碍在同侧。

（三）视觉传导通路和瞳孔对光反射通路

1. 视觉传导通路　该通路由三级神经元组成（图 1-16-3）。

第一级神经元为双极细胞，其周围突分布于视网膜上的视锥细胞和视杆细胞，中枢突与节细胞形成突触。

第二级神经元为节细胞，其轴突在视神经盘处向后穿出眼球形成视神经，通过视神经管入颅后形成视交叉，其中来自视网膜鼻侧半的纤维交叉到对侧，而来自视网膜颞侧半的纤维不交叉。故视交叉后延的视束一侧内含来自两眼视网膜同侧半的纤维。视束向后绕大脑脚终于外侧膝状体。

第三级神经元位于外侧膝状体，其发出的纤维组成视辐射，经内囊后肢投射到枕叶距状沟两侧的视觉皮质。

知识链接

视觉传导通路的不同部位损伤表现

当眼球固定向前平视时，所能看到的空间范围称为视野。一眼的视野可分为颞侧半和鼻侧半。视觉传导通路的不同部位受损害时，可引起不同的视野缺损（图 1-16-3）：①一侧视神经损伤，患侧视野全盲。②视交叉中央部的交叉纤维损伤（如垂体瘤），可引起双眼视野颞侧偏盲。③视交叉外侧部的不交叉纤维损伤，患侧眼的视野鼻侧偏盲。④一侧视束或视辐射或视觉皮质损伤，可引起双眼视野对侧半同向性偏盲（同侧眼的鼻侧视野和对侧眼的颞侧视野偏盲）。

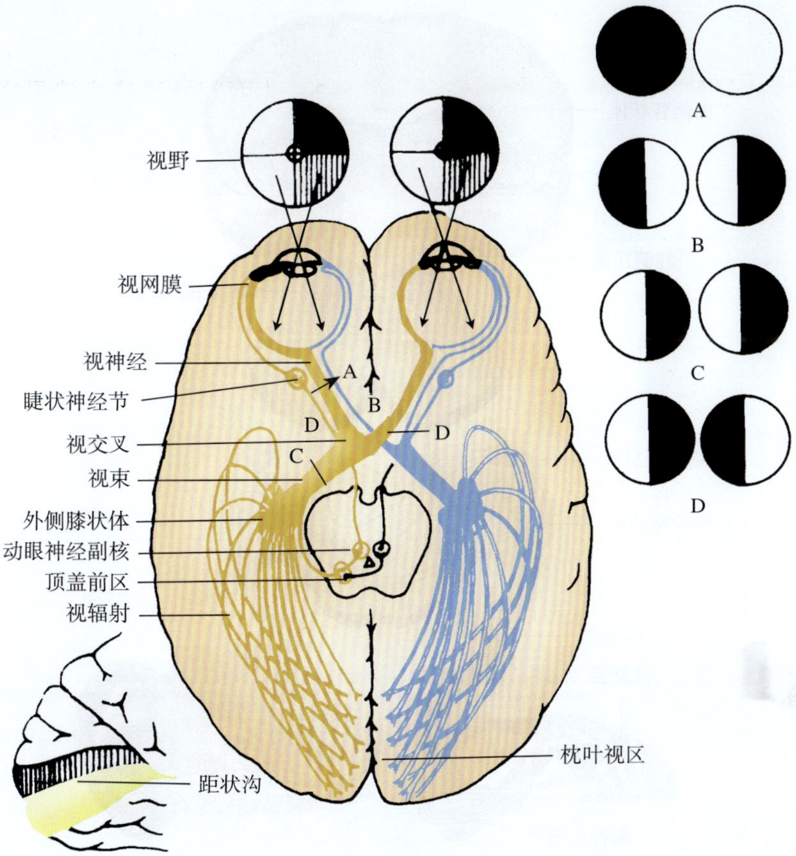

图 1-16-3　视觉传导通路和瞳孔对光反射通路

高频考点

视觉传导通路及瞳孔对光反射通路

2. 瞳孔对光反射通路　光照一侧瞳孔，引起双侧瞳孔缩小的反应，称为瞳孔对光反射，此操作常用于临床体格检查。光照侧的瞳孔缩小反应，称直接对光反射；未光照侧的瞳孔缩小反应，称间接对光反射。

瞳孔对光反射通路的途径为：视网膜→视神经→视交叉→双侧视束→上丘臂→顶盖前区（为位于上丘与间脑交界处的小区域灰质）→双侧动眼神经副核→动眼神经→睫状神经节→节后纤维→瞳孔括约肌→双侧瞳孔缩小（图 1-16-3）。

知识链接

瞳孔对光反射通路的不同部位损伤表现

当一侧动眼神经受损时，由于反射通路的传出部分中断，光照不能引起患侧眼的瞳孔缩小，即患侧眼的对光反射消失。当一侧视神经受损时，由于反射通路的传入部分中断，光照患侧眼球时，不能引起双侧瞳孔缩小；但当光照健侧眼球时，双侧瞳孔缩小。

（四）听觉传导通路

听觉传导通路（图 1-16-4）由四级神经元组成。

第一级神经元为螺旋神经节的双极细胞，其周围突分布于内耳螺旋器，中枢突组成蜗神经，与前庭神经伴行，入脑止于蜗神经核。

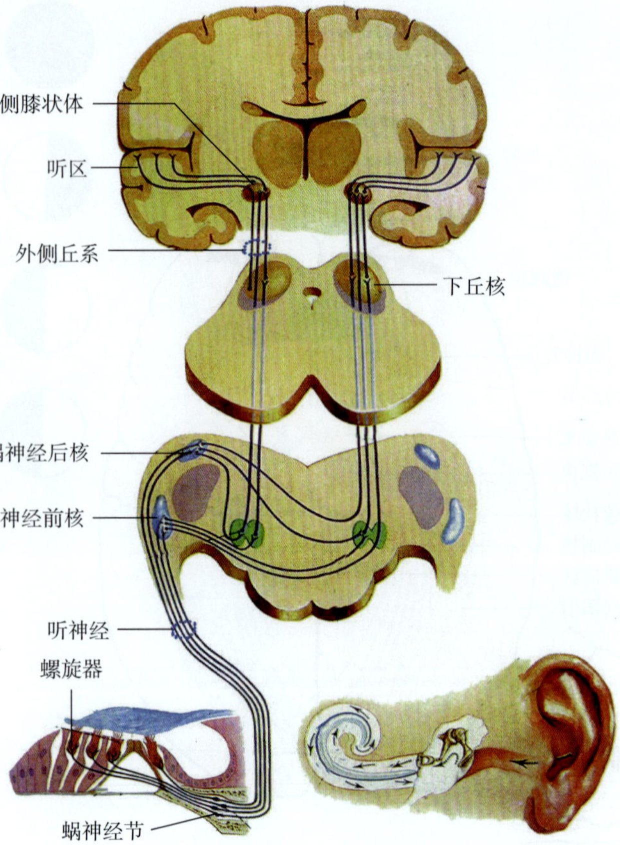

图 1-16-4 听觉传导通路

第二级神经元胞体在蜗神经核，它发出的纤维中大部分在脑桥内交叉，组成斜方体，然后纤维折向上行，称为外侧丘系。少数不交叉的纤维，进入同侧的外侧丘系。外侧丘系的纤维主要止于下丘。

第三级神经元胞体在下丘，它发出的纤维经下丘臂止于内侧膝状体（外侧丘系中少数纤维可直接终止于内侧膝状体）。

第四级神经元胞体在内侧膝状体，它发出的纤维组成听辐射，经内囊后肢投射到大脑皮质的听区（颞横回）。

由于外侧丘系传递左、右两耳来的听觉信息，所以一侧外侧丘系及其以上的听觉传导通路受损，不会引起明显的听觉障碍，但损伤蜗神经或蜗神经核或内耳，则引起患侧听觉障碍。

二、运动传导通路

大脑皮质对躯体运动的调节是通过锥体系和锥体外系来实现的，两者在功能上互相协调、互相配合，共同完成各项复杂的随意运动。

（一）锥体系

锥体系（pyramidal system）由两级神经元构成。第一级神经元称上运动神经元（upper motor neurons），其胞体主要位于大脑皮质躯体运动区的锥体细胞。这些细胞的轴突组成下行的锥体束，其中下行至脊髓的纤维称为皮质脊髓束；沿途陆续离开锥体束，直接或间接止于脑神经运动核（与骨骼肌有关的，下同）的纤维为皮质核束。第二级神经元称下运动神经元（lower motor neurons），其胞体位于脑神经运动核和脊髓前角运动细胞，它们的轴突分别经脑神经和脊神经支配全身骨骼肌的随意运动。

知识链接

锥体系受损后的症状表现及解剖学基础

锥体系的任何部位损伤都可引起其支配区的随意运动障碍，即瘫痪。临床上可分为上运动神经元损伤和下运动神经元损伤两类。

上运动神经元损伤是指脑神经运动核和脊髓前角细胞以上的锥体系损伤，即锥体细胞或锥体束的损伤。表现为：随意运动障碍，伴有肌张力增高；呈痉挛性瘫痪（硬瘫）；深反射亢进；浅反射（如腹壁反射、提睾反射等）减弱或消失；可出现病理反射（如 Babinski 征）；因为下运动神经元正常，病程早期肌不萎缩。

下运动神经元损伤是指脑神经运动核和脊髓前角细胞以及它们的轴突损伤。表现为：由于肌失去神经支配，肌张力降低，呈弛缓性瘫痪（软瘫）；肌因营养障碍而萎缩；因为所有反射弧都中断，浅、深反射均消失；也无病理反射。

1. 皮质脊髓束（图 1-16-5） 主要由中央前回中、上部和中央旁小叶前部等处皮质的锥体细胞的轴突构成。它下行经过内囊后肢、大脑脚底、脑桥的基底部至延髓形成锥体。在锥体下端，75%~90% 的纤维交叉，形成锥体交叉，交叉后的纤维在对侧脊髓外侧索下行，称皮质脊髓侧束，此束陆续止于其同侧的前角运动细胞。在延髓内没有交叉的小部分纤维，则在同侧前索中下行，称皮质脊髓前束，一般只达脊髓上胸节段，陆续经白质前连合越过中线，止于其对侧的前角运动细胞；但有少量纤维不越边而止于其同侧的前角运动细胞。皮质脊髓前束主要终于支配躯干肌的内侧群前角运动细胞。因此，躯干肌接受双侧皮质脊髓束的支配，一侧皮质脊髓束受损，主要引起对侧肢体瘫痪，躯干肌运动无明显影响。

2. 皮质核束（图 1-16-6） 由中央前回下部皮质的锥体细胞的轴突构成，纤维下行经内囊膝、大脑脚底，一部分纤维止于动眼神经核和滑车神经核；大部分纤维继续下行至脑桥和延髓，沿途陆续止于三叉神经运动核、展神经核、面神经核、疑核、舌下神经核和副神经核。这些脑神经核中，面神经核下部（支配眼裂以下面肌）和舌下神经核只接受对侧皮质核束纤维，其余的均接受双侧皮质核束支配。

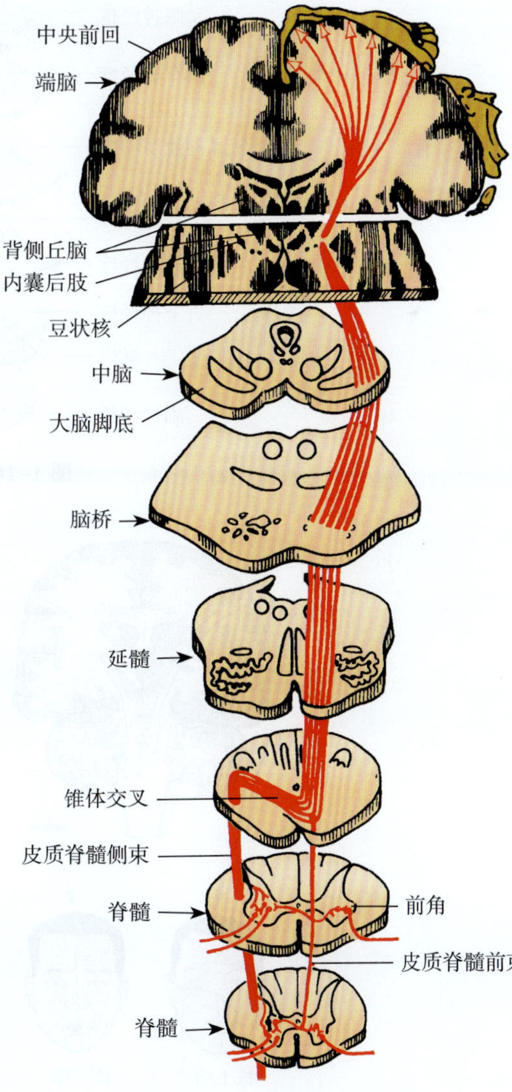

图 1-16-5　皮质脊髓束

高频考点
皮质核束

知识链接

核上瘫和核下瘫

一侧皮质核束或其起始区锥体细胞受损，可产生对侧眼裂以下的面肌和对侧舌肌瘫痪，因损伤发生在脑神经核以上，临床上又叫核上瘫，表现为对侧鼻唇沟变浅或消失、口角低垂，嘴歪向病灶侧，伸舌时舌尖偏向病灶对侧，但舌肌不萎缩。一侧脑神经运动核及其轴突组成的脑神经运动纤维损伤引起的瘫痪，称为核下瘫。面神经核下瘫的特点是损伤的同侧所有面肌瘫痪，表现为额横纹消失，眼不能闭，口角下垂，鼻唇沟消失等。舌下神经核下瘫的特点是病灶侧全部舌肌瘫痪，表现为伸舌时，舌尖偏向病灶侧（图 1-16-7）。

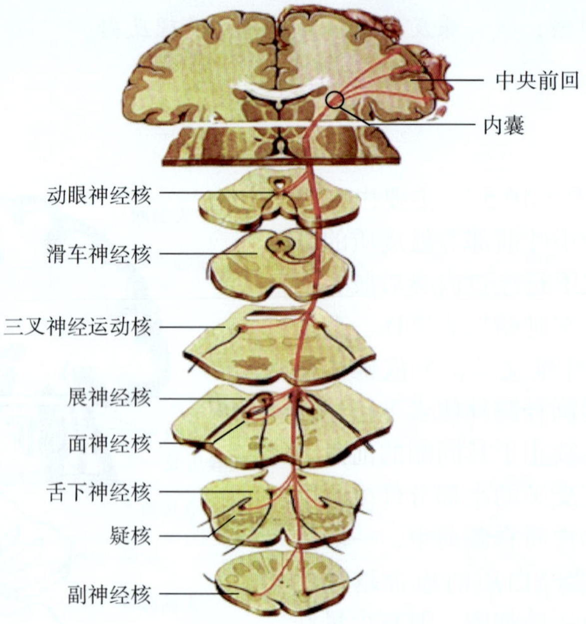

图 1-16-6 皮质核束

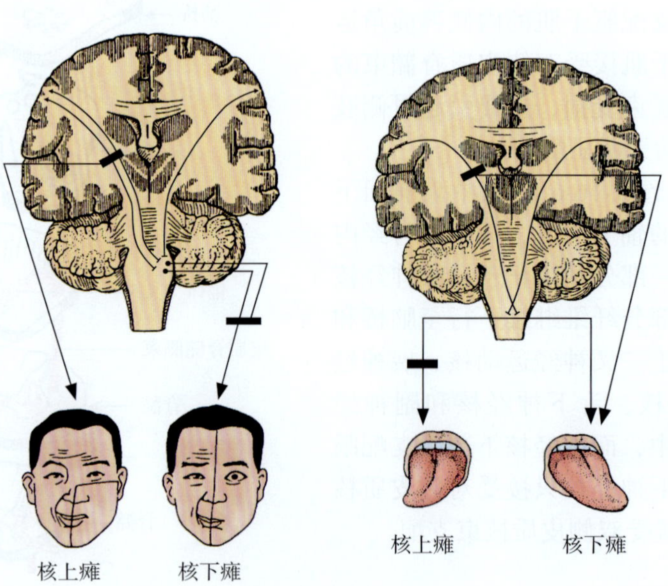

图 1-16-7 面神经、舌下神经核上、下瘫

（二）锥体外系

锥体外系（extrapyramidal system）是指锥体系以外影响和控制躯体运动的一切传导通路。锥体外系涉及脑内许多结构，包括大脑皮质、纹状体、背侧丘脑、底丘脑、中脑顶盖、红核、黑质、脑桥核、前庭核、小脑和脑干网状结构等及它们的纤维联系。锥体外系的主要功能是调节肌张力、协调肌的运动、维持体态姿势和习惯性动作（如走路时双臂自然协调地摆动）等。

锥体外系和锥体系在运动功能上是相互依赖不可截然分割的一个整体。从大脑皮质到脑神经运动核和脊髓前角运动细胞，常需多次换元，在其传导通路中，尚有返回大脑皮质的反馈回路，以影响大脑皮质运动区的活动（图 1-16-8）。

主要的锥体外系通路有：

1. 皮质—纹状体—背侧丘脑—皮质环路　来自额叶和顶叶皮质的纤维及锥体束的侧支经内囊终于新纹状体，后者发纤维主要止于苍白球。苍白球发出的纤维进入底丘脑，其中许多纤维上行止于背侧丘脑的腹外核和腹前核。此两核发出纤维投射到额叶皮质躯体运动区。这是一条影响发出锥体束的躯体运动皮质活动的重要反馈环路。

2. 新纹状体—黑质回路　新纹状体与黑质之间有往返的纤维联系，故黑质也参与运动的调节。黑质细胞病变使纹状体内多巴胺水平下降，这是造成帕金森病的主要原因。

3. 皮质—脑桥—小脑—皮质环路　皮质脑桥束分为额桥束和顶枕颞桥束，分别经内囊、大脑脚下行，至脑桥基底部，止于脑桥核。由脑桥核发出纤维越边组成对侧的小脑中脚进入新小脑。由小脑皮质发出的冲动经齿状核发出小脑上脚出小脑，纤维交叉后小部分止于红核，大部分终于背侧丘脑腹前核和腹外核，此两核再发纤维投射至额叶皮质。借此环路小脑对大脑皮质发出的运动冲动进行调节和修正，此环路的任何部位损伤都会导致共济失调。

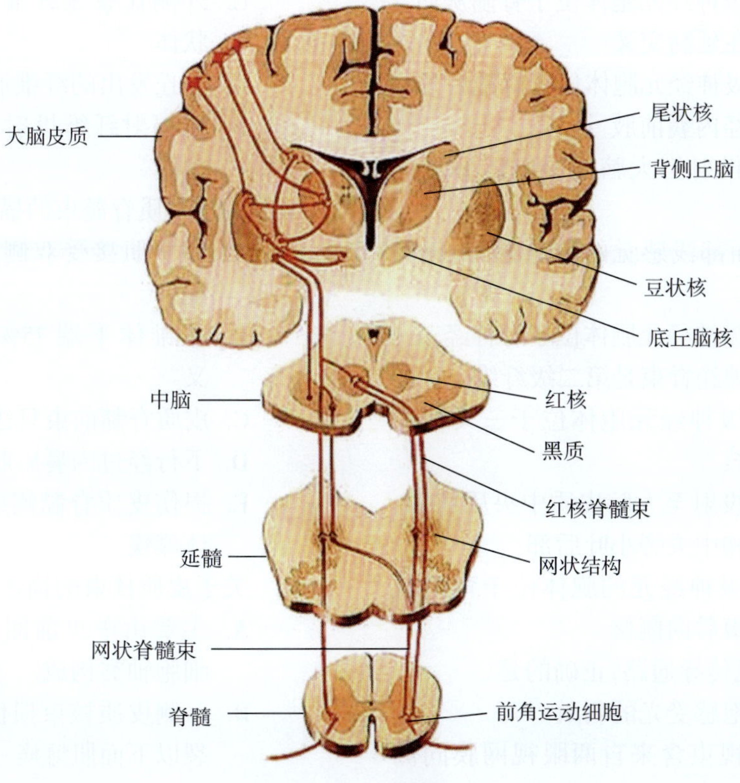

图 1-16-8　锥体外系

（周　速　郭新庆）

自测题

一、A 型选择题

1. 关于躯干和四肢的本体感觉的传导通路,正确的是
A. 传导皮肤的痛、温觉
B. 第一级神经元的胞体在脊神经节
C. 第二级神经元的胞体在腹后核
D. 薄束核和楔束核发出的纤维形成外侧丘系
E. 纤维通过内囊膝到大脑皮质感觉区

2. 对于“针刺面部,引起疼痛”的感觉传导通路,第三级神经元的胞体位于
A. 脊髓后角
B. 脊神经节
C. 腹后内侧核
D. 三叉神经节
E. 腹后外侧核

3. 关于躯干四肢浅感觉的传导通路,正确的是
A. 第一级神经元胞体位于脊髓灰质
B. 纤维在延髓交叉
C. 第二级神经元胞体位于脊髓后角
D. 纤维经内囊前肢
E. 最后投射至大脑皮质躯体感觉区下部

4. 关于头面部浅感觉的传导通路,正确的是
A. 第一级神经元胞体位于脊神经节
B. 三叉神经脊束是第二级纤维
C. 第二级神经元胞体位于三叉神经运动核
D. 纤维投射至大脑皮质中央后回中、上部和中央旁小叶后部
E. 第三级神经元的胞体位于背侧丘脑的腹后内侧核

5. 关于视觉传导通路,正确的是
A. 节细胞感受光的刺激
B. 一侧视束含来自两眼视网膜同侧半的纤维
C. 两侧视神经纤维全部在视交叉处交叉至对侧
D. 一侧视神经损伤后出现双眼视野对侧半同向性偏盲
E. 视交叉中央部损伤后出现双眼视野鼻侧半偏盲

6. 关于瞳孔对光反射,正确的是
A. 光照侧的瞳孔缩小反应,称间接对光反射
B. 一侧视神经受损后,光照患侧眼球时,双侧瞳孔不能缩小
C. 一侧视束受损后,光照健侧眼球时,患侧瞳孔不能缩小
D. 一侧动眼神经受损后,光照健侧眼球时,可能引起双侧瞳孔缩小
E. 一侧动眼神经受损后,光照患侧眼球时,双侧瞳孔均不能缩小

7. 关于听觉传导通路,正确的是
A. 蜗神经核发出的纤维全部交叉形成斜方体
B. 第二级神经元胞体位于蜗神经核
C. 外侧丘系无纤维直接止于内侧膝状体
D. 下丘发出的纤维形成听辐射
E. 听辐射纤维投射至距状沟两侧的皮质

8. 关于皮质脊髓束的描述,**错误**的是
A. 躯干肌接受双侧皮质脊髓束的支配
B. 在锥体下端 75%~90% 的纤维交叉
C. 皮质脊髓前束只达脊髓上胸节段
D. 下行经过内囊后肢
E. 损伤皮质脊髓侧束,可引起对侧肢体瘫痪

9. 关于皮质核束的描述,**错误**的是
A. 主要由中央前回下部皮质的锥体细胞轴突构成
B. 一侧皮质核束损伤,可引起对侧眼裂以下面肌瘫痪
C. 一侧皮质核束损伤,伸舌时舌尖偏向病灶对侧
D. 下行经内囊膝

E. 舌下神经核接受双侧皮质核束纤维

10. 关于锥体外系的描述，错误的是
A. 结构复杂，联系广泛，在种系发生上比锥体系晚
B. 主要功能是调节肌张力，协调肌的运动，维持体态姿势和习惯性动作
C. 从大脑皮层至脊髓前角运动细胞需多次换元
D. 与锥体系联系密切，功能上协调一致
E. 可以影响大脑皮层躯体运动区的活动

二、名词解释

1. 上运动神经元
2. 本体感觉

三、问答题

1. 针刺中指指尖产生痛觉，简述其相关感觉传导途径。
2. 简述视觉传导通路。

四、绘图题

1. 绘出“头面部浅感觉传导通路”示意图，并标注下列结构：中央后回、丘脑中央辐射、三叉丘系、三叉神经脑桥核、三叉神经脊束核、三叉神经节、背侧丘脑腹后内侧核。
2. 绘出“视觉传导通路”示意图，并标注下列结构：视网膜、视神经、视交叉、视束、外侧膝状体、视辐射、视觉中枢。

系统解剖学
第十七章数字资源

思政之光

第十七章

脑和脊髓的被膜、血管和脑脊液循环

学习目标

学习本章内容的学生能够：

思政：

具有抢救脑卒中病人争分夺秒的观念，肩负医学科普、预防疾病使命。

识记：

1. 复述脊髓和脑的三层被膜；硬脑膜形成的结构名称和位置。
2. 复述脑动脉的主要来源及各来源的供血范围；大脑动脉环的组成和位置。
3. 复述脑脊液的循环路径。

理解：

1. 解释硬膜外隙和蛛网膜下隙的概念及其临床意义。
2. 归纳通过海绵窦的神经和血管。

运用：

1. 利用所学知识，分析腰椎穿刺术和硬膜外麻醉相关的解剖学基础。
2. 利用所学知识，理解硬脑膜外血肿、海绵窦综合征、内囊出血、脑积水等疾病形成的原因。
3. 具有对脑血管病的预防和诊疗意识，利用所学知识开展健康宣教。

第一节　脑和脊髓的被膜

案例导入

男性，47 岁，从高处坠落致头外伤入院，无恶心呕吐，无四肢抽搐及肢体无力，头颅 CT 平扫显示：右侧额骨凹陷性骨折，硬脑膜外血肿。

思考题：

1. 脑的被膜有哪些？何谓硬脑膜？
2. 解释患者出现硬脑膜外血肿的解剖学基础。

脑和脊髓的外面都包有 3 层被膜，由外向内依次为硬膜、蛛网膜和软膜。这些被膜对脑和脊髓有支持、保护和营养的作用。

一、脊髓的被膜

（一）硬脊膜

硬脊膜（spinal dura mater）是由致密结缔组织构成的厚而坚韧的纤维膜，呈管状包被脊髓及脊神经根（图 1-17-1）。上端附着于枕骨大孔边缘，并与硬脑膜相延续；下端在第 2 骶椎以下包裹马尾和终丝附于尾骨。硬脊膜与椎管内面的骨膜之间有一腔隙，称硬膜外隙（epidural space）。硬膜外隙内含脊神经根、静脉丛、淋巴管和脂肪及疏松结缔组织，略呈负压。临床上进行硬膜外麻醉就是将麻醉药注入此腔隙，以阻断脊神经的神经传导。硬脊膜与其内部的蛛网膜之间潜在的腔隙为硬膜下隙。

（二）脊髓蛛网膜

脊髓蛛网膜（spinal　arachnoid mater）为半透明薄膜，位于硬脊膜的深面，与脑蛛网膜相延续（图 1-17-1）。与软脊膜之间的腔隙称蛛网膜下隙（subarachnoid space），两层之间有许多纤维结缔组织小梁相连，腔内充满脑脊液。向上与脑蛛网膜下隙相通。下部在脊髓下端至第 2 骶椎平面之间扩大为终池，内有马尾和终丝。因此临床上常在第 3、4 或第 4、5 腰椎之间进行穿刺，以抽取脑脊液或注入药物，避免损伤脊髓。

知识链接

腰椎穿刺的解剖学基础

腰椎穿刺系临床常用的一种诊疗操作。常用于检查脑脊液的性质，对诊断中枢神经系统各种炎症性疾病、血管性疾病、脊髓病变等有重要意义。操作时，患者侧卧床上，双手抱膝，这种体位可以使腰椎后凸、椎间隙增宽、黄韧带拉伸，利于穿刺。穿刺点常在第 3、4 或第 4、5 腰椎之间进行穿刺，缓慢进针至终池。一般刺入 4~5 cm，当针头穿过韧带与硬脊膜时，可感觉阻力突然降低。拔出针芯滴出的脑脊液送检。然后插上针芯，拔出穿刺针，用消毒纱布块固定，去枕平卧 4~6 小时。

（三）软脊膜

软脊膜（spinal pia mater）为薄而富含血管的透明结缔组织膜，紧贴于脊髓表面并深入脊

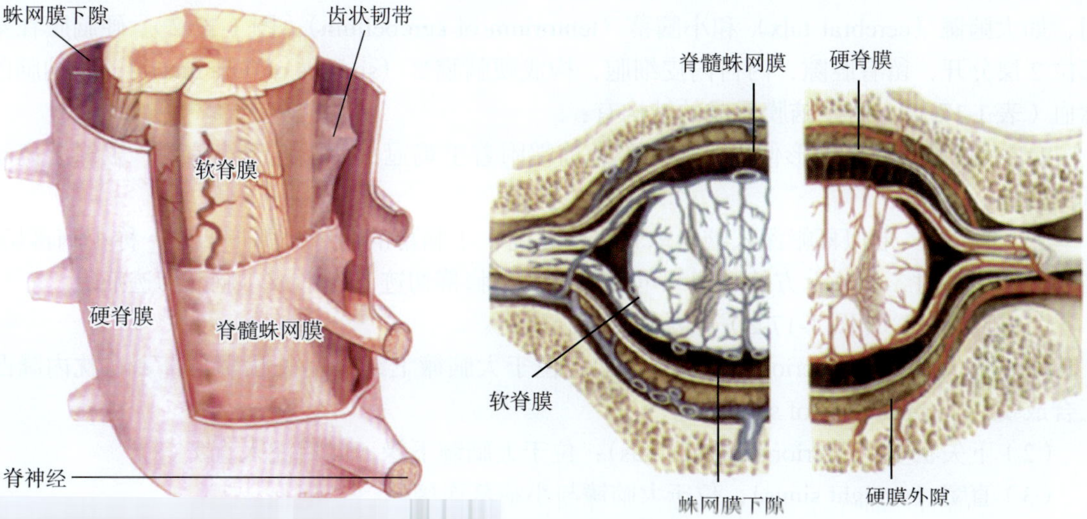

1　脊髓的被膜

髓的沟裂之中。软脊膜自脊髓下端延为终丝附着于尾骨。软脊膜在脊髓两侧脊神经前、后根之间形成齿状韧带，具有固定脊髓的作用，临床上也作为椎管内手术的标志。

二、脑的被膜

（一）硬脑膜

硬脑膜（cerebral dura mater）（图 1-17-2）厚而韧，由 2 层合成。外层是颅骨内面的骨膜，因此颅内无硬膜外隙；内层为脑膜层，两层之间有丰富的血管和神经。硬脑膜与颅盖骨连结疏松，当硬脑膜血管损伤时，可在颅骨与硬脑膜之间形成硬脑膜外血肿；硬脑膜与颅底骨结合紧密，当颅底骨折时，往往伤及硬脑膜和蛛网膜，致使脑脊液外漏。颅前窝骨折时，脑脊液可流入鼻腔，形成脑脊液鼻漏。

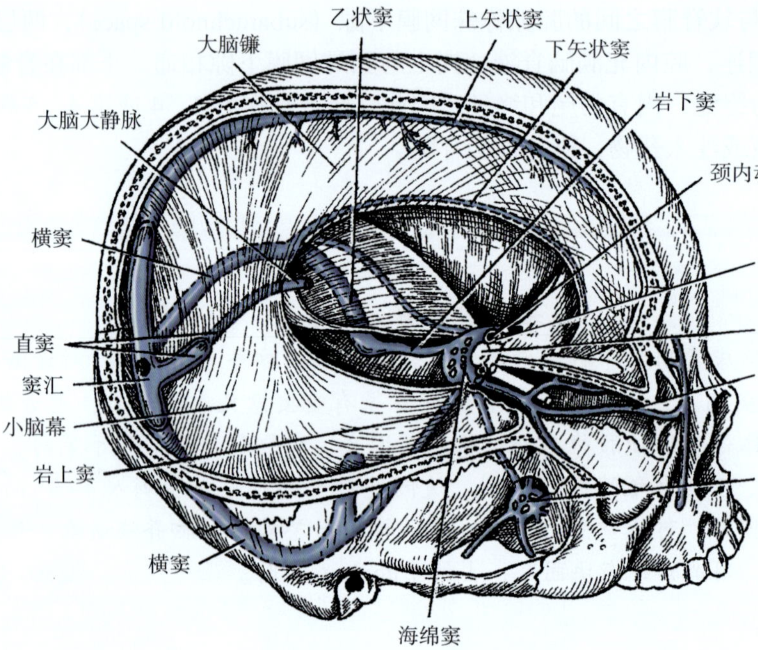

图 1-17-2 硬脑膜及硬脑膜窦

硬脑膜内层在某些部位折叠形成板状突起，伸入脑的各部间隙中，对脑有固定和承托作用，如大脑镰（cerebral falx）和小脑幕（tentorium of cerebellum）（图 1-17-2）。硬脑膜在某些部位 2 层分开，留有腔隙，内衬内皮细胞，构成硬脑膜窦（sinuses of dura mater），收纳脑的静脉血（表 1-17-1）。由硬脑膜形成的结构有：

1. 大脑镰 呈镰刀形伸入大脑纵裂，前端附着于鸡冠，后端连于小脑幕，下缘游离于胼胝体之上。

2. 小脑幕 形似幕帐深入脑半球和小脑之间，小脑幕的前缘呈弧形凹陷，称小脑幕切迹。当颅内压增高时，切迹上方的脑组织可能被挤入小脑幕切迹下，形成小脑幕切迹疝。

3. 硬脑膜窦 （图 1-17-2）主要的硬脑膜窦有：

（1）上矢状窦（superior sagittal sinus）：位于大脑镰上缘，上矢状窦与直窦在枕内隆凸处汇合成窦汇（confluence of sinuses）。

（2）下矢状窦（inferior sagittal sinus）：位于大脑镰下缘，向后注入直窦。

（3）直窦（straight sinus）：位于大脑镰与小脑幕连接处。

（4）横窦（transverse sinus）：成对，位于颅骨的横窦沟内。

（5）乙状窦（sigmoid sinus）：成对，位于颅骨的乙状窦沟内，乙状窦在颈静脉孔处续接颈内静脉。

（6）海绵窦（cavernous sinus）：位于蝶鞍两侧（图 1-17-3），为硬脑膜两层间的不规则腔隙，腔隙内有许多结缔组织小梁，因形似海绵而得名。颞骨岩部上缘和后缘有岩上窦和岩下窦，分别把海绵窦的血液引流至横窦和颈内静脉。海绵窦向前经眼静脉可与面静脉相交通，故面部感染可经此途径波及颅内。海绵窦外侧壁有动眼神经、滑车神经、眼神经和上颌神经通过，海绵窦内部有展神经及颈内动脉通过，故海绵窦炎和血栓形成可以累及窦内通过的神经，出现相应的症状和体征。

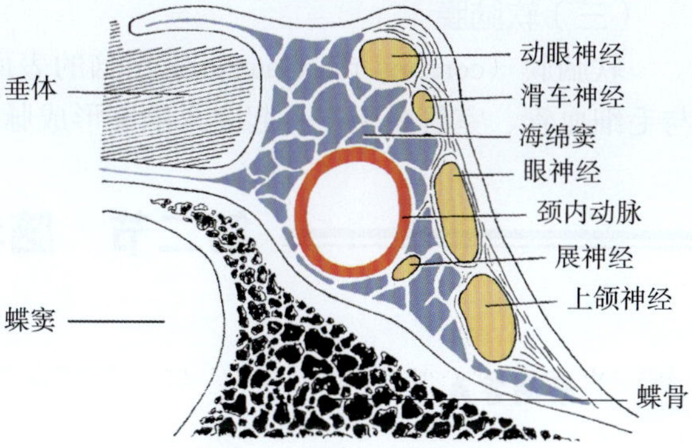

图 1-17-3　海绵窦

表 1-17-1　硬脑膜窦血液流向简表

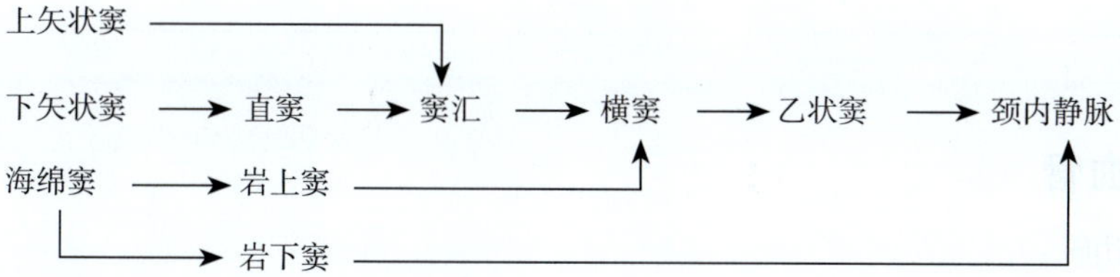

（二）脑蛛网膜

脑蛛网膜（cerebral arachnoid mater）与脊髓蛛网膜相连，位于硬脑膜内面，同样有蛛网膜下隙，并与脊髓蛛网膜下隙相通。脑蛛网膜下隙在某些位置扩大成池，其中最大的是位于小脑和延髓背面之间的小脑延髓池（cerebellomedullary cistern）。脑蛛网膜在上矢状窦两侧形成许多颗粒突起，突入窦内，称蛛网膜粒（arachnoid granulations）（图 1-17-4），脑脊液由此渗入窦内，回流进入静脉。

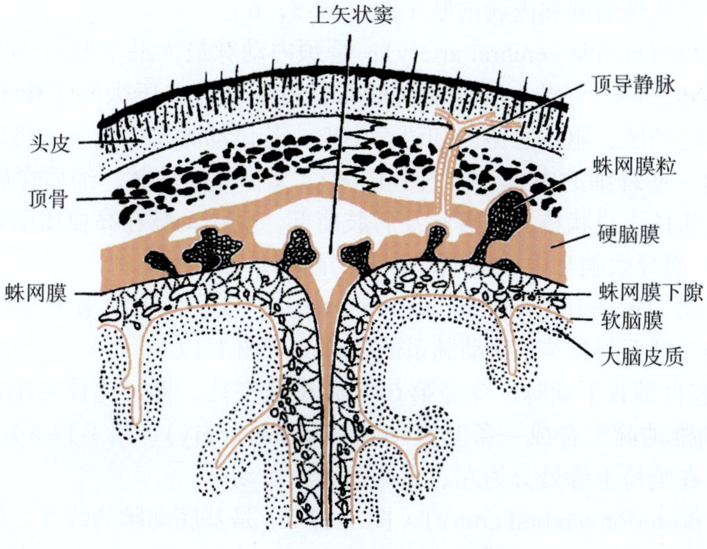

图 1-17-4　上矢状窦和蛛网膜粒

（三）软脑膜

软脑膜（cerebral pia mater）紧贴脑的表面并深入脑的沟裂之中。脑室壁一定部位软脑膜与毛细血管、室管膜上皮一起突入脑室形成脉络丛，产生脑脊液。

第二节 脑和脊髓的血管

案例导入

男性，45 岁，在搬运重物时，突然感到剧烈头痛，恶心，呕吐伴全身无力，紧急送医院就诊。体格检查：颈项强直，血压升高。脑动脉造影和 CT 扫描显示：前交通动脉动脉瘤破裂。

思考题：

1. 脑的动脉有哪些？前交通动脉的位置在何处？何谓大脑动脉环？
2. 动脉瘤破裂的血液会流到何处？
3.CT 检查已确诊蛛网膜下隙出血者，通常腰穿不作为临床常规检查，为什么？

一、脑的血管

（一）脑的动脉

脑的动脉来自颈内动脉和椎动脉（图 1-17-5）。颈内动脉供应大脑半球前 2/3（以顶枕沟为界）和部分间脑；椎动脉供应大脑半球后 1/3、部分间脑、小脑和脑干。它们的分支均分为皮质支和中央支。

1. 颈内动脉　经颈动脉管入颅，向前穿出海绵窦，折向后方，在视交叉的外侧分出以下主要分支：

（1）大脑前动脉（anterior cerebral artery）：向前内进入大脑纵裂，与对侧同名动脉借前交通动脉相连，然后沿胼胝体背侧后行，其皮质支分布于顶枕沟以前的大脑半球内侧面、额叶底面的一部分和额、顶两叶外侧面的上部；其起始部发出数支细小的中央支，经前穿质入脑实质，供应豆状核、尾状核前部和内囊前肢（图 1-17-5，6）。

（2）大脑中动脉（middle cerebral artery）：是颈内动脉最大最主要的分支，是颈内动脉的直接延续（图 1-17-5，7）。它沿大脑外侧沟后行，皮质支分布于大脑半球上外侧面大部和岛叶，其中包括躯体运动区、躯体感觉区和语言中枢，若该动脉发生阻塞，将出现严重的功能障碍；其起始段发出一些纤细的中央支（图 1-17-8），又称豆纹动脉，经后穿质垂直向上进入脑实质，主要供应尾状核、豆状核、内囊膝及后肢前部。豆纹动脉在高血压动脉硬化时容易破裂（故又名出血动脉）而导致脑卒中，出现严重的功能障碍。

（3）后交通动脉（posterior communicating artery）：较小，于视束下方后行，与大脑后动脉相吻合，是颈内动脉系与椎 - 基底动脉系的吻合支（图 1-17-5）。

2. 椎动脉　起自锁骨下动脉，穿经第 6~1 颈椎横突孔，再经枕骨大孔进入颅后窝，至脑桥腹侧下缘，两侧椎动脉汇合成一条基底动脉（basilar artery）（图 1-17-5），于脑桥腹面的基底沟内行向前上，在脑桥上缘处分为左、右两条大脑后动脉。

大脑后动脉（posterior cerebral artery）（图 1-17-5）是基底动脉的终支，绕大脑脚后行，其终支达顶枕沟，起始部与后交通动脉相连。皮质支主要分布于枕叶的全部和颞叶的底面及内侧面；中央支起自其根部，穿入脑实质，供应背侧丘脑、内外侧膝状体、下丘脑和底丘脑等。

3. 大脑动脉环（cerebral arterial circle）又称 Willis 环，是由前交通动脉、大脑前动脉、颈内动脉末端、后交通动脉和大脑后动脉彼此吻合组成的动脉环路（图 1-17-5）。此环位于脑底正中，环绕视交叉、灰结节和乳头体，故也称脑底动脉环。在正常情况下，来自两侧颈内动脉和椎动脉的血液各有其供血区，互不相混，但当某一条动脉发生慢性阻塞或阻断时，血液则可通过此环重新分配和代偿，以维持脑的血液供应。

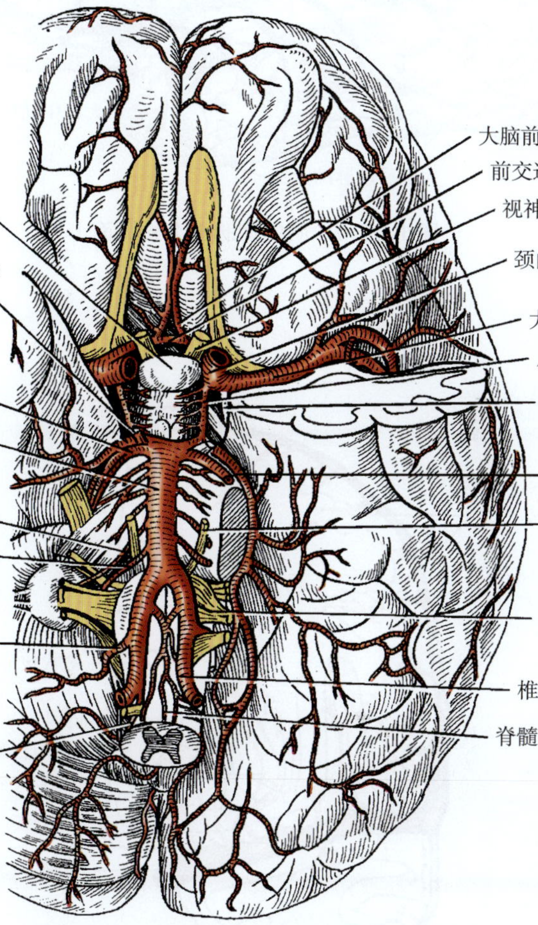

图 1–17–5　脑的动脉（底面）

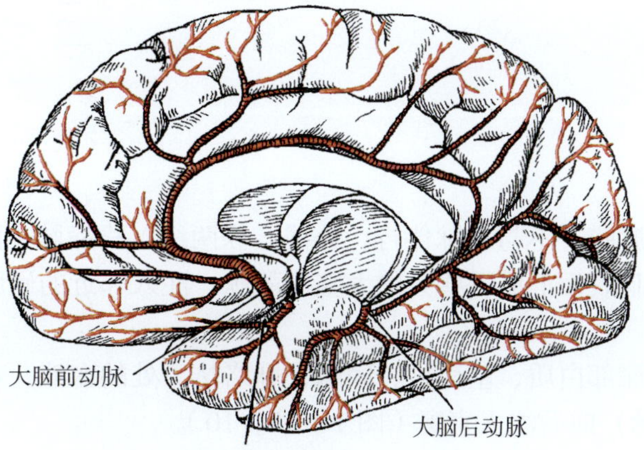

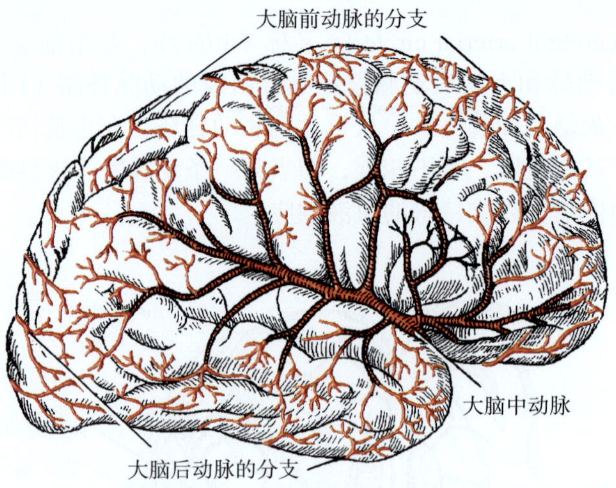

图 1-17-7 脑的动脉（上外侧面）

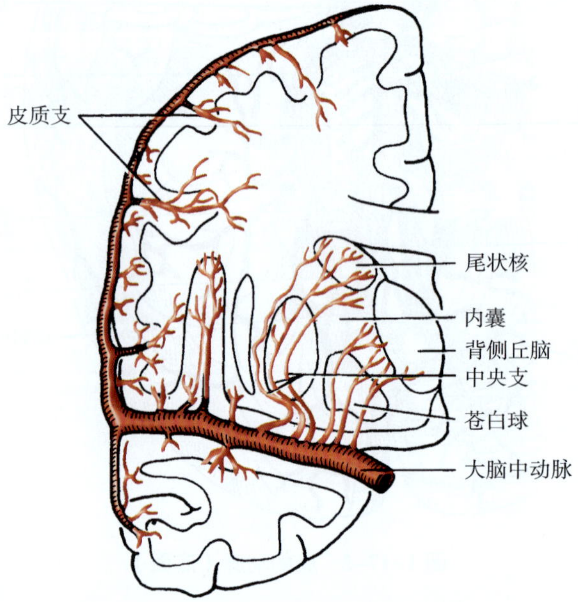

图 1-17-8 大脑中动脉的皮质支和中央支

（二）脑的静脉

脑的静脉壁薄无瓣膜，不与动脉伴行，分浅、深两组。浅静脉（图 1-17-9）收集皮质及浅层白质的静脉血，在脑表面汇成一些大的大脑浅静脉，注入邻近的硬脑膜窦（如上矢状窦、海绵窦和横窦等）。

深静脉收集大脑深部白质、基底核、间脑、脉络丛等处的血液，在胼胝体下方合成一条大脑大静脉（Galen 静脉）向后注入直窦（图 1-17-2，10）。

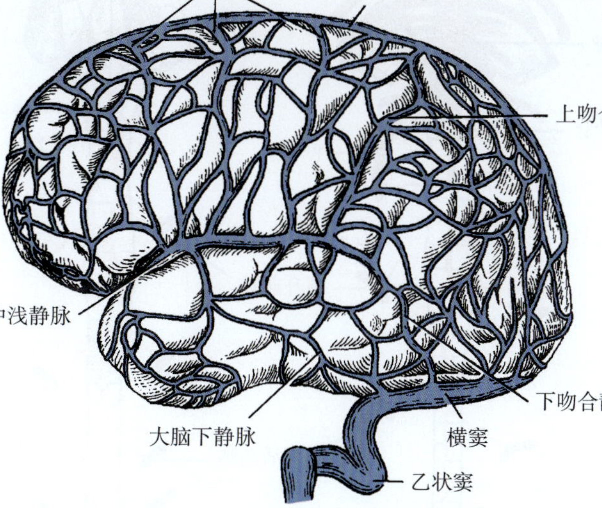

图 1-17-9　大脑半球外侧面的静脉

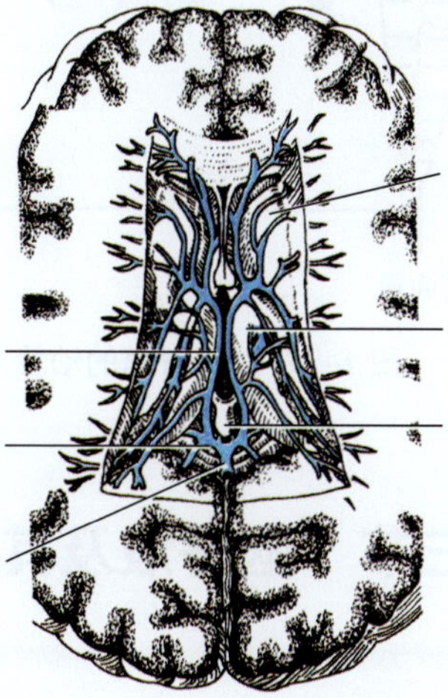

图 1-17-10　大脑大静脉及其属支

二、脊髓的血管

（一）脊髓的动脉

脊髓的动脉（图 1-17-11）有两个来源，即椎动脉和节段性动脉。椎动脉发出的脊髓前动脉和脊髓后动脉；在下行过程中，不断得到节段性动脉分支的增补，如颈升动脉、肋间后动脉、腰动脉等发出的脊髓支，以保证脊髓足够的血液供应。

（二）脊髓的静脉

脊髓的静脉配布情况大致与动脉相同。它们在脊髓表面形成静脉丛，经脊髓前、后静脉导入硬膜外隙内的静脉丛。再经椎骨外面的静脉丛入节段静脉。

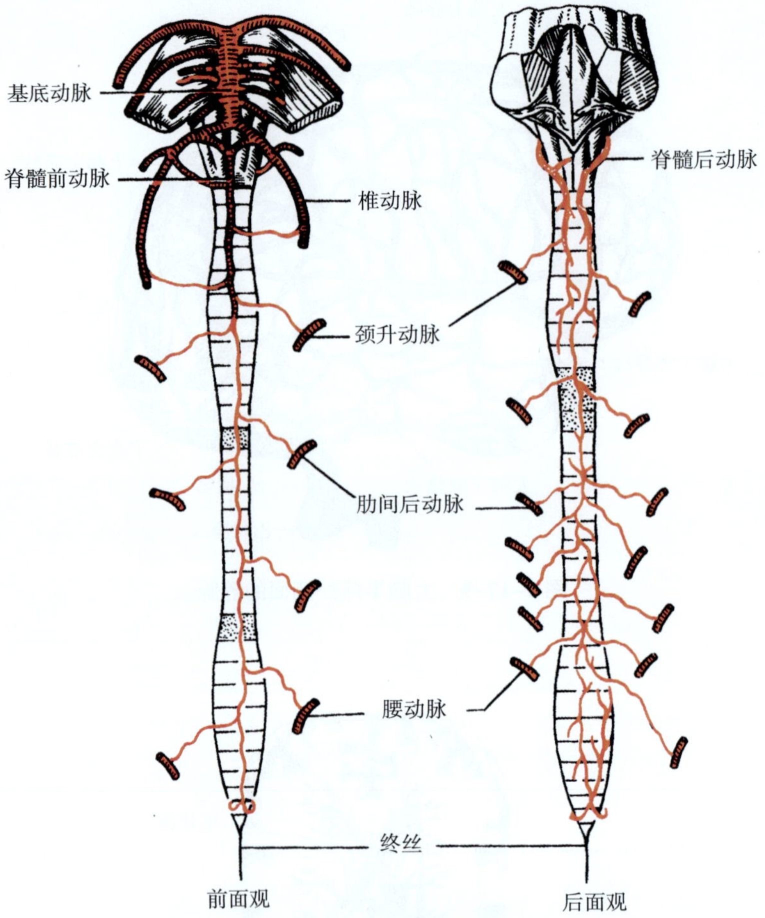

图 1-17-11 脊髓的动脉

第三节 脑脊液及其循环

案例导入

男性，68 岁，3 天前无明显诱因自觉头痛、头晕，休息后头疼症状不见好转，伴恶心，昨日呕吐 2 次。入院后，头部 CT 检查显示：脑室系统扩大，脑积水。

思考题：

1. 简述脑脊液的循环途径。
2. 患者为什么出现脑室系统扩大的影像学表现？

脑脊液（cerebrospinal fluid）为无色透明的液体，成年人总量平均约 150 ml。脑脊液充满于脑室系统、脊髓中央管和蛛网膜下隙中，对中枢神经系统起缓冲、保护、营养、运输代谢产物以及维持正常颅内压的作用。脑脊液主要由各脑室的脉络丛产生，最后进入血液。正常脑脊液呈动态平衡，其循环途径（图 1-17-12）如下：

左、右侧脑室→室间孔→第三脑室→中脑水管→第四脑室→正中孔和两外侧孔→蛛网膜下隙→蛛网膜粒→上矢状窦→颈内静脉。上述循环途径中，任何部位发生阻塞，均可引起脑积水和颅内压增高，甚至形成脑疝危及生命。

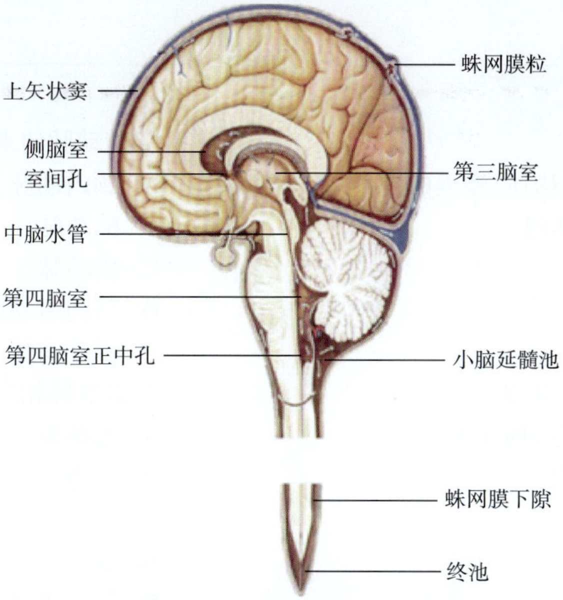

图 1-17-12　脑脊液循环模式图

第四节　脑屏障

中枢神经系统神经元的正常活动，需要其周围的微环境保持一定的稳定性，维持这种稳定性的结构称为脑屏障（brain barrier）。脑屏障的特定结构能有选择性地允许某些物质通过，而不允许另一些物质通过。脑屏障可区分为 3 类：血 - 脑屏障、血 - 脑脊液屏障和脑脊液 - 脑屏障（图 1-17-13）。

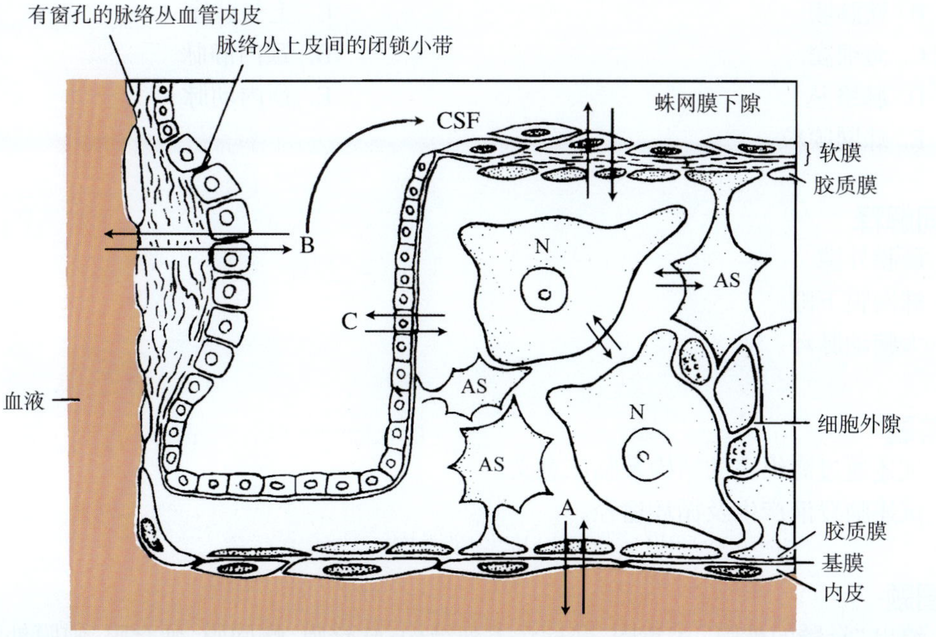

A．血 - 脑屏障 B．血 - 脑脊液屏障 C．脑脊液 - 脑屏障 AS：星形胶质细胞　N：神经元　CSF：脑脊液

图 1-17-13　脑屏障的结构和位置关系

自测题

一、A型选择题

1. 关于硬膜外隙的描述，**错误**的是
   A. 有脊神经根通过
   B. 呈负压状态
   C. 与颅内相通
   D. 内含静脉丛
   E. 与脑脊液循环无关
2. 硬膜外麻醉是将药物注入
   A. 脊髓中央管内
   B. 小脑延髓池
   C. 蛛网膜下隙
   D. 硬膜外隙
   E. 终池
3. 临床上进行腰椎穿刺是将针头刺入
   A. 硬膜外隙
   B. 硬膜下隙
   C. 蛛网膜下隙
   D. 马尾
   E. 腰椎
4. 脑脊液经何结构渗入上矢状窦
   A. 硬脑膜
   B. 软脑膜
   C. 海绵窦
   D. 脉络丛
   E. 蛛网膜粒
5. 脊髓动脉的来源**不包括**
   A. 颈内动脉
   B. 椎动脉
   C. 腰动脉
   D. 肋间后动脉
   E. 颈升动脉
6. 与眼静脉相交通的静脉窦是
   A. 乙状窦
   B. 海绵窦
   C. 上矢状窦
   D. 横窦
   E. 下矢状窦
7. **不属于**硬脑膜形成的结构是
   A. 大脑镰
   B. 小脑幕
   C. 海绵窦
   D. 硬膜外隙
   E. 窦汇
8. 脑脊液的产生部位在
   A. 蛛网膜
   B. 脉络丛
   C. 上矢状窦
   D. 颈内静脉
   E. 颈内动脉

二、名词解释

1. 硬膜外隙
2. 蛛网膜下隙
3. 大脑动脉环

三、问答题

1. 试述通过海绵窦的结构及临床意义。
2. 试述脑脊液产生及循环途径。

四、绘图题

1. 绘出“脊髓的被膜”示意图，并标注下列结构：软脊膜、蛛网膜、硬脊膜、硬膜外隙、蛛网膜下隙。
2. 绘出“脑的动脉(底面)”示意图，并标注下列结构：大脑前动脉、前交通动脉、后交通动脉、大脑中动脉、大脑后动脉、基底动脉、椎动脉、颈内动脉。

内分泌系统

内分泌系统（endocrine system）是神经系统以外机体的另一重要的调节系统，由内分泌腺和内分泌组织构成。它与神经系统共同调节机体各器官的新陈代谢、生长发育和生殖等活动，保持机体内环境的平衡和稳定。

第十八章

内分泌系统

系统解剖学
第十八章数字资源

思政之光

学习目标

学习本章内容的学生能够：

思政：

强化医德修养和业务能力，杜绝医疗事故。

识记：

1. 复述内分泌系统的组成。
2. 复述垂体、甲状腺、甲状旁腺、肾上腺的形态和位置。

理解：

归纳对比内分泌腺和外分泌腺的区别和联系。

运用：

1. 利用所学知识，可以分析呆小症、甲亢、巨人症等疾病的原因，具有对内分泌系统相关疾病的诊疗意识。
2. 可以在活体上触诊甲状腺。

案例导入

女性，26 岁，多汗、消瘦、烦躁 3 个多月，近半个月常有心悸，伴轻微手抖。体格检查：体温 37.3 ℃，脉率 96 次 / 分，呼吸 19 次 / 分，血压 136/72 mmHg。甲状腺Ⅱ度肿大，质韧，无压痛。眼球略突出。初步诊断：甲状腺功能亢进。

思考题：

1. 内分泌腺包括哪些器官？
2. 甲状腺的位置在哪里？甲状腺有什么形态特点？
3. 甲状腺功能亢进可以手术治疗吗？依据解剖学基础，推理手术中应注意的事项。

内分泌系统由内分泌腺和内分泌组织构成。内分泌腺即内分泌器官，是独立存在、肉眼可见的无导管腺，主要包括垂体、甲状腺、甲状旁腺、肾上腺、松果体、胸腺等（图 1-18-1）。内分泌组织为一些内分泌细胞团块，肉眼不可见，分散在其他器官内。例如：胰内的胰岛、睾丸内的间质细胞、卵巢内的卵泡和黄体，以及散在的神经内分泌细胞等。

内分泌细胞的分泌物，称激素（hormone），各种激素透过毛细血管壁或毛细淋巴管壁经血液循环运送至全身，作用于特定的靶器官或靶细胞。激素在血液内的含量甚微，但作用很大，对人体新陈代谢、生长、发育、生殖等发挥重要的调节作用。

本章主要介绍一些重要的内分泌腺的形态和位置，其余有关内容将在组织学、生理学等课程中叙述。

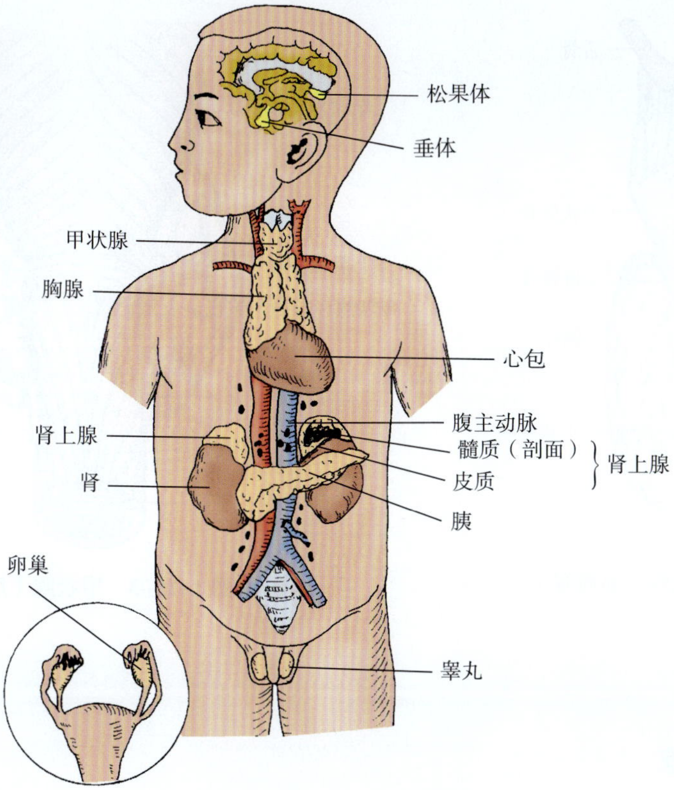

图 1-18-1　内分泌器官概况

一、甲状腺

甲状腺（thyroid gland）（图 1-18-2）位于颈前部，"H"形，棕红色，由左、右两个侧叶和中间的甲状腺峡组成。侧叶贴附于喉下部和气管上部的外侧面，上至甲状软骨中部，下达第 6 气管软骨环。甲状腺峡多位于第 2~4 气管软骨环的前方，临床急救进行气管切开时，要尽量避开甲状腺峡。甲状腺表面有致密的纤维囊。甲状腺借结缔组织附着于喉软骨上，故吞咽时可随喉上、下移动，这对检查确定颈部肿块是否与甲状腺有关很有帮助。

甲状腺能合成和分泌甲状腺素，调节机体基础代谢并影响生长和发育等，尤其对骨骼和神经系统的发育影响更大。

知识链接

甲亢和呆小症

甲状腺功能亢进症，简称甲亢，是由于甲状腺激素分泌过多引起，临床表现可有甲状腺肿大、性情急躁、容易激动、怕热多汗、食欲亢进但却消瘦、静息时心率过速、特殊眼征等。呆小症又称"克汀病"，是由于甲状腺激素分泌不足引起，是一种先天性的甲状腺功能低下或发生障碍所引起的病症，在婴幼儿表现为身体异常矮小、表情淡漠、精神呆滞、智力低下，常伴有体温偏低、毛发稀少、面部水肿等一系列甲状腺功能低下的一般症状。患儿如果能在出生 3 个月左右即明确诊断，开始补充甲状腺素，可以使患儿基本正常发育。

高频考点

甲状腺峡部的位置

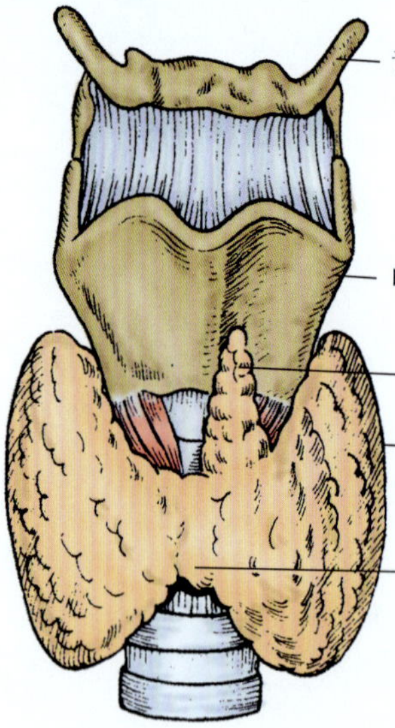

图 1–18–2 甲状腺（前面观）

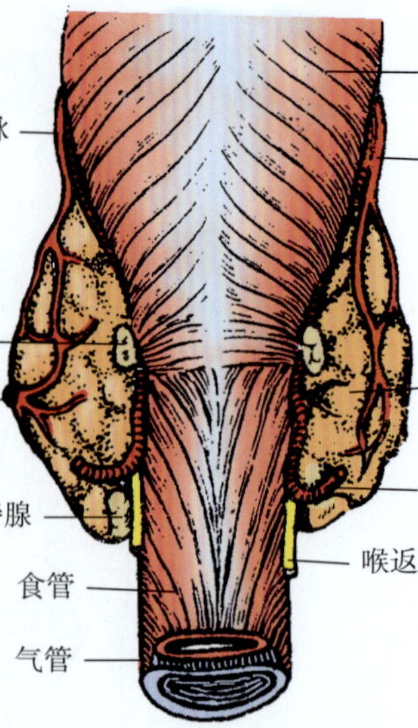

图 1–18–3 甲状腺（后面观）

二、甲状旁腺

甲状旁腺（parathyroid glands）（图 1-18-3）一般有上、下两对，为棕黄色、扁圆形小体，大小似黄豆。两对甲状旁腺均贴于甲状腺侧叶后缘，位于甲状腺的纤维囊之外，有时也可埋于甲状腺组织中。

甲状旁腺主要分泌甲状旁腺素，可调节钙磷代谢，维持血钙平衡。如其分泌功能低下则引起血钙降低，使神经和肌肉的应激性增高，导致手足搐搦症；分泌功能亢进时，则可引起骨质过度吸收，容易发生骨折。

三、肾上腺

肾上腺（suprarenal gland）左右各一，位于肾上端的内上方，呈灰黄色（图 1-18-4）。左肾上腺近似半月形，右肾上腺为三角形。肾上腺与肾共同包被于肾筋膜中。

肾上腺实质由皮质和髓质构成。肾上腺皮质位于肾上腺外围，可分泌盐皮质激素和糖皮质激素。前者主要功能是调节体内的水盐代谢；后者是调节糖及蛋白质的代谢。肾上腺髓质位于肾上腺的中央部，分泌肾上腺素和去甲肾上腺素，其作用可使心跳加快，心收缩力加强，小血管收缩，血压上升。

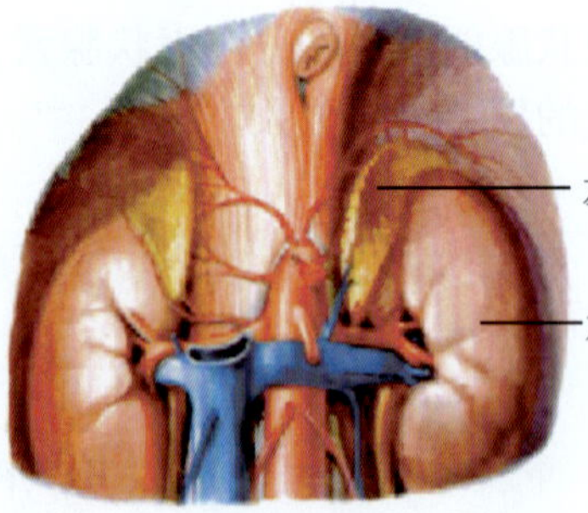

图 1–18–4 肾上腺

高频考点

垂体功能

四、垂体

垂体（hypophysis）（图 1-18-5）是体内最重要、最复杂的内分泌腺。呈椭圆形，位于蝶骨体背面的垂体窝内，借漏斗连于下丘脑。垂体分为腺垂体和神经垂体。腺垂体又分为远侧部、结节部和中间部。神经垂体分为神经部和漏斗。远侧部和结节部称垂体前叶，中间部和神经部称垂体后叶。

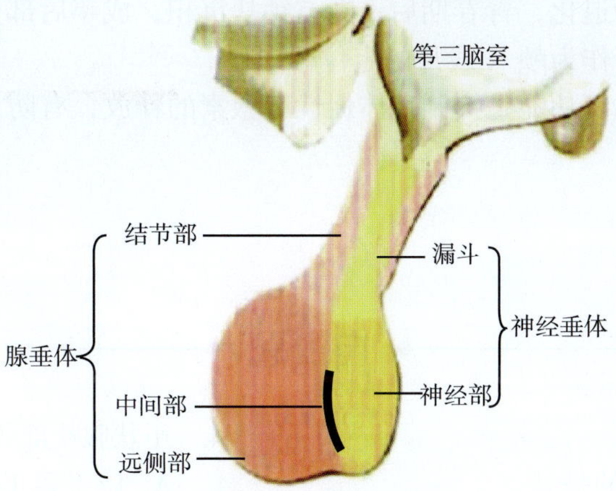

图 1–18–5　垂体

知识链接

垂体分泌的激素及其临床意义

垂体前叶分泌的生长激素可促进骨和软骨的生长发育，若分泌不足，可导致侏儒症；若在幼儿时期分泌过多，可导致巨人症，成人时期分泌过多可出现肢端肥大症。前叶还分泌多种能促进其他内分泌腺分泌的激素，如促甲状腺素、促肾上腺皮质激素、促性腺激素等。神经垂体本身并无分泌功能，可贮存和释放来自下丘脑的血管加压素和催产素。

五、松果体

松果体（pineal body）又称松果腺（pineal gland），为一个椭圆形小体，色灰红，形似松果（图 1-18-6）。位于背侧丘脑的后上方，以细柄附于第三脑室的后部。松果体在儿童时期比

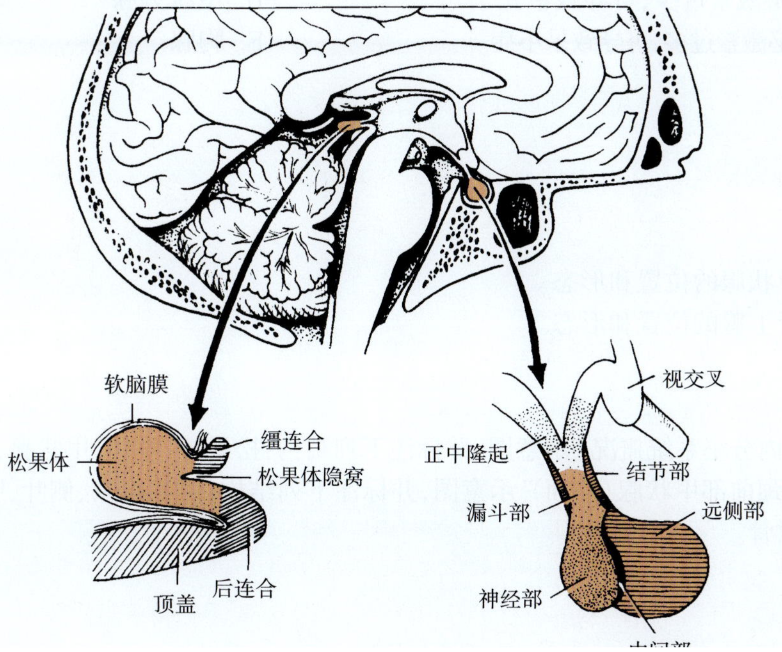

较发达，于 7 岁左右开始退化，青春期后不断有钙盐沉积，成年后部分钙化形成钙斑，可在 X 线片上看到，临床上，可作为颅 X 线片的定位标志。

松果体分泌的激素主要功能是抑制垂体促性腺激素的释放，有防止儿童性早熟的作用。光照可抑制其激素的分泌。

（郑立宏　郭新庆）

自测题

一、A 型选择题

1. 不属于内分泌腺的是
   A. 甲状腺
   B. 松果体
   C. 垂体
   D. 胰腺
   E. 胸腺
2. 关于垂体的描述，正确的是
   A. 是成对的器官
   B. 连于上丘脑
   C. 远侧部和结节部称垂体后叶
   D. 分为腺垂体和神经垂体
   E. 神经垂体可以分泌生长激素
3. 关于甲状腺的描述，正确的是
   A. 分三叶
   B. 吞咽时不随喉上下移动
   C. 位于颈前部
   D. 分泌激素过少，可导致甲亢
   E. 分泌激素过多，可导致呆小症
4. 甲状腺峡部的位置
   A. 位于第 1~3 气管软骨环的前方
   B. 位于第 2~4 气管软骨环的前方
   C. 位于第 3~5 气管软骨环的前方
   D. 位于第 1~2 气管软骨环的前方
   E. 位于第 5~6 气管软骨环的前方
5. 与呆小症有关的内分泌腺是
   A. 垂体
   B. 松果体
   C. 甲状腺
   D. 甲状旁腺
   E. 胸腺
6. 分泌激素不足引起血钙下降的内分泌腺是
   A. 肾上腺
   B. 甲状腺
   C. 垂体
   D. 甲状旁腺
   E. 胸腺

二、名词解释

内分泌腺

三、问答题

1. 试述甲状腺的位置和形态。
2. 试述肾上腺的位置和形态。

四、绘图题

1. 绘出“内分泌系统概况”示意图，并标注下列结构：松果体、垂体、甲状腺、胸腺、肾上腺。
2. 绘出“颈前部甲状腺（前面）”示意图，并标注下列结构：甲状腺峡、侧叶、甲状软骨、气管、环状软骨。

第二篇

局部解剖学

本篇“局部解剖学”是在系统解剖学的基础上，着重讲述人体各局部结构的解剖层次，各器官在局部的位置、毗邻及其联属关系等。分头、颈、胸、腹、脊柱区、盆部与会阴、上肢和下肢等八个部分。

局部解剖学
第一章数字资源

思政之光

第一章

头　部

学习目标

学习本章内容的学生能够：

思政：

认真细致，精益求精，树立工匠精神，践行医者仁术。

识记：

1. 复述头部的境界与分区。
2. 复述额顶枕区的层次结构。
3. 复述海绵窦的位置、结构特点以及穿过的结构。
4. 复述面部的层次结构。
5. 复述腮腺的形态、位置及穿过的血管和神经。

理解：

1. 归纳额顶枕区和颞区的层次结构。
2. 分析海绵窦与颅外静脉的交通关系及其临床意义。

运用：

1. 应用所学知识，解释头皮损伤的不同表现、海绵窦综合征临床表现的解剖学基础。
2. 具有对头部相关疾病的诊疗意识，运用所学知识开展科学宣教。

第一节　概　　述

头部由颅部与面部两部分构成。

一、境界与分区

（一）境界

头部以下颌骨下缘、下颌角、乳突尖端、上项线和枕外隆凸的连线与颈部为界。

（二）分区

头部又以眶上缘、颧弓上缘、外耳门上缘和乳突的连线分为后上方的颅部和前下方的面部。

二、体表投影

头部主要结构的体表投影，常以6条标志线（图2-1-1）为依据：①下横线，眶下缘与外耳门上缘的连线。②上横线，经眶上缘与下横线平行的线。③矢状线，自鼻根向上后沿颅顶至枕外隆凸的弧线。④前纵线，通过颧弓中点的垂线。⑤中纵线，经下颌骨髁突中点的垂线。⑥后纵线，经过乳突根部后缘的垂线。

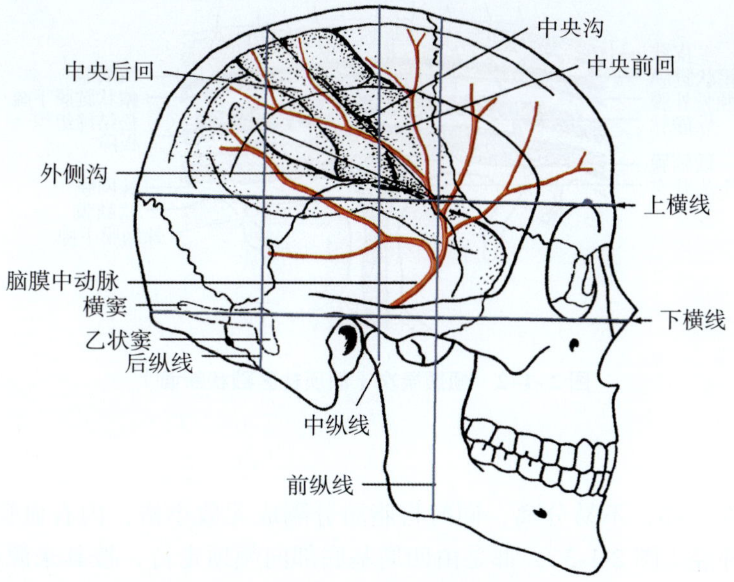

图 2-1-1　头部的体表投影

第二节　颅　部

案例导入

男性，54 岁，因车祸致头顶部流血不止，急入院。医生检查发现头皮上有一个很深的伤口，做了伤口缝合处理。

思考题：

1. 简述颅部的组成及颅顶的分区。
2. 简述额顶枕区的解剖学层次。
3. 何谓头皮？为什么头皮损伤出血多？头皮伤口深时为什么需要缝合？
4. 头皮深部损伤时具有哪些潜在危险？

颅部由颅顶、颅底与颅腔及其内容物等组成。颅顶分为额顶枕区和颞区。颅底分内面和外面。颅底有许多重要的孔道，是神经、血管出入颅的部位。颅腔内容物主要有脑膜、脑血管、脑及脑神经，这些结构容纳在颅底凹凸不平的颅前窝、颅中窝和颅后窝内。

一、颅顶

（一）额顶枕区

前界为眶上缘，后界为枕外隆凸和上项线，两侧借上颞线与颞区分界。覆盖于额顶枕区（frontoparietooccipital region）的软组织，由浅入深依次为皮肤、浅筋膜、帽状腱膜与枕额肌、腱膜下疏松结缔组织和颅骨外膜（图 2-1-2）。其中，浅部三层紧密连接，难以分开，因此将此三层合称为“头皮”。

1. 皮肤　厚而致密，含有大量的毛囊、汗腺和皮脂腺，含有丰富的血管和淋巴管

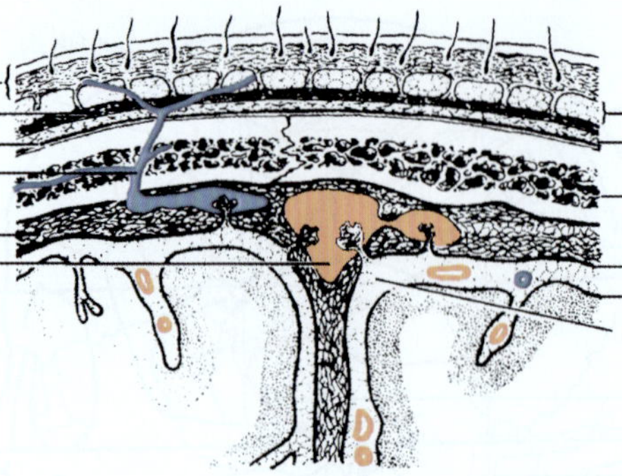

图 2-1-2 颅顶层次（额顶枕区额状断面）

帽状腱膜紧密连在一起，不易分离，同时将脂肪分隔成无数小格，内有血管和神经穿行。浅筋膜内的血管和神经（图 2-1-3），都是由四周基底部向颅顶走行，按其来源和分布可分为前、后两组。

（1）前组：距正中线约 2 cm 处，有滑车上动、静脉和滑车上神经；距正中线约 2.5 cm 处，有眶上动、静脉和眶上神经，分布于额、顶区软组织。两动脉均为眼动脉的终支；伴行静脉末端汇合成为内眦静脉。这些神经为三叉神经第一支眼神经的分支。

（2）后组：有枕动、静脉和枕大神经等，分布于枕区。枕动脉为颈外动脉的分支，枕静脉汇入颈外静脉。枕大神经为第 2 颈神经后支的内侧支。

3. 帽状腱膜与枕额肌　帽状腱膜位于此区中部，坚韧致密。其前连枕额肌的额腹，后连枕腹，两侧逐渐变薄，续于颞筋膜。

4. 腱膜下疏松结缔组织　又称腱膜下间隙（subaponeurotic space），是位于帽状腱膜与颅骨外膜（骨膜）之间的薄层疏松结缔组织，其范围较广。头皮借此层与颅骨外膜疏松连接。

5. 颅骨外膜　由致密结缔组织构成，借少量疏松结缔组织与颅骨表面连接。

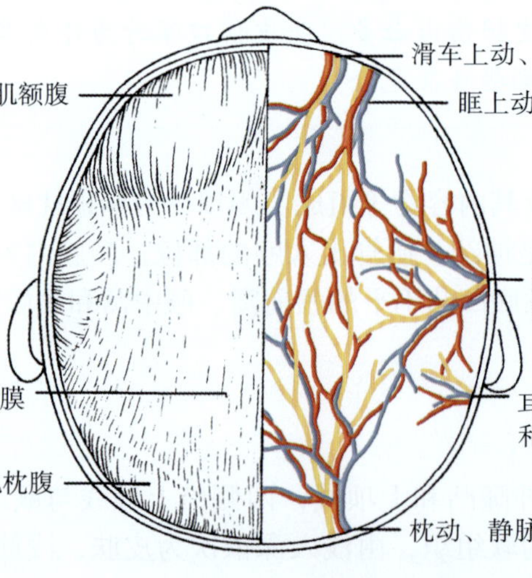

图 2-1-3 颅顶的血管和神经

知识链接

额顶枕区的结构特点及其临床意义

此区皮肤外伤时易出血，但创口愈合较快，可作为植皮的供皮区。浅筋膜内粗大、垂直的纤维束将脂肪分隔成无数小格，小格内的血管，多被周围结缔组织固定，创伤时血管断端不易自行收缩闭合，故出血较多，常需压迫或缝合止血；浅筋膜感染时渗出物扩散受到限制，张力较大，早期即可压迫神经末梢引起剧痛。头皮由皮肤、浅筋膜、帽状腱膜与枕额肌三层紧密连接形成，头皮裂伤伴有帽状腱膜横向断裂时，因枕额肌的收缩，创口裂开较大，需要缝合；缝合头皮时，应将腱膜仔细缝合，以减少皮肤张力，有利于止血和伤口愈合。头皮借腱膜下疏松结缔组织与颅骨外膜疏松连接，故外伤撕脱头皮时，整个头皮可与深层分离，开颅时可经此间隙将皮瓣游离后翻起。腱膜下间隙内出血或化脓性感染时，可迅速弥散到整个颅顶，瘀斑或脓液可出现于鼻根及上眼睑皮下。颅骨外膜在骨缝处结合紧密，因此，颅骨外膜下血肿或感染常局限于一块颅骨的范围。

（二）颞区

颞区（temporal region）位于颅顶的两侧，上界为上颞线，下界至颧弓上缘，前界是额骨颧突和颧骨额突，后界为上颞线的后下段。此区软组织，由浅入深有：皮肤、浅筋膜、颞筋膜、颞肌和颅骨外膜。

1. 皮肤　前部较薄，后部较厚，移动性较大。手术时无论选择纵行或横行切口，均易缝合，缝合后的瘢痕亦不明显。

2. 浅筋膜　含脂肪组织较少，向上与颅顶浅筋膜相延续，向下续于面部浅筋膜。其内的血管和神经可分为耳前和耳后两组（图 2-1-3）。

（1）耳前组：有颞浅动、静脉和耳颞神经，三者伴行出腮腺上缘至颞区，分布于颞区和额顶区。颞浅动脉为颈外动脉的两终支之一，其搏动可在耳屏前方触及；颞浅静脉汇入下颌后静脉；耳颞神经是三叉神经第三支下颌神经的分支。

（2）耳后组：有耳后动、静脉和枕小神经，主要分布于耳后和枕部外侧。耳后动脉起自颈外动脉；耳后静脉汇入颈外静脉；枕小神经来自第 2、3 颈神经，属颈丛的分支。

3. 颞筋膜　较致密，其上方附着于上颞线，下部分深、浅两层，分别附着于颧弓上缘的内面和外面。两层之间为颞筋膜间隙，有脂肪、发自上颌动脉的颞中动脉和伴行的静脉。

4. 颞肌　呈扇形，起自颞窝和颞筋膜深面，肌束经颧弓深面，止于下颌骨的冠突和下颌支前缘与内侧面。颞肌和颞筋膜能对脑膜和脑组织起到足够的保护作用，故开颅减压术常采用颞区入路。颞肌深方有颞深血管和神经。颞深前、后动脉来自上颌动脉，颞深前、后神经来自下颌神经，支配颞肌。

5. 骨膜　较薄，紧贴于颞骨表面，故此区很少发生骨膜下血肿。颞肌与颅骨骨膜之间含有大量脂肪组织，称为颞筋膜下疏松结缔组织。

知识链接

颞筋膜下疏松结缔组织的交通及临床意义

颞筋膜下疏松结缔组织，向下经颧弓深面与颞下间隙相通，再向前与面部的颊脂体相延续。因此，颞筋膜下疏松结缔组织中有出血或炎症时，可向下蔓延至面部，形成面深部的血肿或脓肿；而面部炎症，如牙源性感染也可蔓延到颞筋膜下疏松结缔组织中。

（三）颅顶骨

颅顶骨均为扁骨，前为额骨鳞部，后为枕骨鳞部，在额、枕骨之间是左、右顶骨，两侧前方小部分为蝶骨大翼，后方大部分为颞骨鳞部。相互间以骨缝结合，可分为外板、板障和内板三层。板障是内、外板之间的骨松质，含有骨髓和位于板障管的板障静脉（diploic veins）（图 2-1-4）。板障静脉无瓣膜，静脉内的血液可向颅内或颅外流动。板障静脉穿经骨板处呈一管道，即板障管。板障管在 X 线片上呈裂纹状，有时可被误认为骨折线，应注意鉴别。

高频考点：颅顶软组织的层次

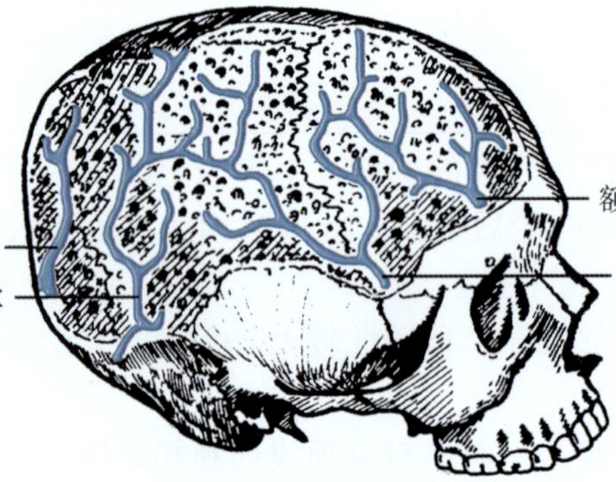

图 2-1-4　板障静脉

二、颅底鞍区

鞍区是指颅中窝中央部的蝶鞍（蝶骨体的上面和侧面）及其周围的区域。该区主要有垂体、垂体窝及其两侧的海绵窦。

1. 垂体和垂体窝　垂体窝（hypophysial fossa）位于蝶鞍中央，窝的前方为鞍结节，后方为鞍背，顶为硬脑膜形成的鞍膈，底为蝶窦上壁，两侧为颈动脉沟和海绵窦。垂体位于垂体窝内，向上借漏斗穿过鞍膈与第三脑室底的灰结节相连。

垂体肿瘤时，可使垂体窝的深度增加，甚至侵及蝶窦；鞍结节和鞍背两处的骨质可因受压变薄，甚至出现骨质破坏现象；垂体前叶肿瘤还可将鞍膈前部推向上方，压迫其前上方的视交叉和视神经，出现视野缺损；肿瘤向两侧扩展时，可压迫海绵窦，发生海绵窦淤血及神经受损的症状。在垂体瘤切除术中，要避免损伤视神经及视交叉、海绵窦和颈内动脉等。

2. 海绵窦（cavernous sinus）为一对重要的硬脑膜静脉窦，位于蝶鞍的两侧，是由硬脑膜两层间的间隙构成（图 2-1-5）。窦内有许多结缔组织小梁，将窦腔分隔成许多相互交通的小腔隙。两侧海绵窦可借垂体前、后方的海绵间窦相交通，故一侧海绵窦感染可蔓延至对侧。海绵窦的前端与眼静脉、翼静脉丛、面静脉等相交通，与海绵窦相连的静脉均无瓣膜，血液可以逆流，故面部感染可经上述途径蔓延至海绵窦。海绵窦后端与位于颞骨岩部尖处的三叉神经节

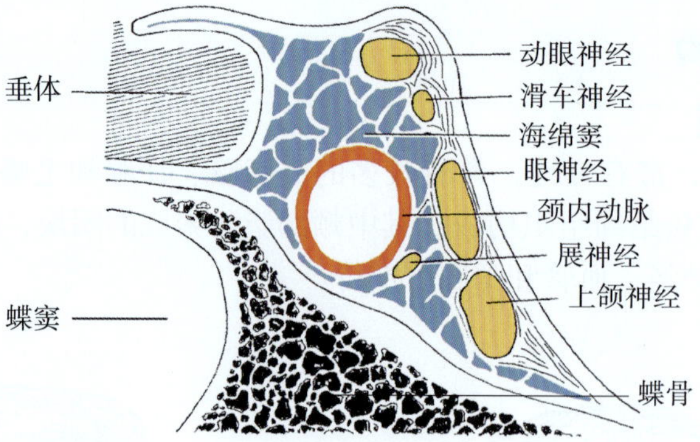

图 2-1-5 海绵窦

相邻，故在三叉神经节手术时应避免损伤海绵窦。

海绵窦外侧壁内自上而下有动眼神经、滑车神经、眼神经和上颌神经通过；窦内有颈内动脉及展神经通过。

知识链接

海绵窦综合征的解剖学基础

海绵窦综合征又称海绵窦血栓形成综合征，多由眶周、鼻部及面部的化脓性感染或全身性感染所致。病变累及一侧或两侧海绵窦。急性起病，可出现发热、头痛、恶心、呕吐、意识障碍等感染中毒症状。眼眶静脉回流障碍可致眶周、眼睑、结膜水肿和眼球突出。通过海绵窦的神经（动眼神经、滑车神经、展神经、眼神经和上颌神经）受损，可出现瞳孔散大、光反射消失、眼睑下垂、复视、眼球各方运动受限或固定、眼神经和上颌神经分布区痛觉减退、角膜反射消失等。颈内动脉海绵窦段感染和血栓形成，可出现颈动脉触痛，以及颈内动脉闭塞的临床表现，如对侧偏瘫和偏身感觉障碍。

高频考点

海绵窦的位置、结构特点以及穿过的结构

第三节 面 部

案例导入

男性，42 岁，主因“头部外伤致头痛 1 小时”入院。CT 诊断：右颞骨线形骨折。入院后 2 周患者出现面瘫症状，右眼睑轻度闭合不全，口角轻度歪斜。

思考题：

1. 患者出现的面瘫是中枢性还是周围性面瘫？
2. 右颞骨线形骨折，为什么会引起面瘫？
3. 试述面神经的走行及分支。

面部可划分为眶区、鼻区、口区和面侧区，面侧区又可划分为颊区、腮腺咬肌区和面侧深区。

一、面部浅层结构

（一）皮肤与浅筋膜

面部皮肤薄而柔软，富有弹性，含有较多的皮脂腺、汗腺和毛囊，各部的皮纹走向不同（图 2-1-6）。浅筋膜由疏松结缔组织构成，其中颊部脂肪聚成的团块，称颊脂体（adipose body of check）。浅筋膜内有神经、血管和腮腺管穿行。

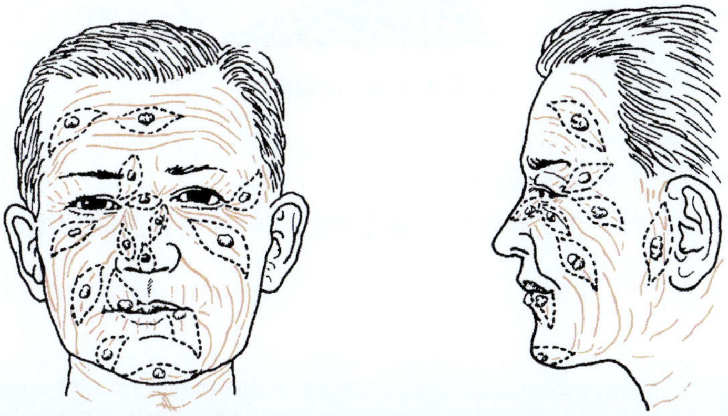

图 2-1-6 面部皮纹及手术切口

（二）面肌

面肌又称表情肌，属于皮肌，收缩时可牵动皮肤，使面部呈现各种表情。面肌主要围绕在睑裂、口裂、鼻和耳周围，由面神经支配，面神经受损时，可引起面瘫。

（三）血管、淋巴管和神经

1. 血管 分布于面部浅层的主要为面动脉及其分支，有同名静脉伴行（图 2-1-7）。

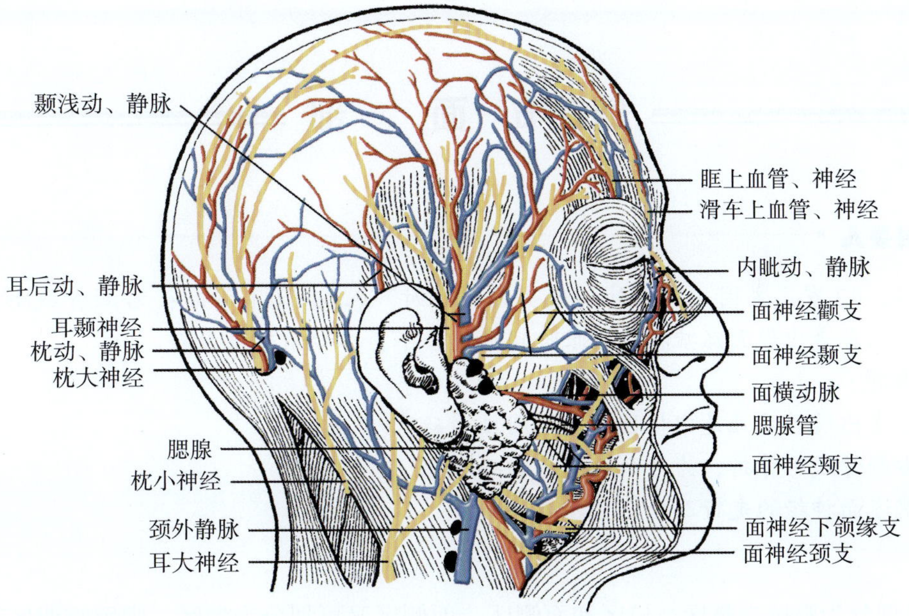

图 2-1-7 面部浅层结构

（1）面动脉（facial artery）：在颈动脉三角内自颈外动脉发出，行向前上方，在咬肌止点前缘处绕下颌骨体下缘至面部，迂曲行向内上，经口角和鼻翼外侧至内眦，改称内眦动脉。面动脉的分支主要有上、下唇动脉和鼻外侧动脉，分布于相应区域。

（2）面静脉（facial vein）：始于内眦静脉，与面动脉及其分支伴行。面静脉可经眼静脉与海绵窦交通，也可经面深静脉和翼静脉丛等与海绵窦交通。口角平面以上的一段面静脉通常无瓣膜，面肌的收缩可促使血液逆流。因此，在两侧口角至鼻根连线所形成的三角区内，若发生化脓性感染时，面静脉可经内眦静脉、眼上静脉逆行至海绵窦，或经眶下静脉、面深静脉而至翼丛再达海绵窦，导致海绵窦血栓或化脓性脑膜炎，故此区有面部“危险三角”之称。

2. 淋巴管　面部浅层的淋巴管丰富，吻合成网，通常注入下颌下淋巴结和颏下淋巴结。

3. 神经　面部的感觉神经来自三叉神经，支配面肌运动的是面神经的分支（图 2-1-8）。

（1）三叉神经：三叉神经在面部较大的皮支有：①眶上神经（supraorbital nerve），为眼神经的分支，与同名血管伴行，从眶上切迹（孔）穿出，分布于额部皮肤。②眶下神经（infraorbital nerve），为上颌神经的分支，与同名血管伴行，从眶下孔穿出，分布于下睑、鼻背外侧及上唇的皮肤。③颏神经（mental nerve），为下颌神经的分支，与同名血管伴行，穿颏孔分布于下唇及颏部皮肤。

高频考点

面静脉的特点及与颅内静脉的交通

（2）面神经（facial nerve）：主干从茎乳孔出颅，向前穿入腮腺分支并互相交织成丛，最后以五支或五组小支从腮腺上缘和前缘穿出，由上而下分别为颞支、颧支、颊支、下颌缘支和颈支，呈放射状分布并支配相应部位的表情肌。

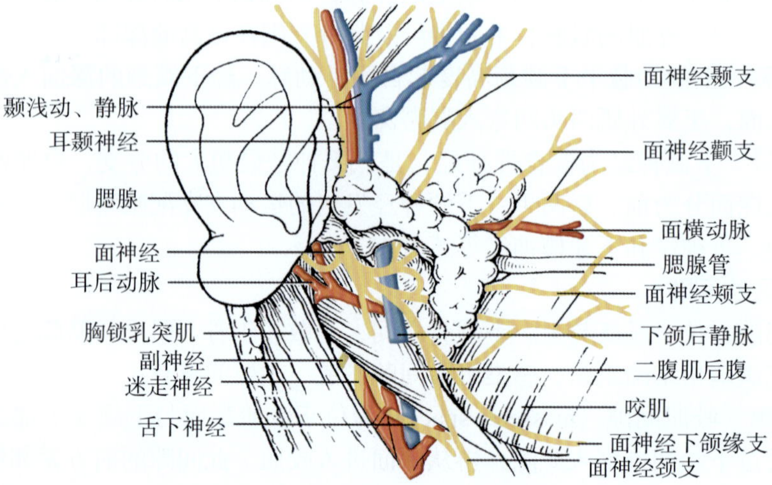

图 2-1-8　穿经腮腺的血管神经

二、面侧区

为位于颧弓、鼻唇沟、下颌骨下缘与胸锁乳突肌上份前缘之间的区域，可划分为颊区、腮腺咬肌区和面侧深区（图 2-1-7，8）。

（一）腮腺咬肌区

1. 境界　腮腺咬肌区（parotideomasseteric region）（图 2-1-8）是指腮腺和咬肌所在的区域。其上界为颧弓和外耳道；下界为下颌骨下缘平面；前界为咬肌前缘；后界为乳突和胸锁乳突肌上部的前缘；深面为茎突和咽侧壁及血管、神经等；浅部为皮肤及浅筋膜所覆盖。

2. 腮腺的位置和形态　腮腺位于外耳道前下方，上邻近颧弓，下平下颌角，前邻咬肌，

后邻乳突前缘。腮腺呈不规则的楔形，底向外，尖向内突向咽旁。通常以穿过腮腺的面神经丛平面为界，将腮腺分为浅、深两部。浅部向前延伸覆盖咬肌后份，深部位于下颌后窝及下颌支深面，向内伸至咽侧壁。

腮腺浅面覆以皮肤、浅筋膜与部分颈阔肌、耳大神经分支及腮腺浅淋巴结。腮腺实质内及其深面有血管和神经穿行。通常把与腮腺深部相邻的茎突，起于茎突的肌肉，以及颈内动、静脉，舌咽神经、迷走神经、副神经及舌下神经等结构，称为“腮腺床”。

3. 腮腺管　由腮腺浅部的前缘发出，在颧弓下一横指处向前横行越过咬肌表面，穿颊脂体和颊肌，开口于平对上颌第二磨牙颊黏膜处的腮腺管乳头。

4. 腮腺咬肌筋膜　为颈深筋膜浅层向上的延续，在腮腺后缘分两层包绕腮腺，形成腮腺鞘。腮腺鞘与腮腺连接紧密，并发出间隔深入腺体的实质内，将腮腺分隔成许多小叶。

5. 穿经腮腺的结构　纵行的有颈外动脉，颞浅动、静脉，下颌后静脉，耳颞神经及面神经颞支；横行的有上颌动、静脉，面横动、静脉及面神经的其他分支（图 2-1-8）。上述血管神经的位置关系，由浅入深依次为：面神经分支，下颌后静脉，颈外动脉及耳颞神经。

（二）面侧深区

面侧深区又称下颌支深区，位于下颌支深面、颅底下方、口腔及咽的外侧。该区上部为颞下窝，区内有翼内肌、翼外肌、翼丛、上颌动脉和下颌神经等。

1. 翼内、外肌　翼内肌位于颞下窝的下内侧部，翼外肌位于上外侧部。两肌腹间及其周围的疏松结缔组织中，有血管与神经交错穿行。

2. 翼丛　翼丛（pterygoid plexus）是位于翼内、外肌周围的静脉丛，收纳与上颌动脉分支伴行的静脉，最后在丛的后端汇成一条上颌静脉，回流到下颌后静脉。翼丛与上颌动脉位居颞下窝的浅部；翼内、外肌的肌腹，下颌神经及其分支则在该窝的深部。

3. 上颌动脉　上颌动脉平下颌颈高度起自颈外动脉，经下颌颈的深面入颞下窝，行经翼外肌的浅面或深面，至翼外肌两头间弯入翼腭窝。

4. 下颌神经　下颌神经为混合性神经，是三叉神经最粗大的分支，自卵圆孔出颅进入颞下窝，在翼外肌深面分为前、后两干。下颌神经发出的运动支支配咀嚼肌。下颌神经还发出颊神经、耳颞神经、舌神经和下牙槽神经等感觉支。

（三）面侧区的间隙

面侧区的间隙，位于颅底与上、下颌骨之间，是散在于骨、肌肉与筋膜之间的间隙，彼此相通。间隙内充满疏松结缔组织，感染可沿间隙扩散。主要间隙有：

1. 咬肌间隙　咬肌间隙（masseter space）为位于咬肌深面与下颌支上部之间的狭隙，咬肌的血管神经通过下颌切迹穿入此隙，再从深面进入咬肌。此间隙的前方紧邻第三磨牙，许多牙源性感染均可能扩散至此间隙。

2. 翼下颌间隙　翼下颌间隙（pterygomandibular space）位于翼内肌与下颌支之间。间隙内充满疏松结缔组织，并有舌神经和下牙槽血管、神经穿行。下牙槽神经阻滞即注射麻醉药液于此间隙内，牙源性感染常累及此间隙。此间隙上续颞下间隙，前下通舌下间隙，内侧通咽旁间隙，外侧经下颌切迹与咬肌间隙相通。

3. 颞下间隙　颞下间隙（infratemporal space）为翼下颌间隙向上的延续，间隙内在翼外肌周围充有疏松结缔组织，并有翼丛、上颌动脉及其分支以及下颌神经及其分支的始段。此间隙向上连通颞浅、深间隙和颅内，向下移行为翼下颌间隙，向前内侧通翼腭窝，向后内侧通咽旁间隙。

（张争辉　郭新庆）

自测题

一、A 型选择题

1. “头皮”指
   A. 额顶枕区皮肤
   B. 皮肤、浅筋膜 2 层
   C. 皮肤、浅筋膜和帽状腱膜 3 层
   D. 皮肤、浅筋膜、帽状腱膜和腱膜下间隙 4 层
   E. 颞区皮肤、浅筋膜和颞筋膜 3 层
2. 垂体窝的底仅隔一薄层骨壁与何者相邻
   A. 上颌窦
   B. 上鼻道
   C. 蝶筛隐窝
   D. 蝶窦
   E. 筛窦
3. 腮腺管
   A. 在颧弓上一横指处，向前横行
   B. 在颧弓下一横指处，向前横行
   C. 在腮腺后缘穿出
   D. 开口于上颌第 1 磨牙相对的颊黏膜处
   E. 开口于下颌第 2 磨牙相对的颊黏膜处
4. 海绵窦内通过的结构是
   A. 颈内动脉
   B. 动眼神经
   C. 滑车神经
   D. 眼神经
   E. 上颌神经
5. 一患者“太阳穴”处遭外力撞击而骨折，经医生诊断为“硬膜外血肿”，骨折片损伤的血管是
   A. 颞板障静脉
   B. 脑膜中动脉前支
   C. 脑膜中动脉后支
   D. 大脑中动脉
   E. 脉络膜前动脉
6. 一颅中窝骨折患者，血性脑脊液从鼻腔流出，伤及的鼻旁窦是
   A. 上颌窦
   B. 额窦
   C. 蝶窦
   D. 筛窦
   E. 上颌窦和额窦同时受累
7. 一患者，面部上唇附近生一化脓性疖肿，由于患者用手挤压，致使颅内感染，推测发生颅内感染的结构是
   A. 板障静脉
   B. 上矢状窦
   C. 导静脉
   D. 海绵窦
   E. 横窦
8. 一患者下颌第三磨牙发生牙槽脓肿，脓肿容易扩散到的间隙是
   A. 咬肌间隙
   B. 咽后间隙
   C. 颌下间隙
   D. 舌下间隙
   E. 咽旁间隙
9. 分布于颅顶的浅层血管神经，位于耳前区的是
   A. 滑车上动、静脉和滑车上神经
   B. 眶上动、静脉和眶上神经
   C. 枕动、静脉和枕大神经
   D. 颞浅动、静脉和耳颞神经
   E. 耳后动、静脉和枕小神经
10. 参与构成“腮腺床”的结构是
    A. 颈外动脉
    B. 颞浅动、静脉
    C. 面神经
    D. 颈内动、静脉
    E. 舌咽神经

二、名词解释

1. 腱膜下间隙
2. 腮腺床

三、问答题

1. 简述颅顶额顶枕区的层次。
2. 简述海绵窦的交通及通过的结构。
3. 穿经腮腺的结构有哪些?

四、绘图题

绘出“颅顶层次”示意图,并标注下列结构:皮肤、浅筋膜、帽状腱膜、腱膜下间隙、颅骨外膜。

第二章

颈　部

局部解剖学
第二章数字资源

思政之光

学习目标

学习本章内容的学生能够：

思政：

敬佑生命，知晓急救知识，争分夺秒，抢救病人。

识记：

1. 复述颈部的境界和分区。
2. 复述甲状腺的形态、被膜、位置和毗邻。
3. 复述食管颈部的位置和毗邻。
4. 复述颈外侧区和颈动脉三角的边界和内容物。
5. 复述颈根部的境界和主要内容。

理解：

1. 分析甲状腺的血管与喉的神经的位置关系及其临床意义。
2. 归纳颈筋膜层次及颈筋膜间隙的位置关系。

运用：

1. 应用所学知识，解释甲状腺手术、气管切开等颈部手术所经过的层次结构。
2. 具有对颈部相关疾病的诊疗意识，运用所学知识开展科学宣教。

第一节　概　　述

颈部位于头部、胸部和上肢之间，以脊柱颈部为支架，前方正中有喉与气管颈段、咽与食管颈段、甲状腺及甲状旁腺等重要器官。两侧为纵行排列的大血管和神经等，胸膜顶和肺尖亦突入颈根部，在颈根部还有连接颈和上肢的大血管及神经。颈部的筋膜和疏松结缔组织特别发达，包绕颈部诸器官并形成筋膜鞘和筋膜间隙。

一、境界与分区

（一）境界

上界以下颌骨下缘、下颌角、乳突尖、上项线和枕外隆凸的连线与头部分界；下界以胸骨颈静脉切迹、胸锁关节、锁骨上缘、肩峰至第 7 颈椎棘突的连线与胸部和上肢分界。

（二）分区

颈部以斜方肌前缘为界，分为前方的固有颈部和后方的项部。固有颈部即狭义的颈部，又以胸锁乳突肌前、后缘为界，自前向后分为颈前区、胸锁乳突肌区和颈外侧区。颈前区又以舌骨为界分为舌骨上区和舌骨下区。舌骨上区以二腹肌为界，分为前方的颏下三角和后方的下颌下三角。舌骨下区以肩胛舌骨肌上腹为界，分为上方的颈动脉三角和下方的肌三角。颈外侧区

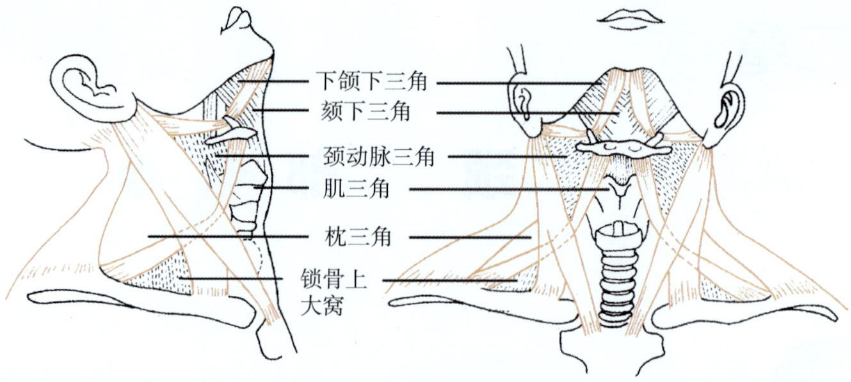

图 2-2-1 颈部分区示意图

以肩胛舌骨肌下腹为界，分为上方的枕三角和下方的锁骨上大窝（图 2-2-1）。

二、体表投影

1. 臂丛（brachial plexus） 自胸锁乳突肌后缘中、下 1/3 交点至锁骨中、外 1/3 交点稍内侧的连线（图 2-2-2）。

2. 副神经（accessory nerve） 自乳突尖与下颌角连线的中点，经胸锁乳突肌后缘上、中 1/3 交点，至斜方肌前缘中、下 1/3 交点的连线。

3. 颈总动脉及颈外动脉（common carotid artery and external carotid artery） 自下颌角与乳突尖连线的中点，右侧至胸锁关节；左侧至锁骨上小窝的连线。甲状软骨上缘以下部分为颈总动脉的体表投影，以上部分为颈外动脉的体表投影。

4. 锁骨下动脉（subclavian artery） 为锁骨内侧半向上的弧形线，其最高点距锁骨上缘约 1 cm。

5. 颈外静脉（external jugular vein） 自下颌角至锁骨中点的连线，是小儿静脉穿刺的常用部位。

6. 胸膜顶（cupula of pleura）及肺尖（apex of lung） 位于锁骨内侧 1/3 上方，最高点距锁骨上缘 2~3 cm。

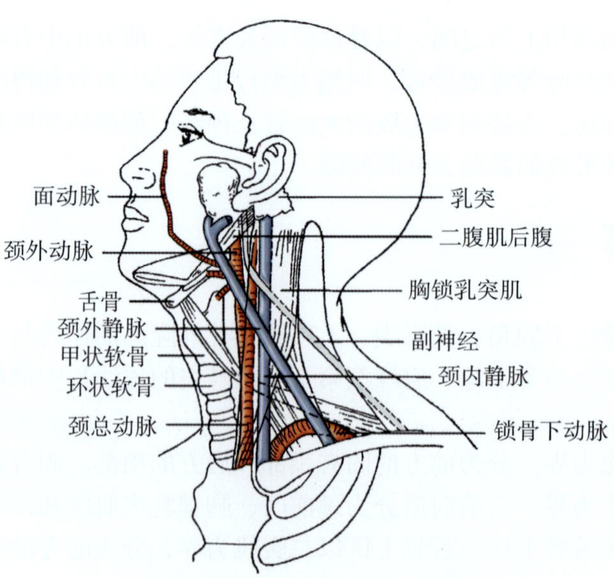

图 2-2-2 颈部的体表投影

第二节 颈部筋膜及筋膜间隙

一、颈部筋膜

颈部筋膜由浅入深分为下列诸层（图 2-2-3）。

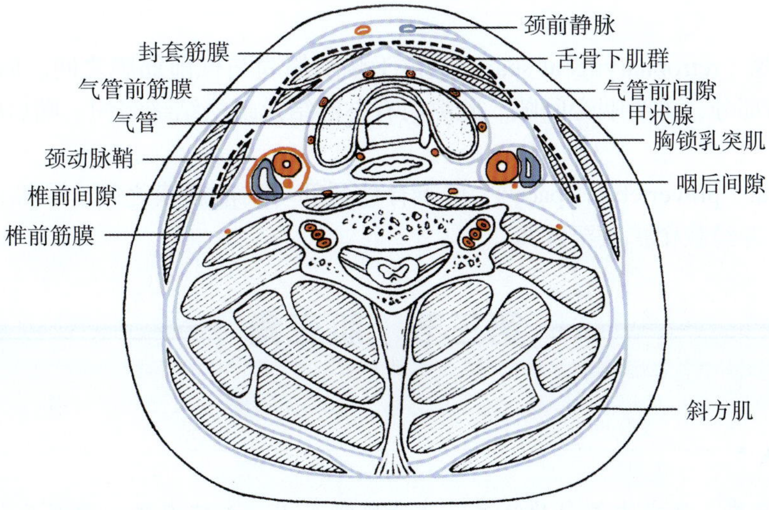

图 2-2-3 颈部筋膜与筋膜间隙

（一）浅筋膜

浅筋膜即皮下组织，主要为脂肪组织。浅筋膜内有颈丛皮支、面神经颈支、浅筋膜和浅淋巴结。在颈前外侧部脂肪层的深面有颈阔肌，该肌为一皮肌，薄而宽阔。颈部手术切断该肌时，必须对位缝合，以免形成较大的瘢痕。

（二）颈深筋膜

颈深筋膜（deep cervical fascia）位于浅筋膜和颈阔肌深面，包绕颈、项部的肌和器官，可分为浅、中、深三层。

1. 颈深筋膜浅层　即封套筋膜。此层包绕整个颈部，呈圆筒状。封套筋膜至斜方肌和胸锁乳突肌的后缘，分为两层包绕该两肌，并形成两肌的鞘。此层筋膜在腮腺区和下颌下三角分为两层，分别包绕腮腺和下颌下腺，并形成两腺的筋膜鞘。颈深筋膜浅层在舌骨下方分为浅、深两层，包绕舌骨下肌群，形成该肌群的筋膜鞘。在胸骨柄的上方，此层筋膜分为两层形成胸骨上间隙。

2. 颈深筋膜中层　又称内脏筋膜。较薄弱，位于舌骨下肌群深面，包裹着咽、食管颈部、喉、气管颈部、甲状腺和甲状旁腺等器官。在甲状腺侧叶的后外方分层包绕甲状腺，形成甲状腺鞘，又称甲状腺假被膜。覆盖于气管前面的筋膜又称气管前筋膜，覆盖于颊肌和咽缩肌的筋膜称为颊咽筋膜。颈深筋膜中层在外侧还形成颈动脉鞘，包绕颈总动脉、颈内动脉、颈内静脉和位于动、静脉后方的迷走神经。该鞘上起颅底，下达纵隔。

3. 颈深筋膜深层　又称椎前筋膜。覆盖在椎前肌和斜角肌的前面，向上附着于颅底，向下续前纵韧带与胸内筋膜。该筋膜的后方有颈交感干、膈神经、臂丛及锁骨下动脉，椎前筋膜包绕锁骨下动脉、静脉和臂丛，并向外延伸至腋腔，形成腋鞘。

二、颈部筋膜间隙

颈部重要的筋膜间隙（图 2-2-3）有：

1. 胸骨上间隙 是颈深筋膜浅层在胸骨柄的上方，分浅、深两层，分别附着于颈静脉切迹的前、后缘所形成的筋膜间隙，内有颈前静脉下段、颈静脉弓、淋巴结和脂肪组织等。

2. 气管前间隙（pretracheal space） 位于气管颈部与气管前筋膜之间，气管切开时必须经过此间隙。此间隙内有气管前淋巴结、甲状腺下静脉、甲状腺奇静脉丛、甲状腺最下动脉、头臂干和左头臂静脉等。小儿胸腺的上部亦位居此间隙内。气管前间隙内的感染，可蔓延到上纵隔。

3. 咽后间隙（retropharyngeal space） 位于颊咽筋膜与椎前筋膜之间，向下可通后纵隔。位于咽壁侧方的部分，称为咽旁间隙。此隙内有淋巴结及疏松结缔组织。咽后间隙的下部为食管后间隙。

高频考点

颈部筋膜与筋膜间隙

4. 椎前间隙（prevertebral space） 位于脊柱颈部与椎前筋膜之间。颈椎结核所致的脓肿多积于此间隙，并经腋鞘扩散至腋窝。

第三节 肌三角

案例导入

男性，35 岁，颈部左侧包块 3 年，声音嘶哑 1 周。入院查体：颈部正中偏左可扪及一 5 cm × 4 cm 肿块，质硬，可随吞咽上下活动。纤维喉镜检查：左侧声带麻痹。颈部 B 超检查：甲状腺左侧叶呈多发钙结节影。颈部 CT 检查：甲状腺左侧叶有高密度影。行甲状腺左侧叶肿物切除术，术中肿物送冰冻病理检查提示是甲状腺乳头状癌。

思考题：

1. 患者出现声音嘶哑的原因是什么？
2. 做甲状腺手术所经过的层次结构有哪些？
3. 简述甲状腺的动脉和喉的神经支配。
4. 依据解剖学基础，解释手术时进行甲状腺的血管结扎时有哪些注意事项。

一、境界

肌三角位于颈前正中线、胸锁乳突肌前缘和肩胛舌骨肌上腹之间。

二、主要内容

其内主要有甲状腺、甲状旁腺、食管和气管颈部、舌骨下肌群等。

（一）甲状腺

1. 形态和被膜 甲状腺呈“H”形，分为左、右两个侧叶及其中间相连的甲状腺峡（isthmus of thyroid gland）（图 2-2-4）。约半数以上的人有锥状叶（pyramidal lobe），从甲状腺峡向上伸出。气管前筋膜包裹甲状腺形成甲状腺鞘，又称甲状腺假被膜。甲状腺的外膜称真被膜，即纤维囊。真、假被膜之间有疏松结缔组织、血管、神经及甲状旁腺。假被膜在侧叶内侧和甲状腺峡的后方增厚形成甲状腺悬韧带，将甲状腺固定于喉及气管壁上，故当吞咽时，甲状腺可随喉上、下移动。甲状腺内侧面中部的被膜增厚形成侧韧带，又称 Berry 悬韧带。它与环状软骨下缘侧面及第 1~2 气管软骨环侧面相连接，喉返神经穿过侧韧带或经其后方入喉。甲状腺侧叶切除手术切断此韧带时，应紧贴甲状腺真被膜切开，防止损伤喉返神经。

2. 位置和毗邻 甲状腺的侧叶位于喉下部和气管上部的前外侧，上达甲状软骨中部，下至第 6 气管软骨。甲状腺峡位于第 2~4 气管软骨环的前方。行气管切开术时，需将峡部分离并向上牵开，以免妨碍显露气管。

甲状腺的前方，由浅入深为皮肤、浅筋膜、封套筋膜、舌骨下肌群及气管前筋膜；两侧叶的后内侧邻近喉与气管、咽与食管及喉返神经；后外侧与颈动脉鞘及颈交感干相邻。当甲状腺肿大时，可压迫气管与食管，导致呼吸、吞咽困难。若压迫喉返神经，可引起声音嘶哑，向后外方压迫颈交感干时，可出现霍纳（Horner）综合征（患侧瞳孔缩小、上眼睑下垂及眼球内陷等）。

3. 甲状腺的动脉和喉的神经

（1）甲状腺上动脉：起自颈外动脉，与喉上神经外支伴行向前下方，至甲状腺上极分数支进入腺体（图 2-2-4）。甲状腺上动脉发出喉上动脉，穿甲状舌骨膜入喉。

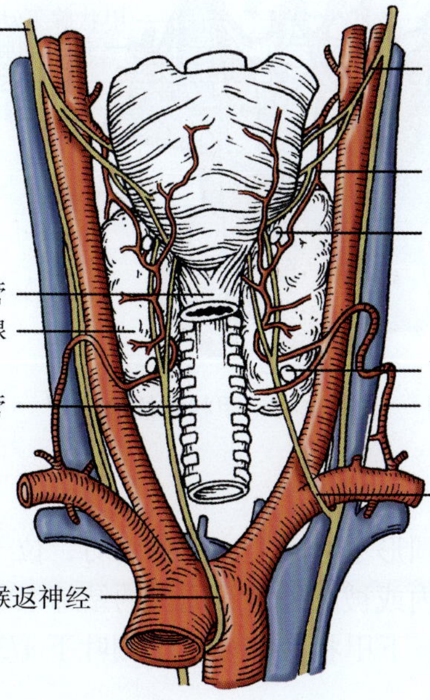

图 2-2-4 甲状腺的动脉与喉的神经（后面观）

（2）喉上神经：是迷走神经的分支，在舌骨大角处分两支，内支伴同名动脉穿甲状舌骨膜入喉，分布于声门裂以上的喉黏膜；外支伴甲状腺上动脉行向前下方，在距甲状腺上极约 1 cm 处，离开动脉弯向内侧，发出肌支支配环甲肌。行甲状腺次全切除手术，结扎甲状腺上动脉时，应紧贴腺体的上极进行，如结扎位置过高，损伤喉上神经外支，可导致声音低钝、呛咳等。

高频考点
甲状腺的动脉

（3）甲状腺下动脉：是锁骨下动脉甲状颈干的分支，沿前斜角肌内侧缘上行，经颈动脉鞘后方弯向内侧，至甲状腺侧叶下端后面，分支进入甲状腺。此外，约有 10% 的人，可见甲状腺最下动脉，起自头臂干或主动脉弓，沿气管颈部前方上行至甲状腺峡。

（4）喉返神经：是迷走神经的分支。左、右喉返神经由前向后分别勾绕主动脉弓和右锁骨下动脉，继而上行于气管与食管之间的沟内，至环甲关节后方入喉，称喉下神经。肌支支配除环甲肌以外的喉肌；感觉支分布于声门裂以下的喉黏膜。喉返神经多在甲状腺侧叶下极的后方与甲状腺下动脉关系密切，该动脉可能在喉返神经的前方或后方经过，也可能在动脉终支的分叉之间通过。因此行甲状腺次全切除术时，应远离甲状腺下极结扎甲状腺下动脉，以免损伤喉返神经。

4. 甲状腺的静脉

（1）甲状腺上静脉：与同名动脉伴行，注入颈内静脉（图 2-2-5）。

（2）甲状腺中静脉：起自甲状腺侧缘中部，经颈总动脉的前方，注入颈内静脉。

（3）甲状腺下静脉：起自甲状腺下端及甲状腺峡，后者有时向下还可有甲状腺最下静脉，它们均经气管前面下行，汇入头臂静脉。

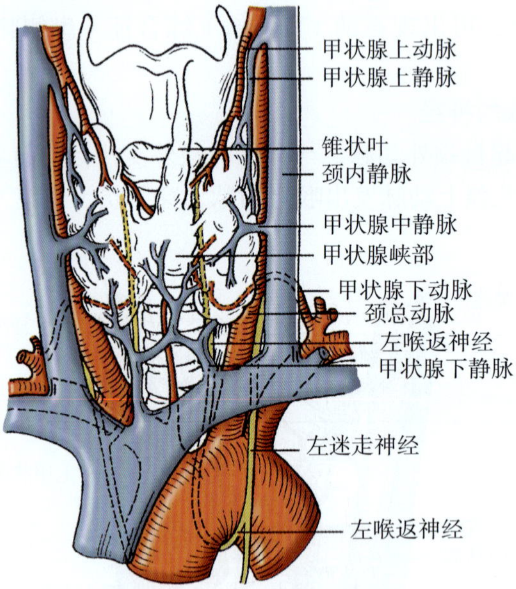

图 2-2-5 甲状腺的静脉

（二）甲状旁腺

甲状旁腺为大小似黄豆的扁圆形小体，上、下各一对，位于甲状腺侧叶的后面，真、假被膜之间，有时可位于甲状腺实质内或被膜外气管周围的结缔组织中。上甲状旁腺一般位于甲状腺侧叶上、中 1/3 交界处的后方；下甲状旁腺多位于侧叶下 1/3 的后方。甲状旁腺与钙、磷代谢密切相关。

（三）气管颈部

1. 形态与位置 气管由 16~20 个“C”形的气管软骨环以及连接各环间的环韧带构成，气管软骨后方的缺口由结缔组织和平滑肌构成的膜壁所封闭。气管上端接环状软骨下缘（相当于第 6 颈椎的平面），向下至胸骨角平面分为左、右主支气管，气管分叉处称为气管杈，在气管杈内面有一向上的半月状隆起，称气管隆嵴，为支气管镜检查时的重要标志。隆嵴的黏膜内有丰富的迷走神经末梢分布，极为敏感，遇支气管导管刺激时，可引起反射性的血压降低，心动过缓甚至心搏骤停。

高频考点 气管颈部的毗邻

2. 气管颈部的毗邻 气管颈部位于颈部正中，上接环状软骨，下方在胸骨颈静脉切迹处移行为气管胸部。其前面由浅入深为皮肤、浅筋膜、颈深筋膜浅层、胸骨上间隙及颈静脉弓、舌骨下肌群和气管前筋膜。平对第 2~4 气管软骨环的前方有甲状腺峡。两侧为甲状腺侧叶，后方为食管，后外侧为颈动脉鞘和颈交感干等。在气管食管旁沟内有喉返神经。行气管切开术，在先分离气管前软组织时，还包括推开甲状腺峡部；如行低位气管切开术，应注意不要伤及颈静脉弓、甲状腺奇静脉丛和甲状腺最下动脉。

3. 气管颈部的血管和神经

（1）气管颈部的动脉：主要由甲状腺下动脉发出的分支营养，气管前上部尚有甲状腺上动脉的分支营养。

（2）气管颈部的静脉：在气管周围形成静脉丛，多汇集成一支管径较粗的静脉，汇入甲状腺下静脉或甲状腺奇静脉丛。

（3）气管颈部的神经：支配气管的副交感神经来自迷走神经发出的喉返神经气管支；交感纤维由颈中神经节发出，主要分布于气管的平滑肌和黏膜。

（四）食管颈部

食管颈部上平环状软骨下缘与咽相接，下端在胸骨颈静脉切迹处移行为食管胸部。食管前方与气管相邻，稍偏向左侧。两侧为甲状腺侧叶、颈动脉鞘；后外侧为颈交感干；后方与椎前肌和脊柱相邻。

第四节 颈根部

一、境界

颈根部（root of neck）是指颈部与胸部之间的过渡区域，由进出胸廓上口的诸结构和胸膜顶及肺尖占据（图 2-2-6）。

二、主要内容

1. 胸膜顶和肺尖 胸膜顶覆盖肺尖，高出锁骨内侧 1/3 上方 2~3 cm。前方有锁骨下动、静脉，膈神经，迷走神经等；后方靠近第 1、2 肋和颈交感干；外侧邻臂丛；内侧邻气管、食管等。

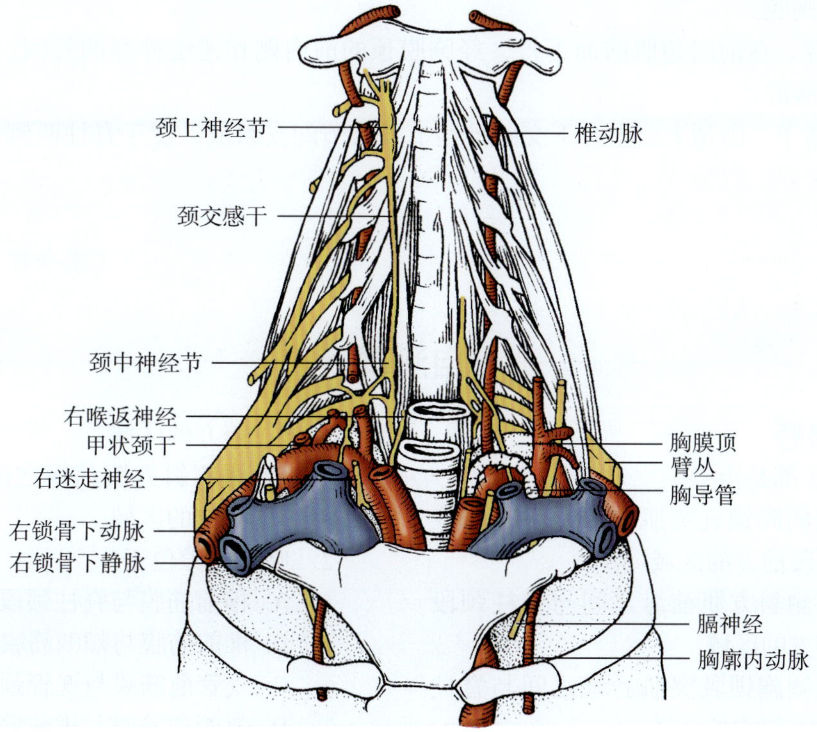

图 2-2-6 颈根部的结构（前面）

知识链接

胸膜顶及肺尖损伤

胸膜顶及肺尖经胸廓上口突入颈根部，位于胸锁乳突肌下部附着处的后面，肺尖高出锁骨内侧 1/3 上方 2~3 cm。所以，在颈根部锁骨上方施行臂丛阻滞麻醉或行针刺治疗时，应高度警惕，避开胸膜顶和肺尖的位置，以免造成气胸。婴幼儿颈根部较短，胸膜顶在颈根部的位置相对较高，因而更易受损。

2. 锁骨下动脉　左侧起自主动脉弓，右侧在胸锁关节后方起自头臂干，于第 1 肋外缘续于腋动脉。前斜角肌将其分成三段：第一段在前斜角肌内侧，胸膜顶前上方，其主要分支有椎动脉、胸廓内动脉和甲状颈干等；第二段在前斜角肌后方，上邻臂丛，下跨胸膜顶，此段发出肋颈干；第三段在前斜角肌外侧、第 1 肋上方，前下方邻锁骨下静脉，外上方为臂丛。

3. 锁骨下静脉　自第 1 肋外缘续于腋静脉，沿第 1 肋上面，经锁骨与前斜角肌之间，向内与颈内静脉汇合成头臂静脉。

4. 臂丛　由第 5~8 颈神经前支和第 1 胸神经前支的大部分组成，5 个根，穿斜角肌间隙时，在锁骨下动脉后上方合成上、中、下 3 干，各干再分为前、后二股。根、干、股组成臂丛的锁骨上部。

5. 胸导管与右淋巴导管　胸导管沿食管颈部左缘上升，平第 7 颈椎高度形成凸向上的弓形，越过胸膜顶和锁骨下动脉前方，注入左静脉角。右淋巴导管较短，长 1~1.5cm，由右颈干、右锁骨下干、右支气管纵隔干合成后，注入右静脉角。

6. 迷走神经　右迷走神经下行于右颈总动脉与右颈内静脉间，经锁骨下动脉前面时，发出右喉返神经，勾绕右锁骨下动脉的下面和后方返回颈部。左迷走神经在左颈总动脉与左颈内静脉间下行入胸腔。

7. 膈神经　在前斜角肌前面下行，经胸膜顶的前内侧和迷走神经的外侧，穿锁骨下动、静脉之间进入胸腔。

8. 颈交感干　由颈上、中、下交感神经节及其节间支组成，位于脊柱两侧、椎前筋膜的后方。

（张争辉　郭新庆）

自测题

一、A 型选择题

1. 固有颈部是指
   A. 两侧胸锁乳突肌前缘之间与脊柱颈段前方的区域
   B. 两侧斜方肌前缘之间与脊柱颈段前方的区域
   C. 两侧胸锁乳突肌后缘之间与脊柱颈段前方的区域
   D. 两侧斜方肌后缘之间与脊柱颈段前方的区域
   E. 两侧斜方肌前缘之间与脊柱颈段后方的区域

2. 咽后间隙位于
   A. 椎前筋膜与脊柱颈段之间
   B. 椎前筋膜与颊咽筋膜之间
   C. 气管前筋膜与气管颈部之间
   D. 气管前筋膜与椎前筋膜之间
   E. 气管前筋膜与椎前筋膜之间

3. 不属于胸骨上间隙内的结构是
A. 淋巴结
B. 脂肪组织
C. 颈外静脉
D. 颈静脉弓
E. 颈前静脉下段
4. 甲状腺悬韧带将甲状腺固定于
A. 环状软骨
B. 甲状软骨
C. 喉及甲状软骨
D. 喉及气管壁上
E. 气管软骨
5. 与甲状腺上动脉伴行的神经是
A. 迷走神经
B. 喉返神经
C. 膈神经
D. 喉上神经内支
E. 喉上神经外支
6. 与甲状腺下动脉关系密切的神经是
A. 喉返神经
B. 喉上神经
C. 副神经
D. 迷走神经
E. 交感神经
7. 不属于颈动脉鞘内的结构是
A. 颈总动脉
B. 颈外动脉
C. 颈内动脉
D. 颈内静脉
E. 迷走神经
8. 关于喉返神经的描述，错误的是
A. 是迷走神经的分支
B. 左、右喉返神经由后向前分别勾绕主动脉弓和右锁骨下动脉
C. 二者均沿气管与食管之间的沟内上行
D. 肌支支配除环甲肌以外的喉肌
E. 感觉支分布于声门裂以下的喉黏膜

二、名词解释

1. 颈动脉鞘
2. 甲状腺悬韧带

三、问答题

1. 试述甲状腺的毗邻及临床意义。
2. 试述甲状腺的动脉与喉的神经的关系及临床意义。

四、绘图题

绘出“颈部分区”示意图，并标注下列结构：下颌下三角、颏下三角、颈动脉三角、肌三角、枕三角、锁骨上大窝。

局部解剖学
第三章数字资源

思政之光

第三章

胸　　部

学习目标

学习本章内容的学生能够：

思政：

传承和弘扬白求恩毫不利己专门利人的精神和对技术精益求精的精神。

识记：

1. 复述胸部的境界和分区；胸壁的层次结构。
2. 复述女性乳房的位置、构造。
3. 复述肋间隙的主要结构。
4. 复述纵隔的概念、境界、分部及各部的内容。

理解：

1. 分析女性乳腺的淋巴流向及其临床意义。
2. 归纳肺根的结构及其各结构的排列关系。

运用：

1. 应用所学知识，理解胸膜腔穿刺需要经过的层次结构及部位的选择。
2. 具有对胸部相关疾病的诊疗意识，运用所学知识开展科学宣教。

第一节　概　　述

案例导入

男性，26 岁，以呼吸困难伴胸痛 14 天入院。自诉胸部有水泡声；感觉两侧胸部疼痛，多于活动后呼吸加深时出现，疼痛持续数分钟，休息后呼吸平稳时胸痛缓解；有咳嗽，不剧烈，咳白色黏痰，量多，易咳出。胸部 CT 检查：两肺下叶炎性纤维灶，双侧胸腔积液。

思考题：

1. 简述胸部的境界和分区。
2. 患者出现呼吸困难，试分析其原因。
2. 拟对患者做胸膜腔穿刺放胸水，穿刺需要经过的层次结构是什么？

胸部（thorax）位于颈部与腹部之间，其上部两侧与上肢相连。由胸壁、胸腔及腔内器官组成。

（一）境界

胸部上界以颈静脉切迹、胸锁关节、锁骨上缘和肩锁关节至第 7 颈椎棘突的连线与颈部分界；下界被膈封闭，以剑突、肋弓、第 11 肋前端、第 12 肋下缘和第 12 胸椎棘突的连线与腹部分界；两侧上部以三角肌前后缘与上肢分界。

（二）分区

1. 胸壁 胸廓和软组织构成胸壁，胸壁可分为胸前壁、胸外侧壁和胸后壁。胸前壁位于前正中线与腋前线之间；胸外侧壁位于腋前线与腋后线之间；胸后壁位于腋后线与后正中线之间。

2. 胸腔 由胸壁和膈围成，分为中部和左、右部，中部被纵隔占据，左、右部容纳胸膜、胸膜腔和肺。

第二节 胸 壁

一、胸壁的层次结构

胸壁以胸廓为支架，由浅入深包括皮肤、浅筋膜、深筋膜和肌、肋和肋间肌、胸内筋膜和壁胸膜等结构（图 2-3-1）。

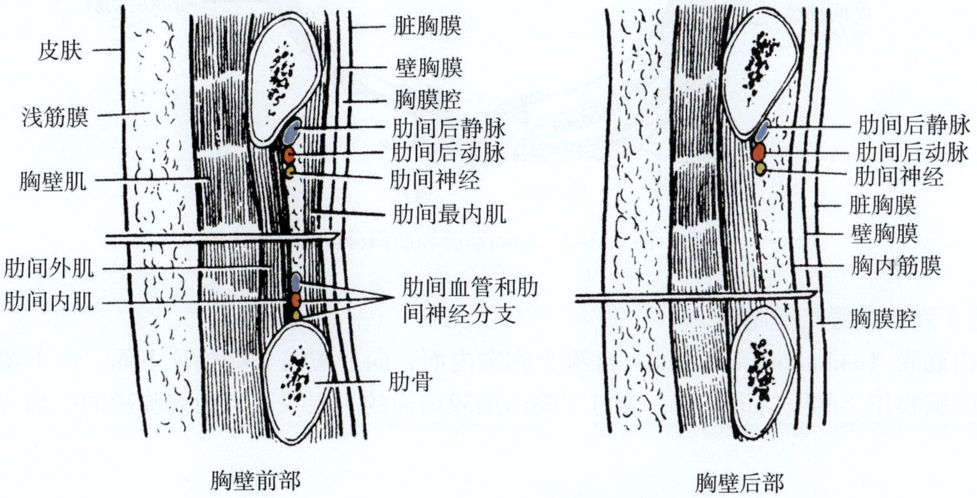

图 2-3-1 胸壁层次及胸膜腔穿刺入路示意图

（一）皮肤

不同部位皮肤的厚薄、活动度有较大差异，胸前、外侧壁的皮肤较薄，背部较厚。除胸骨前面的皮肤外，胸部其余部位的皮肤有较大的活动性。

（二）浅筋膜

与颈部、腹部和上肢的浅筋膜相延续。浅筋膜内含浅血管、淋巴管、皮神经和乳腺。

1. 浅血管 分为浅动脉和浅静脉。浅动脉主要来自胸廓内动脉、肋间后动脉和胸肩峰动脉的分支；浅静脉汇入胸腹壁静脉以及上述动脉的伴行静脉。胸腹壁静脉起自脐周静脉网，向上经胸外侧静脉汇入腋静脉。

2. 皮神经 胸前、外侧壁的皮神经来自颈丛和肋间神经。

（三）深筋膜和肌

深筋膜位于浅筋膜的深面，覆盖于肌的表面及相邻的肌之间。胸前、外侧壁的肌由胸肌和部分腹肌构成。浅层有胸大肌、腹外斜肌一部分、腹直肌上部；深层有胸小肌和前锯肌。背部主要有斜方肌和背阔肌等。

（四）肋间隙

胸廓由 12 对肋围成，肋与肋之间的间隙为肋间隙，肋间隙内有肋间肌、肋间血管、肋间神经和结缔组织等。

1. 肋间肌　由浅入深依次为肋间外肌、肋间内肌和肋间最内肌，后两肌间有肋间血管和神经通过。

2. 肋间血管和神经　肋间后动脉及肋下动脉与肋间后静脉和肋间神经伴行，三者并行于肋间隙内。在肋间隙前部进针，应在肋间隙中部穿入，以免损伤肋间血管和神经（图 2-3-1，2）。

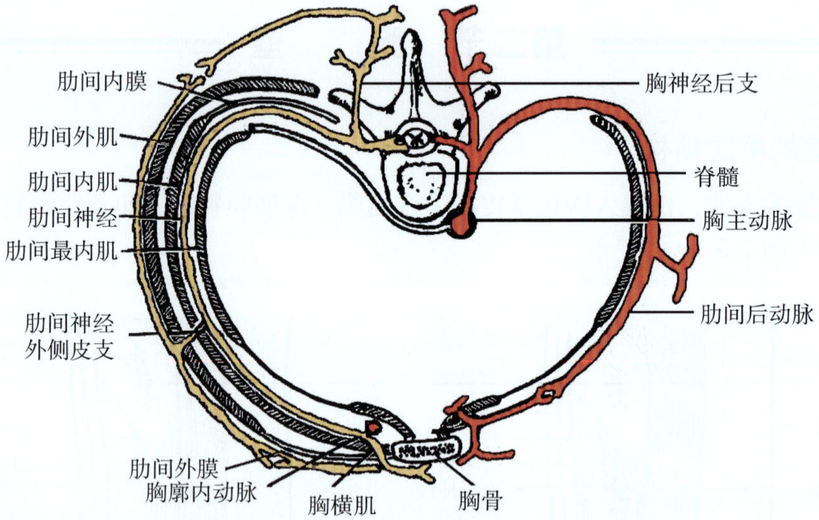

图 2-3-2　肋间动脉和肋间神经

（五）胸内筋膜和壁胸膜

胸内筋膜（endothoracic fascia）衬覆于胸廓内面，向上覆盖于胸膜顶上面，向下覆盖于膈上面。肋胸膜位于胸壁的最内层，为衬于胸内筋膜内面的一层浆膜，为壁胸膜的一部分。

知识链接

胸膜腔穿刺术的应用解剖

胸膜腔穿刺术简称胸穿，是一项临床诊断和治疗性操作技术，常用于抽液、抽气减压，检查胸腔积液的性质及胸膜腔内给药。临床上抽液常选择肩胛线或腋后线第 7~8 肋间隙、腋中线第 6~7 肋间隙或腋前线第 5 肋间隙为穿刺点，进针部位沿肋骨上缘以免损伤肋间神经和血管，同时应避免在第 9 肋间隙以下穿刺，以免刺破膈损伤腹腔脏器。临床上抽气常在患侧锁骨中线第 2 肋间隙、腋前线第 4~5 肋间隙或根据胸部 X 线片确定测压抽气部位，紧急情况下，在叩诊最明显鼓音区穿刺。

二、乳房

乳房（breast）是皮肤特殊分化的器官。在儿童和男性不发达。青春期未授乳女性的乳房呈半球形，位于第 2~6 肋的前面，胸骨旁线与腋中线之间。其 2/3 在胸大肌表面，1/3 在前锯肌和腹直肌鞘上部表面。乳房表面中央有乳头，乳头周围色泽较深的环形区称乳晕。乳腺（mammary gland）由 15~20 个乳腺叶和脂肪组织构成。乳腺叶和输乳管均以乳头为中心呈放射状排列，因此，乳房手术时应尽量采取放射状切口，以减少对输乳管和乳腺组织的损伤。

高频考点

乳房的形态结构，乳房悬韧带（Cooper 韧带）

知识链接

乳腺癌“酒窝征”与“橘皮样变”的解剖学基础

乳腺癌时，乳房表面皮肤因皮内和皮下淋巴管被癌细胞堵塞而引起局部淋巴水肿，而毛囊和皮脂腺处的皮肤与皮下组织连接紧密，水肿不明显，因而局部皮肤出现点状凹陷，呈现“橘皮样变”。当乳癌组织侵及乳房悬韧带（Cooper 韧带）时，韧带缩短，牵拉皮肤内陷，使皮肤出现不同程度的凹陷区，称“酒窝征”。

（一）乳房的血管

1. 动脉 乳房动脉主要来自胸廓内动脉、胸外侧动脉、第 3~7 肋间动脉、胸肩峰动脉。

2. 静脉 分深、浅两组，浅静脉在乳头周围形成静脉丛。深静脉与同名动脉伴行，分别汇入胸廓内静脉、腋静脉、奇静脉或半奇静脉，并经肺循环入肺，故晚期乳腺癌可以沿静脉途径引起肺转移。

（二）乳房的淋巴回流

女性乳房淋巴管丰富，乳房的淋巴回流主要注入腋淋巴结，引流方向有 5 个（图 2-3-3）：

1. 乳房外侧部和中央部的淋巴管注入胸肌淋巴结，是乳房淋巴回流的主要途径。

2. 乳房上部的淋巴管注入尖淋巴结和锁骨上淋巴结。

3. 乳房内侧部的一部分淋巴管注入胸骨旁淋巴结，另一部分与对侧乳房淋巴管吻合。

4. 乳房深部的淋巴管注入胸肌间淋巴结或尖淋巴结。

5. 乳房内下部的淋巴管注入膈上淋巴结。并通过腹壁和膈下的淋巴管与肝淋巴管交通。

因此，乳腺癌发生淋巴转移时，可侵犯腋淋巴结和胸骨旁淋巴结。如果淋巴回流受阻，肿瘤细胞可转移至对侧乳房或肝。

高频考点

乳房的淋巴回流

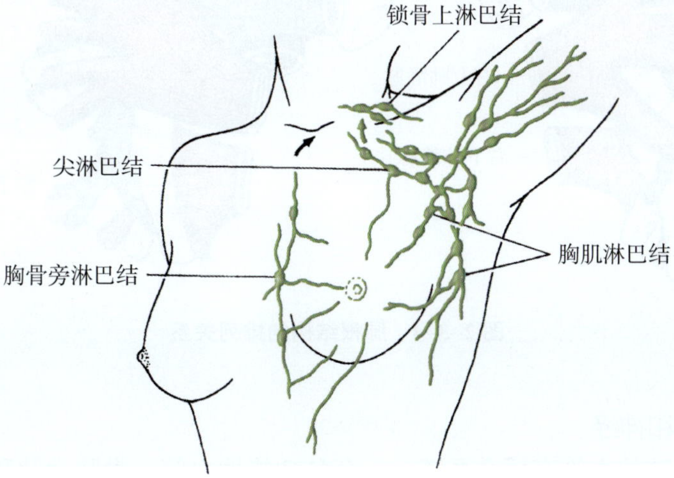

图 2-3-3 乳房的淋巴回流

第三节 胸 腔

案例导入

男性，67 岁。4 个月前出现气短，呼吸有哮鸣音，持续性咳嗽，咳血痰和左胸不适，并逐渐恶化。体格检查：患者明显消瘦、虚弱；左肺后下部叩诊呈浊音，听诊该处呼吸音消失。胸部 X 线检查：显示左肺下叶萎陷。支气管造影检查：显示左肺下叶支气管腔阻塞。支气管镜检查见左肺下叶支气管内有一肿块阻塞管腔，取活组织标本行病理检查，诊断为鳞状上皮癌。局麻下摘除双侧锁骨上淋巴结活检显示，癌细胞已转移至左锁骨上淋巴结。

思考题：

1. 简述肺根的结构及支气管的分支。
2. 支气管癌细胞转移至锁骨上淋巴结的途径是什么？
3. 支气管恶性肿瘤直接浸润，可能会累及哪些结构？

一、肺

高频考点

肺的位置、形态和分叶，肺门，肺根

肺位于胸腔内，纵隔两侧，左、右各一，借肺根和肺韧带与纵隔相连。

（一）肺门和肺根

肺门是肺内侧面（纵隔面）中部的凹陷，肺根为出入肺门各结构的总称，外包以胸膜。肺根内结构的排列自前而后为上肺静脉、肺动脉、主支气管和下肺静脉；自上而下，左肺根内结构的排列为左肺动脉、左主支气管、左上肺静脉和左下肺静脉；右肺根为右肺上叶支气管、右肺动脉、中间支气管和右下肺静脉（图 2-3-4）。

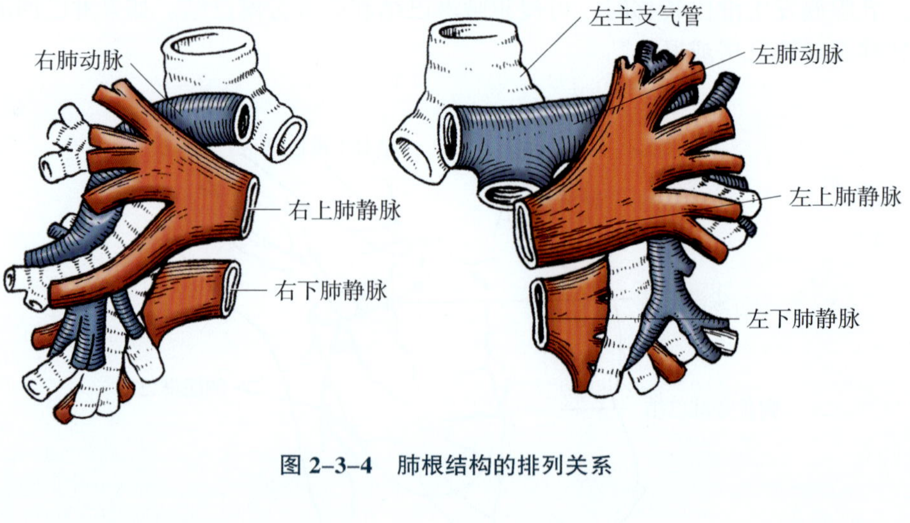

图 2-3-4 肺根结构的排列关系

（二）肺的血管和神经

1. 肺的血管　肺的血管有两个系统，一套是功能性血管，由肺动脉和肺静脉组成，司气体交换功能；一套是营养性血管，即支气管动、静脉，其主要功能为营养支气管及其各级分支和肺组织。

知识链接

肺动脉和支气管动脉间的血管吻合及其临床意义

肺动脉和支气管动脉的终末支之间存在血管吻合，一般在支气管入肺后第 4~8 级分支处，共同分布于肺泡壁，使体循环和肺循环互相交通。肺内血管分流慢性肺部疾病时，由于肺泡壁毛细血管受压闭塞，或因肺组织广泛纤维化，正常肺循环受阻，使肺动脉和支气管动脉之间正常时不开放的吻合支开放，吻合支增多变粗，因而压力高的支气管动脉血流入压力低的肺动脉系统，引起肺动脉压增高。

2. 肺的神经　支配肺的神经来自肺丛的迷走神经和交感神经的分支。各级支气管黏膜、肺泡和脏胸膜存在内脏感觉纤维，随迷走神经传导至脑。

（三）肺的淋巴回流

肺的淋巴管丰富，分浅、深两组。浅淋巴管位于脏胸膜深面；深淋巴管位于肺内各级支气管周围，两组淋巴管最后注入位于肺门处的支气管肺门淋巴结（即肺门淋巴结）。肺的淋巴结包括位于肺内支气管周围的肺淋巴结和支气管肺门淋巴结。

二、纵隔

纵隔（mediastinum）是位于左、右纵隔胸膜之间所有器官、结构及结缔组织的总称。

（一）纵隔的界限和分部

纵隔呈矢状位，前界为胸骨和肋软骨内侧部；后界为脊柱胸段；上界为胸廓上口；下界为膈，两侧界为纵隔胸膜。

通常以胸骨角平面（平对第 4 胸椎体下缘）为界，将纵隔分为上纵隔和下纵隔。下纵隔又以心包的前后壁为界，分为前、中、后纵隔（图 2-3-5）。前纵隔为胸骨与心包前壁之间的部分；中纵隔为心、心包和出入心的大血管根部所占据的区域；后纵隔为心包后壁与脊柱之间的部分。

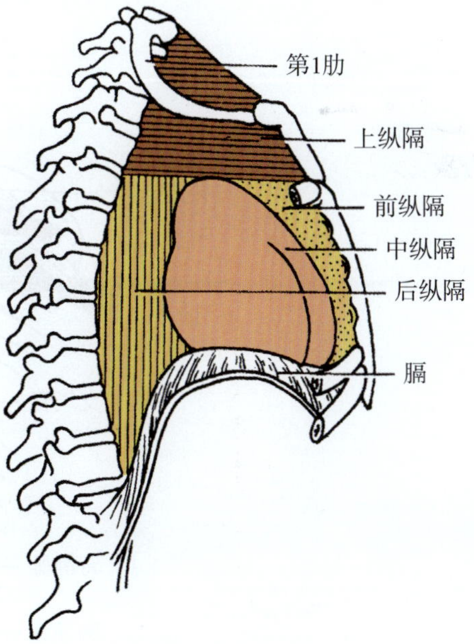

图 2-3-5　纵隔的分部

高频考点

纵隔的概念、分部和内容物

（二）上纵隔

由前向后依次为胸腺或其遗迹，左、右头臂静脉和上腔静脉，主动脉弓及其分支、膈神经和迷走神经；气管、食管、左喉返神经、胸导管和淋巴结等（图 2-3-6，7）。

（三）下纵隔

1. 前纵隔　为胸骨体与心包前壁之间的窄隙，内有胸腺或其遗迹下部、纵隔前淋巴结和疏松结缔组织（图 2-3-6）。

2. 中纵隔　内有心包、心、出入心的大血管根部及膈神经等。

3. 后纵隔　位于心包后壁与下部胸椎之间，上平胸骨角，下达膈。内有食管、胸主动脉、

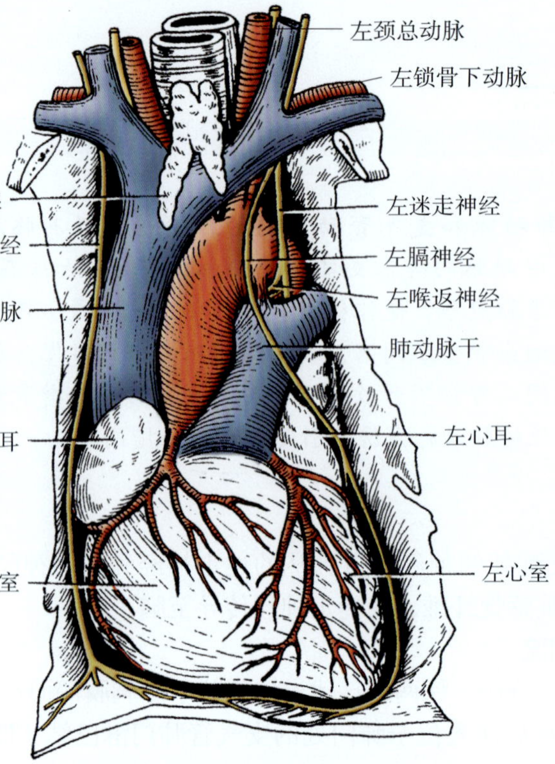

图 2-3-6　纵隔前面观

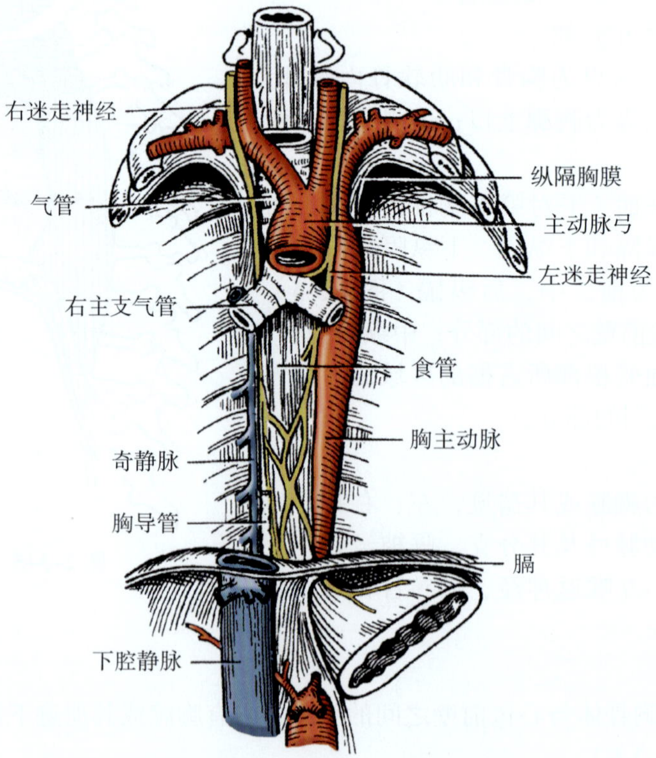

图 2-3-7　上纵隔和后纵隔的器官

胸导管、迷走神经、交感干、奇静脉、半奇静脉和纵隔后淋巴结等。其中食管、胸导管、迷走神经、交感干等行经上纵隔和后纵隔（图 2-3-7）。

（四）纵隔的侧面观

1. 纵隔左侧面观　以左肺根为标志，上方是主动脉弓；前方是心包；后方是胸主动脉以及胸导管。最后为副半奇静脉、半奇静脉及其稍外侧的左交感干、内脏大神经。左膈神经经肺根前方贴心包左壁下行到膈。左迷走神经经肺根后方到食管，分支吻合成丛。左迷走神经经过主动脉弓下缘时，发出左喉返神经。左喉返神在经动脉韧带之后，绕主动脉弓下方返行而上（图 2-3-8）。

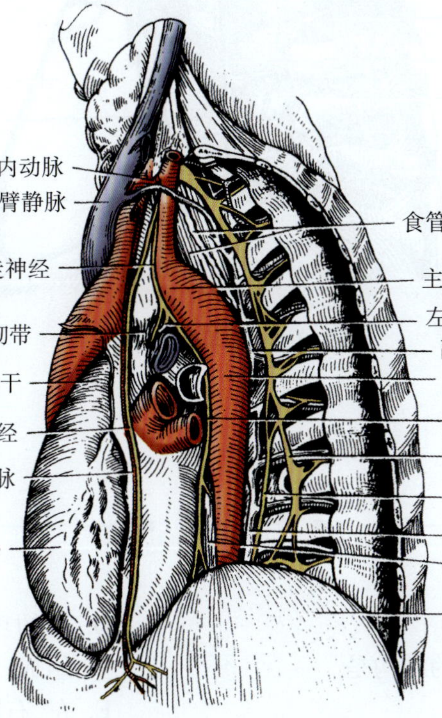

图 2-3-8　纵隔左侧面观

2. 纵隔的右侧面观　右肺根约居中央。其上方是奇静脉；前方是心包；后方是食管、胸导管、奇静脉及其稍外侧的右交感干、内脏大神经。上腔静脉贴胸前壁垂直下降入心包。上腔静脉右侧有右膈神经，该神经经过肺根前方，贴心包右壁下降到膈。上腔静脉后方有右迷走神经，经奇静脉弓深面到肺根后方，分支参加食管丛。右迷走神经经过右锁骨下动脉前方时，发出右喉返神经，该神经绕右锁骨下动脉下方返行而上。在上腔静脉以及右头臂静脉左后深面有气管和食管（图 2-3-9）。

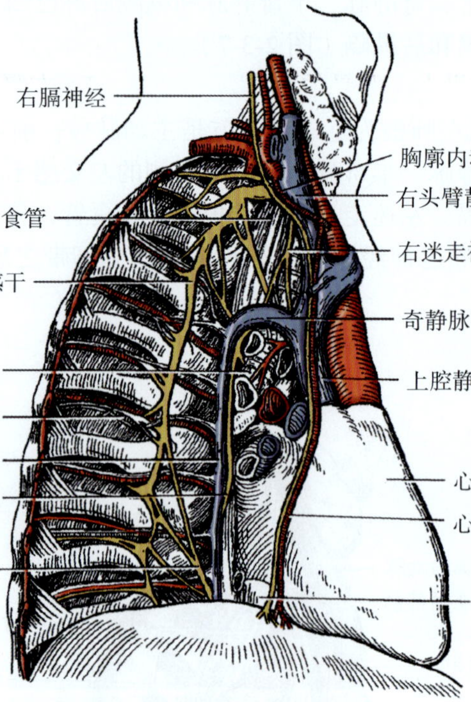

图 2-3-9 纵隔右侧面观

（崔颜宏 郭新庆）

自测题

一、A 型选择题

1. 不参与构成胸部上界的结构是
   A. 颈静脉切迹
   B. 锁骨
   C. 胸锁关节
   D. 肩锁关节
   E. 第 1 胸椎
2. 关于乳房的叙述，正确的是
   A. 位于胸骨线与腋前线之间
   B. 借 Cooper 韧带连于皮肤和胸大肌筋膜之间
   C. 由脂肪组织及 5~10 个乳腺叶构成
   D. 乳房深部的淋巴管注入胸骨旁淋巴结
   E. 乳房淋巴均回流至腋淋巴结尖群
3. 关于肺的叙述，正确的是
   A. 位于胸膜腔内
   B. 肺尖由胸廓上口向上突入颈根部
   C. 肺的深淋巴管位于脏胸膜深面
   D. 肺的功能性血管由支气管动、静脉组成
   E. 左、右肺借斜裂分为上、下两叶
4. 左肺根主要结构自上而下排列顺序是
   A. 肺动脉、支气管、肺上静脉和肺下静脉
   B. 支气管、肺动脉、肺上静脉和肺下静脉
   C. 肺上静脉和肺下静脉、肺动脉、支气管
   D. 支气管、肺上静脉和肺下静脉、肺动脉
   E. 肺上静脉和肺下静脉、支气管、肺动脉
5. 经过肺根后方的结构是
   A. 迷走神经
   B. 心包膈血管
   C. 膈神经
   D. 喉返神经

E. 上腔静脉

6. 胸膜腔穿刺时,进针位置应选

A. 腋中线以前,应沿上一肋骨的下缘

B. 腋中线以前,应沿下一肋骨的上缘

C. 腋中线以后,应于肋间隙的中间

D. 腋中线以后,应沿下一肋骨的上缘

E. 腋中线以后,应沿上一肋骨的下缘

7. 关于肺的血管的叙述,正确的是

A. 肺血管是营养性血管,供给氧气和营养物质

B. 支气管血管是功能性血管

C. 肺的血管有肺血管和支气管血管两个系统

D. 肺动脉的分支与支气管的分支不伴行

E. 肺动脉与支气管动脉的终末支之间无吻合

8. 不属于中纵隔内的结构的是

A. 心包

B. 右膈神经

C. 左膈神经

D. 迷走神经

E. 心包膈动脉

9. 关于纵隔的叙述,正确的是

A. 位于胸膜腔内

B. 容纳心和肺

C. 两侧界为纵隔胸膜

D. 后界为胸主动脉和食管

E. 下界为壁腹膜

10. 不属于后纵隔内的结构是

A. 迷走神经

B. 食管

C. 胸导管

D. 下腔静脉

E. 奇静脉

二、名词解释

1. 肺门

2. 纵隔

三、问答题

1. 简述胸膜腔穿刺经过的层次。

2. 简述纵隔侧面观的结构。

四、绘图题

绘出“胸部层次”示意图,并标注下列结构:皮肤、浅筋膜、胸壁肌、肋间外肌、肋间内肌、胸内筋膜、壁胸膜。

第四章

腹　　部

局部解剖学
第四章数字资源

思政之光

学习目标

学习本章内容的学生能够：

思政：

爱党爱国，坚定制度自信。

识记：

1. 复述腹部的境界、分区。
2. 复述腹前外侧壁的层次；腹股沟管的位置和结构特点；腹股沟三角的边界。
3. 复述腹膜腔的概念；腹膜腔的分区与间隙。
4. 复述胃、肝、胆囊、胰、脾的位置和毗邻。

理解：

1. 对比胸膜腔和腹膜腔的异同。
2. 解释腹股沟三角、胆囊三角的临床意义。
3. 解释膈下间隙、结肠下区间隙的临床意义。

运用：

1. 应用所学知识，分析腹股沟斜疝和直疝形成的原因。
2. 应用所学知识，分析阑尾切除、腹股沟疝手术切口经过的腹壁层次结构。
3. 具有对腹部相关疾病的诊疗意识，运用所学知识开展科学宣教。

第一节　概　　述

腹部（abdomen）是躯干部的一部分，位于胸部与盆部之间，包括腹壁、腹腔和腹腔内容物等。

一、境界

腹部上界为剑突（或剑胸结合处）以及两侧肋弓、第 11 肋前端、第 12 肋下缘至第 12 胸椎棘突的连线；下界为耻骨联合上缘以及两侧耻骨嵴、耻骨结节、腹股沟韧带、髂嵴至第 5 腰椎棘突的连线。腹壁两侧以腋后线为界，分为腹前外侧壁和腹后壁。

二、体表投影

1. 幽门平面　为经过脐与剑胸结合连线中点的平面。位于此平面上的结构有第 9 肋软骨前端、胆囊底、幽门、胰体和肾门。

2. 肝下缘　正常成人的肝下缘大部分与右肋弓平行；在正中线距剑突下 2~3 cm。因此，成人右肋弓下一般不应触及肝下缘。

3. 胆囊底　位于右锁骨中线与右肋弓相交处，如胆囊发生炎症时此处有压痛和反跳痛。

4. 阑尾根部　位于脐与右髂前上棘连线的中、外1/3交点处，临床上又称为称麦氏（McBurney）点。急性阑尾炎时阑尾根部即麦氏点常有压痛和反跳痛。

第二节　腹前外侧壁

案例导入

男性，15岁，举重时突然感到右侧腹股沟区疼痛，并在疼痛处摸到一块状物，随后入院就医。体格检查：患者平躺，医生用示指在患者右侧睾丸上部的阴囊处沿精索找到腹股沟管浅环，未觉异常。医生要求患者咳嗽，此时感到指尖可以触到物体，并有冲击感。患者用力时或直立时，右腹股沟韧带上方出现一个核桃大小的肿物。临床诊断：腹股沟斜疝。

思考题：

1. 简述腹股沟管的位置和结构。
2. 简述腹股沟三角的境界。
3. 分析腹股沟斜疝形成的解剖学基础。
4. 斜疝和直疝的区别是什么？
5. 分析斜疝手术由浅入深切开的层次。手术时应注意勿损伤哪些神经？

一、层次结构

（一）皮肤

腹前外侧壁的皮肤较薄且弹性大，除前正中线及腹股沟处与深层结构连接紧密，移动度小外，其他各处移动性较大。因此临床常选择该区作为皮瓣移植的供皮区。

（二）浅筋膜

腹前外侧壁的浅筋膜一般较厚，由脂肪及疏松结缔组织组成，脂肪的含量个体差异较大。在脐平面以下的浅筋膜分为浅、深两层。浅层为含有大量脂肪组织的脂肪层，又称Camper筋膜。深层为富含弹性纤维的膜性层，较致密，又称为Scarpa筋膜，在中线处附于白线，两侧向下在腹股沟韧带下方约一横指处，附于股部阔筋膜。因此腹部触诊时候应屈髋屈膝，以避免牵拉Scarpa筋膜而引起腹壁紧张。Scarpa筋膜在耻骨联合及耻骨结节之间向下连接阴囊，并与会阴浅筋膜（Colles筋膜）相延续。

浅筋膜内含有丰富的浅血管、淋巴管和皮神经（图2-4-1，2）。

知识链接

脐周静脉网及其临床意义

腹壁的浅静脉较丰富，在脐区，浅静脉细小，相互吻合成脐周静脉网。在脐以上的浅静脉逐级汇合经胸腹壁静脉注入腋静脉；脐以下的静脉经腹壁浅静脉注入大隐静脉，再回流入股静脉，因此腹壁的浅静形成了上、下腔静脉系之间的吻合。当上或下腔静脉阻塞时，血液可经过另一腔静脉进行回流，建立侧支循环，可表现为胸壁或腹壁的浅静脉曲张。在脐区的静脉网还和深部的附脐静脉相吻合，并且借肝门静脉相沟通。所以当患者出现肝门静脉高压时，肝门静脉的血液可经附脐静脉反向逆流到脐周静脉网，形成以脐为中心的放射状静脉曲张，也称为“海蛇头”征。

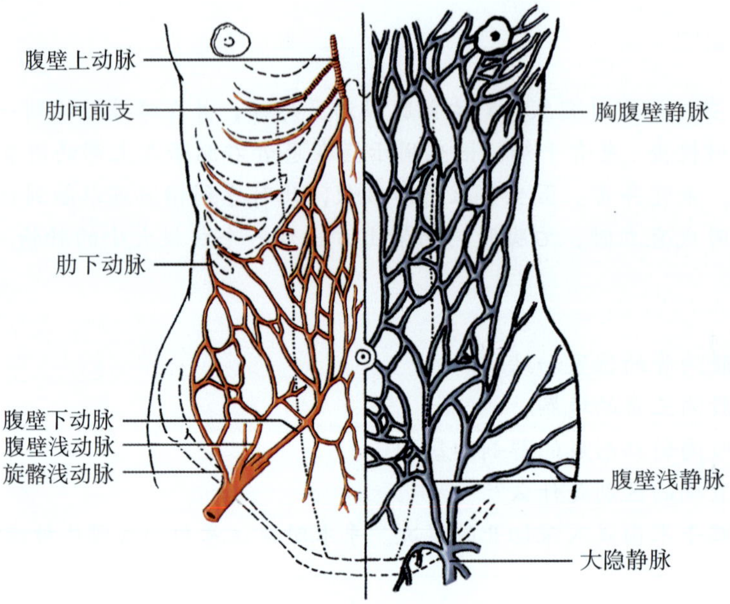

图 2-4-1 腹前外侧壁的血管

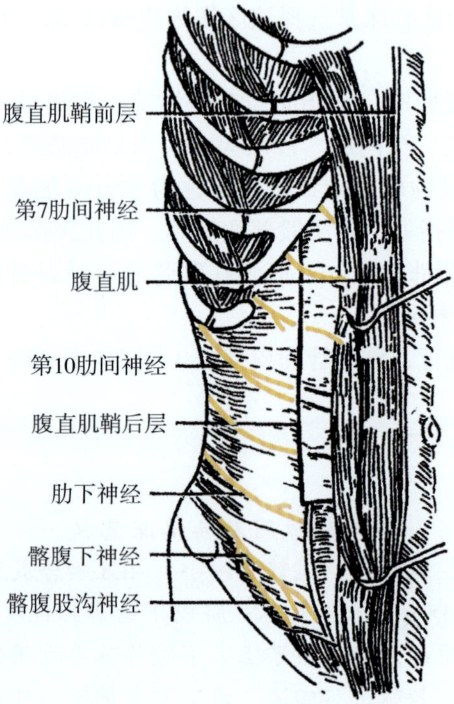

图 2-4-2 腹前外侧壁的神经

（三）深筋膜和肌层

肌层包括位于正中线两侧的腹直肌及其外侧的 3 块扁肌（腹外斜肌、腹内斜肌和腹横肌）。

（四）腹横筋膜

腹横筋膜（transverse fascia）位于腹横肌和腹直肌鞘的深部，为深筋膜的一部分。向上连于膈下筋膜，向下延续为髂筋膜及盆筋膜。该筋膜与腹横肌结合疏松，但与腹直肌鞘后层紧密相连。在腹股沟韧带中点上方 1.5 cm 处呈漏斗状突出形成腹股沟管深环，从深环延续包裹在精索外面的腹横筋膜构成精索内筋膜。

（五）腹膜外组织

腹膜外组织（extraperitoneal tissue），又称腹膜外脂肪，为腹横筋膜与壁腹膜之间的疏松结缔组织。

（六）壁腹膜

壁腹膜为腹前外侧壁最深层的一层浆膜，在脐以下的壁腹膜在腹前壁内面，形成 5 条皱襞（图 2-4-3）：中间为脐正中襞，位于中线，内有脐尿管索，是胚胎时期脐尿管闭锁后形成的遗迹；稍外侧的为一对脐内侧襞，内有脐动脉索通过，是胚胎时期脐动脉闭锁后的遗迹；最外侧为一对脐外侧襞，内有腹壁下血管通过。

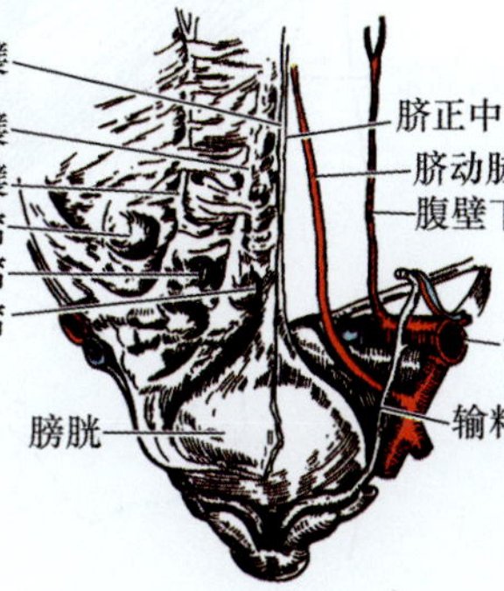

图 2-4-3　腹前壁下部内面的皱襞和凹窝

5 条皱襞在腹股沟韧带上方形成 3 对小凹，即膀胱上窝、腹股沟内侧窝和腹股沟外侧窝。腹股沟内侧窝和外侧窝的位置分别正对腹股沟管浅、深环，是腹前外侧壁的薄弱部位，腹腔内容物可由此突出分别形成腹股沟直疝和斜疝。

知识链接

腹前壁常见手术切口

针对腹腔内器官的疾病进行手术治疗时，多须切开腹前壁。临床上手术切口种类较多（图 2-4-4），如正中切口、旁正中切口、经腹直肌切口、阑尾切口等。不同部位切口的层次结构也有所不同。

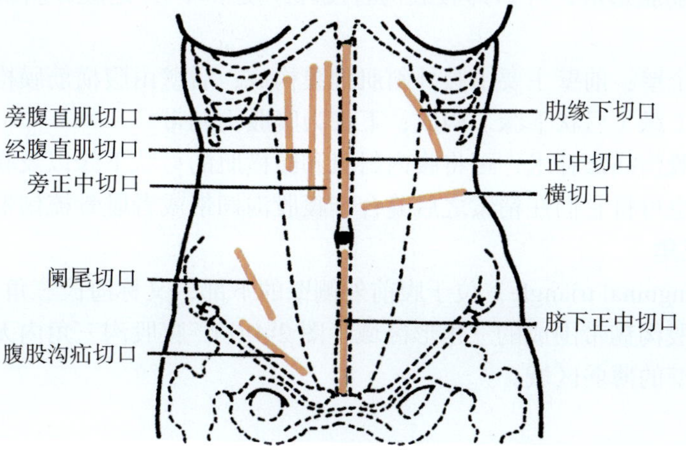

图 2-4-4　腹前壁各种常用切口

二、局部结构

腹前外侧壁的局部结构有很多。本节重点介绍腹股沟区。

（一）腹股沟区的境界

腹股沟区（inguinal region）（图 2-4-5）为下腹部两侧的三角形区域。其内侧界为腹直肌外缘；上界为髂前上棘至腹直肌外侧缘的水平线；下界为腹股沟韧带。

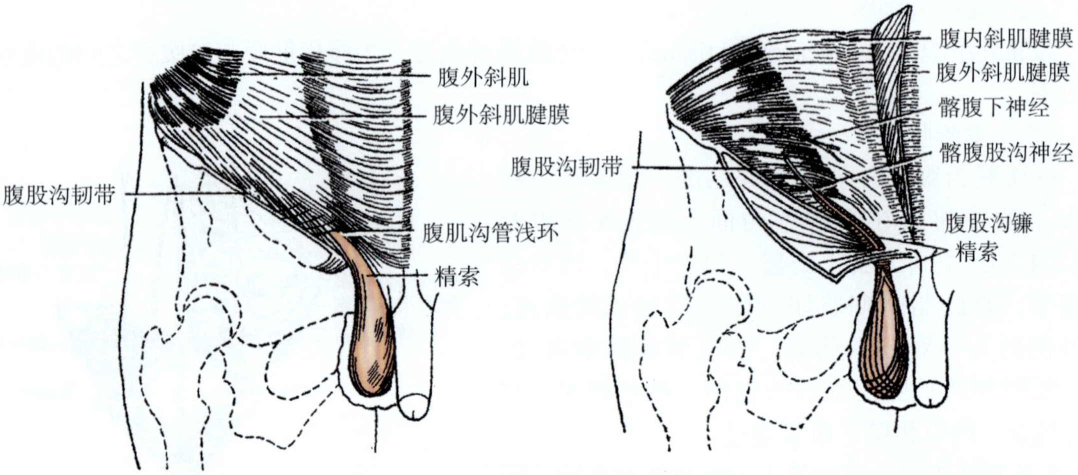

图 2-4-5 腹股沟管浅层

（二）腹股沟区的层次

此区由浅及深分为：皮肤、皮下组织、浅筋膜（Scarpa 筋膜）、肌肉层（腹外斜肌腱膜、腹内斜肌、腹横肌）、腹横筋膜、腹膜外脂肪和壁腹膜。腹股沟区是腹壁的薄弱区，是疝的好发部位。

（三）腹股沟管

腹股沟管位于腹股沟韧带内侧半的稍上方，是腹前外侧壁下部肌和腱膜之间的斜行间隙，长 4~5 cm（图 2-4-5，6）。管内有男性的精索、女性子宫圆韧带、髂腹股沟神经和生殖股神经的生殖支通过。

腹股沟管有两个口：内口称腹股沟管深环（腹股沟管腹环），位于腹股沟韧带中点上方约一横指处，由腹横筋膜形成；外口即腹股沟管浅环（皮下环），是腹外斜肌腱膜在耻骨结节外上方的三角形裂隙。

腹股沟管有四个壁：前壁主要由腹外斜肌腱膜构成；后壁由腹横筋膜构成；上壁由腹内斜肌和腹横肌的游离下缘（弓状下缘）构成；下壁为腹股沟韧带。

临床上进行腹股沟疝修补术，可将腹内斜肌和腹横肌的弓状下缘以及联合腱在精索之前缝合于腹股沟韧带，也可将它们在精索之后缝合于腹股沟韧带或者耻骨梳韧带上。

（四）腹股沟三角

腹股沟三角（inguinal triangle）位于腹前外侧壁的下部，又称海氏三角，是由腹壁下动脉、腹直肌外侧缘和腹股沟韧带围成的三角形区域（图 2-4-6）。腹股沟三角内无腹膜，腹横肌筋膜薄弱，为腹前外侧壁的薄弱区域。

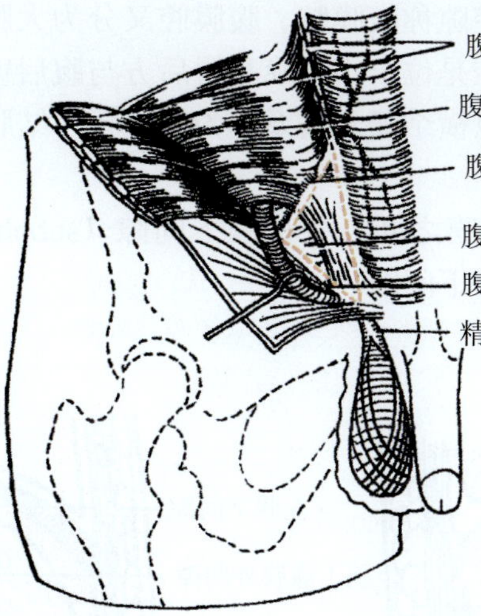

图 2-4-6 腹股沟三角

知识链接

斜疝和直疝的解剖学基础

腹股沟三角区域易发生疝。若疝囊经腹壁下动脉内侧，在精索后方突入皮下，即为腹股沟直疝。若疝囊经腹壁下动脉外侧穿腹股沟内口，经腹股沟管降至阴囊，即为腹股沟斜疝。因此，腹壁下动脉可作为手术鉴别的重要标志。

第三节 腹 腔

案例导入

男性，25 岁，因剧烈腹痛和高热入院。患者开始为全腹痛，后疼痛转移至上腹部，以脐周最为剧烈，随后逐渐发展为右下腹痛。体格检查：右下腹 McBurney 点有肌紧张、压痛和反跳痛。临床诊断：急性阑尾炎。

思考题：

1. 为什么患者出现腹部疼痛位置不固定？
2. 何谓 McBurney 点？在活体上找到位置。
3. 阑尾是结肠上区还是结肠下区内的器官？
4. 依据腹膜腔间隙的交通，解释化脓性阑尾炎穿孔可导致盆腔脓肿的原因。
5. 拟行阑尾切除手术，分析由浅入深切开的腹壁层次。

一、腹膜腔及其分区

腹膜是一层浆膜，由间皮及少量结缔组织构成，薄而光滑，衬于腹壁和盆壁内面的部分称壁腹膜，覆盖于腹腔和盆腔脏器表面的称脏腹膜。

脏、壁腹膜相互移行，所围成的腔隙称腹膜腔。腹膜腔又分为大腹膜腔和小腹膜腔。大腹膜腔是网膜囊以外的腹膜腔，小腹膜腔是位于小网膜和胃后方与腹后壁之间的网膜囊。大腹膜腔和小腹膜腔借网膜孔相通。腹膜腔以横结肠及其系膜为界，分为结肠上区以及结肠下区。

（一）结肠上区

结肠上区介于膈与横结肠及其系膜之间，又称膈下间隙（subphrenic space）（图 2-4-7）。此间隙被肝及其韧带分成肝上间隙和肝下间隙。

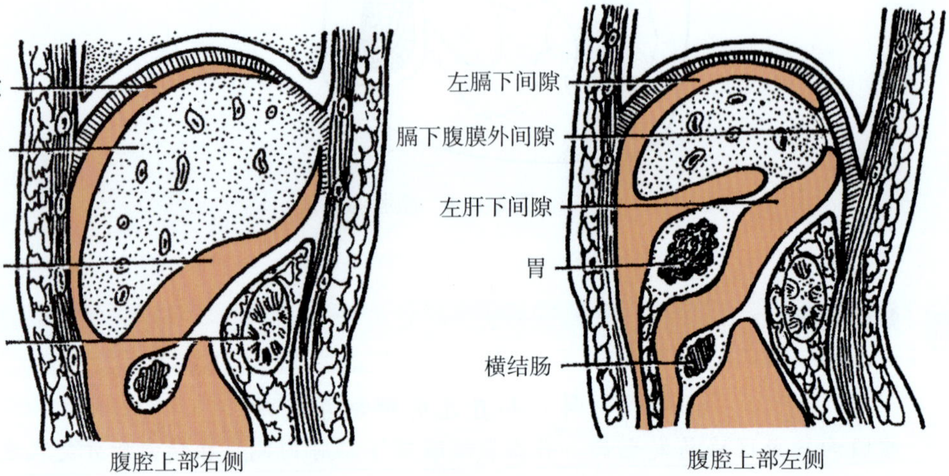

图 2-4-7　膈下间隙

1. 肝上间隙　主要有：①右肝上间隙，位于镰状韧带与右冠状韧带之间。②左肝上间隙，位于镰状韧带左侧与左冠状韧带之间。左肝上间隙借左三角韧带又可分为前、后两个间隙。③膈下腹膜外间隙，位于肝裸区与膈之间，肝脓肿可由此间隙破溃进入胸腔。

2. 肝下间隙　主要有：①右肝下间隙，又称肝肾隐窝（hepatorenal recess），位于肝右叶下方与右肾、右肾上腺之间，是平卧时腹膜腔的最低点，上腹部的脓液和渗出液多先聚积于此处。②左肝下间隙，位于肝左叶下方，被小网膜和胃分为前、后两个间隙，左肝下后间隙是网膜囊。

上述间隙中任何一个发生脓肿，均为膈下脓肿，其中以右肝上、下间隙的膈下脓肿较为多见。

（二）结肠下区

结肠下区是腹膜腔的横结肠及其系膜以下的部分，以升、降结肠，小肠系膜根和乙状结肠系膜根为界分成 4 个主要的间隙（图 2-4-8）：

高频考点
腹膜腔间隙的交通

1. 右结肠旁沟　位于升结肠右侧，上接肝肾隐窝，下通右髂窝与盆腔，当化脓性阑尾炎穿孔时，脓液可沿此沟流至肝肾隐窝，甚至引起膈下脓肿，膈下间隙的脓液也可沿此沟向下至盆腔。

2. 左结肠旁沟　位于降结肠的左侧，左结肠旁沟的上端终于左膈结肠韧带，下通左髂窝与盆腔。此沟中若有脓液只可向下流入盆腔，膈下间隙的脓液一般不易越过膈结肠韧带向下沿左结肠旁沟蔓延。

3. 左肠系膜窦　位于降结肠左侧，此沟上端终于膈结肠韧带，下通左髂窝与盆腔，所以此窦内的脓液容易流入盆腔。

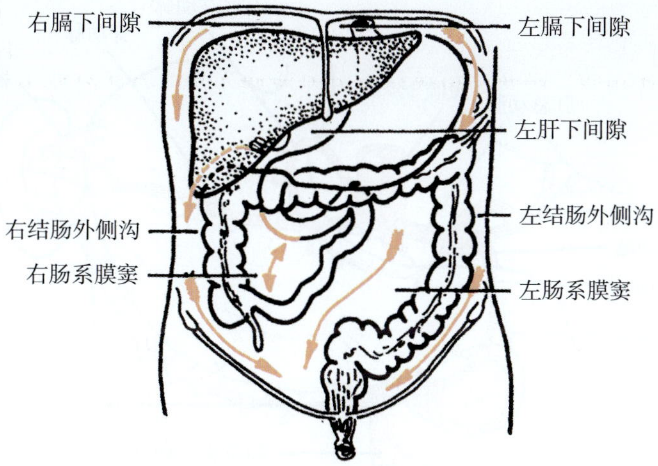

图 2-4-8 腹膜腔间隙的交通

4. 右肠系膜窦 呈三角形，位于肠系膜根与升结肠和横结肠及其系膜右侧部之间。仅借十二指肠空肠曲与横结肠系膜根之间的空隙通至左肠系膜窦。因此，此间隙有炎症时，渗出液常局限于窦内。

二、结肠上区的脏器

结肠上区内主要有食管腹部、胃、肝、肝外胆道和脾等脏器。十二指肠和胰大部分位于腹膜后隙，但为了叙述方便，特在结肠上区介绍。

（一）胃

1. 胃的位置和毗邻 因体型、体位和充盈程度不同而有较大的变化。胃在中度充盈时，大部分位于左季肋区，小部分位于腹上区。贲门和幽门的位置较为恒定，贲门位于第 11 胸椎左侧，幽门位于第 1 腰椎右侧。

胃前壁右侧邻肝左叶，左侧上部紧邻膈并被左肋弓所遮盖，下部与腹前壁相贴。剑突下方是临床上胃触诊的部位。胃后壁隔网膜囊与膈、胰、左肾、左肾上腺、脾、横结肠及其系膜相毗邻，胃底与脾和膈相邻。

2. 胃的分部 胃分为四部：贲门部、胃底、胃体和幽门部。

3. 胃的韧带 胃周围的韧带主要有：①肝胃韧带，位于小网膜的左侧，由肝门连至胃小弯。②胃脾韧带，由胃大弯左侧部连至脾门，为双侧腹膜结构，上份有胃短动脉，下份有胃网膜左动脉和胃网膜左静脉。③胃胰韧带，由胃幽门窦后壁连至胰头、颈或颈与体移行处的腹膜皱襞。④胃膈韧带，由胃底后面连至膈下，为双层腹膜结构。

4. 胃的血管

（1）胃的动脉（图 2-4-9）：来自腹腔干的分支，于胃大、小弯侧分别形成动脉弓。小弯侧的动脉弓由胃左动脉和胃右动脉组成；大弯侧的动脉弓由胃网膜左动脉和胃网膜右动脉组成。再由动脉弓发出小分支至胃前、后壁，在胃壁内进一步分支，吻合成网。

胃短动脉起于脾动脉末端或其分支，经胃脾韧带至胃底前壁和后壁。胃后动脉起于脾动脉，经胃膈韧带行至胃底后壁，分布于胃体后壁的上部。

（2）胃的静脉（图 2-4-10）：多与同名动脉伴行，最后注入肝门静脉系。胃网膜右静脉注入肠系膜上静脉；胃网膜左静脉、胃短静脉注入脾静脉；胃左静脉、胃右静脉注入肝门静脉。

高频考点

腹膜腔间隙的交通

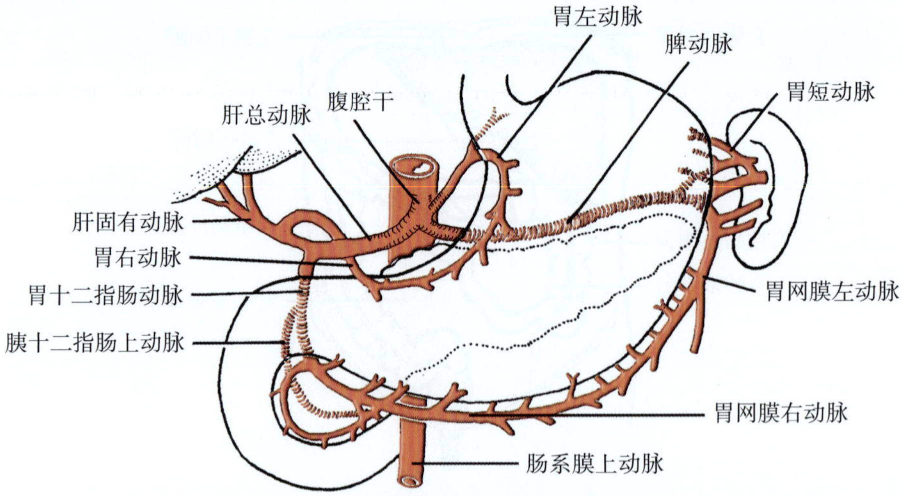

图 2–4–9 胃的动脉

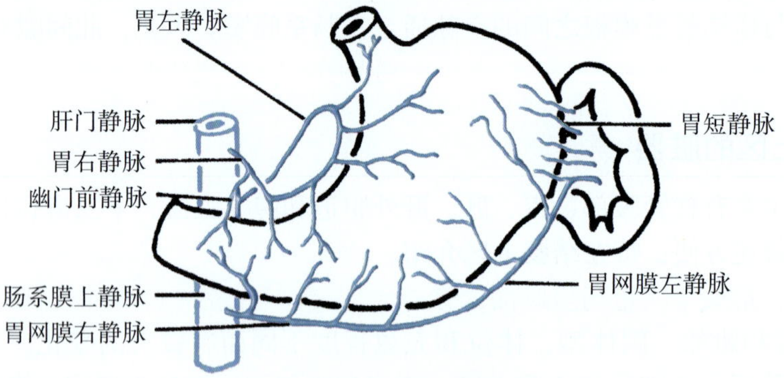

图 2–4–10 胃的静脉

巴结。胃的淋巴结分为四组：①胃左、右淋巴结，沿同名血管分布，收集胃小弯附近胃前、后壁的淋巴。②胃网膜左、右淋巴结，沿同名血管分布，收集胃大弯附近胃前、后壁的淋巴。③幽门上、下淋巴结，位于幽门上、下方，接受幽门部的淋巴以及胃网膜右淋巴结的输出管。④脾淋巴结，在脾门附近，收集胃网膜左淋巴结和胃底的淋巴（图 2-4-11）。

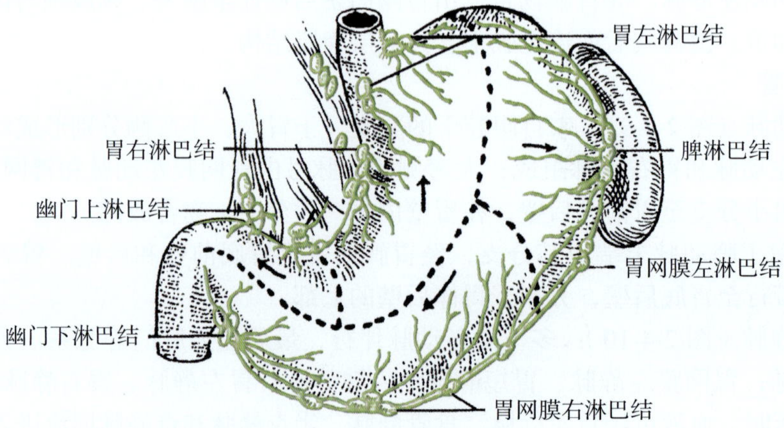

图 2–4–11 胃的淋巴引流

6. 胃的神经　胃的运动神经来自交感神经和副交感神经。交感神经来自腹腔神经丛的分支，伴随腹腔干的分支分布。交感神经的作用是减少胃液分泌并抑制胃蠕动。副交感神经节前纤维来自左、右迷走神经。迷走神经前干至胃小弯近侧分出肝支和胃前支，胃前支伴随胃左动脉分 4~6 条小支至胃前壁。迷走神经后干分为腹腔支和胃后支，胃后支分布于胃后壁。迷走神经可增加胃液分泌并促进胃蠕动。

胃的感觉神经为内脏感觉神经。

（二）十二指肠

1. 十二指肠分部和毗邻　十二指肠介于胃与空肠之间，是小肠的起始段，长 20~25 cm，呈“C”形弯曲，包绕胰头。十二指肠除始、末两端外，均位于腹膜后隙，紧贴腹后壁第 1~3 腰椎的右前方。十二指肠按其走向分为上部、降部、水平部和升部（图 2-4-12）。

（1）上部：长 4~5 cm，于第 1 腰椎右侧起于胃的幽门，向右后上方走行，至肝门下方转向下接降部，形成十二指肠上曲。上部向上邻肝和肝十二指肠韧带；下方紧邻胰头和胰颈；前邻胆囊；后有胆总管、胃十二指肠动脉和肝门静脉及下腔静脉经过。

（2）降部：长 7~8 cm，起自十二指肠上曲，沿第 1~3 腰椎体右侧下降至第 3 腰椎，折转向左，形成十二指肠下曲，移行为于水平部。内侧与胰头相邻，外侧与升结肠相邻，前方有横结肠及其系膜跨过，后方邻右肾和输尿管的起始部。

（3）水平部：长 10~12 cm，始于十二指肠降部，向左横行越过下腔静脉和第 3 腰椎体前方，达腹主动脉前方，于第 3 腰椎体左前方移行为升部。肠系膜上动、静脉由胰的下缘穿出，贴此部前面下行。由于此部介于肠系膜上动脉与腹主动脉的夹角中，肠系膜上动脉起点过低时，可能会压迫水平部引起十二指肠梗阻。

（4）升部：此部最短，长 2~3 cm，起自水平部，在腹主动脉前方斜向左上方，至第 2 腰椎左侧折向前下，形成十二指肠空肠曲，移行为空肠。十二指肠空肠曲借十二指肠悬肌连于右膈脚上。十二指肠悬肌和表面覆盖的腹膜皱襞共同组成十二指肠悬韧带，十二指肠悬韧带是手术中确认空肠起始部的标志。

2. 十二指肠的血管　动脉主要来自胰十二指肠上、下动脉。胰的静脉多与动脉伴行，汇入肝门静脉和肠系膜上静脉。

（三）肝

1. 肝的位置和毗邻　肝大部分位于右季肋区和腹上区，小部分位于左季肋区。仅在腹上区的左、右肋弓之间，有一小部分露出于剑突下方，直接与腹前壁相接触，其余大部分被肋弓所遮盖。

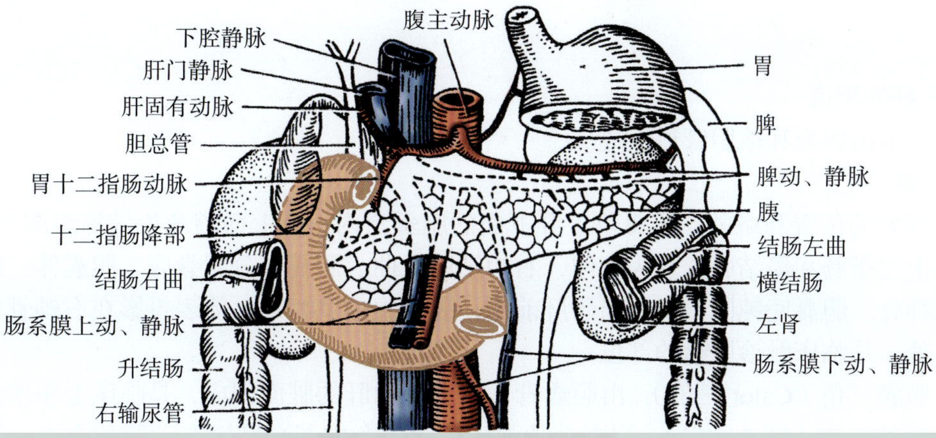

肝右半部借膈与右肋膈隐窝和右肺底相邻，左半部借膈与心膈面相邻，后缘近左纵沟处与食管相邻。肝的上面借镰状韧带和冠状韧带连于膈的下面，因而在呼吸时，肝可随膈的活动而上下移动。肝的脏面有胆囊窝容纳胆囊，还毗邻右肾上腺、右肾、十二指肠上部、幽门、胃前面小弯侧及结肠右曲。

2. 肝的韧带 肝的脏面与胃和十二指肠之间有肝胃韧带和肝十二指肠韧带。肝十二指肠韧带内有肝门静脉、肝固有动脉及胆总管等结构经过。肝的膈面有纵向的镰状韧带，其游离缘内有肝圆韧带；肝的膈面有横向的左、右冠状韧带，向两侧延伸形成左、右三角韧带，将肝连于膈。

3. 肝门和肝蒂 肝脏面凹陷，有左、右两条纵沟和介于两者之间的横沟，三条沟呈“H”形。横沟称肝门或第一肝门，有肝左、右管，肝门静脉左、右支，肝固有动脉左、右支，淋巴管和神经等出入。出入肝门的结构统称为肝蒂。在膈面腔静脉沟的上部，肝左、中、右静脉出肝的位置称第二肝门。

4. 肝的血管 肝的血液由肝固有动脉和肝门静脉供给，其中肝门静脉供血量占70%~80%。肝固有动脉供给肝本身所需的氧和营养物质；肝门静脉主要输送来自胃肠道吸收的含有营养物质的静脉血入肝进行加工和解毒。肝门静脉、肝固有动脉入肝后与肝管伴行，三者在肝内的分支分布基本一致，被结缔组织包绕在一起，组成 Glisson 系统（图 2-4-13）。它们在肝内按半肝、肝叶和肝段而分支，故此系统可作为肝内分叶和分段的基础。肝静脉有肝左、中、右静脉三条，在腔静脉沟处出第二肝门，直接注入下腔静脉。

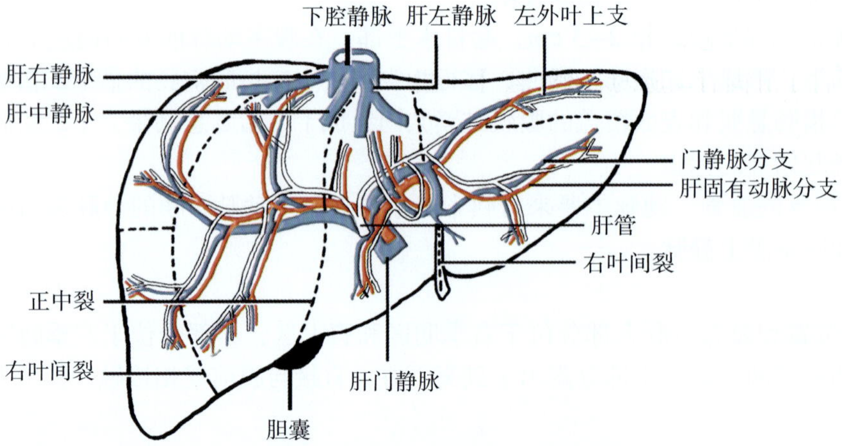

图 2-4-13 Glisson 系统和肝门静脉

（四）肝外胆道

肝外胆道由胆囊和输胆管道组成。

1. 胆囊

（1）胆囊的位置和毗邻：胆囊位于肝下面的胆囊窝内，其上面借疏松结缔组织与肝相连；下后方为十二指肠和横结肠，左为幽门，右为结肠右曲。胆囊可分胆囊底、胆囊体、胆囊颈和胆囊管四部分。胆囊底钝圆，常露出于肝前缘，并与腹前壁相贴，体表投影在右锁骨中线与右肋弓交点处，是临床触诊胆囊的部位。

（2）胆囊三角（Calot 三角）：由胆囊管、肝总管和肝的脏面围成，是临床上手术过程中寻找胆囊动脉的标志（图 2-4-14）。胆囊动脉常于胆囊三角内起自肝固有动脉的右支，但胆囊动脉常有变异，在胆囊或胆总管手术时应注意。

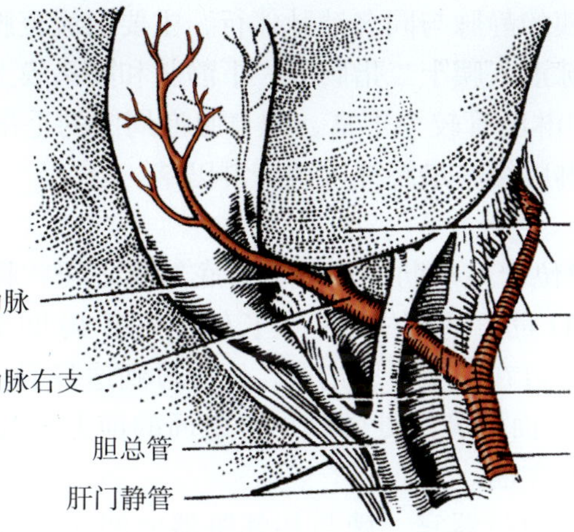

图 2-4-14 胆囊三角

2. 输胆管道

（1）肝管：肝左管细长，与肝总管之间的角度较小，近乎直角。肝右管较为粗短，与肝总管之间的角度大。

（2）肝总管：长约 3 cm，下行于肝十二指肠韧带内，与胆囊管以锐角汇合成胆总管。肝总管前方有时有肝固有动脉右支或胆囊动脉通过，在临床手术中应注意。

（3）胆总管：由肝总管与胆囊管汇合而成，长 6~8 cm，管径 0.6~0.8 cm，沿肝十二指肠韧带右缘内下行于肝固有动脉的右侧，经十二指肠上部后方，降至十二指肠降部与胰头之间的后方下行，斜穿十二指肠降部中份后内侧壁与胰管汇合，汇合处形成肝胰腹壶（Vater 壶腹），开口于十二指肠大乳头。壶腹周围有肝胰壶腹括约肌（Oddi 括约肌）。

（五）胰

1. 胰的位置和毗邻 位于腹上区和左季肋区，横过第 1~2 腰椎前方，胰紧贴于腹后壁，属腹膜外位器官。胰分为胰头、胰体和胰尾三部。

（1）胰头：位于第 2 腰椎体右前方，是胰右端膨大部分，被十二指肠呈“C”形包绕。胆总管在胰头后面与十二指肠降部之间的沟内下行。

（2）胰体：较长，位于胰头与胰尾之间，在第 1 腰椎前方。胰体的前面隔网膜囊与胃相邻。胰体后方有腹主动脉、脾静脉、左肾静脉和腹腔丛。

（3）胰尾：是胰体行向左上方至左季肋区的末端，较细，与脾门相连。

知识链接

胰的毗邻与临床

胆总管邻近胰头，故当胰头肿大时可压迫胆总管，影响胆汁的排出，从而导致阻塞性黄疸。胰体的前面隔网膜囊与胃相邻，故胃穿孔或胃癌时常与胰相粘连。胰体后方有腹腔丛，故当胰腺癌压迫腹腔丛时，会引起持续性腹痛和背痛。胰尾与脾门相连，故临床上脾切除术结扎脾血管时，应注意勿伤及胰尾，以免形成胰瘘。

2. 胰的血管 脾动脉在经过胰上缘时发出的分支分布于胰体和胰尾。胰头的动脉主要来自胰十二指肠上、下动脉。胰的静脉与同名动脉伴行，主要回流至脾静脉和肠系膜上静脉，最后汇入肝门静脉，少部分静脉汇入胰十二指肠上、下静脉和肠系膜上静脉。

3. 胰的淋巴回流 胰的淋巴管较为丰富，起自腺泡周围的毛细淋巴管，沿血管走行达胰淋巴结和胰十二指肠前、后淋巴结，最终注入腹腔淋巴结。

（六）脾

1. 脾的位置和毗邻 脾位于左季肋区深部，胃底与膈之间。脾的体表投影：脾上端平左第 9 肋的上缘；下端平左第 11 肋，达腋中线；其长轴与左第 10 肋平行。正常情况下脾被肋弓覆盖，不能触及。当脾大时，可在左肋弓下扪及，巨脾可到达脐下。

脾的膈面左上方贴膈。脏面的脾门处邻胰尾。脏面的前上份与胃底相邻；后下份毗邻左肾、左肾上腺；下方毗邻结肠左曲。

2. 脾的韧带 脾是腹膜内位器官，脾与相邻脏器之间连接有腹膜形成的韧带（图 2-4-15）：①胃脾韧带，连于脾门与胃底之间。②脾肾韧带，是连于脾门至左肾前面的双层腹膜结构，脾切除时需切开此韧带的后层才能使脾游离。③脾膈韧带，连于脾后端与膈之间。④脾结肠韧带，连于脾前端与结肠左曲之间，脾切除切开此韧带时，注意勿伤及结肠。

3. 脾的血管 脾动脉起自腹腔干，沿胰上缘自右向左走行入脾肾韧带，近脾门处分出胃短动脉和胃网膜左动脉后，以 2~3 终末支经脾门入脾。脾静脉管径较脾动脉粗一倍，在脾门处由 2~6 条属支汇合而成，位于脾动脉下方，走行于胰后上方，在胰颈的后方与肠系膜上静脉汇合成肝门静脉。肝门静脉的血液有 20%~40% 来自于脾，故对于肝门静脉高压患者可行脾切除以缓解肝门静脉的压力。

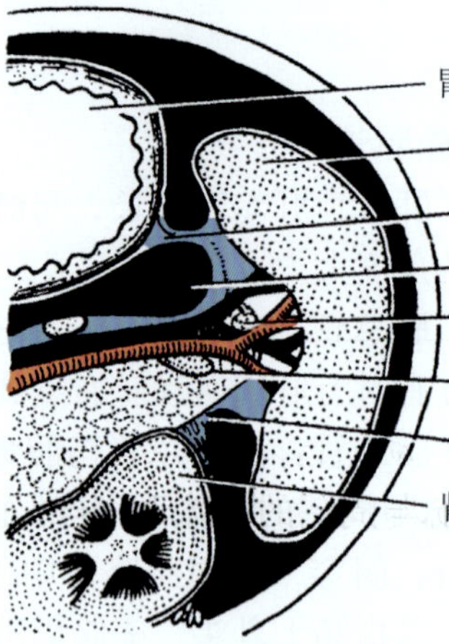

图 2-4-15 脾的韧带

三、结肠下区的脏器

结肠下区内有空肠、回肠、盲肠、阑尾及结肠等脏器。

（一）空肠和回肠

1. 位置 空肠和回肠除系膜缘外，均被腹膜包裹，二者无明显分界，借宽阔小肠系膜连于腹后壁。近侧 2/5 为空肠，其肠袢位于腹腔的左上部；远侧 3/5 为回肠，位于结肠下区的右下部，并垂入盆腔。

2. 小肠系膜 小肠系膜由双层腹膜构成，其中含有血管、淋巴管、淋巴结和神经。小肠系膜将空、回肠悬附于腹后壁，其在腹后壁附着处称肠系膜根，肠系膜根长约 15 cm，其长度远远短于小肠。

知识链接

小肠系膜的临床意义

小肠系膜呈扇形连于空、回肠的系膜缘，剧烈运动有时可致肠扭转引起肠坏死。系膜缘处的肠壁与两层系膜围成系膜三角，此处的肠壁无浆膜，小肠切除吻合术时需注意缝合此三角以防止肠瘘。

3. 血管和淋巴及神经

（1）血管：空、回肠动脉来源于肠系膜上动脉。此动脉自左侧发出 12~18 条空、回肠动脉，呈放射状走向肠壁，途中分支吻合成动脉弓。小肠近端至远端的动脉弓数目逐渐增加，在远端 1/4 段动脉弓数目可达 4~5 级弓。自各段最后一级动脉弓发出直动脉，分布于相应的肠段。

静脉与上述动脉伴行，最后汇合入肠系膜上静脉，至胰颈后方与脾静脉汇合成肝门静脉。

（2）淋巴：小肠淋巴管注入沿血管排列的肠系膜淋巴结。肠系膜淋巴结数量较多，其输出管注入位于肠系膜上动脉根部的肠系膜上淋巴结。

（3）神经：空、回肠的运动受交感和副交感神经支配，其感觉由内脏感觉神经分布。来自于腹腔丛的交感神经纤维与来自于迷走神经的副交感神经纤维走行于肠系膜上动脉周围，构成肠系膜上丛分布于肠壁。

（二）盲肠和阑尾

1. 盲肠（cecum） 是大肠的起始部，长 6~8 cm，位于右髂窝，其下端为盲端，上续升结肠，左侧与回肠末端相连。在盲肠的肠腔内，可见回肠末端突入盲肠内形成上、下两个唇状黏膜皱襞，称回盲瓣（图 2-4-16）。临床上常把回肠末端、盲肠及阑尾统称为回盲部，该部位是肠结核、肿瘤和肠套叠的好发部。

2. 阑尾（vermiform appendix） 是连于盲肠后内侧壁并经阑尾口通向盲肠的短细盲管，长 6~8 cm。一般位于右髂窝内，但其位置可随盲肠位置的变化而变化，阑尾根部的位置较固定，位于三条结肠带的会合处，阑尾根部的体表投影在脐与右髂前上棘连线的中、外 1/3 交界处（McBurney 点），阑尾炎时此处常有明显压痛和反跳痛。

阑尾动脉起自于回结肠动脉，在回肠末端后方行于阑尾系膜游离缘中，分支分布于阑尾。阑尾动脉与周围的动脉无吻合，血运较差。阑尾静脉多与动脉伴行。

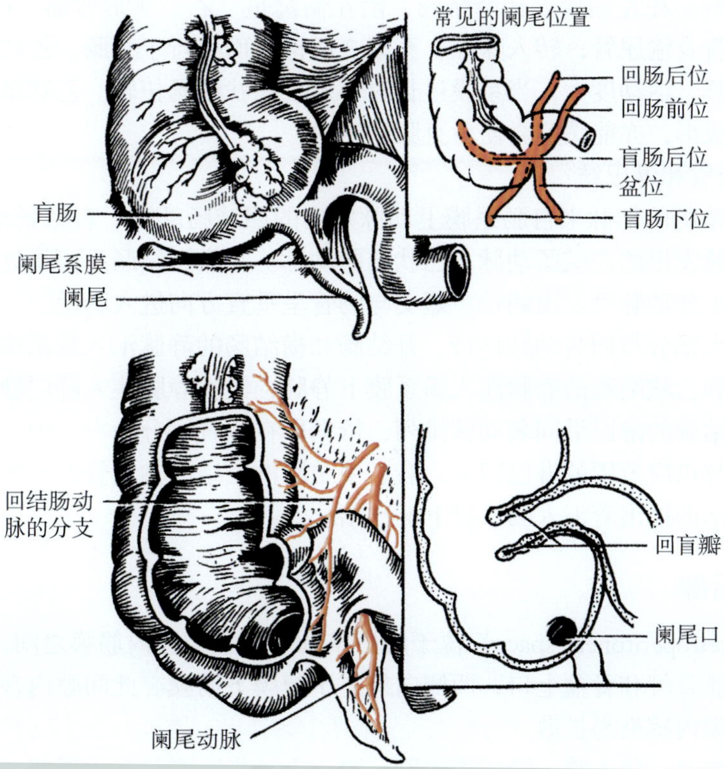

知识链接

阑尾炎引起肝门静脉炎的解剖学基础

阑尾静脉经回结肠静脉、肠系膜上静脉汇入肝门静脉。鉴于此回流途径，阑尾炎时如果治疗不及时，病原微生物可侵入阑尾静脉，导致阑尾静脉中发生感染性血栓。阑尾静脉中的感染性血栓，经回结肠静脉、肠系膜上静脉到肝门静脉中，导致肝门静脉炎症。如果病情进一步发展，可导致细菌性肝脓肿。

（三）结肠

1. 结肠各部的位置和毗邻　结肠介于盲肠与直肠之间，分为升结肠、横结肠、降结肠和乙状结肠四部分。

（1）升结肠：是盲肠的延续，沿腹腔右外侧区上行，至肝右叶下方转折向左移行于横结肠，移行处的弯曲为结肠右曲。升结肠属腹膜间位器官，后面贴靠腹后壁；内侧为系膜小肠；外侧有右结肠旁沟，膈下脓肿破溃可沿此沟流入右髂窝和盆腔，阑尾化脓时也可向上蔓延至肝下。

（2）横结肠：起自结肠右曲，先行向左前下方，后转向左后上方形成一向下的弓形弯曲，至左季肋区在脾的下方转折向下移行为降结肠，其转折处称为结肠左曲。横结肠属腹膜内位器官，借横结肠系膜附着于右肾、十二指肠降部和胰的前面，其两端固定，其中间部可下垂至脐或低于脐平面，活动度大。横结肠上方借胃结肠韧带与胃大弯相连，下方与大网膜相连。

（3）降结肠：起自结肠左曲，沿左肾外侧缘紧贴腹后壁下降，至左髂嵴水平续为乙状结肠。降结肠内侧为系膜小肠；外侧有左结肠旁沟。

（4）乙状结肠：在左髂嵴处接降结肠，沿左髂窝呈“乙”字形弯曲，跨过左侧髂外血管、睾丸（卵巢）血管及输尿管，转入盆腔，至第3骶椎平面移行于直肠。乙状结肠属腹膜内位器官，有较长的系膜，活动度大，当系膜过长时易发生乙状结肠扭转。乙状结肠管径较粗，可以容纳粪便并使其成形，亦能缓解粪便对直肠的压力。

2. 结肠的血管和淋巴结

（1）动脉：结肠的动脉来自肠系膜上动脉发出的回结肠动脉、右结肠动脉、中结肠动脉，还有肠系膜下动脉发出的左结肠动脉、乙状结肠动脉。在靠近结肠系膜缘处，各结肠支形成一完整的动脉弓，由此动脉弓发出的长、短支与肠管呈垂直方向进入肠壁。

（2）静脉：大部分与同名动脉伴行。升结肠和横结肠的静脉汇入肠系膜上静脉，然后入肝门静脉。降结肠和乙状结肠的静脉注入肠系膜下静脉，经脾静脉注入肝门静脉。

（3）淋巴：结肠的淋巴沿同名动脉排列，依据所在位置可分为右、中、左和乙状结肠淋巴结，收纳同名动脉供应范围的淋巴回流。右、中结肠淋巴结的输出管汇入肠系膜上淋巴结；左和乙状结肠淋巴结的输出管汇入肠系膜下淋巴结。

四、腹膜后隙

腹膜后隙（retroperitoneal space）位于腹后壁的壁腹膜与腹内筋膜之间，是腹腔的一部分，上起自膈，下至骶骨岬和骨盆上口，两侧向外连于腹膜下筋膜。此间隙内含大量疏松结缔组织和重要器官，间隙内感染易扩散。

腹膜后间隙有肾、肾上腺、输尿管腹段、胰、十二指肠降部和水平部、腹部大血管、神经以及淋巴结，并有腹主动脉、下腔静脉、腰交感干、腹腔丛和淋巴结等重要结构（图2-4-17）。

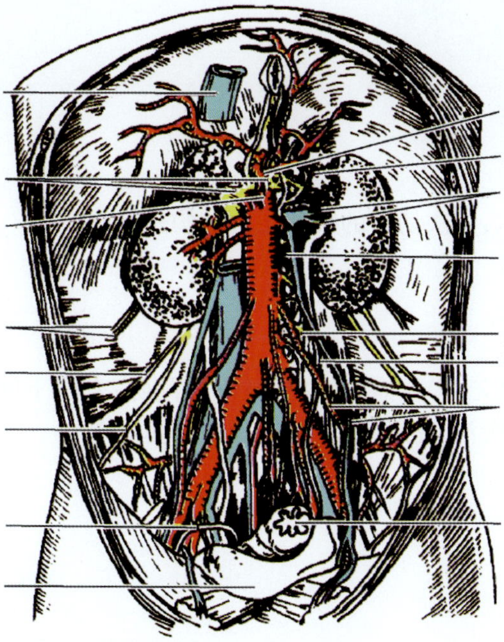

图 2-4-17 腹膜后隙的结构

（路素丽 郭新庆）

自测题

一、A 型选择题

1. 走行于腹股沟管内的结构是
   A. 髂腹下神经
   B. 髂腹股沟神经
   C. 生殖股神经的股支
   D. 旋髂深动脉
   E. 腹壁下动脉
2. 肝胃韧带
   A. 位于小网膜的右侧部
   B. 连于肝门与胃大弯之间
   C. 连于肝门与胃小弯之间
   D. 连于肝门与胃底之间
   E. 构成网膜囊的后壁
3. 胃后壁溃疡穿孔后，内容物首先积留于
   A. 左肝下前间隙
   B. 左肝下后间隙
   C. 右肝下间隙
   D. 膈下腹膜外间隙
   E. 腹膜后间隙
4. 胆总管
   A. 位于肝胃韧带
   B. 由左、右肝管汇合而成
   C. 行于肝固有动脉的左侧
   D. 管径通常在 1cm 以上
   E. 由肝总管与胆囊管汇合而成，在肝十二指肠韧带内
5. 十二指肠
   A. 呈 C 形包绕胰体
   B. 降部前外侧壁有十二指肠大乳头
   C. 上部又称球部
   D. 降部沿第 1~3 腰椎的右侧下降
   E. 肠系膜上动脉贴上部前面下行

二、名词解释

1. 腹股沟三角
2. 腹膜后隙

三、问答题

1. 做阑尾切除手术,依次切开的腹壁层次结构是什么?
2. 试述胃的毗邻。

四、绘图题

绘出“腹膜腔间隙的交通”示意图,并标注下列间隙:左膈下间隙、右隔下间隙、左肝下间隙、左结肠旁沟、右结肠旁沟、左肠系膜窦、右肠系膜窦。

第五章

脊柱区

局部解剖学
第五章数字资源

思政之光

学习目标

学习本章内容的学生能够：

思政：

热心公益事业，勇担社会责任。

识记：

1. 复述脊柱区的境界与分区。
2. 复述脊柱区软组织的层次。

理解：

1. 解释听诊三角、腰上三角、腰下三角的概念及其临床意义。
2. 理解腰疝发生的解剖学基础。

运用：

在活体上，可以找到脊柱区体表标志的位置。

案例导入

男性，50 岁，痔疮反复发作，入院后手术治疗。麻醉师行骶管麻醉。

思考题：

1. 行骶管麻醉时，有何重要骨性标志？
2. 骶管麻醉的解剖学基础是什么？

一、境界与分区

（一）境界

上界为枕外隆凸和上项线，下至尾骨尖，两侧界为自斜方肌前缘、三角肌后缘上份、腋后襞与胸壁交界处、腋后线、髂嵴后份、髂后上棘至尾骨尖的连线。

（二）分区

自上而下可分为项区、胸背区、腰区和骶尾区。

二、体表标志

1. 肩胛骨　肩胛骨背面高耸的骨嵴为肩胛冈，两侧肩胛冈内侧端的连线平第三胸椎棘突，两侧肩胛骨下角的连线平第 7 胸椎棘突。肩胛骨外侧端为肩峰，是肩部最高点。

2. 棘突　在后正中线可摸到大部分椎骨的棘突，其中第 7 颈椎棘突较长，当颈前屈时则

3. 骶角与尾骨尖 骶角是位于骶管裂孔两侧向下的突起，体表易触及，常作为骶管麻醉的进针标志。尾骨尖在肛门后方约 2.5 cm 处的臀沟内。

4. 髂嵴和髂后上棘 髂嵴为髂骨翼的上缘，髂嵴后端的突起为髂后上棘，两侧髂嵴最高点的连线平对第 4 腰椎的棘突。

5. 脊肋角 为竖脊肌外侧缘与第 12 肋的交角，肾位于该角深部。

三、脊柱区软组织层次

（一）皮肤和浅筋膜

背部皮肤厚而致密，移动性小，含有丰富的毛囊和皮脂腺。浅筋膜厚而致密，且含较多脂肪。在浅筋膜内有皮神经和浅动、静脉（图 2-5-1）。皮神经来自脊神经后支。浅动脉主要由枕动脉、椎动脉、肋间后动脉、肩胛背动脉、胸背动脉和腰动脉等供血。各动脉均有伴行静脉。

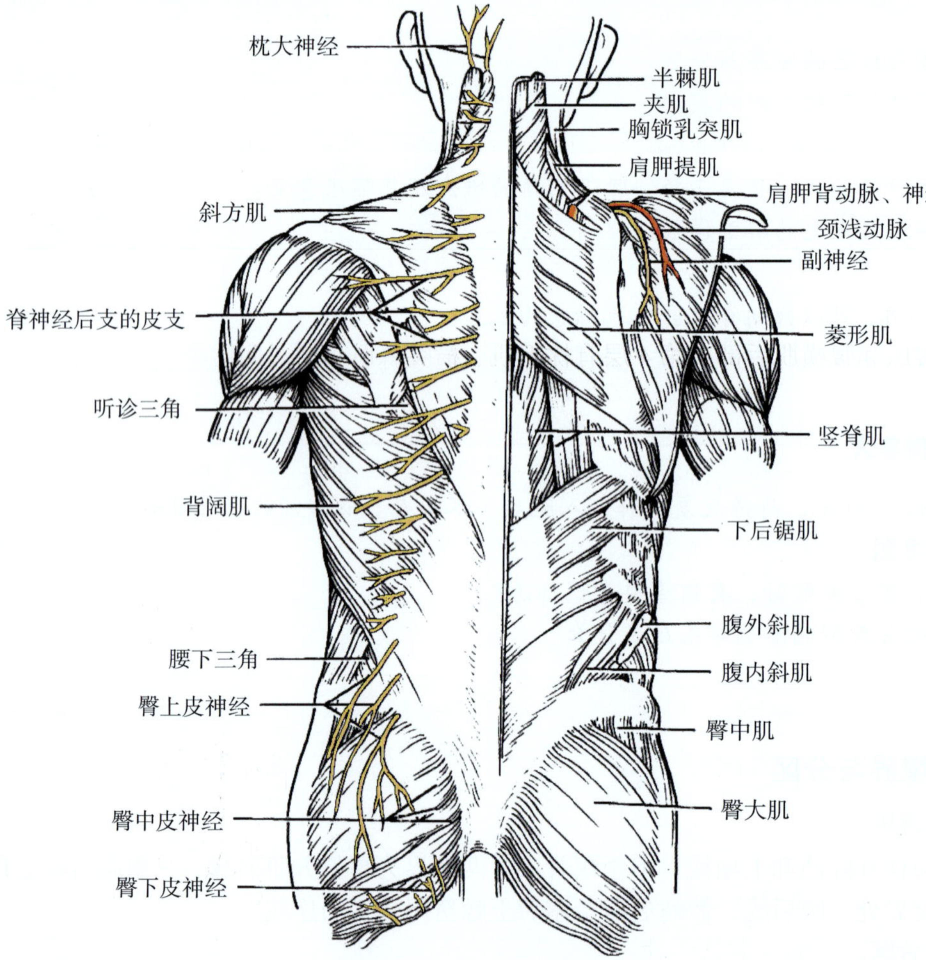

图 2-5-1 背肌及皮神经

（二）深筋膜

背部深筋膜分浅、深两层，浅层覆盖背部浅层肌，一般都较薄弱；深层覆盖背部深层肌，较发达。胸背区和腰区的深筋膜亦分浅、深两层。浅层薄弱，位于斜方肌和背阔肌表面；深层较厚，称胸腰筋膜（thoracolumbar fascia）（图 2-5-2），并分为前、中、后三层。前层位于腰方肌前面，又称腰方肌筋膜。中层位于竖脊肌和腰方肌之间，构成腰方肌鞘。后层覆盖于竖脊肌

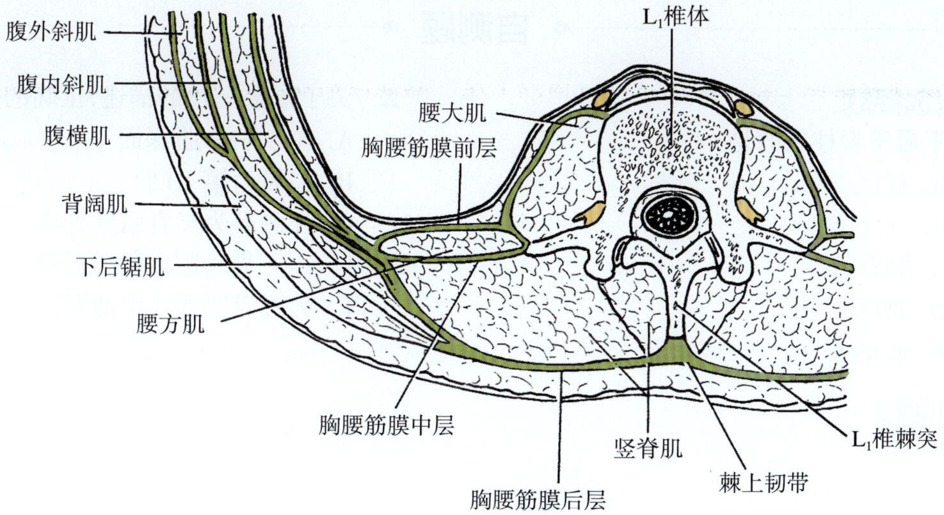

图 2-5-2　胸腰筋膜

的后面，与中层在竖脊肌外侧缘汇合形成竖脊肌鞘。由于腰部活动度高，在剧烈运动中，常可导致胸腰筋膜损伤，成为引起腰肌劳损的原因之一。

（三）肌层

脊柱区的肌由背肌和部分腹肌组成。由浅入深大致分为 4 层：第 1 层有斜方肌、背阔肌和腹外斜肌后部；第 2 层有夹肌、肩胛提肌、菱形肌、上后锯肌、下后锯肌和腹内斜肌后部；第 3 层有竖脊肌和腹横肌后部；第 4 层有枕下肌、横突棘肌和横突间肌等。

四、脊柱区的三角

1. 听诊三角　其内上界为斜方肌的外下缘，外侧界为肩胛骨脊柱缘，下界为背阔肌上缘。此区是背部听诊呼吸音最清楚的部位。

2. 腰上三角　位于背阔肌深面，第 12 肋的下方。其内侧界为竖脊肌外侧缘，外下界为腹内斜肌后缘，上界为第 12 肋。为腹后壁的一个薄弱区，腹腔内容物有时从此处突出，形成腰疝。

知识链接

腰上三角与肾手术

腰上三角常为腹膜外肾手术的入路。因肋下神经、髂腹下神经和髂腹股沟神经在此三角经过，故经此入路手术时，需注意保护神经。

3. 腰下三角　其内上界为背阔肌的前下缘，外侧界为腹外斜肌后缘，下界为髂嵴，底为腹内斜肌，顶为皮肤和浅筋膜。亦为腹后壁的薄弱区，可形成腰疝。盲肠后位阑尾炎时，右侧腰下三角可有明显压痛。

自测题

一、A型选择题

1. 不属于脊柱区的是
   A. 枕区
   B. 项区
   C. 胸背区
   D. 腰区
   E. 骶尾区

2. 关于腰上三角的描述,正确的是
   A. 位于斜方肌深面
   B. 上界为第10肋
   C. 外侧界为竖脊肌外侧缘
   D. 内下界为腹内斜肌后缘
   E. 为腹后壁的一个薄弱区

二、名词解释

听诊三角

三、问答题

简述脊柱区的境界。

四、绘图题

绘出“背肌及皮神经”示意图,并标注下列结构:斜方肌、背阔肌、听诊三角、腰上三角。

第六章

盆部与会阴

局部解剖学
第六章数字资源

思政之光

学习目标

学习本章内容的学生能够：

思政：

重视疾病预防，关爱病人，爱岗敬业。

识记：

1. 复述盆部境界与构成。
2. 复述盆腔内器官的位置和毗邻。
3. 复述会阴的概念、境界与分区；复述盆膈和尿生殖膈的构成和通过的结构。
4. 复述坐骨肛门窝的位置和内容物。

理解：

1. 解释盆筋膜间隙的位置及临床意义。
2. 解释膀胱位置变化与腹膜的关系及其临床意义。

运用：

应用所学知识，分析男性尿道不同部位破裂后尿液外渗的范围及相关解剖学基础。

第一节　盆　部

案例导入

男性，63岁，感觉下腹部饱胀伴剧烈胀痛，排尿排不出。患者有前列腺病史。医生检查发现患者有膀胱尿潴留，行导尿管导尿，但插管失败。遂决定做膀胱穿刺术置入导管排尿。

思考题：

1. 简述膀胱及前列腺的位置和毗邻。
2. 分析患者“行导尿管导尿，但插管失败”的原因。
3. 行膀胱穿刺术的进针位置在何处？穿刺会损伤腹膜吗？解释其解剖学基础。
4. 行膀胱穿刺术置入导管，分析由浅入深经过的层次结构。

一、概述

（一）境界

上缘、耻骨结节、腹股沟韧带和髂嵴前份的连线与腹部分界；后面以髂嵴后份和髂后上棘至尾骨尖的连线与脊柱区的腰部、骶尾部分界。

（二）构成

盆部由盆壁、盆膈和盆腔脏器组成。盆壁由骨盆、盆壁肌、盆底肌及其筋膜共同构成。盆壁围成盆腔。盆腔脏器主要包括泌尿、生殖、消化系统的部分器官。

二、盆筋膜

盆筋膜（pelvic fascia）（图 2-6-1）是腹内筋膜的直接延续。按其部位不同可分为盆壁筋膜、盆膈筋膜和盆脏筋膜。

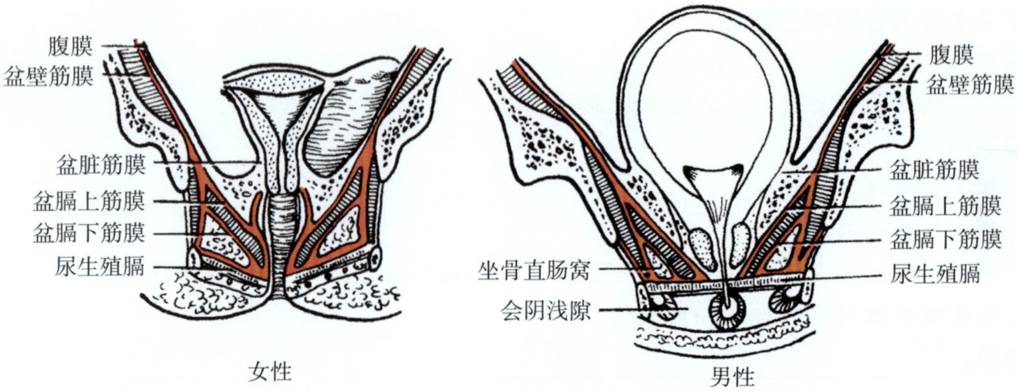

图 2-6-1 盆筋膜

（一）盆壁筋膜

盆壁筋膜（parietal pelvic fascia）覆盖于盆壁的内面，向下至盆底与盆膈上筋膜延续。其中位于骶骨前面的部分，称骶前筋膜，与骶骨之间含有丰富的静脉丛。直肠切除时，切勿剥离此筋膜，以免损伤静脉丛，造成难以控制的出血。位于闭孔内肌和梨状肌内面的部分，分别称闭孔内肌筋膜和梨状肌筋膜。盆壁筋膜在闭孔内肌筋膜的上部明显增厚，形成盆筋膜腱弓（或称肛提肌腱弓），张于耻骨联合后面至坐骨棘的连线上，为肛提肌的附着处。

（二）盆膈筋膜

盆膈上筋膜为盆壁筋膜向下的延续，覆盖于肛提肌和尾骨肌的上表面。盆膈下筋膜覆盖于肛提肌和尾骨肌的下表面。

（三）盆脏筋膜

盆脏筋膜（visceral pelvic fascia）是包绕盆腔各脏器表面的结缔组织，是盆膈上筋膜向盆腔脏器周围的延续。在有些脏器周围盆脏筋膜比较发达，形成筋膜鞘、筋膜隔或韧带等，具有支持、保护和固定脏器的作用。例如包绕前列腺形成的前列腺鞘（fascial sheath of prostate）；包绕直肠下血管及其周围组织形成的直肠侧韧带，以及参与固定子宫位置的子宫主韧带和子宫骶韧带等。盆脏筋膜伸入器官之间可形成筋膜隔，如男性的直肠膀胱隔、女性的直肠阴道隔和膀胱阴道隔等。

三、盆筋膜间隙

在盆壁筋膜与盆脏筋膜之间，或相邻的盆脏筋膜之间形成多个潜在的筋膜间隙（图 2-6-2），较为重要的有：

（一）耻骨后隙

耻骨后隙（retropubic space）位于耻骨联合与膀胱之间，又称膀胱前隙。此间隙上界为腹

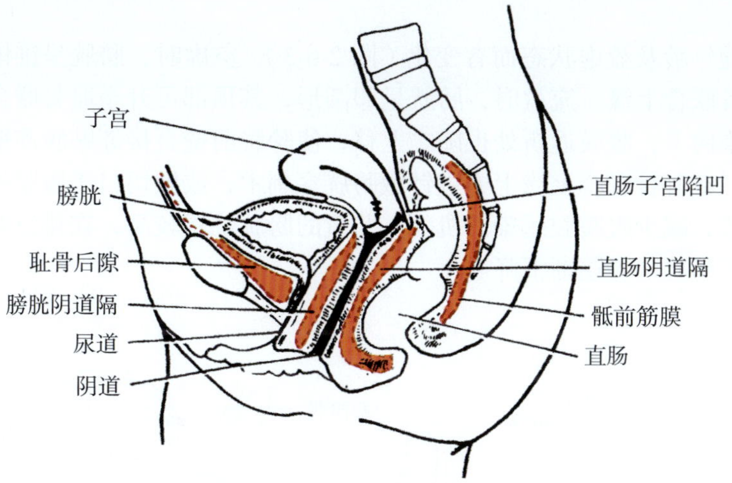

图 2-6-2　盆筋膜间隙和筋膜隔

膜从腹前壁到膀胱上面的返折处，向下至尿生殖膈，间隙内含有疏松结缔组织和静脉丛等。

知识链接

耻骨后隙的临床意义

耻骨骨折引起的血肿和膀胱前壁损伤引起的尿外渗等均潴留在此间隙内。临床上可在耻骨联合上方做正中切口，经腹膜外到达此间隙进行手术处理。经此间隙也可完成腹膜外剖宫产手术。

（二）骨盆直肠隙

骨盆直肠隙（pelvirectal space）位于盆底腹膜与盆膈之间，后方为直肠及直肠侧韧带，前方在男性为膀胱及前列腺；在女性为子宫及阴道上部。整个间隙容积较大且充满大量结缔组织。

（三）直肠后隙

直肠后隙（retrorectal space）位于直肠筋膜与骶前筋膜之间，又名骶前间隙。向下至盆膈，向上与腹膜后隙相通，两侧借直肠侧韧带与骨盆直肠间隙相隔。此间隙内有骶丛、两侧交感干末端连接处的奇神经节、直肠上动静脉、骶淋巴结及疏松结缔组织等。若间隙内发生感染向上可蔓延至腹膜后隙。临床上做腹膜后隙注气造影术，即经尾骨旁进针至骶骨前方，气体可沿直肠后隙上升至腹膜后隙而显影。

四、盆腔脏器

位于盆腔前部的脏器有膀胱和尿道上部，后部有直肠。两者之间为内生殖器，在男性有前列腺、输精管和精囊；在女性有卵巢、输卵管、子宫和阴道。此外，输尿管盆段沿盆腔侧壁从后向前穿行。

（一）膀胱

尿生殖膈。

膀胱的位置随年龄及盈虚状态而有变化（图 2-6-3）。空虚时，膀胱呈锥体形，完全位于盆腔内，不高出耻骨联合上缘。充盈时，膀胱呈卵圆形，其顶部可升至耻骨联合上缘以上，盖于其上面的腹膜被推向上，腹膜返折处也随之上移，使膀胱前壁直接邻贴腹前壁。临床上常在膀胱充盈的状态下，在耻骨联合上缘上方进针做膀胱穿刺术，或做切口于腹膜外行膀胱手术，这样可以不损伤腹膜，减少腹膜腔感染的机会。儿童的膀胱位置较高，在排空时仍超出耻骨联合之上，随年龄增长膀胱位置逐渐下降。

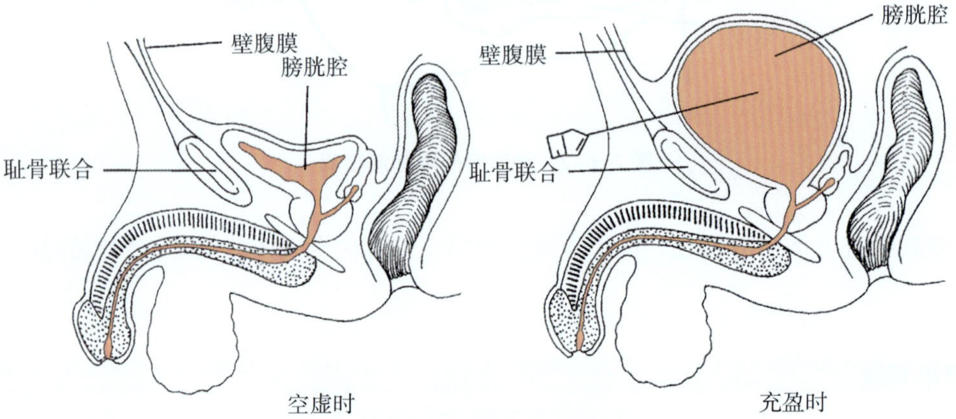

图 2-6-3　膀胱的位置变化

（二）输尿管盆段

输尿管盆段在小骨盆上口处续接输尿管的腹段。左输尿管越过左髂总动脉下段的前方入盆腔；右输尿管越过右髂外动脉起始部的前方入盆腔。在盆腔内，输尿管盆段位于腹膜外，沿盆腔侧壁下行，经髂内、外血管，腰骶干及骶髂关节的前方，行向前内至膀胱底。

输尿管盆段的毗邻男女有所不同。在男性，其末端经输精管与精囊之间至膀胱底；在女性，其末端自后向内行至子宫颈外侧约 2 cm 处，有子宫动脉从前上方跨过（图 2-6-4），两者距离很近，呈交叉关系。在子宫切除术结扎子宫动脉时，切勿损伤输尿管。

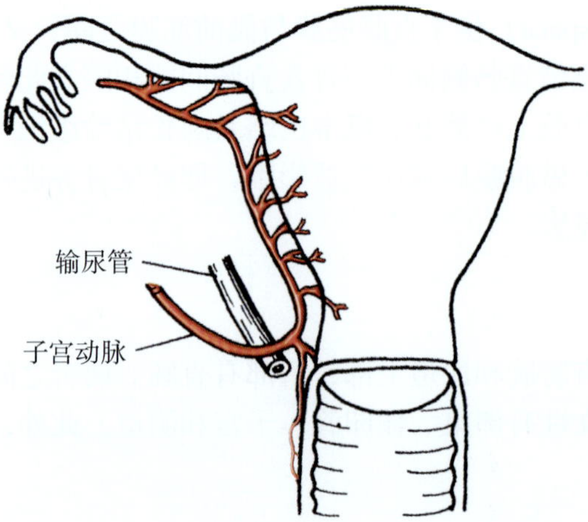

图 2-6-4　输尿管与子宫动脉的关系（模式图）

（三）前列腺

1. 前列腺的位置和毗邻 前列腺（prostate）位于耻骨联合后方，在膀胱下方包绕男性尿道的起始部，下端固定在尿生殖膈上。其前面与耻骨联合之间有前列腺静脉丛和疏松结缔组织；两侧为肛提肌；后面与直肠壶腹相邻。直肠指诊可触知前列腺的大小、硬度和形状。

高频考点
前列腺的位置、形态和毗邻

2. 前列腺的被膜 前列腺的表面包被两层被膜。内层称前列腺囊，为一坚韧的纤维膜，紧包前列腺表面，并伸入前列腺实质内，将前列腺分为5个叶，即前、中、后及两个侧叶。外层被膜称前列腺鞘，包于前列腺囊表面，是盆脏筋膜的一部分。前列腺表面的两层被膜相当坚韧，当腺体发生肿瘤时常向上扩散进入与其相贴邻的膀胱下壁。鞘、囊两层之间有丰富的静脉丛、动脉及神经。

知识链接

前列腺良性增生与切除手术入路

老年男性前列腺良性增生是引起尿道阻塞的常见原因。肿大的腺体凸向膀胱，抬高尿道内口，并使尿道前列腺部变长和变形而妨碍排尿。因前列腺增生或肿瘤需要切除前列腺时，有4条手术入路：①耻骨上入路，切开膀胱进行腺体摘除；②耻骨后入路，经耻骨后隙，不切开膀胱行腺体摘除；③会阴入路，经会阴尿生殖膈进入前列腺区；④尿道内入路，通过膀胱镜插入电切刀，做前列腺部分切除。

（四）直肠

1. 直肠的位置和毗邻 直肠（rectum）位于盆腔后部、骶骨前方。上平第3骶椎高度续接乙状结肠，向下穿盆膈后部延续为肛管。以腹膜反折线为界，直肠分为直肠上部和直肠下部。

直肠后面与骶骨之间为直肠后隙，内充填疏松结缔组织。前面，在男性，直肠上部隔直肠膀胱陷凹与膀胱底的上部和精囊相邻，直肠膀胱陷凹内若有炎性积液时，常用直肠指诊协助诊断。直肠下部与膀胱底、前列腺、精囊、输精管壶腹相邻。在女性，直肠上部隔直肠子宫陷凹与子宫颈及阴道穹后部相邻，临床常用直肠指诊确定分娩时子宫颈口开大的程度。直肠下部与阴道后壁相邻。

2. 直肠的血管 直肠的动脉由直肠上、下动脉及骶正中动脉分布，彼此间有吻合（图2-6-5）。直肠上动脉为肠系膜下动脉的终末支，在直肠上端分为左、右两支，由直肠后面绕至两侧下行，主要分布于直肠上部。直肠下动脉多起自髂内动脉，经直肠侧韧带进入直肠下部。骶正中动脉发出分支经直肠背面分布于直肠后壁。

直肠的静脉与同名动脉伴行，在直肠壁内吻合成丰富的静脉丛。静脉丛的血液，一部分通过直肠上静脉回流入肠系膜下静脉，再至肝门静脉；另一部分通过直肠下静脉，经髂内静脉汇入下腔静脉。

3. 直肠的神经 直肠的神经在齿状线以上为内脏神经分布，交感神经起自肠系膜下丛和盆丛；副交感神经起自盆内脏神经，经盆丛分布于直肠。

4. 直肠的淋巴回流 直肠齿状线以上的淋巴管，大部分沿直肠上血管向上，注入直肠上淋巴结，小部分向两侧，沿直肠下血管行走，注入髂内淋巴结。直肠的淋巴管与乙状结肠、肛

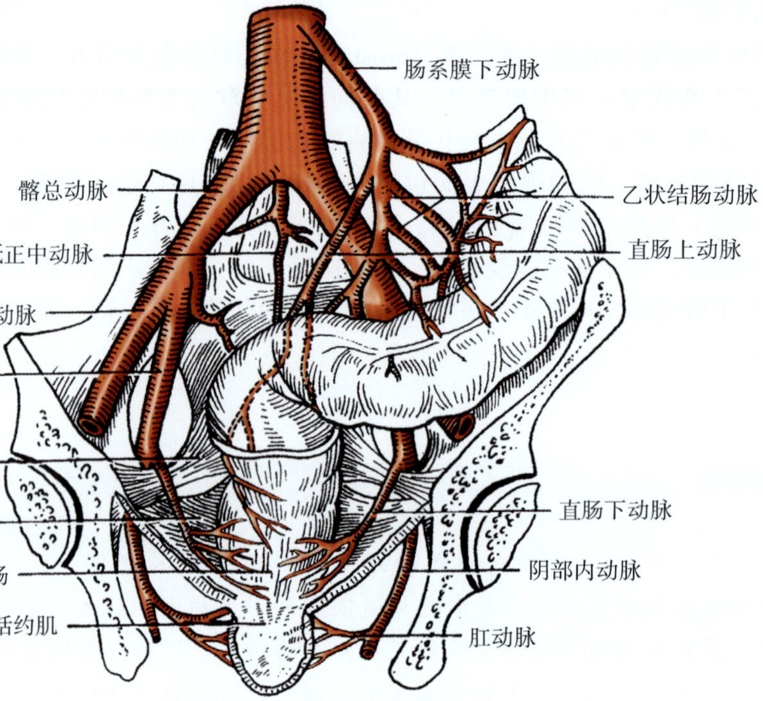

图 2-6-5　直肠与肛管的动脉

（五）子宫

高频考点

子宫的位置、毗邻、形态、分部和固定装置

1. 子宫的位置和毗邻　子宫（uterus）位于盆腔中部，膀胱与直肠之间。子宫的正常位置在成年女性呈轻度的前倾、前屈位。直立时，子宫体几乎与地面平行，子宫底伏于膀胱的后上方，子宫颈保持在坐骨棘平面上。子宫前面隔膀胱子宫陷凹与膀胱上面相邻。子宫颈阴道上部前方隔疏松结缔组织与膀胱底相邻。子宫后方有直肠子宫陷凹，子宫颈和阴道穹后部隔此陷凹与直肠相邻。

子宫的正常位置，主要由盆膈及子宫周围的韧带所固定、承托。如果这些结构发育不良或分娩时受伤，可引起子宫脱垂。

知识链接

子宫颈与直肠指检

子宫颈和阴道穹后部隔直肠子宫陷凹与直肠相邻，故直肠指检可触到子宫颈和子宫体下部。在分娩期间，当胎儿头抵达子宫颈管外口时，通过直肠指检，就可以比较精确地测定子宫口扩张的程度。

2. 子宫的血管和神经　子宫动脉起自髂内动脉，沿盆腔侧壁向前内下方走行，进入子宫阔韧带基底部，距子宫颈外侧 2 cm 处，横越输尿管盆段前上方（图 2-6-4），于子宫颈侧缘迂曲上行，沿途分支入子宫壁。主干至子宫角处分为输卵管支和卵巢支，分布于同名器官。其中卵巢支在阔韧带内与卵巢动脉的分支相吻合。子宫动脉在与输尿管盆段交叉后还发出一阴道支，向下分布于阴道壁。子宫静脉丛汇集于子宫两侧，下行至子宫颈附近与上行的阴道静脉丛汇合成子宫静脉，最后汇入髂内静脉。

子宫的神经来自盆丛发出的子宫阴道丛，随子宫的血管分布于子宫和阴道上部。

3. 子宫的淋巴回流　子宫底和子宫体的上部，大部分淋巴管沿卵巢血管上行，注入腰淋巴结；部分淋巴管沿子宫圆韧带至腹股沟浅淋巴结。子宫体下部及子宫颈的淋巴管，沿子宫血管上行，注入髂内或髂外淋巴结，一部分向后注入骶淋巴结或髂总淋巴结（图 2-6-6）。盆腔脏器的淋巴管之间有广泛吻合，若患有子宫癌时，可有广泛转移。

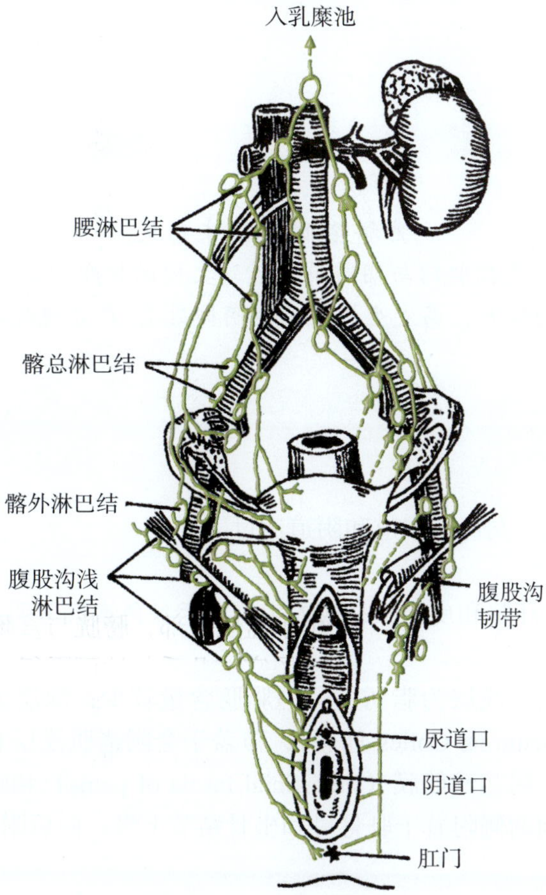

图 2-6-6　子宫的淋巴回流

第二节　会　　阴

案例导入

男性，33 岁，车祸伤后下腹部痛 2 小时入院。2 小时前骑自行车时，被轿车撞倒在车道旁的花台上，神志清楚，感觉会阴部剧烈疼痛。检查发现阴囊肿胀变色，触痛明显，小便量少，仅有几滴血尿。诊断：尿道损伤。

思考题：

1. 简述男性尿道的分部和结构特点。

3. 试述男性尿道不同部位损伤后的临床表现及解剖学基础。

高频考点

会阴的概念和分区

广义的会阴（perineum）的境界与骨盆下口一致，略呈菱形。前界为耻骨联合下缘；两侧为耻骨下支、坐骨支、坐骨结节及骶结节韧带；后为尾骨尖。通过两侧坐骨结节的连线，可将会阴分为前、后两个三角区：位于前方的为尿生殖区（urogenital region），也称尿生殖三角；位于后方的为肛区（anal region），也称肛门三角。狭义的会阴，指肛门与外生殖器之间的狭小区域。

知识链接

产科会阴及临床意义

在女性，狭义会阴是指肛门与阴道前庭后端之间的软组织，又称为产科会阴。由于分娩时此区承受的压力较大，易发生撕裂（会阴撕裂），在分娩时应注意加以保护。

一、尿生殖区

此区男性有尿道通过，女性有尿道和阴道通过。

（一）皮肤

皮肤较薄，有丰富的汗腺和皮脂腺，成人生有阴毛且色素沉着明显。

（二）浅筋膜

浅筋膜分浅、深两层。浅层为脂肪层，但脂肪含量较少；深层为膜样层，称会阴浅筋膜（superficial fascia of perineum 或 Colles 筋膜），覆盖于会阴诸肌浅层和各海绵体的下面。会阴浅筋膜向前与阴囊肉膜、阴茎浅筋膜（superficial fascia of penis）和腹前外侧壁的浅筋膜深层即 Scarpa 筋膜相延续；向两侧附着于耻骨弓和坐骨结节下缘；向后附于尿生殖膈后缘。

（三）深筋膜

深筋膜分为浅、深两层。分别称为尿生殖膈下筋膜（inferior fascia of urogenital diaphragm）和尿生殖膈上筋膜（superior fascia of urogenital diaphragm），两侧缘均附于耻骨弓，后缘在坐骨结节之间相互愈合。上、下两层筋膜间封包会阴深横肌（deep transverse muscle of perineum）和尿道括约肌（sphincter of urethra），共同构成尿生殖膈。封闭尿生殖三角。

（四）筋膜间隙

1. 会阴浅隙（superficial perineal space） 位于会阴浅筋膜与尿生殖膈下筋膜之间，又称会阴浅袋。此间隙向前上方开放，与腹前外侧壁浅筋膜深层的深面间隙相通。间隙内有会阴肌浅层、阴部神经和阴部内血管的分支，男性有阴茎脚、尿道球及尿道；女性有尿道、阴道下部、阴蒂脚、前庭球及前庭大腺。

2. 会阴深隙（deep perineal space） 位于尿生殖膈上、下筋膜之间，又称会阴深袋。此间隙为一完全封闭的筋膜间隙。此间隙内有会阴深横肌和尿道括约肌、阴部神经和阴部内血管的分支，男性有尿道膜部和尿道球腺，女性有尿道及阴道下部。

知识链接

男性尿道损伤的尿液外渗范围及其解剖学基础

男性尿道行程较长，其膜部和海绵体部分别通过会阴深隙和会阴浅隙；男性尿道损伤部位不同，尿液外渗的范围也不同（图 6–7）。①尿道海绵体部断裂，由于深阴茎筋膜包裹三块海绵体，尿液渗出仅局限于阴茎范围内。②尿道球部破裂，由于会阴浅筋膜与阴囊肉膜、阴茎浅筋膜、腹前外侧壁浅筋膜深层等相延续，尿液可渗入会阴浅隙、阴囊和阴茎，并可向前上方渗入腹前外侧壁。③尿道膜部断裂，由于会阴深隙为一封闭的间隙，尿液不易扩散，仅局限于会阴深隙内。④尿道前列腺部断裂，尿液可渗入盆腔内前列腺和膀胱周围的蜂窝组织内，如耻骨后隙等，进一步发展，前面可沿腹膜外组织向上，后面可沿腹膜后隙向后、向上蔓延。

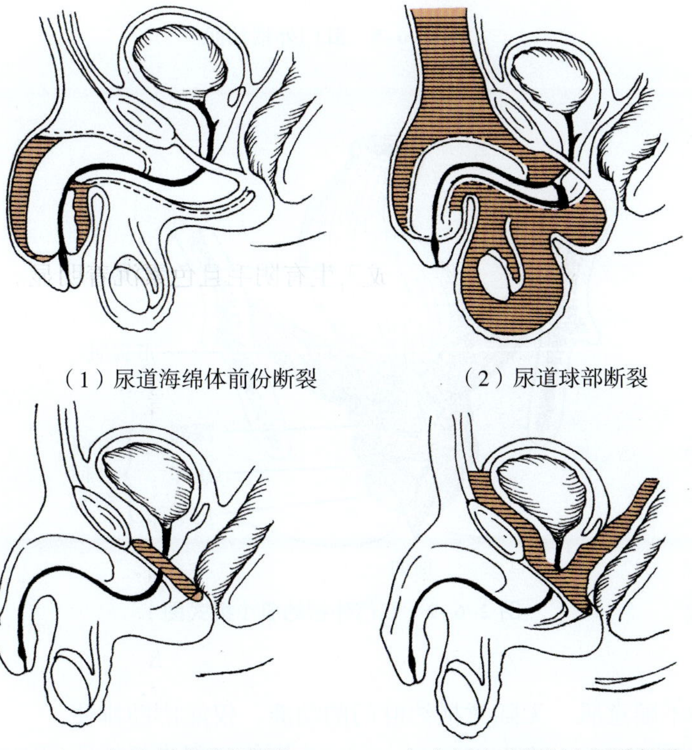

（1）尿道海绵体前份断裂　（2）尿道球部断裂

（3）尿道膜部断裂　（4）尿生殖膈以上尿道断裂

图 2–6–7　男性尿道断裂与尿外渗示意图

二、肛区

肛区有肛管通过并开口于此区，肛管两侧深部为坐骨肛门窝。

（一）肛管

肛管长约 4 cm，上续直肠，向后下绕尾骨尖终于肛门。肛管周围有肛门括约肌，分为肛门内括约肌和肛门外括约肌（图 2-6-8、9）。

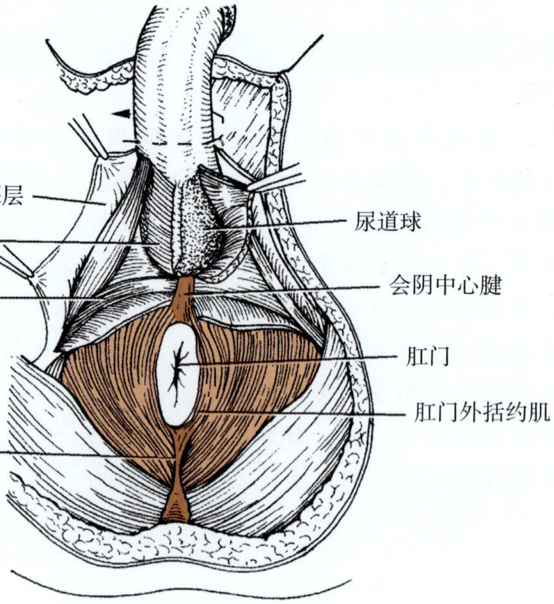

图 2–6–8 肛门外括约肌

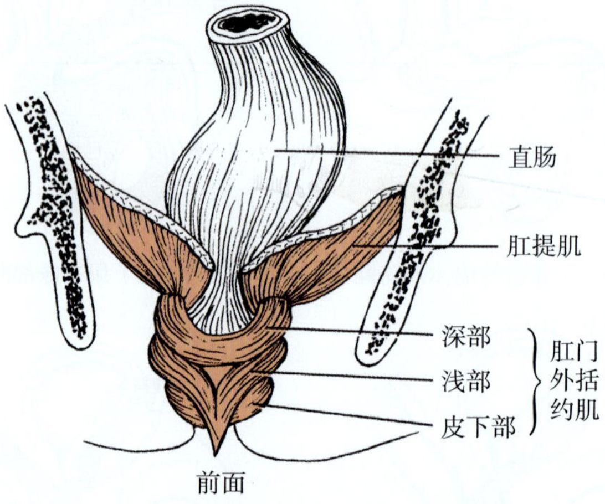

图 2–6–9 肛门外括约肌（模式图）

围绕肛管上部，为不随意肌，无随意括约肛门的功能，仅能协助排便。

2. 肛门外括约肌（external anal sphincter） 为围绕肛门内括约肌周围的骨骼肌。按其纤维所在部位又可分为皮下、浅、深三部。

（1）皮下部：位于肛门周围皮下，为一环行肌束，肌纤维较薄弱，不附于骨，手术中损伤或切断不致引起大便失禁。

（2）浅部：位于皮下部外上方，呈前后走行的椭圆形肌束，前方附于会阴中心腱。会阴中心腱位于肛门与阴茎根（或女性阴道前庭后端）之间，为会阴诸肌的附着处；浅部后方附于尾骨尖附近。

（3）深部：位于浅部的外上方，为较厚的环行肌束，环绕肛门内括约肌与直肠壁纵行肌层下部的外面。深、浅两部是括约肌中控制肛门排便的主要部分。手术时如需切断，只能切断一处，否则可造成大便失禁。

肛门外括约肌的浅、深部，耻骨直肠肌，肛门内括约肌，直肠壁纵行肌层的下部等，环绕

在肛管与直肠交接处，共同构成一个肌环，称肛直肠环，对括约肛门有重要作用。若手术中破坏此环，可引起大便失禁。

（二）坐骨肛门窝

坐骨肛门窝（ischioanal fossa）位于肛管与坐骨之间，左、右各一，呈楔形，有四壁一尖一底（图 2-6-10）。前壁为会阴浅横肌和尿生殖膈的后缘；后壁为臀大肌下缘及骶结节韧带；内侧壁上部为肛提肌、尾骨肌及盆膈下筋膜，下部为肛门外括约肌；外侧壁上部为闭孔内肌及其筋膜，下部为坐骨结节内侧面；尖向上方，为盆膈下筋膜与闭孔筋膜汇合而成；底为肛门两侧的浅筋膜及皮肤。

坐骨肛门窝内充填的大量脂肪组织有弹性垫作用，此外还有阴部神经、阴部内血管、淋巴管等通行。阴部神经在行程中绕坐骨棘入坐骨肛门窝。

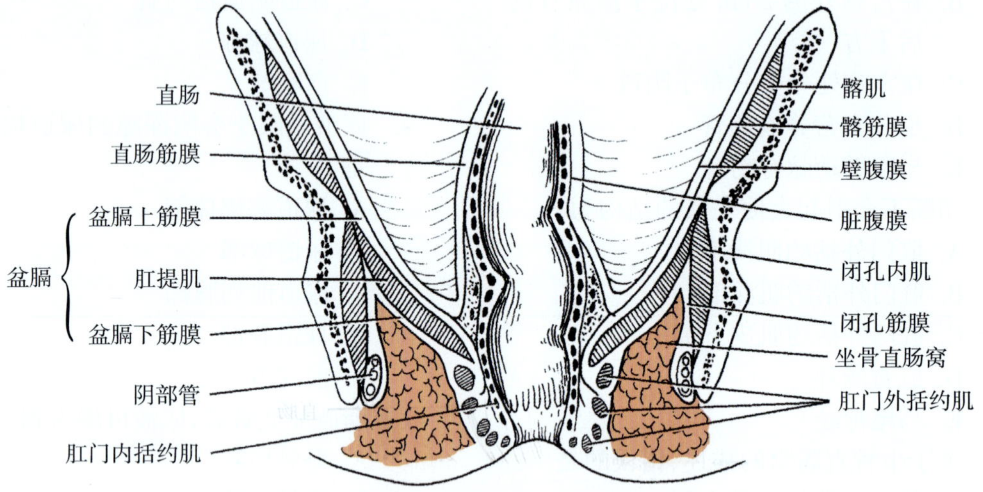

图 2-6-10　坐骨肛门窝

知识链接

坐骨肛门窝的临床意义

坐骨肛门窝内有阴部神经通行，临床上做阴部神经阻滞时，可在坐骨结节与肛门连线中点进针，朝向坐骨棘下方做扇形浸润。坐骨肛门窝血运较差，为脓肿好发部位，脓肿扩散时，可穿破肛提肌形成盆腔脓肿，或穿过肛管及皮肤形成肛瘘。

（崔颜宏　周　速）

自测题

一、A 型选择题

1. **不属于**盆脏筋膜形成的结构是
   A. 直肠侧韧带
   B. 直肠膀胱膈
   C. 肛提肌腱弓
   D. 子宫主韧脉
   E. 前列腺鞘
2. 直肠指检时，**不能**触及的结构是
   A. 卵巢
   B. 子宫颈

C. 精囊
D. 前列腺
E. 直肠子宫陷凹
3. 子宫的淋巴不注入
A. 髂总淋巴结
B. 腰淋巴结
C. 髂内、髂外淋巴结
D. 腹股沟淋巴结
E. 肠系膜淋巴结
4. 关于子宫动脉的描述,错误的是
A. 起自髂内动脉
B. 在宫颈外侧 2 cm 处位于输尿管的后下方
C. 在宫颈处分支分布于阴道
D. 也分支营养输卵管
E. 与卵巢动脉有吻合
5. 切断不会引起大便失禁的结构为
A. 肛门外括约肌浅部
B. 肛门外括约肌深部
C. 肛门外括约肌皮下部
D. 肛直肠环
E. 马尾神经
6. 关于坐骨直肠窝的描述,错误的是
A. 位于肛管与坐骨之间
B. 可分为顶、底及内、外侧壁
C. 窝底为皮肤
D. 其内充满脂肪组织
E. 窝顶为盆膈上筋膜和闭孔筋膜汇合而成
7. 会阴分为尿生殖区和肛区,其分区的标志为
A. 耻骨结节
B. 耻骨嵴
C. 耻骨弓
D. 坐骨结节
E. 坐骨棘
8. 在会阴深隙内,男女两性都具有的结构是
A. 会阴深横肌
B. 会阴浅横肌
C. 尿道阴道括约肌
D. 尿道球腺
E. 前庭球
9. 尿液局限于会阴深隙的尿道损伤部位是
A. 尿道海绵体部
B. 尿道球部
C. 尿道前列腺部
D. 尿道膜部
E. 前尿道
10. 膀胱前壁破裂,尿液可渗入到
A. 耻骨后隙
B. 腹膜后隙
C. 腹膜腔内
D. 膀胱后隙
E. 直肠后隙

二、名词解释

1. 盆膈
2. 会阴
3. 直肠后隙

三、问答题

1. 试述坐骨肛门窝的位置、境界及主要内容。
2. 试述尿道球部和尿道膜部破裂时,尿液外渗范围有何不同?

四、绘图题

绘出“盆筋膜间隙”示意图,并标注下列结构:膀胱、直肠、耻骨后隙、直肠后隙。

第七章

上　肢

局部解剖学
第七章数字资源

思政之光

学习目标

学习本章内容的学生能够：

思政：

德技并重、艰苦奋斗、勇于创新。

识记：

1. 复述上肢的境界和分部。
2. 复述腋窝的构成及其内容。
3. 复述肘窝的构成及其内容的毗邻关系。
4. 复述腕管的构成及通过的结构。
5. 复述手掌的骨筋膜鞘的构成及其内容。

理解：

1. 分析臂丛神经不同分支损伤后的临床表现。
2. 分析腕管综合征发生的解剖学基础。
3. 对比三边孔和四边孔的境界及通过的结构。

运用：

在活体上，可以找到上肢动脉和重要神经的体表投影位置。

第一节　概　　述

一、境界与分部

上肢与颈部、胸部相连。上肢与颈部的分界为锁骨上缘外侧 1/3 及肩峰至第 7 颈椎棘突的连线。上肢与胸部的分界：前为三角肌胸大肌间沟；后为三角肌后缘上份；下为腋前、后襞下缘中点的连线。

上肢可分为肩、臂、肘、前臂和手部，各部又可分为若干区。

二、体表投影

1. 腋动脉及肱动脉　当上肢外展 90° 且手掌向上时，锁骨中点至肘窝中点连线的上 1/3 为腋动脉的投影；下 2/3 为肱动脉的投影（图 2-7-1）。

2. 桡动脉和尺动脉　从肘窝中点远侧约 2 cm 处，分别至桡骨茎突和豌豆骨桡侧的连线，为桡动脉和尺动脉的投影。

3. 正中神经　在臂部，与肱动脉一致；在前臂，为从肱骨内上髁与肱二头肌腱连线中点至腕中点稍外侧的连线。

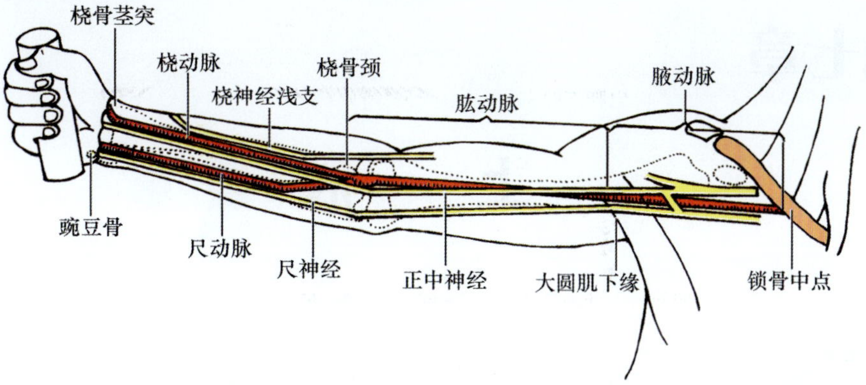

图 2-7-1 上肢动脉与神经干的体表投影

4. 尺神经 从腋窝顶经肱骨内上髁与尺骨鹰嘴之间，至豌豆骨桡侧缘的连线。

5. 桡神经 自腋后襞下缘外侧端，向外下斜过臂部的后面，至肱骨外上髁的连线是桡神经主干的体表投影。

第二节 肩 部

案例导入

女性，45 岁，乳腺癌手术切除了左腋窝的淋巴结，术后 3 周，上肢做伸展运动时，发现左侧肩胛骨突出，抬手臂梳头困难。患者用双手推墙，可见左侧肩胛骨的内侧缘翘起，呈“翼状肩”。

思考题：

1. 简述腋窝的构成及内容。
2. 依据患者表现和解剖学基础，分析损伤了什么神经。
3. 腋窝的淋巴结有哪些？在切除淋巴结时，还应注意勿损伤哪些神经？

肩部分为腋区、三角肌区和肩胛区。本节重点介绍腋区。

腋区是指肩关节下方，臂与胸上部之间的区域。当上肢外展时，腋区呈向上的凹陷，称腋窝（axillary fossa）。腋窝是一尖向上、底向下的四棱锥体形腔隙，是分布到上肢的血管和神经经过的通道。

一、腋窝的构成

高频考点

腋窝、三边孔和四边孔

1. 顶 即上口，由锁骨、第 1 肋和肩胛骨上缘围成，与颈部相交通。

2. 底 由浅入深为皮肤、浅筋膜和腋筋膜构成。腋窝皮肤较薄，在成人生有腋毛，并有大量皮脂腺和汗腺。

3. 四壁（图 2-7-2）

（1）前壁：由胸大、小肌构成。胸大肌下缘以及覆盖它的筋膜和皮肤一起构成腋前壁。

（2）内侧壁：由上 4 或 5 个肋及肋间肌和前锯肌构成。

（3）外侧壁：由肱骨上部的内侧面及喙肱肌和肱二头肌短头构成。

（4）后壁 由肩胛下肌、大圆肌及背阔肌构成。由于肱三头肌长头穿过大圆肌和小圆肌之

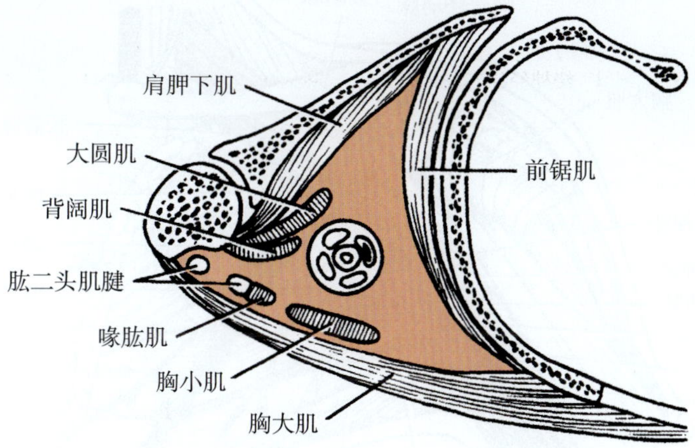

图 2-7-2 腋窝的四壁（横断面示意图）

（图 2-7-3）。在肱三头肌长头的外侧与大、小圆肌及肱骨外科颈之间有四角形间隙，称四边孔，其内有腋神经及旋肱后动脉通过（图 2-7-3）。背阔肌和大圆肌下缘及覆盖它们的筋膜和皮肤一起形成腋后壁。

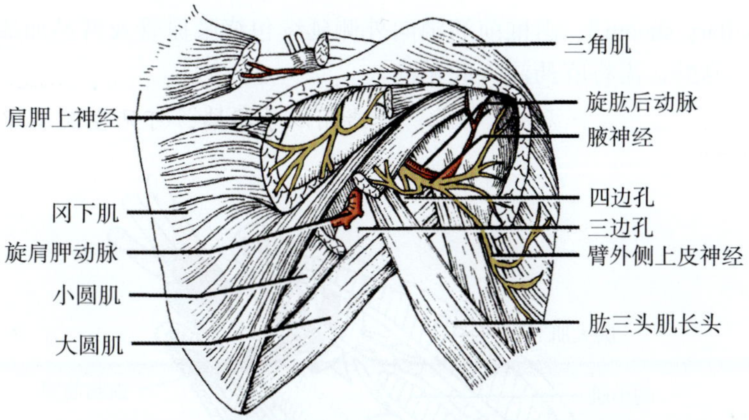

图 2-7-3 腋窝后壁及三边孔、四边孔（后面观）

二、腋窝的内容

腋窝内有腋动脉及其分支、腋静脉及其属支、臂丛及其分支和腋淋巴结群等（图 2-7-4）。

1. 腋动脉　以胸小肌为标志，可分为三段：

（1）腋动脉第一段：位置最深，从第 1 肋外缘至胸小肌上缘，此段发出胸肩峰动脉。

（2）腋动脉第二段：最短，位于胸小肌的后方，此段发出胸外侧动脉。

（3）腋动脉第三段：最长，位于胸小肌下缘至大圆肌下缘之间，此段主要分支有旋肱前动脉、旋肱后动脉和肩胛下动脉。

2. 腋静脉　与腋动脉伴行，位于动脉的前内侧，由于腋动、静脉被共同包绕在一个腋鞘内，此处血管外伤时易发生腋动静脉瘘。

3. 臂丛　为颈根部臂丛的延续部分，与腋动、静脉共同被包绕于腋鞘内，臂丛形成内侧

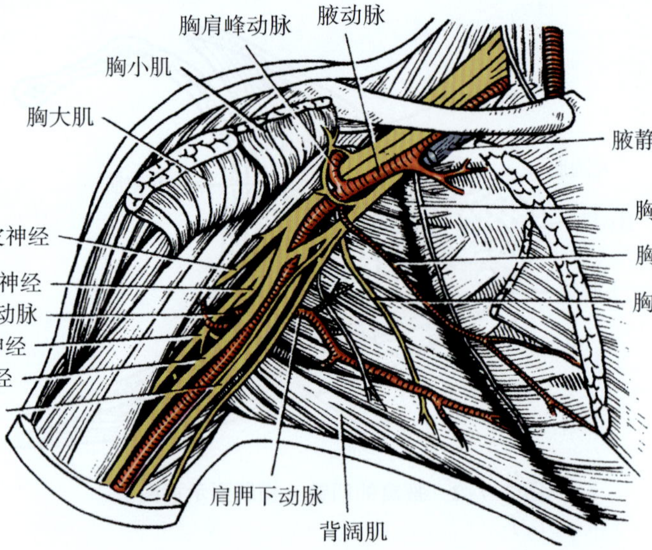

图 2-7-4　腋腔的内容

经外侧根；后束分出桡神经和腋神经。正中神经内、外侧根夹持腋动脉，在动脉的前外方合成正中神经。此外，臂丛还发出胸长神经和胸背神经等。在乳癌根治术清扫腋淋巴结时，应注意保护这些神经。

4. 腋鞘（axillary sheath） 由椎前筋膜向外侧延续包绕腋血管及臂丛而成（图 2-7-5）。临床上行锁骨下臂丛麻醉，需将麻药注入此鞘内。

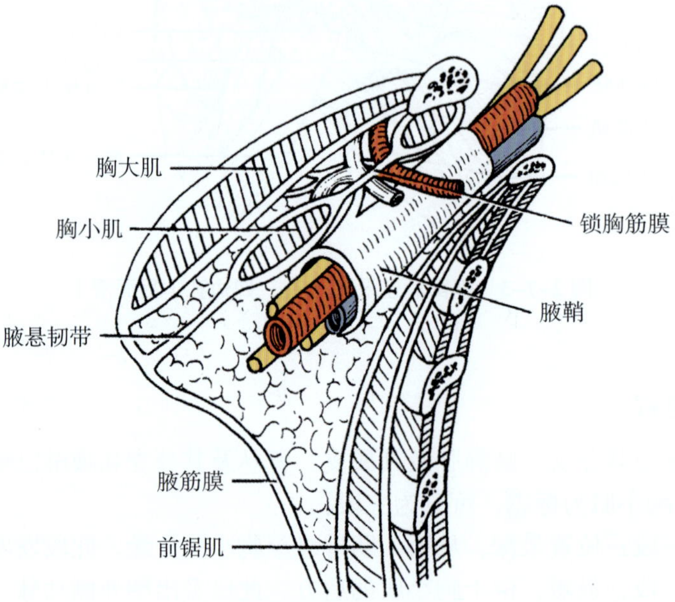

图 2-7-5　腋鞘示意图

5. 腋淋巴结群　收纳上肢、部分胸壁和乳房的淋巴。数目较多，可分为五群：胸肌淋巴结、肩胛下淋巴结、外侧淋巴结、中央淋巴结和尖淋巴结。乳腺癌转移时，一般先侵犯至胸肌淋巴结，而上肢感染则先侵犯外侧淋巴结。

第三节 肘 部

肘部介于臂和前臂之间，借通过肱骨内、外上髁的冠状面分为肘前区和肘后区。本节重点介绍肘前区。

一、肘前区的境界

其上界和下界分别为通过肱骨内、外上髁连线上、下各两横指的水平线。其内、外侧界分别为通过肱骨内、外上髁的垂线。

二、肘前区的浅层结构

肘前区的皮肤薄而柔软，浅筋膜疏松，其内有皮神经和浅静脉等（图 2-7-6）。肱二头肌腱内侧的浅筋膜内走行的是贵要静脉和前臂内侧皮神经；肌腱外侧有头静脉和前臂外侧皮神经。在肱二头肌腱前面有头静脉和贵要静脉之间的吻合静脉。

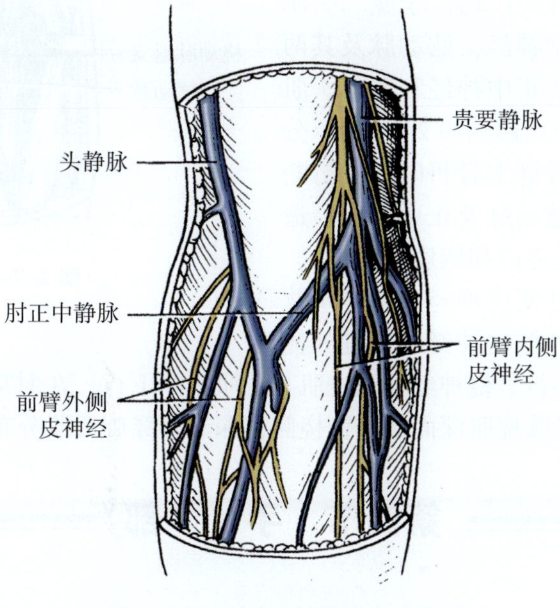

图 2-7-6 肘前区浅静脉和皮神经

知识链接

头静脉和贵要静脉之间的吻合静脉及其临床意义

头静脉和贵要静脉之间的吻合静脉的连接形式有：①自头静脉向内上吻合于贵要静脉，吻合呈“N”形，此种吻合静脉称为肘正中静脉。②以前臂正中静脉向上分为两支，呈“Y”形分别吻合于头静脉和贵要静脉。由于肘前区的浅静脉位置表浅，比较固定，其深面有肱二头肌腱膜与深层血管、神经隔开，因此是临床上做静脉穿刺抽血和输液的常用部位。

三、肘前区的深层结构

（一）深筋膜

上续臂筋膜，下连前臂筋膜。肱二头肌腱的部分纤维向内下分散编入肘前区和前臂内侧的深筋膜，形成肱二头肌腱膜（bicipital aponeurosis）。腱膜的游离上缘是肘前区的重要标志，它与肱二头肌腱的交角处的深面，是触摸肱动脉搏动和测量血压的听诊部位。

（二）肘窝

肘窝（cubital fossa）是位于肘前区深筋膜和肱二头肌腱膜深方的、呈尖端朝向远侧的三角形凹陷（图 2-7-6，7）。

高频考点 肘窝

1. 肘窝的境界 其上界为肱骨内、外上髁的连线，下内侧界为旋前圆肌，下外侧界为肱桡肌，窝底主要是肱肌。

2. 肘窝的内容 肱二头肌腱是肘窝的中心标志，血管和神经列于其两侧。

（1）肱动脉及正中神经：均位于肱二头肌腱的内侧。最内侧为正中神经，肱动脉及其两侧伴行的两条肱静脉位于正中神经和肱二头肌腱之间。肱动脉于肘窝中点远侧约 2 cm 处，分为桡动脉和尺动脉。肱骨髁上骨折时，骨折断端移位，可压迫或损伤肱动脉及正中神经，造成前臂缺血性挛缩或感觉障碍和瘫痪。

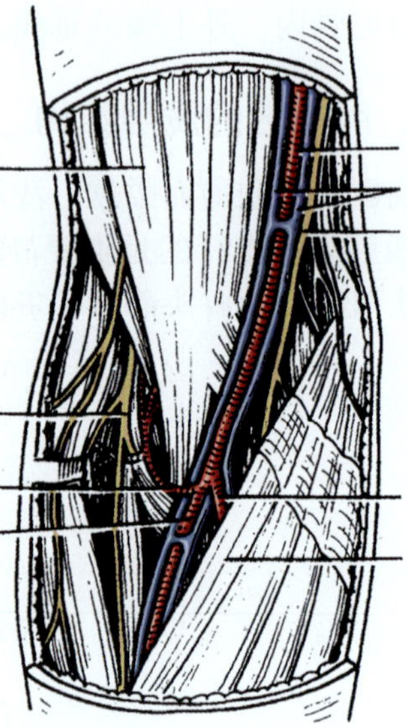

图 2-7-7 肘窝内容

（2）桡神经及前臂外侧皮神经：均位于肱二头肌腱的外侧。前臂外侧皮神经在肌腱外侧穿出深筋膜后和头静脉伴行。桡神经在肱桡肌与肱肌之间下行，在肘窝平桡骨颈高度分为浅支和深支。浅支为皮支，经肱桡肌深面达前臂桡侧；深支则穿旋后肌分布至前臂伸肌群。

第四节 手 部

案例导入

男性，50 岁，感觉右手有针刺感，范围包括拇指和外侧两个半手指的掌面。患者感觉疼痛日益加重，常在夜间痛醒。医生检查发现患者手的外侧半感觉减退，手掌鱼际力量减退。诊断：腕管综合征。

思考题：

1. 何谓腕管？腕管内通过的结构有哪些？
2. 依据临床表现和解剖学基础，分析损伤了何神经。
3. 若不及时治疗，会进一步出现哪些症状？

手部包括腕和手。手又可分为手掌、手背和手指。

一、手掌

（一）浅层结构

1. 皮肤 手掌的皮肤厚而致密，角化层较厚，汗腺丰富，但没有毛发及皮脂腺。皮肤与深层的掌腱膜连接较紧密，不易滑动而有利于手的抓、握、持物的功能。

2. 浅筋膜 鱼际处和小鱼际处的浅筋膜较薄。掌心处的浅筋膜较致密，并有很多垂直的纤维隔将皮肤与掌腱膜紧密相连，分隔皮下组织成无数小叶，浅血管、淋巴管及皮神经穿行其间。

（二）深层结构

1. 深筋膜 手掌的深筋膜可分为三部分，内侧部和外侧部较薄弱，分别覆盖鱼际肌群和小鱼际肌群；中间部深筋膜分浅、深两层，浅层厚而坚韧称掌腱膜，深层位于骨间肌前面称为骨间掌侧筋膜。手掌的深筋膜还参与构成手掌的骨筋膜鞘及腕管等。

（1）掌腱膜（palmar aponeurosis）：位于屈指肌腱的前方，由手掌深筋膜中间部的浅层构成，呈三角形，厚而坚韧，为纵横纤维交织成的腱性结构（图 2-7-8）。其近端有掌长肌腱加入，远端展开分为 4 束止于第 2~5 指近节指骨底两侧，可协助屈腕及屈指。

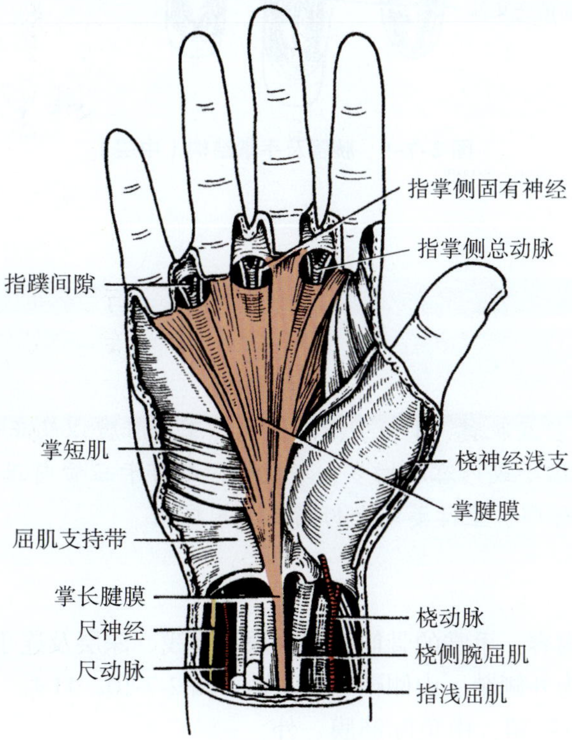

图 2-7-8 掌腱膜

（2）屈肌支持带（flexor retinaculum）：由手掌深筋膜在腕前部增厚形成，又叫腕横韧带，其桡侧端附着于手舟骨及大多角骨，尺侧端附着于豌豆骨及钩骨。

（3）腕管（carpal canal）：由屈肌支持带和腕骨沟共同围成。它是前臂与手掌之间的重要通道，内有指浅、指深屈肌腱，拇长屈肌腱和正中神经通过，在管内正中神经位于浅层偏桡侧

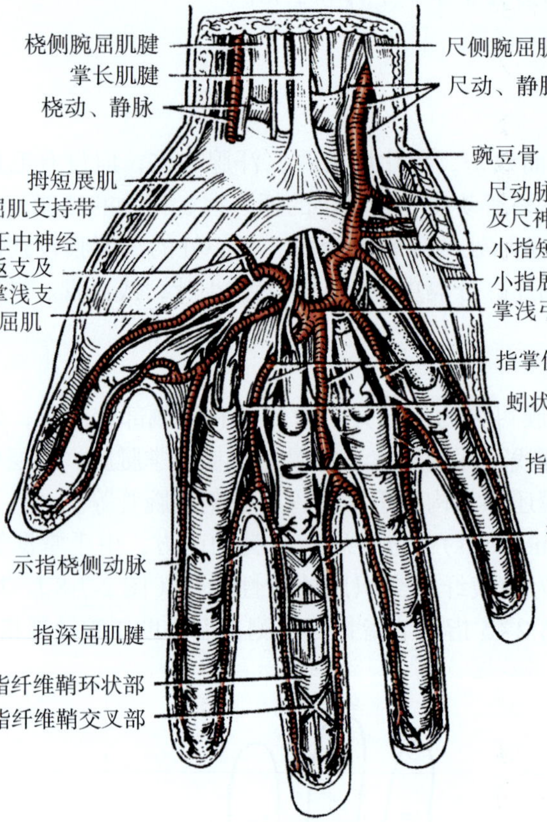

图 2-7-9 腕管及手掌结构（中层）

知识链接

腕管综合征

腕管内通过有拇长屈肌腱，4 个手指的指浅、深屈肌腱以及正中神经及其伴行的动脉。任何因素使腕管缩小或内容物增多、增大时，都可卡压管内正中神经，出现手的活动笨拙、疼痛、感觉障碍、鱼际萎缩和拇指无力等症状。

（4）骨筋膜鞘及其内容：手掌的骨筋膜鞘由深筋膜浅、深层及连于其两层之间的内、外侧肌间隔共同围成。可分为外侧鞘、内侧鞘和中间鞘（图 2-7-10，11）。

1）外侧鞘：又称鱼际鞘，由鱼际筋膜、外侧肌间隔和第 1 掌骨围成，内有鱼际肌群（拇收肌除外）、拇长屈肌腱及其腱鞘和拇指的血管、神经等。

2）内侧鞘：又称小鱼际鞘，由小鱼际筋膜、内侧肌间隔和第 5 掌骨围成，内有小鱼际肌群（掌短肌除外）、小指屈肌腱及其腱鞘和小指的血管、神经等。

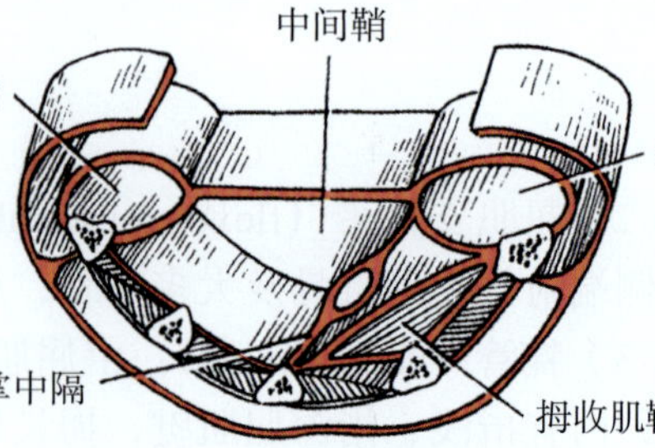

图 2-7-10 手掌骨筋膜鞘示意图

3）中间鞘：位于掌腱膜、内侧肌间隔、骨

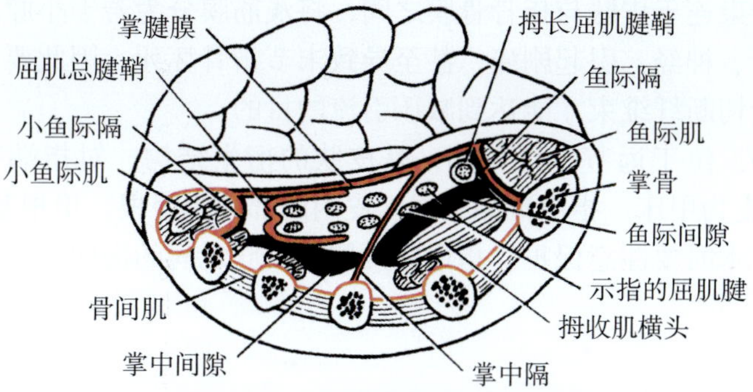

图 2-7-11 手掌筋膜间隙示意图

间掌侧筋膜、外侧肌间隔与拇收肌筋膜之间，其内有指浅、深屈肌的 8 条肌腱，4 块蚓状肌和屈肌总腱鞘，以及掌浅弓、指血管和神经等。

（三）手掌筋膜间隙

位于手掌屈指肌腱及蚓状肌的深面与骨间肌及其筋膜之间，为一充满疏松结缔组织的潜在间隙（图 2-7-10，11）。由于掌腱膜发出掌中隔至第三掌骨，因此又将手掌筋膜间隙分为尺侧的掌中间隙和桡侧的鱼际间隙。

1. 掌中间隙　位于第 3、4、5 指屈肌腱及屈肌总腱鞘与骨间肌及其筋膜之间。其内侧界为内侧肌间隔，外侧界为掌中隔。此间隙近侧端经腕管可通向前臂屈肌后间隙，远侧端沿第 2~4 蚓状肌可通向第 3~5 指背侧。

2. 鱼际间隙　位于示指屈肌腱与拇收肌及其筋膜之间。其内侧界为掌中隔，外侧界为外侧肌间隔。此间隙近侧端为盲端，远侧端沿第 1 蚓状肌通向示指背侧。

二、手背

手背的皮肤薄而柔软，富有弹性，移动度较大。浅筋膜疏松，炎症时易肿胀。浅筋膜内有丰富的浅静脉及皮神经（图 2-7-12）。手背的浅静脉互相吻合成手背静脉网，是临床上输液的常用部位。手背的皮神经有桡神经浅支及尺神经手背支，它们走行于浅静脉深面，分别分布于手背的桡侧 1/2 和尺侧的 1/2 以及桡、尺侧各两个半指背的皮肤（示、中指及环指桡侧半中、远节指背皮肤由正中神经皮支分布）。

手背的肌腱位置表浅，表面可见其隆起，易受外伤。这些肌腱在伸肌支持带深方都有腱鞘包绕，其中桡骨茎突附近的腱鞘是囊肿和炎症的好发部位。

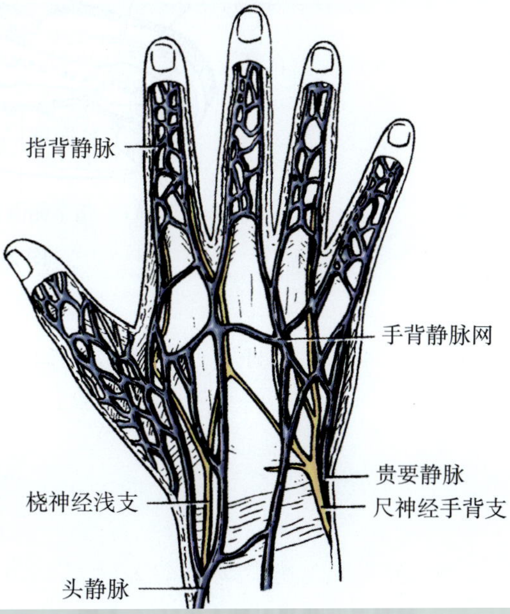

三、手指

1. 手指的血管和神经　每一手指均有 4 条动脉和神经，两条指掌侧固有动脉和两条指背动脉，它们都有同名神经伴行，走行于手掌面和手背面两侧的皮下。

2. 指端结构（图 2-7-13）

皮下组织有许多纤维束连于皮肤与指骨骨膜之间，将浅筋膜分为若干小腔。当炎症时，小腔内压力升高，压迫血管、神经，引起剧痛，甚至导致末节指骨坏死，因此要及时切开引流。手术时从侧面切开，横行切断纤维束才能达到减压引流的目的。

（2）指甲（nail）：位于远节指骨背侧，是皮肤的衍生结构，对指端有保护作用（图 2-7-13）。指甲深面的真皮为甲床。指甲近侧缘嵌入皮内的部分叫甲根。甲根基部的生发层叫甲基，是指甲的生长点，手术时要注意保护。指甲的两侧与皮肤之间的沟叫甲沟，甲沟处易外伤而感染，称甲沟炎。

知识链接

甲沟炎

多因微小刺伤、挫伤、倒刺或剪指甲过深损伤而引起，致病菌多为金葡菌。表现为指甲一侧的皮下组织红、肿、热、痛，可自行消退，有的却迅速化脓。脓液自一侧蔓延到甲根部的皮下及对侧甲沟，形成半环形脓肿。有脓液形成时可在甲沟处做纵行切开引流。

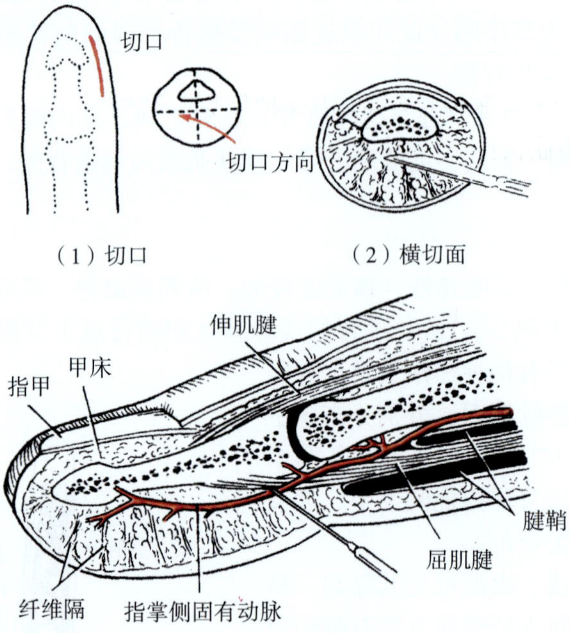

图 2-7-13 指端结构

（夏福友 周 速）

自测题

一、A 型选择题

1. 胸长神经
   A. 属于臂丛锁骨下部分支
   B. 发出后行向后下进入肩胛区
   C. 与胸背动脉伴行
   D. 损伤后出现“翼状肩”
   E. 仅含有运动神经纤维
2. 以下哪项不是腋动脉的分支
   A. 肩胛上动脉
   B. 胸肩峰动脉
   C. 肩胛下动脉
   D. 旋肱后动脉
   E. 胸外侧动脉
3. 女性，52 岁，右侧乳房增大，检查发现：乳房外侧有一肿块，较坚硬且边界不太清楚，活动度小但无明显疼痛，怀疑为乳腺癌，需取淋巴结做病理学检查，应当取的淋巴结是
   A. 锁骨下动脉附近的锁骨上淋巴结
   B. 胸外侧动、静脉周围的胸肌淋巴结
   C. 肩胛下动、静脉周围的肩胛下淋巴结
   D. 腋动、静脉远侧段的腋外侧淋巴结
   E. 胸骨旁淋巴结

二、名词解释

1. 四边孔
2. 肘窝

三、问答题

1. 乳腺癌根治术中清除腋淋巴结时，需保护好哪些结构？一旦有神经损伤可致哪些肌肉瘫痪？出现那些症状？
2. 试述腕管的构成及通过的结构。

四、绘图题

绘出“腋腔”示意图，并标注下列结构：腋动脉、腋静脉、臂丛、肌皮神经、正中神经、尺神经。

局部解剖学
第八章数字资源

思政之光

第八章

下　肢

学习目标

学习本章内容的学生能够：

思政：

重视医患沟通，融洽医患关系，杜绝医疗事故。

识记：

1. 复述下肢的境界和分部。
2. 复述股三角的构成及其内容；腘窝的构成及其内容；踝管的构成及通过的结构。

理解：

1. 对比梨状肌上、下孔的位置和出入的结构。
2. 对比腕管和踝管的位置和通过的结构。
3. 解释臀部肌肉注射的安全区域。
4. 解释股疝和腹股沟斜疝的区别。
5. 解释踝管综合征发生的解剖学基础。

运用：

在活体上，可以找到下肢动脉和重要神经的体表投影位置。

第一节　概　述

案例导入

女性，50 岁，发现其左侧大腿根部有一块状物，躺下时变小，但不完全消失。患者感觉大腿内部有向下传导的疼痛。体格检查：一肿块位于耻骨结节的外侧，腹股沟韧带内侧 1/3 下方。医生示指抵住腹股沟管浅环，嘱其咳嗽，未察觉有突出物冲击。临床诊断：股疝（经隐静脉裂孔突出）。

思考题：

1. 简述下肢的分部。
2. 简述股管的位置。
3. 何谓隐静脉裂孔？何谓股疝？
4. 为什么股疝女性较男性多发？

一、境界和分部

下肢与躯干相连，前方以腹股沟韧带为界，后方以髂嵴为界，内侧以会阴股沟与会阴为界。

下肢可分为臀、股、膝、小腿、踝和足诸部，各部又分为若干区。

二、体表投影

1. 臀上血管及神经　自髂后上棘至股骨大转子顶端连线的上、中 1/3 交点，即臀上动、静脉及神经出入盆处的投影。

2. 股动脉　屈髋关节并轻微外旋、外展位时，由腹股沟中点至股骨内上髁连线的上 2/3 即为股动脉的体表投影。

3. 足背动脉　内踝与外踝向前连线的中点至第 1、2 跖骨底之间的连线，是足背动脉的体表投影。

4. 坐骨神经主干　髂后上棘至坐骨结节连线的中、上 1/3 交界处，股骨大转子与坐骨结节连线的中点，股骨内、外侧髁之间的中点，此三点的连线为坐骨神经主干的体表投影。坐骨神经痛时，常在此投影线上有压痛。

第二节 臀 部

一、臀部的境界

臀部为髋骨外面的区域。其上界为髂嵴；下界为臀沟；内侧界为髂后上棘至尾骨尖的连线；外侧界为髂前上棘至大转子的连线。

二、臀部的层次结构

（一）浅层结构

臀部的皮肤较厚，浅筋膜内的许多纤维束将皮肤与深筋膜连接起来，形成小隔，其间充满丰富的脂肪组织。

（二）深层结构

1. 深筋膜　又称臀筋膜（gluteal fascia）。臀筋膜上附髂嵴；下续于股后区的深筋膜。臀筋膜分浅、深两层包绕臀大肌。其浅层较坚韧，发出纤维隔伸入肌束，故不易和臀大肌剥离。臀筋膜浅层是手术时识别肌层的标志。

2. 肌层　臀肌可分为浅、中、深三层。浅层主要是臀大肌；中层由上向下依次为臀中肌、梨状肌和股方肌等；深层为臀小肌。由于梨状肌从坐骨大孔穿出，故坐骨大孔被该肌分为梨状肌上孔和梨状肌下孔（图 2-8-1）。

高频考点
臀部深层的血管神经

3. 臀部深层的血管神经　臀部深层的血管神经均经梨状肌上孔和梨状肌下孔出入盆腔。经梨状肌上孔出入盆腔的结构有：由外侧向内侧依次为臀上神经、臀上动脉和臀上静脉。经梨状肌下孔出入盆腔的结构有：由外侧向内侧依次为坐骨神经、股后皮神经、臀下神经、臀下动静脉、阴部内动静脉和阴部神经。

坐骨神经与梨状肌的位置关系有多种类型（图 2-8-2），其中以总干穿梨状肌下孔者最为多见；其次为坐骨神经在盆腔内分为胫神经和腓总神经，胫神经穿梨状肌下孔，而腓总神经则穿梨状肌出盆腔，其他类型则较少见。

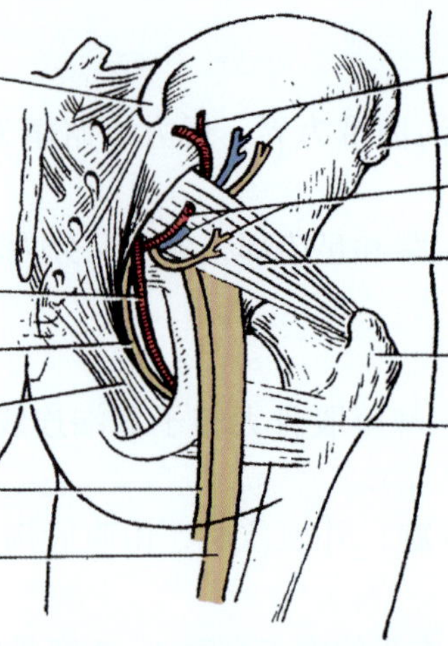

图 2-8-1 臀部的血管和神经

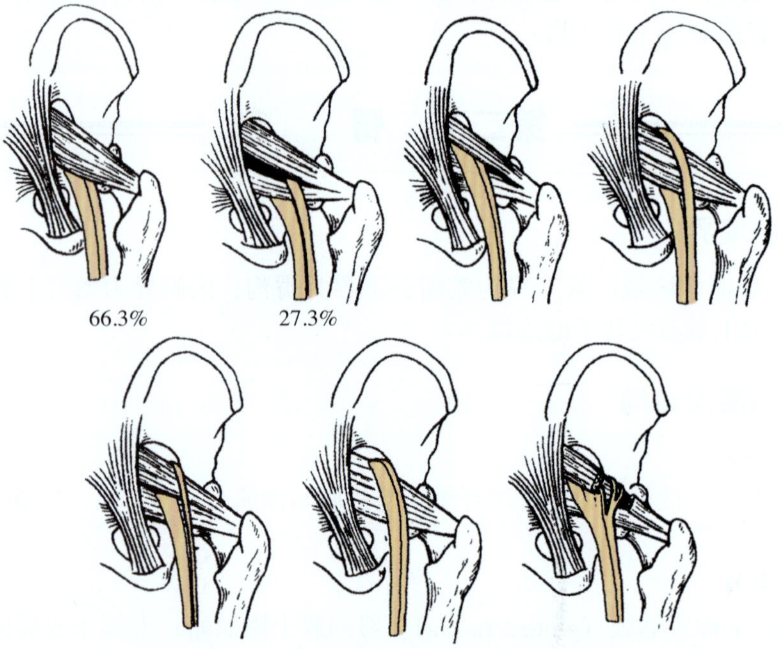

图 2-8-2 坐骨神经与梨状肌的位置关系类型

知识链接

梨状肌上、下孔及其临床意义

由于血管和神经皆经梨状肌上、下孔穿出骨盆至下肢，因此，臀部肌内注射时，应于臀部的外上 1/4 处进针，可避免损伤血管、神经。梨状肌上、下孔是盆腔内筋膜间隙和臀大肌深面的臀大肌下间隙的通道，故臀大肌下间隙感染时可蔓延至盆内。有时坐骨神经变异从盆腔内即分支，胫神经从梨状肌下孔穿出，而腓总神经则穿经梨状肌肌腹而下降，当梨状肌痉挛或损伤时，可压迫腓总神经而产生疼痛，临床上称梨状肌综合征。

第三节 股 部

股部前上方借腹股沟韧带与腹部分界，下方经髌骨上方两横指处的水平线与膝分界。由股骨内、外上髁各作一垂线，将股部分为股前区和股后区。本节重点介绍股前区。

一、股前区的浅层结构

股前区皮肤较薄，移动性大。临床上植皮时，可在此处切取皮片。股前区浅筋膜含脂肪较多，内有大隐静脉及其属支、皮神经和腹股沟浅淋巴结等。

二、股前区的深层结构

（一）深筋膜

又称阔筋膜。股前区深筋膜系阔筋膜的前份。在耻骨结节的外下方 3~4 cm 处，阔筋膜形成一个卵圆形的薄弱区，称为隐静脉裂孔，大隐静脉经此裂孔注入股静脉。

（二）筋膜形成的结构

1. 肌腔隙和血管腔隙　腹股沟韧带与髋骨之间是腹、盆腔通股前区的重要通道。它又被连于腹股沟韧带和髂耻隆起之间的髂耻弓分隔为内、外侧两部分：外侧为肌腔隙；内侧为血管腔隙（图 2-8-3）。

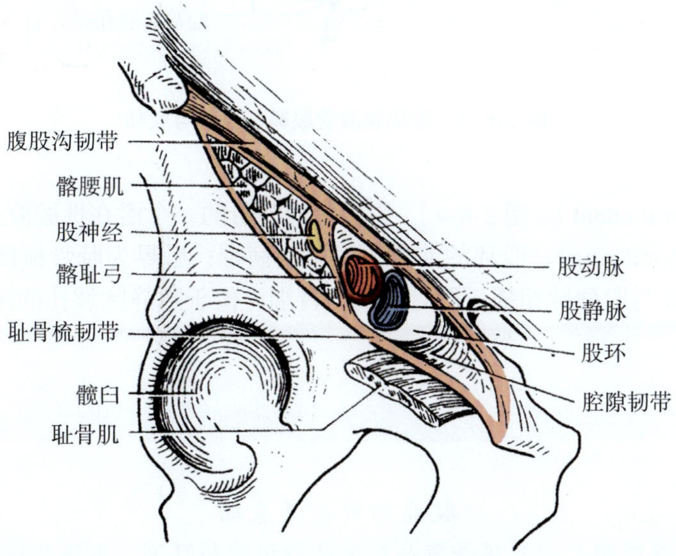

图 2-8-3　肌腔隙和血管腔隙

（1）肌腔隙（lacuna musculorum）：其前界为腹股沟韧带外侧份；后界为髂骨；内侧界为髂耻弓。肌腔隙内有股神经和髂腰肌通过。当腰椎结核形成脓肿时，脓液可沿腰大肌及其筋膜经此腔隙蔓延至大腿根部，并可刺激股神经。

高频考点
血管腔隙

（2）血管腔隙（lacuna vasorum）：其前界为腹股沟韧带的内侧份；后界为耻骨梳韧带；内侧界为腔隙韧带；外侧界为髂耻弓。血管腔隙内有股动、静脉通过，股静脉内侧为股环。

2. 股鞘（femoral sheath）（图 2-8-4）　为腹横筋膜及髂筋膜经血管腔隙向下延伸并包绕股动、静脉周围的筋膜鞘，呈漏斗形，长 3~4 cm。股鞘内有两个纵向的纤维隔将其分为三部分

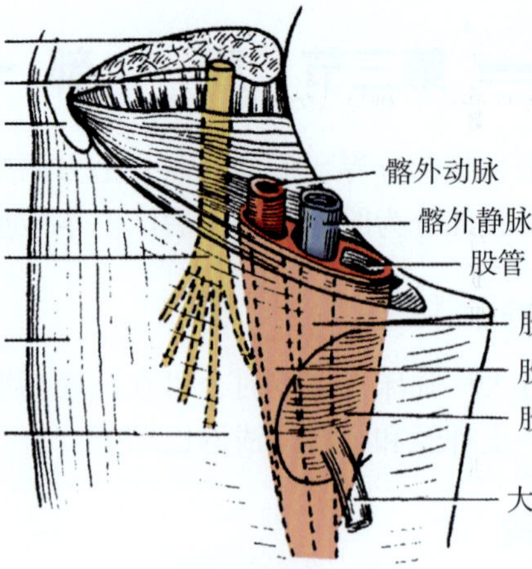

股鞘和股管

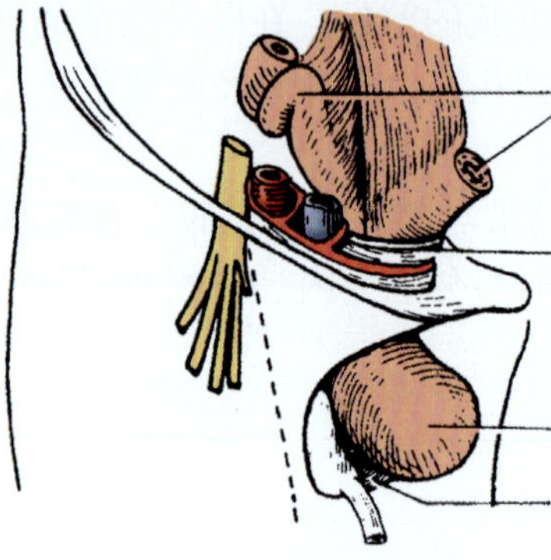

股疝

图 2-8-4　股鞘和股管股鞘、股管与股疝

3. 股管（femoral canal）（图 2-8-4） 为股鞘内侧份的一个潜在性腔隙，长 1~2 cm。股管的上口为股环（femoral ring）。股环的前界为腹股沟韧带；后界为耻骨梳韧带；内侧界为腔隙韧带；外侧借纤维隔与股静脉相邻。股管下端为盲端，位于隐静脉裂孔的深面。股管内常有淋巴结及脂肪组织。

知识链接

股疝的解剖学基础

由于股环与腹膜腔之间只隔着薄层疏松结缔组织和腹膜，当腹压增高时，如果腹腔内容物经股环穿入股管，甚至突出隐静脉裂孔，称为股疝（图 2-8-4）。由于股环的前、后、内侧三面均为坚强的韧带，不易扩展，故疝内容物不易还纳，从而形成嵌顿性股疝。股疝修补手术时，要特别注意是否存在异常闭孔动脉。此动脉是在股环内侧腔隙韧带的游离缘处，由腹壁下动脉与闭孔动脉的吻合支增粗形成，出现率约为 18%。如误伤此动脉可造成大出血。

（三）肌层及其形成的结构

1. 股三角（femoral triangle）（图 2-8-5） 位于股前区的上部，是一个底朝上，尖朝下的三角区。

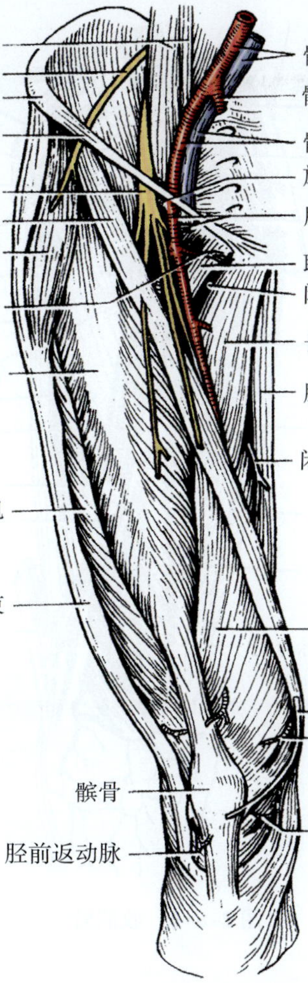

图 2-8-5 股三角

（1）境界：股三角的上界为腹股沟韧带，外下界为缝匠肌内侧缘，内侧界为长收肌内侧缘；其前壁为阔筋膜；后壁自外侧向内侧为髂腰肌、耻骨肌及长收肌。

（2）内容：自外侧向内侧依次有股神经、股动脉及其分支、股静脉及其属支和股静脉周围的腹股沟深淋巴结及脂肪组织等。根据上述位置关系，可进行股动脉压迫止血、插管造影，股静脉穿刺或股神经阻滞麻醉等。

2. 收肌管（adductor canal）（图 2-8-6） 是股三角向后下通向腘窝的重要通道，位于股前区中 1/3 段内侧面，是一个三棱形的肌筋膜管。其前内侧壁为缝匠肌和大收肌腱板，前外侧壁为股内侧肌，后壁为长收肌和大收肌。此管上口经股三角的下角通股三角；下口经收肌腱裂孔（adductor tendinous opening）通腘窝。收肌管内的结构由浅入深依次为隐神经、股动脉和股静脉。

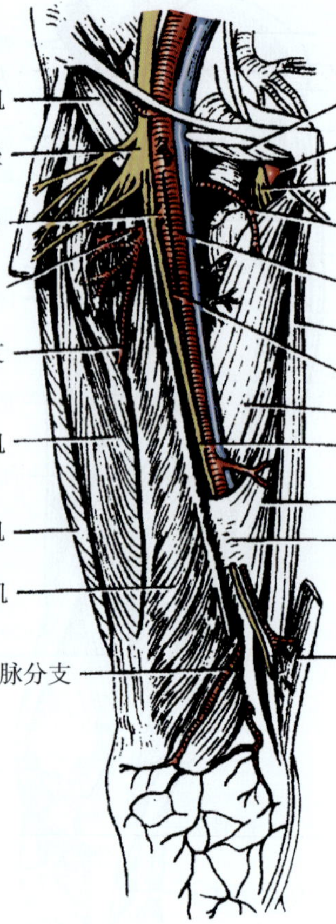

图 2-8-6 收肌管

第四节 膝 部

膝部介于股部和小腿之间，上界为经髌骨上方两横指处的水平线，下界为平胫骨粗隆的水平线。由股骨内、外上髁各作一垂线，将膝部分为膝前区和膝后区。膝后区主要为腘窝(popliteal fossa)。本节重点介绍腘窝。

一、腘窝的境界

腘窝为一菱形凹陷（图 2-8-7）。窝有一顶、一底和四壁。其上外侧壁为股二头肌；上内侧壁为半腱肌和半膜肌；下内侧壁和下外侧壁分别为腓肠肌内、外侧头。腘窝的顶由膝后区的皮肤及浅、深筋膜构成。其深筋膜又称为腘筋膜（popliteal fascia)，厚而坚韧，故腘窝患囊肿和动脉瘤时，因扩展受限，可致胀痛。腘窝的底主要为膝关节囊的后壁和腘肌。

二、腘窝的内容

在腘窝中线行走的血管、神经由浅入深依次为胫神经、腘静脉和腘动脉。腘动、静脉共同被包在一个血管鞘内，故腘血管损伤后，可能发生动静脉瘘。由于浅筋膜内的小隐静脉在腘窝下角处穿腘筋膜注入深方的腘静脉，故小腿静脉曲张高位结扎小隐静脉末端时，需小心操作以避免伤及其末端浅面的胫神经。腘动脉位置最深，邻贴股骨后面，故股骨下段骨折而向后移位

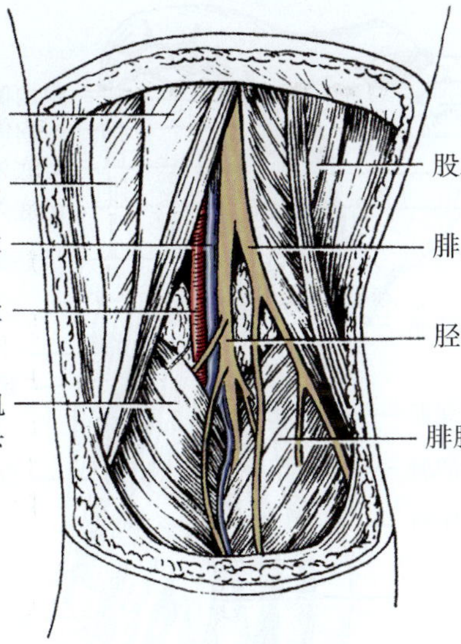

图 2-8-7 腘窝及其内容

时，可能伤及腘动脉。

腓总神经在腘窝内沿股二头肌腱内侧缘向外下斜行，继而绕腓骨颈外侧面至小腿前面，此处腓总神经位置表浅，位于皮下，且贴近骨面。故腓骨颈骨折或石膏固定过紧时可累及腓总神经，而导致小腿前、外侧群肌瘫痪。

第五节 踝 部

踝部的上界为平内、外踝基部的环形线，下界为经过内、外踝尖的环形线与足部分界。踝部以经内、外踝最突出部的纵行线为界，分为踝前区和踝后区。本节重点介绍踝后区的深层结构踝管（malleolar canal）。

一、踝管的位置和构成

踝管位于内踝后下方，是小腿后区通向足底的重要通道。它由内踝、跟骨内侧面与屈肌支持带共同围成（图 2-8-8）。屈肌支持带（flexor retinaculum）又名分裂韧带，由局部深筋膜增厚形成，连于内踝与跟骨结节之间。

二、踝管的内容

屈肌支持带向深面发出 3 个纤维隔，在踝管内分隔成 4 个骨纤维管，由前向后依次通过：①胫骨后肌腱；②趾长屈肌腱；③胫后动、静脉及胫神经；④踇长屈肌腱。上述各肌腱均有腱鞘包绕。由于踝管向上通小腿后区，向前下通足底，故感染可经踝管相互蔓延。踝管部位外伤出血时，因此管由骨面与韧带围成，不易扩展而压迫踝管内容物，可引起“踝管综合征”。

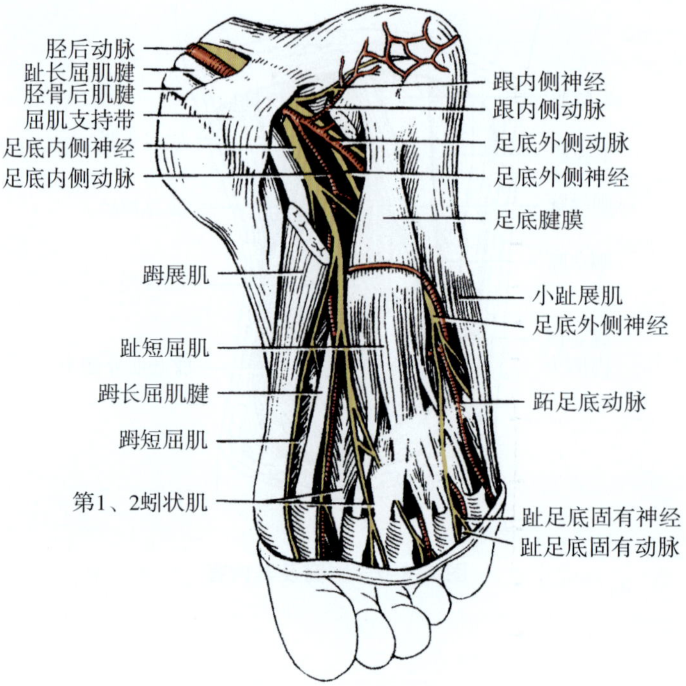

图 2-8-8 踝管及足底

第六节 足 部

足部借足的内、外侧缘分为足背和足底。

一、足背

足背（图 2-8-9）是足的内、外侧缘之间前上面的区域，此区在劳动和日常生活中易受外伤。足背的皮肤较薄而有移动性。浅筋膜内有足背静脉弓及皮神经等。足背静脉弓横位于足背远侧，小隐静脉起于静脉弓的外侧端，经外踝后方上行于小腿后面；大隐静脉起于静脉弓的内侧端，经内踝前方上行。在内踝前方大隐静脉位置表浅，且较恒定，临床上常在此处进行静脉穿刺或切开插管输液等。

在足背的深筋膜下有胫骨前肌腱、姆长伸肌腱和趾长伸肌腱。在姆长伸肌腱和趾长伸肌腱之间可触及足背动脉搏动。

二、足底

足底皮肤坚厚，汗腺多，移动性差，在足跟、趾基底及足底外侧缘因负重和摩擦而特别增厚，有时角化过度形成胼胝。浅筋膜内有致密的纤维束将皮肤和深筋膜紧密相连。

足底深筋膜可分浅、深两层。深筋膜浅层分三部分：内侧部薄，覆盖于趾诸肌表面；外侧部稍厚，覆盖于小趾诸肌表面；中部最厚，称为足底腱膜。足底腱膜（plantar aponeurosis）由足底深筋膜中部增厚形成，呈三角形，其后端附着于跟骨结节，前端分成 5 条纤维束分别附着于各趾骨的基底。足底腱膜具有保护足底的血管、神经，加强足弓的作用。足底深筋膜深层覆盖于骨间跖侧肌的下面，形成骨间跖侧筋膜。

足底的血管与神经主要为胫后动脉及胫神经的分支，二者穿踝管至足底，胫后动脉分为足底内、外侧动脉，胫神经分为足底内、外侧神经。

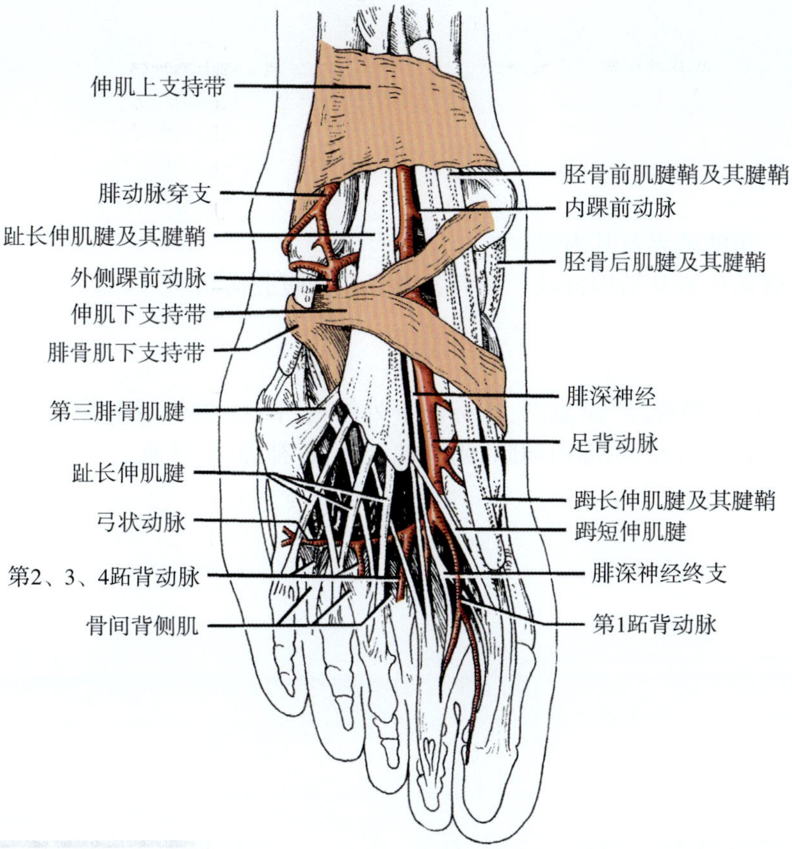

图 2-8-9 踝前区及足背

（夏福友 周 速）

自测题

一、A 型选择题

1. 股鞘内有
   A. 股动脉、股静脉、股管
   B. 股动脉、股静脉、腹股沟浅淋巴结
   C. 股动脉、股静脉、大隐静脉
   D. 股动脉、股静脉、股神经
   E. 股动脉、股静脉、闭孔神经
2. 由内到外，股三角内的结构排列是
   A. 股静脉、股动脉、股神经、淋巴结
   B. 淋巴结、股静脉、股动脉、股神经
   C. 淋巴结、股动脉、股静脉、股神经
   D. 淋巴结、股神经、股动脉、股静脉
   E. 股神经、股动脉、股静脉、淋巴结
3. 不经梨状肌下孔出入盆腔的结构是
   A. 坐骨神经
   C. 臀下神经
   D. 阴部神经
   E. 股神经
4. 位于收肌管内的结构有
   A. 股动脉、隐神经、闭孔神经
   B. 股动脉、股静脉、隐神经
   C. 膝最上动脉、股深动脉
   D. 隐神经、旋股内侧动脉
   E. 隐神经、股深动脉
5. 腘窝的上外侧壁为
   A. 腓肠肌内侧头
   B. 腓肠肌外侧头
   C. 半膜肌
   D. 半腱肌
   E. 股二头肌

二、名词解释

1. 股鞘
2. 踝管

三、问答题

1. 简述股三角的境界及其内容。
2. 简述股管的位置及结构特点。如何鉴别股疝和腹股沟疝？

四、绘图题

绘出“臀部的血管和神经”示意图，并标注下列结构：臀上动脉、臀上静脉、臀上神经、臀下动脉、臀下静脉、臀下神经、阴部内动脉、阴部神经、坐骨神经、梨状肌。

索　　引

主要参考文献

1. 于恩华,高秀来.解剖学与解剖学方法.北京:北京大学医学出版社,2004.
2. 钟世镇.系统解剖学.北京:高等教育出版社,2003.
3. 汪华侨.功能解剖学.北京:人民卫生出版社,2008.
4. 李瑞祥.实用人体彩色图谱.北京:人民卫生出版社,2001.
5. 全国自然科学名词审定委员会.人体解剖学名词.北京:科学出版社,2014.
6. 中国解剖学会体质调查委员会.中国人解剖学数值.北京:人民卫生出版社,2002.
7. 于恩华,于扬,张卫光,人体解剖学,4版.北京:北京大学医学出版社,2014.